# 中医证候研究

主　编：陈家旭

副主编：张凯文　李晓娟　刘玥芸

　　　　薛　哲　罗和古

全国百佳图书出版单位

中国中医药出版社

·北 京·

**图书在版编目（CIP）数据**

中医证候研究 / 陈家旭主编 . —北京：中国中医药出版社，2022.10

ISBN 978-7-5132-6311-5

Ⅰ . ①中… Ⅱ . ①陈… Ⅲ . ①辨证—研究 Ⅳ . ① R241

中国版本图书馆 CIP 数据核字（2020）第 121506 号

**中国中医药出版社出版**

北京经济技术开发区科创十三街 31 号院二区 8 号楼

邮政编码 100176

传真 010-64405721

三河市同力彩印有限公司印刷

各地新华书店经销

开本 787×1092 1/16 印张 24 字数 425 千字

2022 年 10 月第 1 版 2022 年 10 月第 1 次印刷

书号 ISBN 978 – 7 – 5132 – 6311 – 5

定价 96.00 元

网址 www.cptcm.com

**服 务 热 线 010-64405510**

**购 书 热 线 010-89535836**

**维 权 打 假 010-64405753**

**微信服务号 zgzyycbs**

**微商城网址 https://kdt.im/LIdUGr**

**官 方 微 博 http://e.weibo.com/cptcm**

**天猫旗舰店网址 https://zgzyycbs.tmall.com**

# 《中医证候研究》编委会

# 前　言

北京中医药大学中医诊断学学科创建于 20 世纪 50 年代后期，并于 1981 年和 1991 年分别被批准为硕士学位和博士学位授权点，建有博士后科研流动站。在老一代学科学术带头人的引领下，本人作为国家重点学科中医诊断学学科带头人，负责了中医证候生物学基础研究团队的建设，主持完成国家杰出青年科学基金、国家自然科学基金重点项目等科研项目。本书集中体现了在中医证候学方面本人带领团队，尤其是博士和硕士研究生的研究成果，从中医证候的文献研究、中医证候的量表研究、中医证候的临床研究、中医证候动物模型建立与评价、中医证候生物学基础研究、方证辨证研究思路、中医常见证候研究进展、亚健康中医证候研究等方面，全面梳理中医证候的研究现状。

解读中医证候的生物学基础，仍然是解决制约中医学术发展的瓶颈。依据证候发生和多基因致病的关联特性，从基因表达谱、蛋白质表达谱、代谢谱的差异性比较分析，并以方测证，研究中医证候发生的基因表达及调控规律，是中医诊断学学科发展的前沿命题。本团队基于证候文献和临床研究，建立中医证候动物模型，病证结合，以方测证；比较分析宏观表征、行为学、微观指标，并建立动物模型量表综合评价证候模型，研究基于"中医证候宏观表象结合微观变化揭示中医证候科学内涵"的假说，以肝郁证、脾虚证、肝郁脾虚证为切入点，应用基因组学、蛋白质组学、代谢组学等多组学有关技术，从整体、器官、细胞、分子水平上探索中医证候的生物学内涵，为揭示中医辨证论治的科学原理及发展中医证候学理论提供新的思路与方法。

中医证候学团队主要成员涉及中医诊断学、中西医结合基础和分子生物学多学科人员。在中医证候生物学基础（理论研究、微观研究、临床研究等方面）均积累了一手资料，特别是结合中医学理论和临床实践，在继承的基础上，建立业内较为公认的中医证候动物模型，充分吸收现代科学技术方法，结合生命科学前沿技术和方法开展中医证候的现代生物学内涵的研究。在针对证候理论的文献计量学，针对受试者的访谈方法、集体研讨、专家共识、专家群体的德尔菲调查法，作为软指标评测工具的量表学、调查性研究的中医证候特征流行病学调查技术、定性研究、数学模型方法、证候诊断标准等方面，本团队均有良好的工作基础。

本书在 2012 年即开始构思、着手下笔，数易其稿。在 2020 年新型冠状病毒肺炎疫情爆发期间，我和同事、研究生一起潜心系统梳理本团队课题组工作，不辞劳苦，夜以继日，终于完稿。即使艰难，但这与战斗在一线英雄的医护人员相比，我们又是何等之幸运。在此，衷心感谢北京中医药大学"双一流"高层次人才科研团队的支持！感谢国家自然科学基金委员会的大力资助！感谢暨南大学"黄振东中医医学研究基金"的支持！

陈家旭

2020 年 5 月于中医学院方证研究中心

# 目　录

扫描二维码
获取本章参考文献

扫描二维码
获取本章参考文献

# 第三章　中医证候临床研究

中医
证
候
研究

## 第四章 中医证候动物模型研制方法及展望

扫描二维码
获取本章参考文献

## 第五章 中医证候生物学基础研究

扫描二维码
获取本章参考文献

## 第六章 方证辨证研究思路

扫描二维码
获取本章参考文献

## 第七章 中医常见证候研究进展

## 第八章　亚健康中医证候研究

扫描二维码
获取本章参考文献

## 结　语

◇ 目 录 ◇

# 第一章

# 中医证候文献研究

中医文献是中医学知识的主要载体，研究中医文献是研究中医证候概念术语、证候分类及其诊断标准的规范化及证候生理基础研究的必要手段，是中医现代化的切入点。中医证候文献研究中应注意结合专业知识，同时利用多学科手段，使文献数字化。合理、准确、有效地利用文献，有助于证候研究的现代化和科学化，具有重要的学术意义。

# 第一节　中医常见症状名词术语规范研究

中医药学名词术语的规范和审定，是中医药学制定行业标准、学科规范和建立我国医学科技基本条件的基础性工作，是一项十分重要的系统工程；对中医药现代化、国际化进程，中医药知识的传播，国内外医药交流，学科与行业间的沟通，中医药科技成果的推广使用和生产技术的发展，中医书籍的编辑出版，特别是对现代化信息技术的发展和应用都具有十分重要而深远的意义。中医历史悠久，发展过程中融合了多个学科，内容十分广博；中医学派众多，不同派别、不同医家对中医学的认识不完全一致；我国地域辽阔，方言众多；中国文字丰富多彩，对于中医学的描述也复杂多样。这些方面都在一定程度上造成了中医用语包括症状术语的不规范。中医症状是中医理论体系的基本元素和中医临床诊治的基础，中医病证等方面规范化的实现必须建立在症状规范化的基础上。因此，症状的名词术语规范化尤其需要得到重视。历代文献对症状的表述较为混乱，如在中医问诊中询问饮食，患者自述饮食不多，食欲欠佳，则有可能被表述为"纳呆""纳少""纳差""食欲不振""不欲饮食""不思饮食""纳谷不馨"等，即一词多义或混淆使用。而这些表述均出自教科书、专科专著、政府制定的有关标准等较为有权威的书籍中。所以，这些现象都在告诉我们中医名词术语急切地需要进行规范化整理研究。而中医的语言不同于其他学科的语言，这使中医术语的规范化工作变得非常复杂而繁重。一个中医术语的规范与审定，并不仅仅是简单确定用哪一个词的问题，术语的确定必须把它放在学科的概念体系中，既不能游离于本学科之外，又不能在本学科体系内出现交叉或叠加，因此是一项难度较大的工作。中医药现代化需要多学科参与，这就要求中医术语要用现代的语言来表述。规范的中医术语，不仅为中医药行业所使用，也要为相关学科所使用。所以这就要求在科学性的前提下，用现代语言来表述中医术语，同时又不能丢失中医术语原有的信息。

# 一、头身胸腹部常见症状术语的规范研究

中医症状术语和其他名词术语一样，一直处在不断的变化之中。由于年代久远，旧术语、旧概念的不断衰亡或改变，新术语、新概念的不断产生发展，导致了现在的术语与古代术语之间的差异。每一个症状术语从产生开始，演变至今都发生了一些变化，其演变方式多样而复杂，且演变过程是一个渐变的过程。总体上，中医症状名词术语的演变经历了由简单到复杂再到简单的过程。

中医学中有症状名术语，也有病名术语，在上古时期疾病和症状的命名五花八门。《五十二病方》及张家山汉墓出土医书中很多病名现在已很难辨认，从晋唐时期开始，上古的一些病名逐渐丢失，逐渐产生了一些新的病名，并且这些病名很多以主要症状命名，如咳嗽、哮喘、头痛等。目前，疾病的命名也是以主要症状的名称命名为主。以头身胸腹不适常见的 8 个症状为例，从中医学和语言学的发展来分析中医症状名词术语演变。在头身胸腹不适常见的症状中：心悸是一个症状名，同时又是一个病名；头晕、脘痞是症状名，并且存在相应的病名，以头晕目眩为主症的疾病称眩晕，以脘痞为主症的疾病称痞满；身重、腹胀、胁胀、麻木、胸闷只是症状名。

## （一）历代广泛应用的头身胸腹部常见症状术语

中医学历史悠久，不同症状术语的出现有早有晚，头身胸腹不适的常见症状术语出现年代见表 1-1。"身重"的出现比较早，在春秋战国时期就已经出现。而"麻木"的出现就比较晚，最早在晋代才开始用"麻"字形容发麻的感觉。虽然很多症状术语出现比较晚，但是这些症状很早就存在，只是表述的方式不同而已。如"头晕"术语出现得很晚，但是在《黄帝内经》（以下简称《内经》）中就已经有关于这个症状的描述，再如"麻木"也是这样。

表 1-1　头身胸腹不适常见症状最早出现的年代比较

| 症状 | 年代 |
| --- | --- |
| 头晕 | 宋金元时期 |
| 胸闷 | 隋唐时期 |
| 心悸 | 汉代 |
| 胁胀 | 隋唐时期 |
| 脘痞 | 明清时期 |

| 症状 | 年代 |
|---|---|
| 腹胀 | 春秋战国 |
| 身重 | 春秋战国 |
| 麻木 | 晋代 |

症状术语具有一定的稳定性，但也在不断变化着，并且它的变化在短时期内不易察觉。术语又具有一定的继承性，症状术语是在继承了古代术语的基础上发展而来的，它们之间有相同的地方，也有一些差异。

头身胸腹不适的常见症状术语在历代都被广泛应用，使用最多的症状名见表1-2，其中某些阶段几种术语共同使用。

表 1-2 历代头身胸腹不适常见症状术语比较

| 年代 | 头晕 | 胸闷 | 心悸 | 胁胀 | 脘痞 | 腹胀 | 身重 | 麻木 |
|---|---|---|---|---|---|---|---|---|
| 秦汉时期 | 头眩 | 胸满 | 心下悸 | 胁支满 胸胁满 | 心下痞 | 腹满、腹胀 | 身重 体重 | 不仁 |
| 晋唐时期 | 头眩 头旋 | 心胸满闷 | 心悸 | 两胁胀 | 心下痞 | 腹胀 | 身重 | 不仁 麻木 |
| 宋金元明清时期 | 眩晕 | 胸闷 | 心悸 | 胸胁胀满 胸满胁胀 | 中脘痞满 | 脘腹胀满 | 身重 身体沉重 | 麻木 不仁 |
| 现代 | 头晕 | 胸闷 | 心悸 | 胁胀 | 脘痞 | 腹胀 | 身重 | 麻木 |

### （二）头身胸腹部常见症状术语在语言学上的演变

中医药学产生于春秋战国时期。在产生之初，中医学的术语以上古汉语为载体，符合上古汉语的语言习惯。上古汉语与现代汉语差别非常大，从字的读音、字义、词汇以及语法各方面与现代汉语都有很大的差别。随着唐宋时期语言习惯的变化，中医学的术语也发生了较大的变化，但唐宋时期的语言与现代汉语的差别较之上古汉语而言，已逐渐接近现代汉语。

**1. 字的变化**

字的变化指术语在演变中，由于通假字、同源字、古今字、异体字以及多音字等而发生了变化。这种例子非常多，在头身胸腹不适的常见症状中有以下情况：头眩→头晕，胸满→胸闷，腹满→腹胀，体重→身重。具体到每个术语的演变都有其自身的特点，但也有一定的规律。

（1）词语组合、词义过渡与转移 春秋战国时期，中国的文字使用非常严格，随着时代的发展和语言的变迁，这种状况发生了变化，通用互用的字大量出现，很多字由于互用而有了新的内涵，本意逐渐被掩盖起来，甚至逐渐失去了本意。如"晕"字，在汉代的词性是名词，从唐代的《千金要方》起才开始作动词用，而且动词词性的"晕"最早的意思就是晕厥，即昏倒，并不是感觉自身或周围景物旋转。从大的脉络来说，"头晕"的发展历程：头眩→头旋，头旋→旋运，眩运→旋晕，旋晕→头晕。

在汉语和中医学自身的发展过程中，"晕"字语义发生了一些变化，与"眩"和"旋"并用、"晕"和"运"并用是分不开的，这是词语组合、词义过渡与转移的结果。

再如，"体重"和"身重"在《内经》中就互用，在汉代时期并没有发现它们之间有什么差别，而且经常称"身体重"，只是后世对"体重"的使用越来越少，而保留了"身重"。在现代汉语中，"体重"转为了另一个术语，即身体的质量。

（2）古今字　古今字，是指古今分化字，是在古今不同时代记录同一个词所用的不同的字体，先用的形体叫古字，后用的形体叫今字。今字是在古字的基础上产生的，古今字在字形上也有联系。例如"债"字，本写作"责"，"债"是在"责"的基础上产生的，"责"与"债"形成了古今字。又如"反"与"返"，"反"是古字，"返"是今字。古字和今字先后出现，有初造字和后造字的关系。通假字是文字在同一历史平面上产生的用字现象，古今字则是记录同一个字在不同历史时期发生的变化。古字与今字所记录的是同一个字，只是古代所用的字与后代所用的字字形有所不同。一个汉字所承载的词义，随着时代而有一些变化，后人为了应对这种变化，就造出了新字。总体来看，新字往往是在古字的基础上追加义符而成。

在《内经》中"腹满"和"腹胀"就同时使用，并且通称"腹胀满"，在现代汉语中，"胀"和"满"意思也很接近，"腹胀"几乎等同于"腹满"。但如果仔细考究，"满"和"胀"是有一些区别的，"胀"和"满"都是上古时期的病名，即是不同的病。

"胀"的古字是"张"，这种转变在《内经》中已经完成，在《马王堆医书》中通作"张"，在后世的医书中也可见一鳞半爪。《马王堆医书·阴阳十一脉灸经》："足太阴脉所产病：□□，心烦死；心痛与复张，死。""是动则病，上□走心，使腹张，善噫，食欲欧，得后与气则快然衰，是太阴之脉主治。"《马王堆医书·足臂十一脉灸经》："烦心，有复张，死。有烦心，死。唐恒出，死。"张家山汉简《脉书》："身、面、足、胕尽盈，为肤张。"张家山汉简《引书》："病肠之始起也，必前张。当张之时，属意少腹而精炊之，百而已。"在《神农本草经》中："百合，味甘平。主邪气腹张心痛，利大小便，补中益气。"此外，在《左传》及《山海经》中也有这种用法。《左传》："将食，张，如厕，陷而卒。"《山海经》："多羊桃，状如桃而方茎，可以为皮张。"由此可以看出，"胀"本作"张"，因此"胀"的本义也应是"张"，"张"的本义是"施弓弦"（《说文解字》），引申为扩张，在医学上即为"肿胀"，中医里亦有"肤胀""皮胀"之说法。即"胀"的症状包含可以见到的外形的扩大。

而"满"的本义是"盈溢"，即内部的充实，是自我的感觉。即胀可见胀形，满为主观感受。"胀"和"满"在汉代的区别已经很小了，属于同义词的连用，现代对胀的使用多于满。

（3）同源字　从古代汉语文字发生学的角度来说，汉语存在同声同源以及同形同源，即读音相同的字其意义有相通之处，而字形相近或具有相同偏旁部首的字意义也有相近之处。

"胸闷"一词在秦汉时期通称"胸满"，由"满"到"闷"经历了这样的过程：满→懑，懑→闷。

《史记》中通作"满"，汉代以后作"懑"，之后用"悶"，再简化为"闷"。《康熙字典》中也记载"满"字有3个读音，其中第2个读 mèn，同"懑"，并指出或省作"满"。

由"满"到"闷"在中医学上也有自身的特点。"胸满"是秦汉时期专用的症状术语。但在中医学里很少见到"胸懑"一词，而是同义语素连用，即"满"和"闷"连用，这在晋唐和宋金元时期广泛存在，即称"心胸满闷"或"胸满而闷"，最后简化为"胸闷"。其经历了下面的过程：胸满→胸满而闷→胸闷。

**2. 词汇的变化**

（1）音节的变化　古代汉语是以单音词为主，在古代汉语中许多单音节词在现代汉语中成了复音词里的1个词素，有的只是成语的1个成分。总体上讲是由古汉语中单音节词占优势演变为现代汉语中的双音词占优势，这是古今汉语的一大区别。汉语大部分的双音词都是经过同义词临时组合的。而近代汉语词汇发展为双音化趋势，即限制单音节，发展双音节，容许3音节，4个音节达到饱和之后又往往以简缩的形式回到双音节的模式中去。

在唐宋时期文字多喜韵文，并且多4个音节，这在中医症状术语上也有体现：心悸→心中悸动，胸满→胸满而闷，两胁胀→两胁胀满，心下痞→中脘痞闷，腹胀→脘腹胀满。

古代汉语的单音节词，常在不另造新字的基础上采用增加音读的方法来派生新义、区别词性。近代汉语多双音节词，主要靠增加音节的方法派生新词，而主要的方法就是同义语素的叠用，即利用两个同义词作为词素，构成一个复音词。"悸"与"动"连用、"满"与"闷"连用、"胀"与"满"连用都是同义语素的连用。而到了近现代4个音节又缩略成双音节：心中悸动→心悸，胸满而闷→胸闷，两胁胀满→胁胀，中脘痞闷→脘痞，脘腹胀满→腹满。

（2）词义的变化　"麻木"一词始于晋代，最早见于《针灸甲乙经》，"麻"在秦汉时期仅指麻类植物，始从晋代"麻"才被引申为发麻的感觉。

秦汉时期著作中的类似"麻木"症状，都被称为"不仁"，"不仁"是当时固定的症状术语，并且在晋代以后乃至明清时期很多医家仍继续沿用"不仁"。

从晋代开始出现了"麻木"一词之后，宋代开始大量使用，但也始终是"麻木"和"不仁"并存，有的书籍称"麻木"，有的称"不仁"，也有少数书并称"麻木不仁"。"麻木不仁"本是个医学术语，形容肢体失去感觉，但后来被引申用作了文学语言，被用作指精神上的麻木、无动于衷。而作为医学术语的"麻木不仁"又简略为"麻木"，在现代"不仁"已较少使用。

### 3. 语法的变化

语言具有稳定性，它的变化在短时期之内不容易被察觉，但是语言同世界上万事万物一样，也在不断地运动和变化。从基本的语法结构上，不同的朝代间也有一些差别，宋代多是由2个并列短语组成主谓短语，而到了明清时期多是由2个主谓短语组成并列短语。

宋代基本的语言结构，从词性上是名词—名词—形容词—形容词，从短语的构成法上是并列→主谓→并列。

明清时期基本的语言结构，从词性上是名词—形容词—名词—形容词，从短语的构成法上是主谓→并列→主谓。

这种变化在症状术语上体现为，胸胁胀满→胸满胁胀。

"胸"和"胁"都是名词，"胀"和"满"都是形容词，"胸"和"胁"从语法上是并列的关系，"胀"和"满"也是并列，"胸胁胀满"是由2个并列短语组成的主谓短语。

而"胸胁胀满"在明清时期多称为"胸满胁胀"，即"胸"是名词，"满"是形容词，"胁"是名词，"胀"是形容词。"胸"和"满"是一个主谓短语，"胁"和"胀"是另一个主谓短语，则"胸胁胀满"是由2个主谓短语组成的并列短语。

除"胸胁胀满"和"胸满胁胀"之外，宋代和明清时期对"胁胀"还有很多称呼，但大都符合以上的语法结构。

宋代习惯的术语：腹胁胀满、心胁胀满、胸胁胀痛、两胁胀痛。明清时期习惯的术语：胸满胁胀、胸闷胁胀、胸痛胁胀。又如：头目晕眩→头晕目眩，也是如此。

对于单个的术语来说，它的演变有很多的原因，其演变方式也可能有多种，例如，“胁胀”的演变经历了音节的变化和语法的变化，“头晕”的演变经历了词义的过渡、转移还有语法的变化。此外，在名词术语的变化中，普通词汇也在不断地向中医学术语渗透，反之亦然，这是一个双向的过程。

### （三）术语“胸闷”的文献研究

胸闷，英文：oppression in chest，《说文解字》释闷曰：“闷，懑也。从心门声。”

**1. 历史沿革**

（1）秦汉时期 《内经》里虽未出现“胸闷”一词，但《内经》里有“闷”字。《素问·六元正纪大论》：“三之气，天政布，寒气行，雨乃降。民病寒，反热中，痈疽注下，心热瞀闷，不治者死。”“烦闷”“瞀闷”都是与心相关的，与因气不通畅而引起的不快之感是有差别的。即《内经》中的“闷”字与《说文解字》的释义同，即烦。指因气不通畅而引起的不快之感的“胸闷”在《内经》《难经》及《伤寒论》中也是存在的，并且大量存在，都称之为“胸满”。如《伤寒论》第21条：“太阳病，下之后，脉促、胸满者，桂枝去芍药汤主之。”第36条：“太阳与阳明合病，喘而胸满者，不可下，宜麻黄汤。”《内经》《伤寒论》《难经》中的“胸满”即后世的“胸闷”。在秦汉晋唐时期，“胸满”是一个固定的症状术语。《重订通俗伤寒论》中有“胸懑胁胀”一词，此外，此书中也有“胸闷”一词，是“胸懑”等同于“胸闷”的佐证。

（2）晋唐时期 《诸病源候论》中亦称“胸满”，并且其中的“胸满”多与“短气”连用，而后世“胸闷”多与“短气”连用，因此亦可证实“胸满”即“胸闷”。如：“诊其脉，尺寸俱微，血气不足，其人短气。寸口脉沉，胸中短气。脉前小后大，则为胸满短气。脉洪大者，亦短气也”。在《诸病源候论·瘴气候》中出现了“胸满而闷”一词，也是“胸满”一词向前发展的佐证：“其一日、二日，瘴气在皮肤之间，故病者头痛恶寒，腰背强重。若寒气在表，发汗及针必愈。三日以上，气浮于上，填塞心胸，使头痛胸满而闷，宜以吐药，吐之必愈。”《肘后备急方》中出现了“心胸满闷”一词，如：“治食气遍身黄肿，气喘，食不得，心胸满闷。"《千金要方》中"胸满"的使用方法与《诸病源候论》和《肘后备急方》使用方法都相近，反映了同一时代的特点及语言习惯。《千金要方》中除有"胸满"一词外，还首次出现"胸闷"一词，在《卷十八大肠腑方·咳嗽第五·治嗽熏法》中："以熟艾薄敷布纸上……若心胸闷时，略歇烟尽止。"文中使用的是"心胸闷"，而不是"胸闷"，在晋唐时期"心""胸"多并称，这与秦汉时期不同，秦汉时期称为"胸满"，晋唐时期多认为"胸闷"与心有关。此外，"胸满"在《外台秘要》中的使用与《千金要方》极其相似。

（3）宋金元和明清时期　宋代开始广泛使用"胸闷"一词，不过"胸闷"并没有特定使用，没有成为专用的症状术语。在《太平圣惠方》中首次出现了单独使用的"胸闷"一词，如："治鼻塞。眼昏头疼，胸闷，滴鼻苦葫芦子脑泻散方。"《博济方》有"心胸闷结"一词，见于"陷胸散，治心胸闷结，喘不定，服之自汗出"。始从明清时期，"胸闷"成为专用的症状术语。明清的著作中也有"胸满"一词，但多存在于作者引用前人的著述中，并且在语言的使用上也由唐宋时期的"心胸××"回归为"胸×"，这与整个汉语语言结构的演变有关。如清·陈修园的《医学实在易》中曰："伤食症必有胸闷、嗳腐、腹胀等症，宜以平胃散加麦芽、山楂、神曲、莱菔子，炒紫研末消之……若无胸闷、嗳腐等症，但见头痛、恶寒、发热，是外感之证，切不可用消导之品，致外邪陷入，变证百出。"

**2. 小结**

西医学认为胸闷是一种主观感觉，即呼吸费力或气不够用。轻者若无其事，重者则觉得难受，甚至发生呼吸困难。按病因分类，有功能性的胸闷，也有器质性的胸闷。在中医学中，"胸闷"一词首次出现是在唐代孙思邈的《千金要方》中，称为"心胸闷"，但"胸闷"一词独立出现是在宋代的《太平圣惠方》中。"胸闷"在秦汉时期称"胸满"，"胸满"一词在《内经》《难经》及《伤寒论》中都有大量的记载，并且此时"胸满"是一个固定专用的症状术语。《诸病源候论》沿用了《内经》及《伤寒论》的使用方法，称为"胸满"，但也出现了"胸满而闷"一词，为"胸满"一词的演变提供了基础。《肘后备急方》中出现了"心胸满闷"，晋唐时期与秦汉时期不同，多"心"和"胸"并称。这不只是体现在"胸满"一词上，在其他症状上也有体现。如"脘痞"，晋唐时期称"胸脘痞闷"；"腹胀"晋唐时期称"脘腹胀满"；"胁胀"晋唐时期称"胸胁胀满"；等等。这与晋唐时期的语言习惯有关，这不只是体现在医学上，在文学书籍中也大量存在。宋代开始广泛使用"胸闷"一词，不过"胸闷"并没有特定使用，没有成为专用的症状术语。宋代仍然沿用晋唐时期的习惯，"心胸满闷""心胸闷乱""心胸闷结""心胸闷滞""心胸痞闷""心胸闷痞"等互称。始从明清时期"胸闷"成为专用的症状术语，"闷"字在《内经》中与烦相关，多用指情绪的烦闷，这也是"闷"的本意。现代所指的由于气的不通畅所形成的痞塞满闷之感的"胸闷"是由"胸满"演化而来的。这种转变并不是多少度的大的转弯，而是在历史长河中逐渐转变的结果。

### （四）术语"心悸"的文献研究

心悸，英文名：palpitation，在东汉时期许慎的《说文解字》中有悸字的解释："悸，心动也。"

#### 1. 历史演革

（1）秦汉时期 《内经》里已出现了"心悸"一词，《素问·本病论》曰："少阳不迁正，即炎灼弗令，苗莠不荣，酷暑于秋，肃杀晚至，霜露不时，民病痎疟骨热，心悸惊骇，甚时血溢。"由于"本病论"为《素问遗篇》，争议较大，多认为是后人所增补，不是《素问》原文。但在《素问》中尚有其他的类似心悸的记载，如心下鼓、心惕惕如人将捕之、心中憺憺大动、心怵惕都与心悸的症状很类似。《素问·痹论》曰："风寒湿三气杂至，合而为痹也……心痹者，脉不通，烦则心下鼓。"《素问·气交变大论》曰："民病身热烦心躁悸，阴厥上下中寒。"王冰注："悸，心跳动也。"在《伤寒论》里出现了"心悸"一词，与身重、头眩并列，是作为症状存在的，但仅"悸"是一个专有术语，"心悸"并不是特定的症状术语，"悸"为跳动不安的症状，但病位有差别，有心悸、心下悸、心中悸、心动悸，其所表述的含义和范围也略有不同。《伤寒论》中还有脐下悸的症状，脐下悸即是以脐下跳动不宁为主症。第65条："发汗后，其人脐下悸者，欲作奔豚，茯苓桂枝甘草大枣汤主之。"因此，更能证明悸为悸动不安的症状，脐下悸即跳动的部位在脐下，心下悸即跳动的部位在心下。

（2）晋唐时期 隋·巢元方《诸病源候论·伤寒悸候》曰："悸者，动也，谓心下悸动也。"在《千金要方》中有很多心悸的别名，如忡悸、心中冲悸、心冲恐悸、惊悸、掣悸、悸惧不安、悸恐不乐、振悸、心下悸动、忪悸等。例如，《千金翼方·卷第七·妇人三·心悸第五》曰："治产后忽苦，心中冲悸，或志意不定，恍恍惚惚，言语错谬，心虚所致方。"

（3）宋金元及明清时期 宋·王怀隐编撰的《太平圣惠方》里出现了症状"怔忡"，原文为："治风热上攻，头旋晕闷，喜卧怔忡，起即欲倒，项背急强，宜服旋覆花散方。"在明·朱橚《普济方·卷十八·心脏门》里有"怔忡惊悸"一节，《普济方·卷一百三十七·伤寒门》里有"伤寒心悸"一节，因此明确将心悸分为外感和内伤两类，心悸为外感，怔忡为内伤。此外，这个时期的医家对心悸的病机加以补充，并对心悸和心悸类似症如怔忡、惊悸、忪悸、虚悸加以区别。金·刘完素《素问玄机原病式》云："因水衰火旺，其心胸躁动，谓之怔忡，然悸之为病，是心脏之气不得其正，动而为火邪者也。盖心为君火，包络为相火，火为阳，阳主动，君火之下阴精承之，相火之下水气承之。"明·张景岳《景岳全书·怔忡惊恐》认为怔忡由阴虚劳损所致，且"虚微动亦微，虚甚动亦甚"。清·王清任《医林改错》重视瘀血内阻导致心悸怔忡，记载用血府逐瘀汤每多获效。

**2. 小结**

心悸指患者自觉心中悸动，甚则不能自主的一类症状，可见于多种疾病过程中。西医学认为其发病机制是由于心律失常，凡各种原因引起心脏搏动频率、节律发生异常，均可导致心悸。

秦汉时期，中医较少以症状名作为病名，从唐代逐渐开始以症状名作为病名。最早"心悸"只是症状，到后期"心悸"既是症状，又成为"病名"。在《千金要方》中首次以"心悸"为病名，而且最初"心悸"是作为伤寒的症状，最早是伤寒心悸，逐渐向内科杂病转变，到明代《普济方》已明确将"心悸"分为外感和内伤两类。心悸最早称心动悸，后称心悸动，再简称心悸，后世在引用《伤寒论》的炙甘草汤、小建中汤时多称伤寒心悸。《内经》里已出现了"心悸"一词，但因为是在《素问遗篇》里，故争论较大，多不作为文献最早的出处。在《伤寒论》里有"心悸"一词，但使用比较混乱，心悸、心下悸、心中悸、心动悸互用。《金匮要略》里提出了病名"惊悸"，因惊而悸。隋·巢元方《诸病源候论》里有"伤寒悸候"，阐释了伤寒心悸的病因病机。《千金翼方》始把"心悸"作为病名，《千金要方》中也出现了大量的心悸的别名。在宋代前后，心悸的名称已基本固定。但"心悸"在书籍的引文中出现时有两种情况，一种是忠实原著，使用原作者的原文，而在作者的自述中多称为心悸，另一种是直接改成当时通用的医学术语，所以使用仍较混乱。

在"心悸"这个名称发展过程中，其内涵也有细微的变化，呈现较明确的阶段性。第一阶段为秦汉时期，该阶段对心悸的病因病机、脉象有了初步的认识，后世有关心悸与五脏相关的理论即源于此。第二阶段为晋唐时期，该阶段医家在认识到心悸属于"本虚标实"之病的基础上开始探讨心脏与五脏虚实的密切关系。

第三阶段为宋金元时期，在此阶段心悸理论有了较为全面的发展，各医家从多个方面系统探讨了心悸的病因病机理论。第四阶段为明清时期，各医家从心脏及其他脏腑虚实等方面进一步补充完善了对心悸的理论认识，全面总结归纳了历代医家对心悸的认识，并补充了温病心悸的理论。

### （五）术语"胁胀"的文献研究

胁胀，英文名：hypochondrium distention，《说文解字》中没有收录"胀"字。《广韵》《集韵》《韵会》《正韵》释"胀"："知亮切，音帐。腹满也。"

**1. 历史沿革**

（1）秦汉时期　在《内经》《伤寒论》及《金匮要略》中都没有"胁胀"一词，但都有很多类似胁胀的症状，而且用法也相似。《素问·脏气法时论》曰："心病者，胸中痛，胁支满，胁下痛，膺背肩胛间痛，两臂内痛。"《伤寒论》曰："伤寒五六日，已发汗而复下之，胸胁满微结、小便不利、渴而不呕、但头汗出、往来寒热、心烦者，此为未解也，柴胡桂枝干姜汤主之。"

（2）晋唐时期　《诸病源候论》中也有"胸胁满"等词，并沿用《内经》和《伤寒论》的使用方法。在《诸病源候论》的卷三十九，妇人杂病候第五十九记载"胸胁胀满候"，对"胸胁胀满"进一步阐释："胸胁胀满者，由劳伤体虚，而风冷之气乘之，客于脏腑肠胃之间，搏于血气，血气壅之不宣。气得冷则逆，与血饮相搏，上抢胸胁，所以令胸胁胀满也。"《千金翼方·卷第八·妇人四·崩中第一》曰："治妇人胞落不安，血漏下相连，月水过度，往来或多或少，小腹急痛上抢心，胁胀，食不生肌方。"在《千金翼方》中还有很多有关胁胀的别名，如胸满胁胀、胸胁胀、胸胁胀满、两胁胀满、两胁满、两胸胁满。在《千金要方》中出现"胁肋急胀"，"胁"和"肋"互称："治胸膈心腹中痰水冷气，心下汪洋嘈烦，或水鸣多唾，口中清水自出，胁肋急胀，痛不欲饮食，此皆胃气弱受冷故也，其脉来沉弦细迟悉主之方。"

（3）宋金元和明清时期　宋代以后语言习惯四字为言，故多沿用《诸病源候论》的说法，多称"胸胁胀满"或"两胁胀满"。在《太平圣惠方》《太平惠民和剂局方》《圣济总录》等医籍中也多这样称呼，"胸胁胀满"和"两胁胀满"差不多是这个时期的专用术语。如果胀满的范围较大，波及心或腹，也有称"腹胁胀满""心胁胀满"的，总以"胀满"为基本词汇。如果兼痛称"胸胁胀痛"或"两胁胀痛"。《太平圣惠方·治伤寒四日候诸方》曰："治肝气虚寒，两胁胀满，筋脉拘急，腰膝小腹痛，面青，口噤，宜服补肝柏子仁散方。"《太平惠民和剂局方·桔梗汤》曰："桔梗汤，除痰下气，治胸胁胀满，寒热呕哕，心下坚痞，短气烦闷，痰逆恶心，饮食不下。"宋代的基本语言结构有个大致的规律，从词性上说是名词—名词—形容词—形容词，如在"胸胁胀满"中，"胸"和"胁"都是名词，"胀"和"满"都是形容词；明清时期的语言习惯也有个大致的规律，即名词—形容词—名词—形容词，"胸胁胀满"在明清时期多称为"胸满胁胀"，即"胸"是名词，"满"是形容词，"胁"是名词，"胀"是形容词。明清时期多是这样的语言结构，例如《医学正传·淋闭》曰："茯苓汤：治胃疸，阳明积热，食已辄饥，面色黄瘦，胸满胁胀，小便闭涩。"《本草征要·佛手》曰："佛手，味辛、苦、酸。性温，无毒。入肝、胃二经。行气开郁，豁痰辟恶。舒肝悦脾，和胃止恶。胸闷胁胀，咳喘频作。梅核气阻，时时感觉。"

**2. 小结**

在《内经》《伤寒论》及《金匮要略》中都没有"胁胀"一词，但都有很多类似胁胀的症状，而且用法也相似，但不统一，如胁支满、胸胁支满、胸胁满、胁下支满、胁下满等。《诸病源候论》中首次出现了"胁胀"一词，但使用的是"两胁胀"，不是"胁胀"，此外还出现了"两胁胀满""胸胁胀满"等词。在《千金要方》和《千金翼方》中有很多与"胁胀"有关的别名，如胸满胁胀、胸胁胀、胸胁胀满、两胁胀满、两胁满、两胸胁满。在宋代和明清时期对于"胁胀"的称呼很不统一，但在基本的语法结构上有一些规律，宋代多是由2个并列短语组成主谓短语，而到了明清时期多是由2个主谓短语组成并列短语。即从胸胁胀满到胸满胁胀。对于语言的研究是无法做到精确的，研究资料零散，语言的变化也不是多少度的大转弯，而是在漫漫的历史长河中逐渐的发生变化，并且也有例外，但从一个较长的时间段来整体观察，还是可以发现一个大致规律。

### （六）术语"脘痞"的文献研究

脘痞，英文名：distention and fullness in stomach，《说文解字》释"痞"："痞，痛也。从广否声。"徐曰：又病结也。按，腹内结滞而痛。

**1. 历史沿革**

（1）秦汉时期 在《内经》《伤寒论》《金匮要略》《神农本草经》等早期中医著作中都没有出现"脘痞"一词，但都有"痞"字。《素问·五常政大论》曰："备化之纪，气协天休，德流四政……其养肉，其病痞，其味甘，其音宫，其物肤，其数五。"《内经》中还有"痞逆寒厥拘急""天气痞隔""皮肤痞肿""心痛痞满"等说法。但是这些含有"痞"字的词都出现在七篇大论里，在《内经》其他篇章中没有出现。而七篇大论的作者和成书年代是有很大争议的，但可以看出的是"痞"在七篇大论里的使用与"否"同义，是一个形容病机的词，这与《神农本草经》是不同的，《神农本草经》里的"痞"主要指的是痞块，这与《说文解字》《增韵》《玉篇》《广韵》等对"痞"字的解释相同，即"腹内结病"。在《神农本草经》中也见"痞"字，鳖甲："味咸，平。主心腹癥瘕坚积、寒热，去痞、息肉、阴蚀、痔、恶肉。生池泽。"《难经》出现"痞"字1次。《难经·五十六难》曰："脾之积，名曰痞气，在胃脘，覆大如盘。久不愈，令人四肢不收，发黄疸，饮食不为肌肤。""痞气"的"痞"和《神农本草经》中的"痞"相同，都是指痞块。"痞气"是个病名，对后世的影响也较大，后世医家对其进行了进一步的阐述。《伤寒论》和《金匮要略》中都多次出现"痞"字，其中有《内经》中痞满的"痞"，也有《神农本草经》中痞块的"痞"。痞块的"痞"有第96条："伤寒五六日中风，往来寒热，胸胁苦满、嘿嘿不欲饮食、心烦喜呕，或胸中烦而不呕，或渴，或腹中痛，或胁下痞硬，或心下悸、小便不利，或不渴、身有微热，或咳者，小柴胡汤主之。"痞满的"痞"有第151条和第154条。第151条："脉浮而紧，而复下之，紧反入里，则作痞。按之自濡，但气痞耳。"第154条："心下痞，按之濡，其脉关上浮者，大黄黄连泻心汤主之。"

（2）晋唐时期　《肘后备急方》沿用了《伤寒论》中"痞"的用法，但在语言习惯上有所不同，出现了"痞满"一词。此外也有"痞塞"，但"痞满"一词始见于《肘后备急方》，此书里"痞满"是一个症状，这个词对后世的影响较大，沿用至今。"或从伤寒未复，或从霍乱吐下后虚燥，或是劳损服诸补药痞满，或触寒热邪气，或食饮协毒，或服药失度，并宜各循其本源为治，不得专用此法也。"

（3）宋金元和明清时期　在宋代首次出现了"脘痞"一词，始见于《太平惠民和剂局方》："参苏饮……既有枳壳、橘红辈，自能宽中快膈，不致伤脾，兼大治中脘痞满，呕逆恶心，开胃进食，无以逾此。"在明清时期，"痞满"逐渐成为一个病名，而"脘痞"一直是一个症状名。明清时期对"痞满"的贡献主要是在病因病机方面。如《类证治裁·痞满》将痞满分为伤寒之痞和杂病之痞，《景岳全书·痞满》明确其病机："痞者，痞塞不开之谓；满者，胀满不行之谓。盖满则近胀，而痞则不必胀也。所以痞满一证，大有疑辨，则在虚实二字，凡有邪有滞而痞者，实痞也；无物无滞而痞者，虚痞也。有胀有痛而满者，实满也；无胀无痛而满者，虚满也。实痞、实满者可散可消；虚痞、虚满者，非大加温补不可。"

**2. 小结**

西医学认为：脘痞是以上腹部的胀闷痞满不舒为主要表现，且反复发作，可伴饮食减少、嗳气多、大便不正常等症状，但无明显腹部疼痛，按诊亦无明显包块。中医学中的"脘痞"始见于《太平惠民和剂局方》一书中的"中脘痞满"一词，但"脘痞"一词独立使用是在清代。虽然"脘痞"一词出现较晚，但"脘痞"的症状由来已久。《内经》的七篇大论中出现的"痞"病，是人体之气不交通之象，其思维来源于《易经》的否卦。《神农本草经》也有"痞"的记载，指的是痞块，与《说文解字》《增韵》《玉篇》《广韵》等对"痞"字的解释相同，即"腹内结病"。《难经》中出现了病名"痞气"，同于《神农本草经》。而《伤寒论》和《金匮要略》书中"痞"有以上两个概念，而以第一种为主。后世的"脘痞"和"痞满"实际上都来源于《伤寒论》的"心下痞"。由于宋代"四字为言"的语言习惯特点，"脘痞"被称为膈脘痞闷、中脘痞闷、膈脘痞满、胸脘痞塞、中脘痞滞、中脘痞塞、中脘痞满等，到明清时期四字向二字回归，因此又缩略为"脘痞"或"痞满"。因此，历史上有关"脘痞"的记载非常少。"痞满"一词始见于《肘后备急方》，在此书中"痞满"是一个症状，到明清时期逐渐变成了一个病名，沿用至今。

## （七）术语"腹胀"的文献研究

腹胀，英文名：abdominal distention，《说文解字》中没有收录"胀"字。《广韵》《集韵》《韵会》《正韵》释"胀"："知亮切，音帐。腹满也。"

### 1. 历史沿革

（1）秦汉时期 《内经》对腹胀有大量记载，据统计，"腹胀"在《素问》中出现 17 次，在《灵枢》中出现 18 次。《素问·诊要经终论》曰："少阴终者，面黑齿长而垢，腹胀闭，上下不通而终矣。太阴终者，腹胀闭不得息，善噫善呕，呕则逆，逆则面赤，不逆则上下不通，不通则面黑，皮毛焦而终矣。"《灵枢·玉版》曰："黄帝曰：诸病皆有逆顺，可得闻乎？岐伯曰：腹胀、身热、脉大，是一逆也。"《伤寒论》中有"腹胀"的记载，也有"腹满"的记载。"腹胀"多称为"腹胀满"。第 66 条："发汗后，腹胀满者，厚朴生姜半夏甘草人参汤主之。"秦汉时期"腹胀"和"腹满"多并称，在现代"腹胀"和"腹满"差别不大，还可以通称"胀满"。

（2）隋唐时期 巢元方的《诸病源候论》中有一"腹胀候"，并且指出了腹胀的原因："腹胀，是冷气客于脏故也。小儿腑脏嫩弱，有风冷邪气客之，搏于脏气，则令腹胀。若脾虚，冷移入于胃，食则不消。若肠虚，冷气乘之，则变下痢。"此书中也有腹满一词，但是没有腹满候。

（3）宋金元和明清时期　对于"腹胀"的称呼一直比较规范和固定，多称"腹胀""腹满"，或者"腹胀满"，直到宋金元和明清时期也是这样。如《太平圣惠方·脾脏论》曰："脾为脏主里，脾气盛为形有余，则病腹胀，小便不利，身重苦饥，足痿不收，喜瘛，脚下痛，是为脾气之实也，则宜泻之。"《太平惠民和剂局方》曰："温白丸，治心腹积聚，久癥癖块，大如杯碗，黄疸宿食，朝起呕吐，支满上气，时时腹胀，心下坚结，上来抢心，傍攻两胁。"《医学心悟》曰："一病之虚实，全在有汗与无汗，胸腹胀痛与否，胀之减与不减，痛之拒按与喜按，病之新久，禀之厚薄，脉之虚实以分之。假如病中无汗，腹胀不减，痛而拒按，病新得，人禀厚，脉实有力，此实也。假如病中多汗，腹胀时减，复如故，痛而喜按，按之则痛止，病久，禀弱，脉虚无力，此虚也。"

### 2. 小结

西医学认为：腹胀是常见的消化系统症状，可以是一种主观上的感觉，感到腹部的一部分或全腹部胀满；也可以是一种客观上的检查所见，发现腹部一部分或全腹部膨隆。腹胀主要见于胃肠道胀气，各种原因所致的腹水、腹腔肿瘤等。在中医理论中腹胀是个常见的症状，对于这个症状术语历代都有记载，而且记述也非常多，描述也相对比较统一和规范。《内经》中称之为"腹胀"和"腹满"，后世对此症状的名称多来源于此。《伤寒论》中有腹胀的记载，也有腹满的记载，而且多称为"腹胀满"。"胀"在古代是一个病名，"满"也是一个病名。这是两个不同的病。满多指自身胀满的感觉，而胀多指外观上可见胀形。但从《伤寒论》开始就通称胀满了。后世对于这个症状的描述多是"腹胀""腹满"和"腹胀满"，较少有别名，如脘腹胀满、腹中胀闷、中满痞胀。脘腹胀满是其中使用较多的，其他两个别名只是散在出现，没有广泛使用。

中医药学产生于春秋战国时期，在历经千年的发展道路上，随时代更迭，语言改变，文化的交融，医籍记载中医证候相关内容也发生变革。从理论体系到证候、症状都值得我们对中医古籍进行梳理、研究。中医药学是我国独具特色的科学，是中华民族优秀文化的重要组成部分，是世界医学宝库中的一块瑰宝。中医药学的特色优势是辨证论治，所以证候的规范和审定是中医药学制定行业标准、学科规范和建立我国医学科技基本条件的基础性工作，是一项十分重要的系统工程。中医证候的研究工作，任重而道远、非一蹴而就。而推广与宣扬中国医学的博大精深是我们不可懈怠的终身事业，期望文献研究工作有助于中医被更好地了解、认识，从而得到传播和发展。

## 二、鼻部常见症状术语的规范研究

### （一）鼻渊

#### 【定名】

汉文名：鼻渊

英文名：Thick Rhinorrhea

#### 【释名和定名依据】

**1. 释名**

（1）回水也 《说文解字》曰："渊，回水也。"《汉语大字典》（2004 年）中《篇海类编·地理类·水部》曰："渊，水盘旋处为渊。"《康熙字典》曰："【唐韵】乌圆切【集韵】【正韵】营圆切【韵会】幺圆切，丛音【说文】回水也。从水，象形。左右岸也，中象水貌。【管子度地篇】水出地而不流者，命曰渊。"

（2）深谭、深也 《宋本玉篇》曰："渊，乌玄切，水停又深也。"《汉语大字典》（2001 年）："《诗·邶风·燕燕》：仲氏任只，其心塞渊。""《广雅·释诂三》渊，深也。"《康熙字典》曰："【诗卫风】秉心塞渊【集韵】一均切，音蜎。亦深也。"《易经·干》："或跃在渊。"《辞海》（2002 年）解释为"深谭、深也"。

渊字有回水、深潭、深也之意。早在秦汉时期"鼻渊"是以病名首见于《内经》的，后世医家在《内经》基础上有进一步的认识。

**2. 定名的文献依据**

《素问·气厥论》曰："胆移热于脑，则辛頞鼻渊。鼻渊者，浊涕不下止也，传为衄蔑瞑目。"

唐·王冰《重广补注黄帝内经素问·气厥论》曰："脑液下渗，则为浊涕，涕下不止，如彼水泉，故曰鼻渊。"

宋·严用和《济生方·鼻门》曰："热留胆府，邪移于脑，遂致鼻渊，鼻渊者，浊涕下不止也，传为衄蔑瞑目，故得之气厥也。"

宋·杨士瀛《仁斋直指方论·卷之二十一》曰："苍耳散（《续方》）治鼻流浊涕不止，名曰鼻渊。"

金·刘完素《黄帝素问宣明论方·鼻渊证》曰："胆移热于脑，则辛頞鼻渊，浊涕不止，如涌泉不渗而下，久不已，衄血为患，防风汤主之，治鼻渊脑热，渗下浊涕不止，久而不已，必成衄血之疾。"

元·朱丹溪《丹溪手镜》曰："鼻渊乃胆移热于脑，通圣散加薄荷、黄芩、黄连、辛夷。"

元·滑寿《读素问钞·卷下之四》曰："脑液下渗，则为浊涕，涕下不止，如彼水泉，故曰鼻渊。"

明·李时珍《本草纲目·四卷·鼻》曰："鼻渊，流浊涕，是脑受风热。"

明·王肯堂《证治准绳·七窍门下》曰："鼻渊，为鼻出浊涕也。"

明·张景岳《景岳全书·鼻证》曰："鼻渊证，总由太阳督脉之火，甚者上连于脑而津津不已，故又名为脑漏。"

明·龚廷贤《寿世保元·鼻病》曰："鼻流浊涕不止者，名曰鼻渊，乃风热在脑，伤其脑气，脑气不固，而液自渗泄也。"

清·汪昂《本草备要·白芷》曰："鼻渊，肺主鼻，风热乘肺，上烁于脑，故鼻多浊涕而渊。经曰：脑渗为涕。"

清·李用粹《证治汇补·鼻病》曰："渊者鼻流浊涕，热重。间有属寒者，必涕清不臭，但觉腥秽，宜辛温填补，禁用凉剂。但有热者多，脑寒者少，须别施治。"

清·陈复正《幼幼集成·卷四》曰："鼻渊者，流涕腥臭，此胆移热于脑，又名脑崩。"

清·黄元御《素问悬解》曰："鼻渊者，肺气熏蒸，浊涕淫泆不止也。"

张锡纯《医学衷中参西录》曰："鼻流浊涕如渊之不竭也。盖病名鼻渊，而其病灶实在于颃，因颃中黏膜生炎，有似腐烂，而病及于脑也。其病标在上，其病本则在下，故《内经》谓系胆之移热。"

《中华人民共和国国家标准·中医临床诊疗术语疾病部分》（1997年）曰："鼻渊因外邪侵袭，或脏腑蕴热，蒸灼鼻窍，或因脏腑虚损，邪留鼻窦所致。以鼻流浊涕量多、鼻塞、嗅觉减退、头晕胀闷、鼻道有脓等为主要表现的鼻病。"

《中华人民共和国国家标准·中医病证分类与代码》（1995年）曰："耳鼻喉科病……耳病类……BRB060 鼻渊病。"

《中华人民共和国中医药行业标准·中医病证诊断疗效标准》（1994年）曰："鼻渊是因邪犯鼻窦，窦内湿热蕴积，酿成痰浊所致，以鼻流浊涕量多为特征的鼻病，主要指急、慢性鼻窦炎。"

中医药学名词审定委员会编写的《中医药学名词》（2005年）曰："鼻渊以鼻

流浊涕，量多不止，常伴有头痛、鼻塞、嗅觉减退为主要表现的疾病。"

朱文锋主编的《中医诊断学》曰："久流浊涕不止者，为鼻渊。"

王德鉴主编的《中医耳鼻喉科学》曰："鼻渊，是指以鼻流浊涕，如泉下渗，量多不止为主要特征，常伴有头痛、鼻塞、嗅觉减退、久则虚眩不已等。"

王士贞主编的《中医耳鼻咽喉科学》曰："是指以鼻流浊涕、量多不止为主要特征的鼻病。临床上常伴有头痛、鼻塞、嗅觉减退等症状，是鼻科的常见病、多发病之一。"

李恩主编的《中国中西医结合临床全书》（1996年）曰："鼻渊，病名。指浊涕常流不断，常伴鼻塞不闻香臭，头额或眉棱骨间胀痛之鼻病，出自《素问·气厥论》。"

《中医大辞典》（1995年）曰："病症名。俗称"脑漏"，谓鼻流浊涕有如水泉。《素问·气厥论》：胆移热于脑，则辛颏鼻渊。鼻渊者，浊涕不下止也。"

《简明中医语词辞典》（2004年）曰：俗称"脑漏"。其主要症状为鼻塞，经常流带恶臭味的脓浊鼻涕，有的患者鼻颏部有辛酸感，并出现头晕、目眩等症。

靳士英、陈素云主编的《新编中医诊断学》曰："鼻流浊涕，如泉下渗，量多不止伴头痛鼻塞，嗅觉减退，鼻内肌膜红肿，眉间或颧部压痛。"

季绍良、成肇智主编的《中医诊断学》曰："鼻流腥臭脓涕日久不愈。"

**3. 定名选择的理由**

鼻渊，病名最早见于《内经》，《素问·气厥论》曰："胆移热于脑，则辛颏鼻渊。鼻渊者，浊涕不下止也，传为衄蔑瞑目。"后世医家在《内经》的基础上对本病有进一步的认识，以"鼻渊"作为本病证正名记载，其后世著作如王冰《重广补注黄帝内经素问》、严用和《济生方》、朱丹溪《丹溪手镜》、王肯堂《证治准绳》、张景岳《景岳全书》、龚廷贤《寿世保元》、汪昂《本草备要》、李用粹《证治汇补》、陈复正《幼幼集成》、黄元御《素问悬解》等在记载本病证时大多以"鼻渊"作为正名，并一直沿用至今。

《重广补注黄帝内经素问》《济生方》《丹溪手镜》《证治准绳》《景岳全书》《寿世保元》《本草备要》《证治汇补》《幼幼集成》《素问悬解》等为历代的重要著作，对后世有较大影响。

如《中华人民共和国国家标准·中医病证分类与代码》（1995年）、《中华人民共和国国家标准·中医临床诊疗术语疾病部分》（1997年）、《中华人民共和国中医药行业标准·中医病证诊断疗效标准》（1994年）、朱文锋主编的《中医诊断学》、王德鉴主编的《中医耳鼻喉科学》、王士贞主编的《中医耳鼻咽喉科学》，以及《中国中西医结合临床全书》《中医大辞典》等均以"鼻渊"作为本病证正名。由全国科学技术名词审定委员会公布的《中医药学名词》也以"鼻渊"作为本病证的正名。说明"鼻渊"作为本病证正名已成为共识。

**4. 注释**

鼻渊是以鼻颏辛酸疼痛，鼻流浊涕如水泉下不止，常伴头痛、鼻塞、不闻香臭，久则出现鼻中淋沥腥秽血水，头眩虚晕而痛。

**5. 与正名等效的名词**

无。

总之，鼻渊以鼻颏辛酸疼痛，鼻流浊涕如水泉下不止，常伴头痛、鼻塞、不闻香臭，久则出现鼻中淋沥腥秽血水，头眩虚晕而痛为主要表现。病名始见于《内经》，在宋金元时期其概念开始明确，在明清时期概念更加明确并完善。鼻渊的别名有脑渗、脑漏、脑崩、脑泻、控脑砂、鼻流浊涕、鼻出臭气。

## （二）鼻齆

**【定名】**

汉文名：鼻齆

英文名：Nasal Catarrh

**【释名和定名依据】**

**1. 释名**

鼻齆又称齆、嚏、齆嚏等，均是以其症状进行命名的。

（1）鼻塞，流清涕也 《说文解字》："齆，病寒鼻窒也。从鼻九声。"《礼记·月令》中已有鼻齆的记载，"季秋行夏令……民多齆嚏"。

齆，见于《素问·六元正纪大论》，原指鼻流清涕，量多不止。

《素问玄机原病式·六气为病·热类》曰："齆者，鼻出清涕也。"

《汉语大字典》（2001 年）曰："鼻塞不通，鼻流清涕。"

《新华字典》（2004 年）曰："鼻塞不通，又名鼻齆、齆鼻、齆水。如：齆欻（鼻塞不通）；齆窒（鼻塞不通）；齆荼（受鼻塞不通之苦）；流清鼻涕。"

《康熙字典》曰："【亥集下】【鼻字部】齆；【唐韵】巨鸠切【集韵】【韵会】渠尤切，从音裘。【说文】病寒鼻窒也。【释名】鼻塞曰齆。齆，久也。涕久不通，遂至窒塞也。【广雅】齆，病也。【礼记·月令】季秋行夏令，民多齆嚏。"

《中国医籍字典》（2001 年）曰：" 鼽（qiu 求），①鼻塞。《素问·金匮真言论》：'故春善病鼽衄。'一谓鼻流清涕。《素问玄机原病式·六气为病》：'鼽者，鼻出清涕也。'②通'頄'。颧骨。《素问·气府论》：'面鼽骨空各一。'"

《中医大辞典》（1995 年）曰："鼽，①解剖名词。《素问·气府论》：'面鼽骨空各一。'即面颊、颧骨处。②病证名。《素问·金匮真言》：'故春善病鼽衄。'《素问玄机原病式》卷一解释谓：'鼽者，鼻出清涕也。'③又鼻塞为鼽。（《释名·释疾病》）鼽从久，涕久不通，遂至鼻窒。……鼽衄。"

《内经词典》（1990 年）曰："[鼽] 26 次。①鼻塞不通。《说文》：'鼽，病寒鼻窒也。'素 71 '阳明所至为鼽尻……足病。'②鼻流清涕。素 69 '咳而鼽。'王注：'鼽，鼻中出水也。'③颧骨。见'鼽骨'。"

《汉语大字典·鼻部》（2001 年）曰："鼽，①感冒引起的鼻塞。②鼻流清涕。③通'頄'。面颊颧骨。"

《灵枢·口问》曰："人之嚏者，何气使然？岐伯曰：阳气和利，满于心，出于鼻故为嚏。"

《素问玄机原病式·六气为病·火类》所曰："嚏，鼻中因痒而气喷作于声也。"

《素问·气交变大论》曰："岁金不及，炎火乃行……民病肩背瞀重，鼽嚏，血便下注。"

《素问·五常政大论》曰："从革之纪，是谓折收……其病嚏咳鼽衄。"

《黄帝内经素问注证发微》曰："鼻中出水曰鼽，鼻中出血曰衄。"

《黄帝内经素问吴注》曰："鼽，音求。鼻出水谓之鼽，鼻出血谓之衄。"

《素问直解》曰："鼽音求；（鼻刃）音忸，今讹（鼻丑），非。余篇仿此……鼽，鼻清水也。衄，鼻血也。"

**2. 定名的文献依据**

《素问·脉解》曰："所谓客孙脉，则头痛鼻鼽腹肿者，阳明并于上，上者则其孙络太阴也，故头痛鼻鼽腹肿也。"

金·刘完素《素问玄机原病式·六气为病·热类》："鼽者，鼻出清涕也。《素问玄机原病式·六气为病·火类》释：嚏，鼻中因痒而气喷作于声也。"

元·窦桂芳《黄帝明堂灸经·卷上·正人形第十四》曰："喉痹咽肿，多卧喜睡，鼻鼽，及口眼斜。"

明·楼英《医学纲目·卷二十七·鼻鼽》曰："运气鼻鼽有二，一曰火攻肺虚，鼻鼽；二曰金助肺实鼻鼽。"

明·孙一奎《医旨绪余·卷上·鼻鼽》亦曰："按鼻鼽一症，今人患者甚多。考诸古方，鲜有言其病因者，惟运气曰，火攻肺虚，鼻鼽……据运气，皆以火热司令为言，火克金，热伤肺。盖以鼻为肺之窍也。虽云少阴、少阳热火司令为病，然亦只是肠胃才有痰火积热者，乃有此感也。"

明·李时珍《本草纲目·卷四》曰："鼻鼽，流清涕。是脑受风寒，包热在内。"

明·武之望《济阳纲目·卷一百零四·鼻病》曰："李氏曰：凡鼻涕鼽（渠尤切，音裘，鼻塞曰鼽。）鼽，久也，涕久不通，遂至窒塞也。"

明·王肯堂《证治准绳·杂病》列有"鼻鼽"一病，并对鼻鼽之鼻流清涕进行了解释。其曰："鼻鼽，谓鼻流清涕也。"

清·林珮琴《类证治裁·卷六》曰："有流涕成鼻鼽者，肺受寒而成。"

清·祁坤《外科大成·卷三》曰："鼻鼽，鼻流清涕。如老人流涕不干者，搞独蒜敷足心，自不再发。"

清·高士宗《素问直解》曰："鼽音求；（鼻刃）音衄，今讹（鼻丑），非。余篇仿此……鼽，鼻清水也。衄，鼻血也。"

（日）丹波元简等编《素问绍识》曰："鼽衄，先兄曰：'《吕览·尽数篇》：菀处鼻则为鼽为窒。注：鼽，齆鼻。'《论衡·祀义篇》：'鼻鼽不通。'"

清·张璐《张氏医通·七窍门下·卷八·鼻》曰："鼻渊鼻鼽，当分寒热，若涕浓而臭者为渊，属热，清凉之药散之；若涕清而不臭者为鼽，属虚寒，辛温之剂调之。"

清·沈金鳌《杂病源流犀烛·卷二十三·鼻病源流》曰："鼻鼽者，鼻流清涕不止，由肺经受寒而成也。"

清·何梦瑶《医碥·卷之四·杂症·鼻》曰："长流清涕名鼻鼽。"

《中国中医药大辞典》（1977年）曰："鼻流涕，鼻鼽之别称。"

《中华人民共和国国家标准·中医临床诊疗术语疾病部分》（1997年）曰："因禀质特异，脏腑虚损，兼感外邪或感受花粉、粉尘及不洁之气所致。以突然或反复的鼻痒，喷嚏频频，清涕如水，鼻塞等为主要表现的鼻病。"

庄泽澄主编《中国传统医学丛书·中医诊断学》曰："鼻塞、喷嚏连作，伴鼻流清涕，而无恶寒、发热等表现者，为鼻鼽。"

卢斌编著《临床辨证施治备要》曰："鼻鼽以鼻黏膜病变为主，主要症状有阵发性鼻痒。继而不断喷嚏，大量清水样鼻涕流出，鼻塞轻重不一，时发时止，每天晨起或隔数日发作一次。"

熊大经主编《实用中医耳鼻咽喉口齿科学》认为鼻鼽就是如今西医学的变应性鼻炎又称变态反应性鼻炎、过敏性鼻炎，由脏腑虚损，鼻窍失养，或风邪外袭所致。以反复发作的鼻痒，喷嚏频作，流清涕，鼻塞为主要表现。若喷嚏频作，鼻窍出血者，称"鼽衄"。

黄文东主审的《实用中医内科学》曰："鼻鼽是指鼻腔常流清涕的一种疾病。又名鼽、鼽水。临床表现常因感受风冷，鼻闻异味，或无明显诱因，而鼻腔发痒，涕出如注，量多而稀，喷嚏频作，鼻塞不通。多为阵发，亦可长湿不干。"

王永钦主编的《中医耳鼻咽喉口腔科学》曰："鼻鼽指因禀质特异，脏腑虚损，兼感外邪，或感受花粉、灰尘及不洁之气所致，以突然或反复发作的鼻痒、喷嚏频频、清涕如水、鼻塞等症为主要表现的鼻病。"

王德鉴主编的《中医耳鼻喉科学》曰："鼻鼽或称鼽嚏，是指以突然和反复发作的鼻痒、喷嚏、流清涕、鼻塞等为特征的鼻病。"

靳士英、陈素云主编的《新编中医诊断学》对鼻鼽的认识："突然或反复发作鼻痒、喷嚏、流清涕、鼻塞。"

由中医研究院、广东中医学院合编的《中医名词术语选释》曰："鼻鼽是一种由于肺气虚亏，卫气失固，感受寒邪所致的病症，其表现为经常鼻流清涕，容易打喷嚏。"

帅学忠编译，陈大舜、贺又舜编写的《汉英双解常用中医名词术语》曰："鼻鼽指经常鼻流清涕、打喷嚏的病症。"

宋一伦、杨学智主编《中国中医药学术语集成·基础理论与疾病》曰："鼻鼽，异名鼽嚏。以阵发性发作鼻痒、喷嚏、流清涕为主要特点的鼻病。"

朱文锋、何清湖主编《现代中医临床诊断学》曰："鼻鼽，鼻窍清涕潴留，肌膜苍白者病机多为脾虚寒滞鼻窍或肺虚；肌膜暗红者，病机多为郁热熏鼻。"

莫新民主编《实用中医辨病论治大全》曰："鼻鼽，又称鼽嚏。以突然或反复的鼻痒、喷嚏频作、清涕如水、鼻塞等症为主要表现的鼻病。"

谢观主编《中国医学大词典》曰："鼻鼽，鼻中常流清涕也。"

张有寯等主编《汉英中医辞海》曰："鼻流清涕，证名。古称鼻鼽。鼻腔内时有清水样分泌物流出。症见突然发作，鼻腔作痒，喷嚏不已，鼻塞，时流清涕等。"

《新华字典》（2004年）曰："鼻塞不通，又名鼻鼽、鼽鼻、鼽水。如：鼽欻（鼻塞不通）；鼽窒（鼻塞不通）；鼽茶（受鼻塞不通之苦）；流清鼻涕。"

中医药学名词审定委员会《中医药学名词》（2005年）曰："鼻鼽以突然和反

复的鼻痒、鼻塞、喷嚏、流清涕，鼻腔黏膜苍白肿胀为主要表现的疾病。"

### 3. 定名选择的理由

鼻鼽，首见于《素问·脉解》。其曰："所谓客孙脉，则头痛鼻鼽腹肿者，阳明并于上，上者则其孙络太阴也，故头痛鼻鼽腹肿也。"后世医家在《内经》的基础上有进一步认识，均以"鼻鼽"作为本病证正名记载。后世著作如《黄帝明堂灸经》、刘完素《素问玄机原病式·六气为病》、楼英《医学纲目》、孙一奎《医旨绪余》、李时珍《本草纲目》、武之望《济阳纲目》、林珮琴《类证治裁·卷六》、祁坤《外科大成》、张璐《张氏医通》、沈金鳌《杂病源流犀烛》、何梦瑶《医碥》等在记载本病证时均以"鼻鼽"作为正名，并一直沿用至今。

《黄帝明堂灸经》《素问玄机原病式》《医学纲目》《医旨绪余》《本草纲目》《济阳纲目》《类证治裁》《外科大成》《张氏医通》《杂病源流犀烛》《医碥》等为历代的重要著作，对后世有较大影响。

《中医药大辞典》(1977年)，《中华人民共和国国家标准·中医临床诊疗术语疾病部分》(1997年)，庄泽澄主编的《中国传统医学丛书·中医诊断学》，卢斌编著的《临床辨证施治备要》，熊大经主编的《实用中医耳鼻咽喉口齿科学》，黄文东主审的《实用中医内科学》，《耳鼻咽喉口腔科学》，王德鑑主编的《中医耳鼻喉科学》，靳士英、陈素云主编的《新编中医诊断学》，由中医研究院、广东中医学院合编的《中医名词术语选释》，帅学忠编译，陈大舜、贺又舜编写的《汉英双解常用中医名词术语》，宋一伦、杨学智主编的《中国中医药学术语集成·基础理论与疾病》，王德鑑主编的《中医耳鼻咽喉口腔科学》，朱文锋、何清湖主编的《现代中医临床诊断学》，莫新民主编的《实用中医辨病论治大全》《中国医学大词典》(1994年)，张有寯、李栀、郑敏主编的《汉英中医辞海》(1995年)，《中国医籍字典》(2001年)，《中医大辞典》(1995年)，《内经词典》(1990年)，《汉语大字典》(2001年)，《新华字典》(2004年)，庄泽澄主编的《中国传统医学丛书·中医诊断学》等均以"鼻鼽"作为本病证正名，说明"鼻鼽"作为本病证正名已成为共识。

### 4. 注释

鼻鼽以鼻流清涕下如水，鼻塞，可伴有反复发作的鼻痒，喷嚏频作为主要表现。

### 5. 与正名等效的名词

无。

总之，鼻鼽是以鼻流清涕下如水、鼻塞，可伴有反复发作的鼻痒，喷嚏频作为主要临床症状表现。鼻鼽始见于《素问·脉解》篇。在明清时期各医家就基本上均使用"鼻鼽"统一的病名了，而较少使用它的别名，并且历代各医家对鼻鼽也有较充分的认识。鼻鼽的别名有鼽鼻、鼽水、鼻流清涕等。

## （三）鼻窒

### 【定名】

汉文名：鼻窒

英文名：Chronic rhinitis

### 【释名和定名依据】

**1. 释名**

（1）窒 《古汉语常用字字典》释为"阻塞、不通"。

《素问玄机原病式·六气为病·热类》曰："鼻窒，窒，塞也。"故窒指堵塞不通之意。

（2）塞 塞与窒同义，亦指堵塞、不通之意。故鼻塞为鼻窒的通俗用名。

（3）齆乃鼻窍堵塞外，常伴有嗅觉减退或失灵 《中华大辞典》曰："齆，鼻病也。"《辞源》曰："齆，鼻塞。"《古汉语常用字字典》则释为"鼻子堵塞不通"。

窒字有堵塞、不通伴有嗅觉减退或失灵之意。早在秦汉时期"鼻窒"是以病名首见于《内经》的，后世医家在《内经》基础上有进一步的认识。

**2. 定名的文献依据**

《素问·五常政大论》曰："少阳司天，火气下临，肺气上从……咳、嚏、鼽、衄、鼻窒，曰疡，寒热胕肿。"

隋·巢元方《诸病源候论·卷之二十九·小儿杂病诸候四》曰："肺气通于鼻，而气为阳，诸阳之气上荣头面。其气不和，受风冷，风冷邪气入于脑，停滞鼻间，即气不宣和，结聚不通，故鼻塞也。"

金·刘完素《素问玄机原病式·六气为病·热类》曰："鼻窒，窒，塞也。"

明·王肯堂《证治准绳·杂病·七窍门下·鼻塞》曰："鼻塞久而成齆，盖由肺气注于鼻，上荣头面，若上焦壅滞，风寒客于头脑，则气不通，冷气停滞，搏于津液，脓涕结聚，则鼻不闻香臭，遂成齆也。"

明·李梴《医学入门·外集·卷四·杂病·外感·鼻》曰："鼻塞须知问久

新，鼻窍于肺，而能知香臭者，心也……久则，略感风寒，鼻塞等证便发，乃肺伏火邪，郁甚则喜热恶寒，故略感冒，而内火便发。"

明·徐春甫《古今医统大全·卷之六十二·鼻证门》曰："鼻窒与嚏痒者，热客阳明胃之经也。"

清·沈金鳌《杂病源流犀烛·卷二十三·鼻病源流》曰："若久而有根，略感风寒，鼻塞便发，必须清金降火，宜凉膈散加川芎、白芷、荆芥。"又曰："肺火盛，反能鼻塞，必兼清解，宜黄连清肺饮；鼻塞甚者，往往不能知香臭，宜荜澄茄丸；又有火郁清道，不闻香臭者，宜鼻不闻香臭方。"

清·何梦瑶《医碥·卷四·杂症·鼻》曰："鼻塞，一由脑冷而气化液，下凝于鼻；一由气热蒸涕壅塞。固矣，乃极力去其涕而仍不通者，则窍之外皆涕液之所浸淫，肉理胀满，窍窄无缝故也。"又曰："若平日常常鼻塞，不闻香臭；或值寒月，或略感风寒即塞者，乃肺经素有火郁。喜热（热则行散，故喜之）恶寒，故略一感寒即发。"

《中华人民共和国国家标准·中医临床诊疗术语疾病部分》（1997年）认为鼻窒：因脏腑虚弱，邪滞鼻窍所致。以鼻塞时轻时重，或双侧交替鼻塞，反复发作，下鼻甲肿大为主要表现的鼻病。

由国家中医药管理局发布的《中华人民共和国中医药行业标准·中医病证诊断疗效标准》（1994年）认为鼻窒：因脏腑虚弱，邪滞鼻窍所致，以长期鼻塞，或间歇性、交替性鼻塞，鼻涕量多为主要症状或伴有头昏、耳鸣、耳内闭塞感等症。

靳士英、陈素云主编的《新编中医诊断学》曰："鼻塞时轻时重，双侧鼻窍交替堵塞，反复发作，经久不愈，甚至嗅觉失灵。"

莫新民主编《实用中医辨病论治大全》曰："以间歇性、交替性鼻塞，甚则持续性鼻塞，嗅觉减退，以及下鼻甲肿大等为主要表现的慢性鼻病。"

王士贞主编的《中医耳鼻咽喉科学》曰："是指以经常性鼻塞为主要特征的慢性鼻病。"

### 3. 定名选择的理由

鼻窒一名，首见于《素问·五常政大论》。其曰："少阳司天，火气下临，肺气上从，……咳、嚏、衄、衊、鼻窒，曰疡，寒热胕肿。"后世医家在《内经》的基础上对本病有进一步的认识，以"鼻窒"作为本病证正名记载，其后世著作如《小品方》《医学义门》《古今医统大全》《杂病源流犀烛》《医碥》等在记载本病证时大多以"鼻窒"作为正名，并一直沿用至今。

如《中华人民共和国国家标准·中医临床诊疗术语疾病部分》（1997年），《中华人民共和国中医药行业标准·中医病证诊断疗效标准》（1994年），王德鉴主编的《中医耳鼻喉科学》、王德鉴、王士贞主编的《中医耳鼻喉科学》，王德鉴主编的《中医医学百科全书·中医耳鼻咽喉口腔科学》，谭敬书主编的《中医耳鼻喉科学》，王永钦主编的《中医耳鼻咽喉口腔科学》，王陈应主编的中国传统医学丛书《中医耳鼻喉科学》，陆小左、董显荣主编的《中医鼻病大全》，熊大经主编的《实用中医耳鼻喉科学》，李书良主编的《基层中医临证必读大系·耳鼻咽喉科分册》，陈金广主编的《现代中医临证全书·耳鼻咽喉口齿科疾病》，柳长华主编的《五官科常见病实用方》，靳士英、陈素云主编的《新编中医诊断学》、莫新民主编的《实用中医辨病论治大全》等均以"鼻窒"作为本病证的正名。说明"鼻窒"作为本病证正名已成为共识。

**4. 注释**

鼻窒指鼻息不畅，时轻时重，或两鼻交替堵塞，反复发生，甚或窒塞不通、不闻香臭，经久不愈的一种慢性鼻病。

**5. 与正名等效的名词**

无。

总之，鼻窒以鼻息不畅，时轻时重，或两鼻交替堵塞，反复发生，甚或窒塞不通、不闻香臭，经久不愈的一种慢性鼻病。鼻窒的病名始见于《素问·五常政大论》，其又称为鼻塞、鼻齆、齆鼻、鼻塞气息不通、鼻不闻香臭、鼻聋等。历代医家均对鼻窒进行了充分的论述，也因此产生了较多的别名，最值得一提的就是金元时期的刘完素，其在《素问玄机原病式》中将鼻窒的症状特点与发生机制做了较为详细精辟的解释与记载，为后世认识与使用"鼻窒"一名起到了关键性的作用。

鼻窒与鼻鼽均有鼻塞的症状，但鼻鼽除鼻塞之外主要是以鼻流清涕下如水并伴有反复发作的鼻痒，喷嚏频作等为临床症状表现；而鼻窒则主要是以鼻息不畅，时轻时重，或两鼻交替堵塞，反复发生，甚或窒塞不通、不闻香臭，经久不愈等为主要表现，并不出现鼻流清涕下如水、喷嚏等症状，在此稍做鉴别。

## （四）鼻衄

## 【定名】

汉文名：鼻衄

英文名：Nasal hemorrhage

## 【释名和定名依据】

### 1. 释名

（1）鼻出血 《说文解字》：鼻出血也。从血，丑声。俗字作衄。《素问·气厥论》曰："又脾移热于肝，则为惊衄。"《素问·金匮真言论》又曰："春不鼽衄。"《辞海》："鼻子里面出血；泛指出血。"《康熙字典》曰："【唐韵】【集韵】【韵会】女六切，音忸。【说文】鼻出血也。【素问】鼻衄。又脾移热于肝，则为惊衄。"《中医大辞典》曰："鼻中出血为衄。"《新华字典》："鼻出血，鼻衄。"《中国医学大辞典》："血由鼻窍出也。"

（2）泛指人体各部位的出血 如耳衄、齿衄、鼻衄。

衄字有鼻出血以及泛指人体各部位的出血。"鼻衄"病名首见于《内经》，后世医家在《内经》基础上对其病因病机有进一步的认识。

### 2. 定名的依据

《灵枢·杂病》曰："衄而不止，衃血流，取足太阳；衃血，取手太阳。不已，刺宛骨下；不已刺腘中出血。"

《中藏经》曰："胃中热盛，则鼻衄不止。"

隋·巢元方《诸病源候论·卷二十九》曰："凡血与气，内荣脏腑，外循经络，相随而行于身，周而复始。血性得寒则凝涩，热则流散，而气肺之所生也。肺开窍于鼻，热乘于鼻，则气亦热也。血气俱热，血随气发出于鼻，为鼻衄。"

唐·王冰注："衄，谓鼻中血出。"

宋·吴曾《能改斋漫录·地理》曰："天地川泽相通，如人四体，鼻衄灸脚而愈。"

宋·陈言《三因极一病证方论·卷之九》曰："病者积怒伤肝……皆能动血，蓄聚不已，停留胸间，随气上溢，入于清气道中，发为鼻衄。"

宋·《太平圣惠方·卷十》曰："治伤寒，心肺热毒，鼻衄不止，或兼唾血，宜服黄连散方。"

宋·杨士瀛《仁斋直指方论·卷之二十一·鼻论》曰："血之与气相随而行，若脏腑生热，乘于血气，故热气迫血妄行，自鼻孔出，谓之鼻衄。"

宋·严用和《济生方·鼻门·鼻论治》曰："山栀散属性：治鼻衄不止。"

元·《丹溪心法·卷二》曰："百叶榴花，干为末，吹鼻中，治疗鼻衄。"

元·楼英《医学纲目·卷三十二》曰："鼻衄血者……乃肺金受相火所致

然也。"

明·朱橚《普济方·卷一百五十·时气门·时气鼻衄》曰："夫时气鼻衄者，由五脏结热所为。心主于血，邪热中于手少阴之经，客于足阳明之络，故衄血也。衄者，血从鼻中出也。"

明·万密斋的《万密斋医学全书·片玉心书·卷五》曰："鼻衄者，是五脏积热所为也。"

明·张景岳的《景岳全书·血证·衄血证治》曰："阳热怫郁于足阳明而上，热则血妄行为鼻衄，此阳明之衄也。"

明·龚廷贤《寿世保元·卷四》曰："衄血者，鼻中出血也。阳热怫郁，致动胃经，胃火上烈，则血妄行，故衄。"又曰："鼻衄不止，用山栀子、白芷等分，烧存性，为细末，吹入鼻中，其血乃止。"

明·李时珍《本草纲目·卷三》曰："用血竭、白矾、珊瑚、蜗牛干研，同乌贼骨、龙骨等饮鼻，治鼻衄。"

明·陈实功《外科正宗·卷四》曰："鼻中出血，乃肺经火旺，迫血妄行而从鼻衄出也。"

明·张景岳《景岳全书·卷三十》曰："衄血虽多由火，而惟于阴虚者为尤多，正以劳损伤阴，则水不制火，最能动冲任阴分之血。"

明·赵献可《医贯》曰："鼻衄之血。从任督而至颠顶，入鼻中，惟犀角能下入肾水，由肾脉而上引。地黄滋阴之品，故为对症。"

清·冯楚瞻《冯氏锦囊秘录·杂症·大小合参·卷十一·方脉鼻衄齿衄舌衄肌衄合参》曰："鼻气能通于脑，血上溢于脑，故从鼻而出，名为鼻衄。"

清·唐宗海《血证论·卷二》曰："又有肾经虚火浮游上行，于督脉经而衄血。"

清·费伯雄《医醇賸义·卷二》曰："日受燥火，发热咳嗽，甚则喘而出血。"

清·林珮琴《类证治裁·衄血》："亦有因阳虚而致衄者。"

清·吴谦《医宗金鉴·失血总括》曰："九窍出血名大衄，鼻出鼻衄脑如泉。"

熊大经主编的《实用中医耳鼻咽喉口齿科学》："血从鼻中出者，谓之鼻衄。由脏腑实火或者虚火上炎，或气不摄血所致。轻者仅涕中带血；重者血可从口中涌出或同时从眼角冒出；更重者血流如注，量多势猛，故称此为鼻洪。"

陈佑邦、王永炎主编的《中医诊断学》指出"鼻衄"亦称为衄血、鼻干，是指血从鼻腔流出的一种病证，血色鲜红。

张伯臾主编的《中医内科学》曰："鼻中出血，称为鼻衄。多由火热迫血妄行所致，其中尤以肺热、肝火、胃热为常见。另有少数病人，可由正气亏虚、血失统摄引起。"

《中医大辞典》（1995年）曰："鼻衄，病证名。又名衄血、鼻沥血。"

《中医名词术语精华辞典》（1996年）曰："鼻衄，证名。指鼻出血。"

张有寯等主编的《汉英中医辞海》（1995年）曰："鼻衄，病证名。即鼻出血。若鼻中出血不止，名鼻洪。"

《汉语大词典》（2001年）曰："鼻衄，鼻出血。"

宋一伦、杨学智主编的《中国中医药学术语集成·基础理论与疾病》曰："鼻衄，鼻腔出血。"

《汉英双解常用中医名词术语》（2006年）曰："鼻衄，指鼻腔出血。"

《中医名词术语选释》（1973年）曰：鼻衄，即鼻腔出血。俗称"流鼻血"。

陈大舜等编写的《汉英双解常用中药名词术语》（2006年）曰："鼻衄，俗称'流鼻血'。多由肺热上壅，或胃热熏蒸所致。也有因肝火偏旺或肺肾阴虚而引起的。"

谢观主编的《中国医学大辞典》（1994年）曰："鼻衄，血由鼻窍出也。"

陈右邦、王永炎主编的《中医急诊医学》曰："鼻衄，亦称为衄血。"

靳士英、陈素云主编的《新编中医诊断学》曰："鼻衄，鼻中出血。"

邓铁涛主编的《中医诊断学》曰："鼻衄即鼻中出血，所谓'阳络伤，故血外溢'。"

朱文锋主编的《中医诊断学》曰："鼻腔出血，称为鼻衄，多因肺胃蕴热，灼伤鼻络所致。"

陈群主编的《中西医结合诊断学》曰："鼻衄，鼻道出血，多因肺胃蕴热或阴虚肺燥，伤及鼻络所致。"

王士贞主编的《中医耳鼻咽喉科学》曰："鼻衄即鼻出血。"

李晶主编的《中医诊断学》曰："鼻中流血称为鼻衄。"

熊大经主编的《实用中医耳鼻咽喉口齿科学》曰："血从鼻中出者，谓之鼻衄。由脏腑实火或虚火上炎，或气不摄血所致。轻者仅涕中带血；重者涌出，或同时从眼角冒出；更重者血流如注，量多势猛，故称此为鼻洪。"

莫新民、何清湖主编的《实用中医辨病论治大全》曰："鼻衄，鼻出血。又称鼻红、红汗。出血严重者又称鼻洪或鼻大衄。"

庄泽澄主编的《中医传统医学丛书·中医诊断学》曰："鼻内出血为鼻衄。"

孙曾祺、王兆淦主编《实用中医辨证论治学基础》曰："鼻衄即鼻出血。肺开窍于鼻，肺气虚，则气不统血，可致鼻衄；心肝火盛、肺胃阴虚，均可导致血气上逆而发生鼻衄。"

《中华人民共和国国家标准·中医病证分类与代码》（1995年）以鼻衄为正名。

《中华人民共和国中医药行业标准·中医病证诊断疗效标准》（1994年）曰："鼻衄是由肺热上蒸，逼血逆行，或燥气外袭所致，以鼻腔出血为主要症状的病证，是耳鼻喉科常见急症。"

王德鑑主编的《中医耳鼻喉科学》曰："鼻衄，即鼻中出血。"

季绍良、成肇智主编的《中医诊断学》曰："鼻腔出血，称为鼻出血。多因肺胃蕴热，或阴虚肺燥，伤及鼻络所致。"

### 3. 定名选择的理由

衄，最早见于《素问·厥论》："阳明厥逆，喘咳身热，喜惊、衄、呕血。"后世医家在《内经》的基础上对本病的病因病机有进一步的认识，以"鼻衄"作为本病证正名记载，其后世著作如张仲景《金匮要略》、巢元方《诸病源候论》、王冰《黄帝内经素问注》、陈言《三因极一病证方论》、朱丹溪《丹溪心法》《太平圣惠方》、张景岳《景岳全书》、龚廷贤《寿世保全》、李时珍《本草纲目》、唐宗海《血证论》、吴谦《医宗金鉴》等在记载本病证时均以"鼻衄"作为正名，并一直沿用至今。

《金匮要略》《诸病源候论》《黄帝内经素问注》《三因极一病证方论》《丹溪心法》《太平圣惠方》《景岳全书》《寿世保全》《本草纲目》《血证论》《医宗金鉴》等为历代的重要著作，对后世有较大影响。

如《中华人民共和国国家标准·分类与代码》（1995年），《中华人民共和国国家标准·中医临床诊疗术语疾病部分》（1997年），《中华人民共和国中医药行业标准·中医病证诊断疗效标准》（1994年），朱文锋主编的《中医诊断学》，王德鑑主编的《中医耳鼻喉科学》，王士贞主编的《中医耳鼻咽喉科学》，朱文锋主编的《中医诊断学》，陈群主编的《中西医结合诊断学》，邓铁涛主编的《中医诊断学》，张伯臾主编的《中医内科学》，季绍良、成肇智主编的《中医诊断学》，李恩主编的《中国中西医结合临床全书》，《中医大辞典》（1995年），《汉英中医辞海》（1995年），《汉语大词典》（2001年），庄泽澄主编的《中国传统医学丛书·中医诊断学》等均以"鼻衄"作为本病证正名。说明"鼻衄"作为本病证正名已成为共识。

### 4. 注释

鼻衄是指血从鼻道而出。轻者仅涕中带血；重者血可从口中涌出或同时从眼角冒出；更重者血流如注，量多势猛，故称此为"鼻洪"。

**5. 与正名等效的名词**

无。

总之，鼻衄是以血从鼻而出为主要表现。轻者仅涕中带血，量少；重者血从鼻内涌出，量多。鼻衄的别名有很多，如：衄血、鼻沥血、鼻大衄、鼻洪、脑衄、衄蔑、鼻红、红汗、经行鼻衄、倒经、逆经、酒食衄、虚劳鼻衄、鼻衄不止、惊衄、太阳阳明衄血、五脏衄、折伤衄。鼻衄病名首见于《内经》，在隋唐时期就已经对鼻衄的病因病机及治疗有了较为详尽的论述，在宋金元时期又进一步提出了火、热致衄的重要性，而在明清时期就开始以鼻衄为正名，同时对病因病机做了进一步的探讨、发展。

## （五）鼻疔

### 【定名】

汉文名：鼻疔

英文名：Nasal furunculosis

### 【释名和定名依据】

**1. 释名**

（1）泛指体表一切的疮疡 《素问·生气通天论》曰："高粱之变，足生大丁。"《康熙字典》曰：《集韵》当经切，音丁。病创。《方书》疔形有十三种，红丝疔宜急用针刺断疔肿，痛者取菊花叶，捣汁敷之。冬月用菊根，效同。又《集韵》籀文疒字。详疒字注。《新华字典》（2004年）曰："病名，即疔疮 [furuncle]。一般发于颜面及手足等部位，根深形小，其状如钉，故名。"《中医大辞典》（1995年）曰："病名。见《外科启玄》即疔疮之生于鼻内者。鼻环疔即鼻疔。"《中医名词术语精华辞典》曰："鼻疔，病名，系指鼻内生有疔疮的病证。"

（2）恶性小疮 《新华字典》（2004年）曰："中医学指病理变化急骤并有全身症状的恶性小疮：～毒。～疮。"

疔字泛指体表一切的疮疡以及变化急骤的全身恶性小疮之意。早在秦汉时期"疔"是以病名首见于《内经》的，后世医家在《内经》基础上有进一步的认识。

**2. 定名的文献依据**

《素问·生气通天论》曰："高粱之变，足生大丁。"

汉《中藏经·卷中·论五丁状候》曰："白丁者，起于右鼻下，初起如粟米，根赤头白，或顽麻，或痛痒，使人憎寒头重，状若伤寒，不欲食，胸膈满闷，喘促昏冒者死，未者可治。此疾不过五日，祸必至矣，宜急治之。"

元·齐德之《外科精义》曰："鼻疗生鼻孔内，肿胀痛引脑门，寒热交作，甚则唇腮俱肿。"

明·王肯堂《证治准绳·疡医·卷之三·疗疮》曰："鼻疗生于鼻内，痛引脑门，不能运气，鼻如大瓶。黑色者不治。"

明·陈实功《外科正宗·卷之十二·拾遗症·第一百三十八》曰："鼻疗生于鼻内，痛引脑门，不能运气，胀塞鼻窍，甚者唇腮俱肿。"

清·过铸《治疗汇要·鼻疗》曰："红肿曰鼻疗，起白疱曰白刃疗。"

清·爱虚老人辑《古方汇精·卷二·疗毒类》曰："一治各种疗毒。及痈疽肿毒。……。风因火发。致肉如石片飞去患处一治鼻内疗。用烂黄鸡屎。荔枝肉。同捣烂。涂患处。即愈。"

清·陶承熹《惠直堂经验方》曰："荔枝烧灰存性。麻油调涂。兼治诸毒奇妙。如生耳疗或鼻疗。涂外面即愈。又方盐酸草酒煎服汁。渣罨立愈。"

宋·窦杰撰，明·窦梦麟续增，清康熙五十六年浩然楼刻本的《疮疡经验全书·卷二》曰："白丁者，大肠虚热，根右肺。"

清·许克昌《外科证治全书·卷四》曰："疗疮者，言疮形如钉盖之状也。"

《中华人民共和国国家标准·中医临床诊疗术语疾病部分》（1997年）鼻疗生于鼻前庭或鼻翼、鼻尖部的疗疮。

《中华人民共和国国家标准·中医病证分类与代码》（1995年）称"鼻疗病"。

王德鉴主编的《中医耳鼻喉科学》曰：鼻疗是指发生在鼻尖、鼻翼及鼻前庭部位的疗疮疖肿。其形小根硬状若钉盖、顶有脓点如椒目，如《外科证治全书·卷四》曰："疗疮者，言疮形如钉盖之状也。"

王士贞主编的《中医耳鼻咽喉科学》曰："鼻疗是指发生在鼻尖、鼻翼及鼻前庭部位的疖肿，以局部红肿疼痛、呈粟粒状突起、有脓点为特征。"

李经纬、邓铁涛等主编的《中医大辞典》曰："鼻疗，病名。"见《外科启玄》。即疗疮之生于鼻内者。《医宗金鉴·卷六十五》曰："此证生于鼻孔内，鼻窍肿塞，胀痛引脑门，其则唇腮俱作浮肿，由肺经火毒凝结而成。"

陈佑邦、王永炎主编的《中医急诊医学》曰："鼻疗是指发生在鼻尖、鼻翼及鼻前庭部位的疗疮疖肿。其形小根硬状若钉盖、顶有脓点如椒目，相当于西医的鼻疗。"

李经等主编的《中医名词术语精华辞典》："鼻疔，病名，系指鼻内生有疔疮的病证。"

中医药学名词审定委员会《中医药学名词》（2005 年）曰："鼻疔是指生于鼻部的疔疮。"

**3. 定名选择的理由**

"疔"字最早记载于《素问·生气通天论》曰："高粱之变，足生大丁。"此"疔"泛指一切疮疡。"疔"作为一个病名，始于汉代华佗的《中藏经·卷中·论五丁状候》，亦曰："白丁者，起于右鼻下，初起如粟米，根赤头白，或顽麻，或痛痒，使人憎寒头重，状若伤寒，不欲食，胸膈满闷，喘促昏冒者死，未者可治。此疾不过五日，祸必至矣，宜急治之。"根据其对本病的发病部位、症状以及鼻疔走黄所出现的危重证候、转归、预后的论述，与今之鼻疔的发病特点与规律颇为类似。此后，后世医家在《内经》的认识基础上，以"鼻疔"作为本病证病名记载，其后世著作如《外科精义》《证治准绳》《外科正宗》《治疗汇要》《疮疡经验全书》《外科证治全书》等在记载本病证时大多以"鼻疔"作为正名，并一直沿用至今。上述著作均等为历代的重要著作，对后世有较大影响。

《中华人民共和国国家标准·中医临床诊疗术语疾病部分》（1997 年），《中华人民共和国中医药行业标准·中医病证诊断疗效标准》，王德鉴主编的《中医耳鼻喉科学》，陈红风主编的《中医外科学》，王德鉴、王士贞主编的《中医耳鼻喉科学》，王德鉴主编的《中医医学百科全书·中医耳鼻咽喉口腔科学》，谭敬书主编的《中医耳鼻喉科学》，王德鉴主编的《中医耳鼻咽喉口腔科学》，王陈应主编的《中医耳鼻喉科学》，陆小左、董显荣主编的《中医鼻病大全》，熊大经主编的《实用中医耳鼻喉科学》，李书良主编的《基层中医临证必读大系·耳鼻咽喉科分册》，陈金广主编的《现代中医临证全书·耳鼻咽喉口齿科疾病》，柳长华主编的《五官科常见病实用方》，《汉英英汉中医大辞典》（1995）等均以"鼻疔"作为本病证的正名。说明"鼻疔"作为本病证正名已成为共识。

**4. 注释**

鼻疔指生在鼻尖、鼻翼及鼻前庭部位，其形小根硬状若钉盖、顶有脓点的疔疮疖肿。

**5. 与正名等效的名词**

无。

总之，鼻疔以发生在鼻尖、鼻翼及鼻前庭部位，其形小根硬状若钉盖、顶有脓点的疔疮疖肿为主要临床表现。鼻疔的正名出现时间较晚，始见于《证治准绳·疡医·疔疮》，在这一时期对于鼻疔的证候特点，发展趋势与并发鼻疔走黄等均有了较为明确的认识。鼻疔又称为白疔、白刃疮、鼻柱痈、发髭、穿鼻疔、鼻环疔、鼻尖疔、鼻梁疔。

## （六）鼻疳

### 【定名】

汉文名：鼻疳

英文名：Nasal malnutrition

### 【释名和定名依据】

**1. 释名**

（1）形体干瘦、津液干枯 《康熙字典》："【集韵】沽三切，音甘。病也。【正字通】小儿食甘物，多生疳病。疳有五，心肝肺脾肾也。治疳先辨冷热肥瘦，初病为肥热疳，久病为瘦冷疳，五疳诸积，腹大筋青，面黄肌瘦，或腹痛。以葱椒煮虾蟆食之，大效。"

《新华字典》（2004年）：疳 gān〈名〉俗称疳积 [Infantile malnutrition]。泛指小儿因多种慢性疾患而致，形体干瘦，津液干枯的症候。

《高级汉语词典》（1996年）疳 gān〈名〉俗称疳积 [Infantile malnutrition]。泛指小儿因多种慢性疾患而致，形体干瘦，津液干枯的症候。

《汉语大字典》（2001年）疳 gān [《集韵》沽三切，平谈，见。] 疳积。中医指小儿因多种慢性疾患而致面黄肌瘦的营养障碍症。

（2）"疳"原意为疳病或疳积，是指小儿脾胃虚弱的疾病 "疳皆脾胃病，亡津液之所作也。"（宋·钱乙《小儿药证直诀》）

疳积 gān jī[Infantile malnutrition] 疳的俗称。中医病名。患者为小儿，表现为慢性营养不良及消化不良、面黄肌瘦、大便泄泻而酸臭。多与哺乳不当、饮食失节、病后失调及虫积等因素有关。

疳 gān ㄍㄢˉ〔～积〕中医指小儿的肠胃病。

《现代汉语全功能词典》曰："疳 gān（名）病名：疳积；中医称小儿的肠胃病。"

（3）"疳"也包括其他的疾病 有的以五脏分类及病因病理命名，如心疳、脾疳等；有的以症状命名，如疳热、疳泻等；也有以病变部位命名的，如鼻疳。

"疳"字有形体干瘦、津液干枯以及泛指小儿肠胃疾病和脏腑、症状、部位等其他疾病之意。"鼻疳"首见于《太平圣惠方》，后世医家在《太平圣惠方》的基础上有进一步的认识。

**2. 定名的文献依据**

隋·《诸病源候论·卷四十八·小儿杂病诸候》曰："鼻是肺气所通，肺候皮毛，其气不和，风邪客于皮毛，次于血气，夫邪在血气，随虚处而停之，其停于鼻两边，与血气相搏成疮者，即可发为鼻疳。"

宋·《太平圣惠方·卷八十七》曰："其候鼻中赤痒，壮热多嚏，皮毛干焦，肌肤消瘦，咳嗽上气，下痢无恒，鼻下连唇，生疮赤烂，故名鼻疳也。"

宋·《圣济总录·卷一百一十六》曰："五脏皆有虫，虫得风则化，……则疳虫因得侵蚀，疮生鼻间。"

宋·杨士瀛《仁斋直指方·小儿附遗方论》曰："鼻下两旁赤痒疮湿，是为鼻疳。其疮不痛，汁所流处，随即成疮，亦名疳。"

明·朱橚等编《普济方》曰："敛疮方。取青黛末、当归、赤小豆、瓜蒂、地榆、黄连、芦荟各等分为末，入雄黄末敷之，治鼻疳。"

明·申斗垣《外科启玄·卷之八》曰："凡鼻孔有疳疮，即肺中有湿热。"

明·万密斋《育婴家秘·卷之四·治鼻》曰："鼻疳者，肺疳也。鼻下两旁赤痒疮湿，其疮不痛，汁所流处，随即生疮，一名疳𧏾，宜清肺饮，化𧏾丸主之。"

清·王清任《医林改错·上卷》曰："病源系乳食过饱，肥甘无节，停滞中脘，传化迟滞，肠胃渐伤，则生积热，热盛成疳。"

清·顾世澄《疡医大全·卷二十二》曰："风湿之气，壅成内热，发为鼻疳。"

清·陈士铎《洞天奥旨·卷十二·鼻疳》曰："鼻疳虽是鼻之病，其实肺之病也，夫肺之病宜肺内生痈，乃不生于肺中，而生于鼻之内者，以热而兼湿也。热乃火也，湿乃水也，水能制火，故火在肺而不致生痈，火炎于鼻，而水不能上升，鼻之窍细小，然不能散火也，故成疳而不成痈矣。"

清·沈金鳌《杂病源流犀烛·卷二十三》曰："口鼻生疳蚀烂，亦为肺脾胃三经之热。"

清·吴谦《医宗金鉴·外科心法要诀》曰："鼻疳者，因疳热攻肺而成，盖鼻为肺窍，故发时鼻塞赤痒疼痛，浸淫溃烂，下连唇际成疮，咳嗽气促，毛发焦枯也。"

《中医药学名词》（2005年）曰：鼻疳 [nasal malnutrition]，以鼻前孔附近皮肤红肿、糜烂、结痂、灼痒，经久不愈，反复发作为主要表现的疾病。

李经纬、邓铁涛等主编的《中医大辞典》曰："鼻疳，病名。此证因乳食不调，上焦壅滞，疳虫上蚀所致。"

《中医词典》曰："鼻疳，病证名。疳疾之一。出《太平圣惠方》。又名疳、鼻疮。症见鼻塞赤痒，连唇生疮，涕多而黄，皮肤枯焦，肌肤枯瘦，手足潮热。由乳食不调，上焦积热，壅滞肺中所致。治宜清热凉血，用五福化毒丹。若有湿热，鼻下两旁色紫微烂，痒而不痛，脓汁浸淫，治宜清热利湿，用导赤散加栀子、泽泻。外搽青蛤散。"

宋一伦、杨学智等主编的《中国中医药学术语集成·基础理论与疾病》曰："鼻疳以鼻前孔附近皮肤红肿、糜烂、结痂、灼痒、微痛为主要症状的病证。"

《中医药学名词》（2005年）曰："以鼻前孔附近皮肤红肿、糜烂、结痂、灼痒，经久不愈，反复发作为主要表现的疾病。"

李经纬、余瀛鳌主编的《中医名词术语精华辞典·鼻疳》（1996年）曰："此症多发生于小儿，常因乳食不调，致上焦有积热引起，也有因风热外邪侵肺而患鼻疳的，其症状为鼻孔赤痒、溃破生疮、疼痛。"

《中华人民共和国国家标准·中医临床诊疗术语疾病部分》（1997年）曰："因风热湿邪上犯，熏蒸鼻窍肌肤所致。以鼻前庭皮肤红肿糜烂、结痂、痒痛，并反复发作为主要表现的疮疡类疾病。"

靳士英、陈素云主编的《新编中医诊断学》曰："鼻疳，鼻孔赤痒难忍，溃破生疮、疼痛。"

王德鉴主编的《中医耳鼻喉科学》曰："鼻疳又名鼻疮、鼻蟹疮，是指鼻前孔附近皮肤红肿、糜烂、结痂、灼痒，又经久不愈、反复发作的特点。"

王士贞主编的《中医耳鼻咽喉科学》曰："鼻疳是指以鼻前庭及附近皮肤红肿、糜烂、渗液、结痂、灼痒，或皲裂为主要特征的鼻病。"

**3. 定名选择的理由**

鼻疳，首见于《太平圣惠方·卷八十七》，书中曰："其候鼻中赤痒，壮热多嚏，皮毛干焦，肌肤消瘦，咳嗽上气，下痢无恒，鼻下连唇，生疮赤烂，故名鼻疳也。"后世医家在《太平圣惠方》的基础上有进一步认识。均以"鼻疳"作为本病证正名记载，其后世著作如《备急千金要方》《仁斋直指方》《普济方》《外科启玄》《育婴家秘》《寿世保元》《医宗金鉴》《杂病源流犀烛》《医林改错》《疡医大全》等在记载本病证时均以"鼻疳"作为正名，并一直沿用至今。以上著作均为历代的重要著作，对后世有较大影响。

《中华人民共和国国家标准·中医临床诊疗术语疾病部分》（1997年），庄泽澄主编的《中国传统医学丛书·中医诊断学》，卢斌编著的《临床辨证施治备要》，熊大经主编的《实用中医耳鼻咽喉口齿科学》，《中医大辞典》（1995年），《新华字典》（2004年），中医研究院、广东中医学院合编的《中医名词术语选释》，陈大舜、贺又舜主编的《汉英双解常用中医名词术语》，宋一伦、杨学智主编的《中国中医药学术语集成·基础理论与疾病》，陆小左、董显荣主编的《中医鼻病大全》，王德鑑主编的《高等医药院校教材·中医耳鼻喉科学》，王永钦主编的《中医耳鼻咽喉口腔科学》，《汉英英汉中医大词典》（1995年），靳士英、陈素云主编的《新编中医诊断学》（1991年）等均以"鼻疳"作为本病证正名，说明"鼻疳"作为本病证名已成为共识。

### 4. 注释

鼻疳指生在鼻前庭及附近皮肤红肿微痛或不痛、糜烂、结痂、瘙痒，痒时难忍，欲嚏而不能，欲忍而不得，甚则言语糊涂，声音闭塞，经久不愈，反复发作为主要表现的疾病，且多见于小儿。

### 5. 与正名等效的名词

无。

从历代医家的论述中可以看出，对于鼻疳之病因病机以及临床表现的认识较为充足，但是对于疾病的病名依然混淆。现代医家在对此病名进行正名时也把鼻疳和鼻疮混称。如王德鑑主编的《中医耳鼻喉科学》根据历代医家对"鼻疳"一症的论述，将其正式纳入教材并作为一个独立病名加以应用，但其所论则是指西医学之"鼻前庭炎"，并将鼻疳、鼻疮混称。此后所出版的一些专著与教材大多遵循这一观点而少有更改者，甚至谭敬书主编的《中医耳鼻喉科学》将鼻疳与鼻疮二病并论，并称鼻疳，相当于"鼻前庭湿疹"。王永钦主编《中医耳鼻咽喉科临床手册》亦将鼻前庭湿疹称为"鼻疳""鼻疮"，依然还是存在混称。直至王德鑑主编的《中医耳鼻喉科学》在其对"鼻疳"进行正名时，明确提出了以鼻疳为正名，且与鼻疮区别。

鼻疳指生在鼻前庭及附近皮肤红肿微痛或不痛、糜烂、结痂、瘙痒，痒时难忍，欲嚏而不能，欲忍而不得，甚则言语糊涂，声音闭塞，经久不愈，反复发作为主要表现的疾病，且多见于小儿。鼻疳始见于《太平圣惠方·卷八十七》，鼻疳主要证候表现为"生疮赤烂，不痛，浸淫流水"，与现代鼻疳的临床表现基本一致。别名有"赤鼻""疳鼻""月食疮""气疳""蜃""鼻疳""疳疮""鼻疮""淫沥疮""疳疮""鼻疳蚀""蜃疮""肺疳"。

## （七）讨论

通过对以上鼻病的规范化研究，笔者重新对其进行了定义，并发现了各个病在病证名与定义方面与中医学诊断类教材病名与定义方面的不同之处，同时也发现现代医家对一些病名的正名，存在着混淆的概念。在此，提出研究看法。

### 1. 鼻渊

在王士贞主编的《中医耳鼻咽喉科学》中对鼻渊的定义为：鼻渊是指以鼻流浊涕、量多不止为主要特征的鼻病。临床上常伴有头痛、鼻塞、嗅觉减退等症状，是鼻科的常见病、多发病之一。而笔者在整理文献过程中发现，鼻渊一病不仅有教材上提到的症状，而且在鼻渊疾病发展的过程中当邪实正虚时还会出现鼻中流出腥秽血水，并出现头眩晕而痛的表现。如《医宗金鉴》中就有提到"鼻窍中时流色黄浊涕。……若久而不愈，鼻中淋沥腥秽血水，头眩虚晕而痛"。汪昂在《素问灵枢类纂约注》中曰："胆移热于脑，则辛頞鼻渊。鼻渊者，浊涕下不止也，传为衄蔑瞑目（昏目）。"在现有的教材中，虽鼻渊与西医学病名鼻窦炎相参考，但并没有明确地提出鼻渊的发病部位，而笔者在研究中发现"鼻頞辛酸疼痛"中所讲的鼻頞即是指鼻山根的位置，即现代解剖中筛窦的部分。所以笔者认为，鼻渊的定义应该为：鼻渊以鼻頞辛酸疼痛，鼻流浊涕如水泉下不止，常伴头痛、鼻塞、不闻香臭，久则出现鼻中淋沥腥秽血水，头眩虚晕而痛为主要表现。

### 2. 鼻鼽

王士贞主编的《中医耳鼻咽喉科学》对鼻鼽的定义为："鼻鼽或称鼽嚏，是指以突然和反复发作的鼻痒、打喷嚏、流清涕、鼻塞等为主要特征的鼻病。"而笔者在鼽字的考证中发现鼽是指流清涕，鼻塞，而没有包括喷嚏、鼻痒等症状，如《素问玄机原病式·六气为病·热类》曰："鼽者，鼻出清涕也。"《汉语大字典》（2001 年）对鼽的解释为："鼻塞不通，鼻流清涕。"而"嚏"才是指鼻痒、打喷嚏，如金·刘完素《素问玄机原病式·六气为病·火类》释："嚏，鼻中因痒而气喷作于声。"所以鼽与嚏是两个不同的病症名称，而鼻鼽与鼽嚏的症状表现也是有所不同的，笔者认为在鼻鼽发生时，鼻痒和喷嚏只是有可能的伴随症状，而不是一定存在的表现，所以鼻鼽定义应为：是以鼻塞、鼻流清涕下如水可伴有反复发作的鼻痒，喷嚏频作为主要临床症状表现。

### 3. 鼻疳、鼻疔和鼻疮

在王士贞主编的《中医耳鼻咽喉科学》中："鼻疳是指以鼻前庭及附近皮肤红肿、糜烂、渗液、结痂、灼痒，或皲裂为主要特征的鼻病。"而在《洞天奥旨·卷十二·鼻疳》曰："鼻生疮，痒时难忍，欲嚏而不能，欲忍而不得，言语糊涂，声音闭塞，此鼻疳也。"所以笔者认为鼻疳的定义应改为：鼻疳指生在鼻前庭及附近皮肤红肿微痛或不痛、糜烂、渗液、结痂、瘙痒，痒时难忍，欲嚏而不能，欲忍而不得，甚则言语糊涂，声音闭塞，经久不愈，反复发作为主要表现的疾病。

"鼻疔"在王士贞主编的《中医耳鼻咽喉科学》中的定义为发生在鼻尖、鼻翼及鼻前庭部位的疖肿，以局部红肿疼痛、呈粟粒状凸起、有脓点为特征的鼻病。笔者的定义与其相似。

而"鼻疮"的定义在教材中较少或基本不出现，甚则有些教材或诊断标准将鼻疮与鼻疳、鼻疔混称。如王士贞主编的《中医耳鼻喉科学》曰："鼻疳又名鼻疮、鼻匶疮，是指鼻前孔附近皮肤红肿、糜烂、结痂、灼痒，又经久不愈、反复发作的特点。"在《中华人民共和国国家标准·中医临床诊疗术语疾病部分》（1997）中亦将鼻疳与鼻疮混称。而在王永钦主编的《中医耳鼻咽喉口腔科学》中又将鼻疮与鼻疔、鼻疳分别定义，其中鼻疮的定义为："以鼻前庭皮肤红肿，疼痛或干痒、结痂、鼻毛脱落为主要症状的鼻病。"在笔者考证、整理与研究的过程中发现鼻疳、鼻疔、鼻疮是三个不同的病症，其临床的症状表现有很大的区别，所以不能将鼻疮与鼻疳或鼻疔混称，应将三者区别定义。其中笔者定义鼻疮为以鼻内生疮，初觉干燥疼痛，状如粟粒，甚则鼻外色红微肿，痛似火灸为临床表现。

鼻疔与鼻疮均以鼻部生疔疮为主要表现，但其发病部位不同。鼻疔主要发生在鼻尖、鼻翼及鼻前庭等部位，鼻疮主要是发生在鼻腔内部，在此稍加以区别。

鼻疳与鼻疮在鼻外均可见色红肿痒，但其发病部位及症状不同。鼻疳主要发生在鼻前庭及附近，皮肤呈红肿不痛或微痛、糜烂、渗液、结痂，瘙痒甚，痒时难忍，欲嚏而不能，欲忍而不得，甚则言语糊涂，声音闭塞，经久不愈，反复发作为主要表现。鼻疮主要发生在鼻腔内，初觉干燥疼痛，状如粟粒，痛似火灸。

## 三、四肢部常见症状术语的规范研究

中医学中很多病名术语同时也是症状名术语，下面以四肢不适常见的 4 个症状为例，介绍其历史演变过程，辨明其意义。

### （一）术语"抽搐"古文献研究

抽搐，英文：convulsion，别名又称瘛疭、痫疭、搐搦、抽风。《说文解字》记载："抽：口或从由。引也。"搐未载。《汉语大字典》："抽：引；拉。搐：肌肉或筋抽缩牵动。"抽搐"一词始于宋代，以代表性著作为依据而定名，历代医学专著皆有记载，例如：①宋·王怀隐《太平圣惠方·治妇人风痹手足不随诸方》曰："治妇人风痹。手足顽麻。筋脉抽搐。口眼不正。言语謇涩。乌蛇散方。"②明·孙一奎《孙文垣医案·从兄年五旬左胁痛手足抽搐不能步履》曰："从兄，年近五十，左胁痛，手足抽搐，不能步履，两手脉俱软弱。"③清·吴谦《医宗金鉴·妇科心法要诀·瘈疭抽搐证治》曰："阴血去多阳气炽，筋无所养致抽搐，发热恶寒烦又渴，……抽搐无力戴眼折，大汗不止命将休。"④《中华人民共和国国家标准·中医临床诊疗术语疾病部分》曰："颤病因感邪、中毒、电击等损伤脑神，或因痰浊，瘀血阻痹脑络，经气不利或年老精血亏虚，脑失所养，虚风内动而成。以头部不自主细微摇动，口眼抽动，手足颤抖等为主要表现的风病类疾病。"⑤《中医大辞典》曰："症状名。瘈疭的别称。简称搐。"《医碥·卷四》曰："抽搐者，手足频频伸缩也。"《伤寒明理论·卷三》曰："或缩或伸，动而不止者，名曰瘈疭，俗谓之搐者是也。"详"瘈疭条"。

**1. 历史沿革**

（1）秦汉时期 在秦汉时期，《内经》《伤寒论》《金匮要略》《脉经》里"抽搐"这一名词尚未出现，根据后世医家的记载，此时有类似"抽搐"的症状描述，如《内经》《伤寒论》可见"瘈疭"一词（《金匮要略》出现"痫瘈"一词）《脉经》两者皆可见。从字面上对于这两个词解释，根据【玉篇】瘈同痸。故在此认为通假字。

例如《素问·诊要经终论》中，"帝曰：愿闻十二经脉之终奈何？岐伯曰：太阳之脉，其终也戴眼反折瘈疭，其色白，绝汗乃出，出则死矣。"《素问·六元正纪大论》曰："故民病少气，疮疡痈肿，胁腹胸背，面首四肢膹愤，胪胀，疡痱呕逆，瘈疭骨痛，节乃有动，注下温疟，腹中暴痛，血溢流注，精液乃少，目赤心热，甚则瞀闷懊恼，善暴死。"

（2）晋唐时期 晋·王叔和《脉经·扁鹊阴阳脉法第二》曰："附阳脉强，附阴脉弱。至即惊，实则痫瘈。细而沉，不痫瘈即泄，泄即烦，烦即渴，渴即腹满，满即扰，扰即肠澼，澼即脉代，乍至乍不至。大而沉即咳，咳即上气，上气甚则肩息，肩息甚则口舌血出，血出甚即鼻血出。"《脉经·扁鹊诊诸反逆死脉要诀第五》曰："肝心俱至，则热甚痫瘈，汗不出，妄见邪。"《脉经·肝胆部第一》曰："肝脉急甚，为恶言微急，为肥气，在胁下若覆杯，缓甚为善呕；微缓为水瘕痹；大甚为内痈，善呕衄；微大，为肝痹，缩，咳引少腹；小甚为多饮，微小为消瘅；滑甚为颓疝，微滑为遗溺，涩甚为淡饮，微涩为瘈疭挛筋。"《诸病源候论》是一部总结魏晋以来的医疗经验的论著，内容极为丰富。此书以《内经》《难经》为理论依据，沿用了《内经》及《伤寒论》对"抽搐"的认识，并根据当时汉语的演化出现了多音节的名词，除了原来的"瘛疭"，亦出现"手足瘛疭"等。《诸病源候论·积聚候》曰："诊得心积脉，沉而芤，时上下无常处。病悸，腹中热，面赤，咽干，心烦，掌中热，甚即唾血。主身瘛疭，主血厥，夏瘥冬剧。色赤也。"《备急千金要方》《千金翼方》是集医理和方药为主的综合性医书，转载了很多前人的论述，而这些著述多已亡佚，无从考证。从《千金要方》和《千金翼方》等大型医学著作中整理和总结前人的论述对追本溯源地研究术语的演变大有裨益。《备急千金要方·中风第三》："治产后卒中风，发疾口噤，倒闷吐沫，瘛疭眩冒不知人，及湿痹缓弱，身体痉，妊娠百病方。"

（3）宋金元时期　宋朝太医局的《太平圣惠方》出现"抽搐""四肢抽搐"等名词，但并未大量出现在各大著名的医学著作，反倒是大量出现"搐搦"一词。根据《伤寒明理论》中"伤寒瘛疭。何以明之。瘛者筋脉急也。疭者筋脉缓也。急者则引而缩。缓者则纵而伸。或缩或伸。动而不止者。名曰瘛疭。俗谓之搐者是也。"详细地交代从"瘛疭"到"搐"的转变。"搐搦"一词根据后世医家"抽搐者，手足频频伸缩也。或言搐搦者，搦谓十指频频开合，两拳紧捏也"的描述，可以了解搐与搦的区别。但为何多出现"搐搦"，可能跟当时的时代、语言背景有所关联。《太平圣惠方·治急风诸方》曰："治急风。四肢搐搦。口面㖞戾。不知人事。宜服蚺散方。""治急风。四肢搐搦。筋骨疼痛。宜服乳香丸方。"宋·陈言《三因极一病证方论·叙中风论》曰："然四气皆能中人，在证亦有缓纵、挛急、搐搦、痹瘫、奄忽不知人者，不可不以脉别。"元·朱丹溪《丹溪心法》曰："稀涎散治中风忽然若醉，形体昏闷，四肢不收，涎潮搐搦。"

（4）明清时期　这个时期"抽搐"与"搐搦"同时存在。但"抽搐"已大量出现并成为一个固定的专有名词。明·徐春甫《古今医统大全·通治破伤风剂》曰："急风散治新久诸疮，破伤中风，项强背直，口噤不语，手足抽搐，眼目上视，喉中拽锯，及取箭头。"明·楼英《医学纲目·惊搐》曰："镇肝丸治小儿急惊风，目直上视，抽搐昏乱，不省人事，是肝经风热也。"清·喻嘉言《医门法律·附风门杂方》曰："风散治新久诸疮，破伤中风，项强背直，口噤不语，手足抽搐，眼目上视，喉中拽锯，及取箭头。"清·王清任《医林改错·张序》曰："每遇救急良方，不惜捐资购送。今于癸丑四月，适闻佛山友人有幼子患症，医以风药投之，竟致四肢抽搐，口眼歪斜，命垂旦夕，忽得一良方，一剂稍愈，三服霍然。"

## 2. 小结

"抽搐"一词始于宋代，但类似"抽搐"的症状由来已久。在《内经》《伤寒论》《金匮要略》《神农本草经》等早期中医著作中虽没有出现"抽搐"一词，但在《内经》《伤寒论》中出现了"瘛疭"，《金匮要略》中出现"痓疭"等词，记载了类似抽搐症状的名词。而后诸多著名著作如《脉经》《诸病源候论》《千金要方》《千金翼方》《外台秘要》等多沿用《内经》《伤寒论》的用法。在宋代开始出现"抽搐"一词，不过"抽搐"并没有成为专用的症状术语。除"抽搐"一词外，亦出现"搐搦"一词，而且是个专用的症状术语。但"抽搐"与"搐搦"略有差别，"抽搐"是指手足频频伸缩也，而"搐搦"是指十指频频开合，两拳紧捏也。此时"抽搐""搐搦"两词是分开来的。在《太平圣惠方》中首次出现了"抽搐"一词，如"治妇人风痹。手足顽麻。筋脉抽搐。口眼不正。言语謇涩。乌蛇散方""治产后中风。口噤。四肢抽搐。乌蛇散方。"

之后著作中极少见到"抽搐"一词，经《伤寒明理论·卷三》"或缩或伸，动而不止者，名曰瘛疭，俗谓之搐者是也"可知，抽搐在此时不是一个完整症状名词，而是一个以搐为主的症状名。故在宋金元时期多与"搦"合用，此时"搐搦"已成为专用的症状术语。但宋代仍然沿用晋唐时期的习惯，多用"瘛疭"一词。此时多个症状名词同时存在。

明清时期，在《医碥·杂症·抽搐》曰："抽搐者，手足频频伸缩也。或言搐搦者，搦谓十指频频开合，两拳紧捏也。"抽搐一词首次有专篇论述，并统一了抽搐与搐搦。这个时期抽搐才渐转为专用的症状术语。西医学认为抽搐是不随意运动的表现，是神经与肌肉疾病的病理现象，表现为横纹肌的不随意收缩。引发抽搐的原因有很多，按病因分类可有惊厥、强直性痉挛、肌阵挛、震颤、舞蹈样动作、手足徐动、扭转痉挛、习惯性抽搐、全身强直性抽风、局限性抽风、高热惊厥等。

## （二）术语"痛风"古文献研究

"痛风"英文名：gout，痛风的别名有痛风、痛痹、风痹、历节、历节风、白虎历节、白虎历节风、白虎风。这些名称有些许的差别，但根据其历史源流以及其病因病机来分析，皆不离风、寒、湿三邪入侵机体而气血瘀滞致病。

### 1. 历史沿革

（1）秦汉时期 《内经》里痛风根据其病因病机以"贼风、痹"一词出现，《素问·痹论》曰："黄帝问曰：痹安生？岐伯曰：风寒湿三气杂至，合而为痹。

其风气胜者为行痹，寒气胜者为痛痹，湿气胜者为著痹。"《灵枢·贼风》"黄帝曰：夫子言贼风邪气之伤人也，令人病焉，今有其不离屏蔽，不出室内之中，卒然病者，非必离贼风邪气，其故何也？"在《金匮要略》出现了病名"历节"。《金匮要略·卷上·中风历节病脉证并治第五》曰："寸口脉沉而弱，沉即主骨，弱即主筋，沉即为肾，弱即为肝，汗出入水中，如水伤心，历节黄汗出，故曰历节。"

（2）晋唐时期　隋·巢元方《诸病源候论·卷之二·风病诸候下》曰："历节风之状，短气，白汗出，历节疼痛不可忍，屈伸不得是也。由饮酒腠理开，汗出当风所致也。亦有血气虚，受风邪而得之者。风历关节，与血气相搏交攻，故疼痛。血气虚，则汗也。风冷搏于筋，则不可屈伸，为历节风也。"唐·王焘《外台秘要·卷第四·黄汗方三首》曰："凡黄汗之病，两胫自冷，假令发热，此属历节。"

（3）宋金元时期　宋代《圣济总录·卷第十历节风》："论曰：历节风者，由血气衰弱，为风寒所侵，血气凝涩，不得流通关节。诸筋无以滋养，真邪相搏，所历之节，悉皆疼痛，故谓历节风也。痛甚则使人短气汗出，肢节不可屈伸。"元·朱丹溪《格致余论·痛风论》曰："气行脉外，血行脉内，昼行阳二十五度，夜行阴二十五度，此平人之造化也。得寒则行迟而不及，得热则行速而太过。内伤于七情，外伤于六气，则血气之运或迟或速而病作矣。彼痛风者，大率因血受热已自沸腾，其后或涉冷水，或立湿地，或扇取凉，或卧当风。寒凉外传，热血得寒，污浊凝涩，所以作痛。夜则痛甚，行于阴也。治法以辛热之剂。流散寒湿，开发腠理。其血得行，与气相和，其病自安。然亦有数种治法稍异，谨书一二，以证予言。"

（4）明清时期　明·吴昆《医方考·卷五·痛风门第五十二》："叙曰：风者，百病之长，以其善行而数变也。痛风有寒、有湿、有痰、有血，而惟以风名者，得非以其善行数变，长于诸邪之故乎？今考名方五首，而痛风之情状见矣。"清·李用粹《证治汇补·卷之三外体门·痛风》曰："痛风即内经痛痹也。因气血亏损。湿痰浊血。流滞经络。注而为病。或客四肢。或客腰背百节。走痛攻刺。如风之善动。故曰痛风。"

**2. 小结**

痛风是指患者因素体禀赋不足，受外邪风、寒、湿侵犯形成痹，进而阻滞气血经脉，导致不畅。四肢关节发生红肿剧痛，以趾、指关节好发。在"痛风"这个名称发展过程中，其内涵也有细微的变化，而且其发展过程呈现一定的阶段性。

第一阶段为秦汉晋唐时期，痛风名称尚未出现，此阶段对痛风的病因病机、脉象有了初步的认识，后世有关痛风理论的依据即源于此。第二阶段为宋金元时期，在此阶段痛风名称出现，并对其名称定义有了初步发展，后世医家从多个方面全面探讨了痛风的病因病机理论。第三阶段为明清时期，"痛风即《内经》痛痹也"。"风者，肢节走痛也。《内经》谓之贼风，后人谓之痛风，又谓之白虎历节风"。各医家从痛风及其病、症等方面进一步探讨，补充痛风的病因病机、理论认识，全面归纳了历代医家对痛风的理解，完善了现代中医对于痛风的认识。

## （三）术语"瘫痪"古文献研究

"瘫痪"英文名：tetra plegia，《汉语大字典》中"瘫"具有瘫痪和无力地躺倒两层意思。"痪"为上缓，透。瘫痪。瘫痪又称四肢不遂、四肢不随，若一侧肢体瘫痪不用，称为偏枯、偏风，亦称半身不遂或半肢风。

### 1.历史沿革

（1）秦汉时期　《内经》《伤寒论》《金匮要略》《神农本草经》等早期中医著作中都没有"瘫痪"一词，但根据其相似症状表现有不遂、不随、偏枯、偏风等词。《素问·阴阳别论》："三阳三阴发病，为偏枯痿易，四肢不举。"《金匮要略·中风历节病脉证并治第五》："夫风之为病，当半身不遂或但臂不遂者，此为痹。脉微而数，中风使然。"

（2）晋唐时期　晋·王叔和《脉经·平中风历节脉证第五》曰："夫风之为病当半身不遂，或但臂不遂者，此为痹。"隋·巢元方《诸病源候论》总结了魏晋以来的医疗经验，内容极为丰富。此书以《内经》《难经》为理论依据，对病源的认识，除根据传统的医学理论进行阐释外，还结合临床经验，进行了新的理论探索。《诸病源候论》沿用了《内经》及《金匮要略》对"瘫痪"的认识，并称为"手足不随""偏枯"等，《诸病源候论·风身体手足不随候》曰："风身体手足不随者，由体虚腠理开，风气伤于脾胃之经络也。……致四肢肌肉无所禀受；而风邪在经络，搏于阳经，气行则迟，机关缓纵，故令身体手足不随也。"《千金要方》《千金翼方》是集医理和方药为主的综合性医书，转载了很多前人的论述，而这些著述多已亡佚，无从考证。从《千金要方》和《千金翼方》等大型医学著作中整理和总结前人的论述，对追本溯源地研究术语演变大有裨益。《千金要方》沿用《肘后备急方》的"瘫痪风"，《备急千金要方·分别病形状第五》曰："滑而浮散者，瘫痪风。"

（3）宋金元时期　宋代《圣济总录·瘫痪》："论曰：瘫痪之辨，瘫则懈惰而不能收摄，痪则弛纵而不能制物。故其证四肢不举，筋脉关节无力，不可枝梧者，谓之瘫。其四肢虽能举动，而肢节缓弱，凭物方能运用者，谓之痪。或以左为瘫，右为痪，则非也。"宋代《太平惠民和剂局方·乌犀丸》曰："又治瘫痪，暗风痫病，手足潮搐，心神不安，遍身烦麻，肠风痔瘘，肾脏风毒，上攻下注。"元·朱丹溪《格致余论·倒仓论》曰："糟粕之余，停痰瘀血，互相纠缠，日积月深，郁结成聚，甚者如核桃之穰，诸般奇形之虫，中宫不清矣，土德不和也。诚于中形于外，发为瘫痪，为劳瘵，为蛊胀，为癫疾，为无名奇病。"

（4）明清时期　明·朱橚《普济方·风瘫痪》曰："夫瘫痪者。此皆肝肾久虚。气血不足。腠理疏泄。风邪易侵。肝主于筋。肾主于骨。肝肾中风。筋骨缓弱。故名瘫痪也。"清·陈念祖《医学从众录·卷四·痉、厥、癫、狂、痫、瘫痪》曰："瘫痪者，病在筋骨，左瘫右痪，将成废人。"

**2. 小结**

西医学认为瘫痪是指随意动作的减退或消失，由于神经功能发生障碍，身体一部分完全或不完全地丧失运动能力（比喻机构涣散）；不能正常进行工作。在中医理论中，"瘫痪"一词始于唐·王焘《外台秘要》，但其是以"瘫痪风"一词出现。直到宋代才将"瘫痪"一词独立出来。在《内经》《金匮要略》等著作中虽没有"瘫痪"一词，但瘫痪的症状由来已久。故秦汉时期的著作中都称为"手足不遂、四肢不遂"，究其症状若一侧肢体瘫痪不用，则称为"偏枯、偏风"，亦称半身不遂或半肢风。此为当时固定的症状术语，并且在晋以后至明清时期很多医家都继续沿用。从晋代出现"瘫痪风"一词之后，唐代开始使用"瘫痪风"，并将"瘫痪"单独出来。但也始终是少数医家使用"瘫痪风"和"瘫痪"，大部分仍沿用《内经》《金匮要略》《诸病源候论》的症状名称"偏枯""偏风"。大约从宋代开始"瘫痪"一词基本固定，如《圣济总录》有专篇来讨论瘫痪。而金元及明清时期对其内涵和病因、病机上有了更进一步的阐释。

## （四）术语"震颤"古文献研究

"震颤"英文名：tremor，又称振掉、振振、颤振、振颤。《说文解字》：颤，头不正也。从页亶声。震，劈历，振物者。从雨辰声。

**1. 历史沿革**

（1）秦汉时期　《素问·脉要精微论》曰："腰者肾之府，转摇不能，肾将惫矣。膝者筋之府，屈伸不能，行则偻附，筋将惫矣。骨者髓之府，不能久立，行则振掉，骨将惫矣。得强则生，失强则死。"《伤寒论》第 67 条曰："伤寒，若吐、若下后，心下逆满，气上冲胸，起则头眩。脉沉紧，发汗则动经，身为振振摇者，茯苓桂枝白术甘草汤主之。"

（2）晋唐时期　唐·孙思邈《备急千金要方·候痫法》曰："卧惕惕而惊，手足振摇，是痫候。"

（3）宋金元时期　《太平圣惠方·治风惊诸方》曰"治风惊。手足颤掉。精神错乱。宜服金箔散方。"宋代《圣济总录·肌肉瞤动》曰："治风虚肌肉瞤动。手足颤掉。虎骨丸方。"宋代《太平惠民和剂局方·麝香天麻丸》曰："治风痹手足不随，或少力颤掉，血脉凝涩，肌肉顽痹，遍身疼痛，转侧不利，筋脉拘挛，不得屈伸。"

（4）明清时期　明·徐春甫《古今医统大全》曰："治颤振以参、术补虚，茯苓、半夏行痰饮。肾虚者，青盐丸，如实热积滞，而颤振者，子和之法治之，及仲景藜芦甘草之类。"

明·李梴《医学入门·杂病·风》曰："防己、肉桂、杏仁、黄芩、芍药、甘草、人参、川芎、麻黄各一钱，附子五分，防风一钱半，姜枣煎服。治卒暴中风，不省人事，渐觉半身不遂，口眼㖞斜，手足颤掉，语言謇涩，肢体麻痹，精神昏乱，头目眩晕，痰壅筋挛，骨节烦疼。"

**2. 小结**

震颤一词可见于《外科十三方考》曰："因其富有镇痉作用，故又适合于惊痫抽搐，麻痹拘挛，诸风掉眩，手足震颤，口眼㖞斜，角弓反张，半身不遂等神经疾患，对破伤风的疗效，有时竟超出'玉真散'之上。"但于中医文献中，记载多见"振颤""颤振"，在临床上取其震动之意，故"振"通"震"。在《中医大辞典》及《新编简明中医辞典》中均无震颤一词，根据其内涵及文字的意涵，应查"颤振"一词。

但在世界卫生组织（WHO）制定的国际中医名词术语标准中对于"震颤"是以"颤震"一词来记载。现在我们所见"震颤"可能属于近代外来医学所产生的名词，故根据其含义在中医的文献源流上仍然以"颤震"或"颤振"为主。颤震是指头部或四肢掉摇抖动为主要临床表现的一种病证，古代亦称"颤振"或"振掉"。本病老年人发病较多，男性多于女性，多呈进行性加重。根据其病因病机在《内经》称本病为"掉瘛""振掉"。《素问·五常政大论》描述临床表现，如"其病动摇""掉眩巅疾""掉振鼓栗"。《素问·至真要大论》"诸风掉眩，皆属于肝"，指出病变在肝。《素问·脉要精微论》"骨者髓之府，不能久立，行则振掉，骨将惫矣"，明确了病变与"髓"有关，《内经》的论述为后世阐述本病奠定了基础。其后历代的医学著作多沿用《内经》对于震颤的概念。至明代，对震颤的认识进一步深化，许多医家对病名、病因病机、辨证论治等方面均有较系统的论述。《证治准绳·杂病·颤振》曰："颤，摇也；振，动也。筋脉约束不住，而莫能任持，风之象也。……亦有头动而手足不动者，……手足动而头不动者，皆木气太过而兼火之化也。"指出了本病的临床特征，并且概括了本病的病机为"筋脉约束不住"，病与肝风化火有关。《医学纲目·颤振》曰："颤，摇也；振，动也。风火相乘，动摇之象，比之瘛疭，其势为缓。"这里指出与瘛疭区别，还与诸禁鼓栗有别，曰："诸禁鼓栗，如丧神守，皆属于热。鼓栗亦动摇之意也。"还指出病因："此症多与风相合，亦有风寒所中者，亦有风挟湿痰者。"《赤水玄珠·颤振》认为震颤的病因病机是"木火上盛，肾阴不充，下虚上实，实为痰火，虚则肾亏"，属本虚标实，虚实夹杂之病，治疗应"清上补下"，体现扶正祛邪、标本兼顾的治疗原则。其中清代，《医宗己任编·颤振》强调气血亏虚是本病的重要原因，并用大补气血法治疗震颤。《张氏医通·颤振》较系统地总结了本病的病因病机。"震颤"一词在古代医籍中基本上见不到，根据"震"与"振"文字的演化及时代的用法上而有不同，在《康熙字典》中属于广韵里同声部的，同样有震动之意，两个字是当假借字使用。因此不同朝代因方言或外来语言等其他因素，在"震颤"一词的使用记载上有较多的变化，如"颤振""振颤""颤震"。

# 第二节　中医常见病证文献研究

## 一、基于数据挖掘的肝郁脾虚证研究

肝郁脾虚证存在于多种疾病中，其内容散在于古代文献的医案和各种论述中。但由于古医籍中尚未将"肝郁脾虚"作为一个规范的证型提出，再加上"肝郁脾虚"证是一个相兼肝、脾两脏的复合型证候，因此先从肝郁证的检索入手，对资料进行分析归类，以期全面地完成肝郁脾虚证的数据挖掘试验。

### （一）肝郁证古代文献的数据挖掘试验

#### 1. 肝郁证症状特点分析

经过规范后，肝郁证古代文献中共有肝郁证症状445组，涉及症状56个。频数在5%以上的症状从高到低依次为胸胁胀痛（闷）、腹胀（痛）、呕吐、嗳气、食欲不振、脘痞、月经不调、胃脘痛、吞酸、瘿瘤、瘰疬、脉弦、口苦、身热、急躁易怒、便溏、情绪抑郁、善太息、泄泻、乏力。将症状数据集导入 SAS 8.2 进行统计，根据特征根等于1的情况下提取8个公因子，其累计贡献率为 62.08%。最大方差旋转后，选出每行中公因子数相对较大的格子，则该行的症状属于公因子较大的格子所对应的公因子。结果如下：

因子1：胸胁胀痛（闷）、脉弦、情绪抑郁；

因子2：呕吐、嗳气、吞酸；

因子3：脘痞、胃脘痛；

因子4：食欲不振、脘痞；

因子5：月经不调、善太息；

因子6：腹胀（痛）、泄泻、乏力、便溏；

因子 3：口苦、呕吐、嗳气、吞酸；

因子 4：乏力、食欲不振、面色萎黄；

因子 5：口渴、身热；

因子 6：脉弦、口苦、情志抑郁、月经不调；

因子 7：急躁易怒、便溏、脘痞、泄泻；

因子 8：腹胀（痛）、胸胁胀痛（闷）、瘿瘤、瘰疬。

因子分析统计发现，古代文献中肝郁脾虚证的症状主要可分为五类：第一类，肝气郁：包含因子 6 和因子 8，表现为脉弦、口苦、情志抑郁、月经不调、腹胀（痛）、胸胁胀痛（闷）、瘿瘤、瘰疬；第二类，脾气虚：包含因子 4，表现为脾气虚，运化无力，肌肤失养，如乏力、食欲不振、面色萎黄等症状；第三类，肝郁脾虚，包含因子 7，表现为肝气不疏，脾失健运，如急躁易怒、便溏、脘痞、泄泻等；第四类，胃脘不适：包含因子 2 和因子 3，表现为胃失和降，如食欲不振、胃脘痛、呕吐、嗳气、吞酸等；第五类，热象：因子 1 和因子 5，如烦热、骨蒸潮热、口渴、身热等。综上可以得出，古代文献中肝郁脾虚证常见的兼证为肝气犯胃、肝脾不和（肝郁脾虚）和肝郁化热。

**2. 结果讨论**

肝郁脾虚证为肝郁乘脾，脾失健运所表现的证候，是临床常见的证候。除肝郁证的表现之外，还兼有纳呆腹胀、腹痛欲泻、便溏不爽等。《医宗金鉴》曰："肝木之所以郁，土虚不能升木也。"说明脾虚与肝郁有着极密切的关系，肝郁证和肝郁脾虚证二者在临床上很难区分。

## 二、血瘀证的发展与古今诊断依据的对比研究

### （一）血瘀证古今文献研究

瘀血既是人体的病理产物，又是致病因素，血瘀证是瘀血之邪引起的一系列临床证候群的统称，是中医临床的常见证型。《说文解字》将"瘀"定义为积血，它是对血液停滞、运行不畅这一状态的描述。早在先秦时期，人们对于瘀血的致病性已经有了一定的认知，战国末年的《吕氏春秋》记载，唐尧时期，由于湿气积滞，水道壅塞，导致民众普遍出现"气郁瘀而滞着，筋骨瑟缩不达"的病理状态，进而通过舞蹈的方式来宣导气机，促使血脉通行。此外，如砭石、熨灸以及药物等方法也被先人发掘并运用于治疗血瘀证。这一时期人们对于瘀血和血瘀证

的认识相对浅显而朴素，属于血瘀证的萌芽阶段，为血瘀证在后世的形成和发展做了铺垫。

《内经》对血瘀证的病因病机、相关疾病和治疗用药方面均有一定的论述，认为血瘀证的成因主要有饮食、外邪、情志、外伤、他病所致等方面，如《素问·五脏生成》曰："多食咸，则脉凝泣而变色。"表明饮食过咸可引起人体血脉滞而不行，从而形成瘀血状态。《灵枢·百病始生》曰："内伤于忧怒，则气上逆，气上逆则六输不通，温气不行，凝血蕴里而不散，津液涩渗，著而不去。"说明情志过极引发的病变也是瘀血产生的因素之一。此外，外邪侵袭人体均可引起血瘀证的发生，《灵枢·刺节真邪》曰："寒气积于胸中而不泻，不泻则温气去，寒独留，则血凝泣，凝则脉不通。"论述了寒邪收引凝滞的特性可导致血液凝滞、脉络不通。《内经》中还论述了较多血瘀证相关的疾病，其中包括了广义概念的瘀血，如癥积、疮疡等，构成了血瘀证理论的雏形。

汉代张仲景在总结秦汉以前医学理论的基础上，结合自身的临床实践，首次提出"瘀血"之名，对于后世血瘀证的发展具有里程碑式的意义。《伤寒论》和《金匮要略》中虽然没有系统性地对血瘀证的全面诊断进行阐述，但书中专门列举了一些判断血瘀证的临床症状，可作为汉代血瘀证的诊断依据。《金匮要略·惊悸吐衄下血胸满瘀血病脉证治》中论述了一系列包括患者主观症状和客观体征在内的血瘀证诊断标准，如"胸满""唇痿""舌青""口燥""脉微大来迟""但欲漱水不欲咽""如热状"等临床表现，其中"但欲漱水不欲咽"沿用至今。《伤寒论》太阳蓄血证中出现"如狂""发狂""少腹急结""少腹硬满""脉沉结"等临床表现，其中蓄血引起的发狂一症成为中医学瘀血引起神志类疾病的代表，对后世影响深远。

隋·巢元方《诸病源候论》中论述的多种疾病均与瘀血相关，如"小腹痛""月水不通""血瘕""胸胁胀满""崩中"等，且对病因病机和临床表现均做了较为详细的论述，为后世按照证候的不同来辨治疾病奠定了基础。

宋金元时期对血瘀证及其相关疾病包括诊断和治疗有一定的论述，但均以病分章，未做专门论述。宋·陈自明《妇人大全良方》对于血瘀证在妇科疾病方面的研究具有一定的推动作用。

明代对于血瘀证的论述较为系统化，形成一定的学术体系，对于后世血瘀证的发展意义重大。这一时期的《证治准绳》《玉机微义》等著作均把与血相关的疾病归纳为一类，在此基础上再将血瘀证相关疾病分章阐述。此外，明代医家对于血瘀证的认识更为深入和全面，诸如疼痛类、神志类、妇科类等方面的疾病属血瘀证型者大为增多，血瘀证相关疾病、诊断、治法、方药方面的内容也显著增加，且更为规范，不同著作间共识性强。

清代对于血瘀证相关疾病、诊断、治法、方药做了更为详细而深入的研究。唐容川《血证论》立足于前人研究成果的基础上，进一步对瘀血致病的涉及部位做了补充和归纳，并对诊断标准和用药进行了详细论述。如《血证论》指出"血证总以祛瘀为要"，充分强调了瘀血的致病性、血证类疾病的意义及活血祛瘀对于治疗血证相关疾病的重要性。唐容川还着重阐述了血瘀证祛瘀和生新之间的关系，强调补益气血应建立在瘀血已祛除的前提下，否则"瘀血未除而补之，是助贼为殃"。唐容川对血瘀证的定义做了独到的见解，指出"既是离经之血，虽清血、鲜血，亦是瘀血"，并对瘀血随病程发生的变化做了阐释。治法方面，针对血得温则行，得寒则凝这一理念，提出"以温药去瘀，乃能治积久之瘀"的观点。针对气血之间的密切关系，提出"气为血滞，则聚而成形。血随气散，则没而不见""气散则血随而散"，指出治疗时应根据瘀血停聚的部位不同，配伍归经各异的理气药以助活血化瘀，对于血瘀证的临床治疗具有指导意义。

王清任在对血瘀证相关疾病的研究中，将中医异病同治的思维进一步发挥，他将诸多杂病辨为血瘀证并加以论治，如脱发、白癜风、牙疳、失眠、呃逆、泄泻等，所涉及的病位也更加广泛，对后世血瘀证的治疗和研究影响深远。书中创立了如"通窍活血汤""血府逐瘀汤""膈下逐瘀汤""少腹逐瘀汤""身痛逐瘀汤""会厌逐瘀汤"等一系列活血化瘀方剂，用于人体不同病位停积的瘀血，是现代血瘀证临床治疗方剂的典范。温病学说认为，温邪可伤及营血分而引起逆传心包、扰营窜络等变证，会对血脉造成实质性损伤，使人体出现血管和循环系统的病变。

### （二）血瘀证的现代研究

#### 1. 关于血瘀证的定义

现代中医学认为，瘀血的狭义概念指血液运行不畅而停滞；广义的概念指因多种病因导致血液流行不畅，或积于脉内，或溢于脉外，或形成血栓，以及导致血液相关系统异常，使血液功能、性质、成分发生改变者。血瘀证则是因瘀血而出现的一系列临床证候群。虽然概念范围有所变化，但在古代和现代瘀血均以人体的血液和血管为共同的物质基础，因此，借助现代科学技术，我们能更为直观而具体地观察到人体血液、血管和血循环的状况，血瘀证概念的内涵和外延含义也有所增加。现代科学将血瘀证阐释为：在一定外因和内因的作用下，导致机体心脏、血管、血液发生组织学、生理生化和生物物理学上的改变，使血流缓慢或停滞，或血液离开血管产生瘀积，血液由动态变为静态，这是血瘀证的基本环节，也是共性；在病理生理上则表现为血液循环障碍和受累组织的损害以及组织细胞炎症、水肿、变性、糜烂、坏死、硬化、增生等继发性改变。因此，血瘀证应包括血液停积、血流不畅或停滞、血液循环障碍的发生、发展及其继发变化的全部病理变化过程。

**2. 血瘀证的现代诊断标准**

根据对血瘀证症状的临床和实验室研究结果，研究者从历代文献和现代临床数据以及实验室指标中选取了一部分作为血瘀证的诊断指征，并经过讨论和研究，修订为血瘀证诊断参考标准，使诊断进一步客观化、标准化，以服务于临床诊治。1986年11月举办的第二届全国活血化瘀研究学术会议上，修订了血瘀证诊断主要标准，简称广州会议标准。

主要依据：①舌质紫暗或舌体瘀斑、瘀点，舌下静脉曲张瘀血；②固定性疼痛，或绞痛，或腹痛拒按；③病理性肿块，包括内脏肿大，新生物，炎性或非炎性包块，组织增生；④血管痉挛，唇及肢端发绀，血栓形成，血管阻塞；⑤血不循经而停滞及出血后引起的瘀血、黑粪、皮下瘀斑等，或血性腹水；⑥月经紊乱、经期腹痛、色黑有血块、少腹急结等；⑦面部、唇、齿龈及眼周紫黑者；⑧脉涩，或结、代，或无脉。

其他依据：①肌肤甲错（皮肤粗糙、肥厚、鳞屑增多）；②肢体麻木或偏瘫；③精神狂躁；④黏膜征阳性（血管曲张、色调紫暗）。

实验室依据：①微循环障碍；②血液流变学异常；③血液凝固性增高或纤溶活性降低；④血小板聚集性增高或释放功能亢进；⑤血流动力学障碍；⑥病理切片示有瘀血表现等；⑦特异性新技术显示血管阻塞。

判断标准：凡符合以下条件者可诊断血瘀证。

①具有主要依据二项以上；

②具有主要依据一项，加实验室依据二项或其他依据二项；

③具有其他依据二项以上，加实验室依据一项。

说明：临床血瘀证常有兼证。临床可根据中医理论或其他相关标准进行辨证，做出兼证诊断。

1988年10月，北京血瘀证研究国际会议上制定了《血瘀证诊断参考标准》，简称北京会议标准。①舌质暗或有瘀斑、瘀点；②典型涩脉或无脉；③痛有定处（或久痛、锥刺性痛或不喜按）；④瘀血腹证；⑤癥积；⑥离经之血（出血或外伤瘀血）；⑦皮肤黏膜瘀血斑、脉络异常；⑧痛经伴色黑有血块或闭经；⑨肌肤甲错；⑩偏瘫麻木；⑪瘀血躁狂；⑫理化检查具有血液循环瘀滞表现。

说明：具有以上任何一项可诊断为血瘀证。各科血瘀证标准诊断另行制定。有关兼证应注意整体辨治。

罗静、王安路、赵维等学者采用统计学方法对不同时期修订的血瘀证诊断标准的可靠性和真实性进行分析。其采用 Kappa 一致性检验对血瘀证的现代诊断标准的可靠性和诊断一致性进行检验，采用贝叶斯分析方法估计诊断标准的灵敏度和特异度。研究结果发现三个不同时期的血瘀证诊断标准在诊断的一致性方面基本相同，三者的特异度也无明显差异。三个不同时期的诊断标准在临床可操作性和实用性等方面基本一致，但均存在诸如表述欠清楚、诊断敏感性不够、部分条目欠合理、缺乏量化等一系列问题和缺陷，有待于进一步完善以适应临床和科研的需求。

### （三）血瘀证古今诊断依据的对比研究

以现代中医诊断学的学科结构作为研究框架，将历代血瘀证相关症状作为临床诊断依据，归纳和分析如下：

**1. 望诊**

（1）望神　血为人体精神活动的物质基础，故血病常可使患者发生神志异常。《伤寒论》太阳腑证蓄血证的 3 个条文中都出现患者神乱发狂。《金匮要略·妇人产后病脉证治第二十一》中含"日晡时烦躁"一条，其"日晡时烦躁"和"食则谵语"两症应为阳明里热胃家实与瘀血内结共同所致，故不能单独判断为血瘀证的神志异常表现。而《金匮要略·惊悸吐衄下血胸满瘀血病脉证治第十六》中对瘀血的论述条文中出现的"烦满"一症则为单一瘀血所致，"病者如热状，……其脉反无热"，并明确指出"此为阴伏，是瘀血也"。"喜忘"在《伤寒论》原条文中也被认定为瘀血所致之症——"阳明证，其人善忘者，必有畜（通"蓄"）血"及"本有久瘀血，故令喜忘"。后世医家对于仲景血瘀证出现"善忘"和"发狂"的神志异常表现进一步继承与发扬，《医宗必读》《医碥》《寿世保元》《玉机微义》《血证论》等著作中均有"血在上善忘，血在下如狂"的相关论述。《张氏医通》中出现的诸多症状均属狂病的临床表现，在原文中为产后败血闭塞心窍所致。可见"发狂""烦躁""喜忘"均为血瘀证可以表现出的神志异常症状。

在"广州会议标准"中，"主要依据"的内容里未出现神志异常的相关症状，而在"其他依据"中有"精神狂躁"一项，并无"喜忘"。在"北京会议标准"中有"瘀血躁狂"一项，但仍无"喜忘"。"喜忘"是否为血瘀证的常见神志症状，是否可作为血瘀证的诊断依据，还有待于进一步的临床研究。

（2）望色 "两目黯黑"（出自《金匮要略·血痹虚劳病脉证并治第六》大黄䗪虫丸证），"面无颜色"（出自《诸病源候论·腰背病诸候》），"黑黄而亮者瘀血"（出自《医碥·卷之五·望色》）。《伤寒论》和《金匮要略》中血瘀证望色内容仅此一处。但眼周围出现紫或黑色作为血瘀证患者的一项常见体征从汉代至今皆是血瘀证的重要诊断依据。在"广州会议标准"的"主要依据"中有"眼周紫黑"，而"北京会议标准"中有"皮肤黏膜瘀血斑"一项。"面无颜色"在原文中为血瘀证日久，正气虚羸而引起，并非瘀血直接所致，故不能作为血瘀证的诊断依据。而鼻部"黑黄而亮"虽然在《医碥》中指明为血瘀证的诊断依据，但后世医家的著作中并未加以阐述和佐证，李灿东主编的《中医诊断学》和血瘀证诊断标准中也未提及，故其可靠性有待商榷。

（3）望口唇 《金匮要略》中明确指出"唇痿"为血瘀证的诊断依据。后世的中医学著作，李灿东主编的《中医诊断学》和现代血瘀证诊断参考标准中皆无"唇痿"方面的内容，而现代将"唇色紫暗或黑"作为血瘀证的重要诊断依据在古代文献中也没有出现，故"唇痿"一症对现代血瘀证的诊断价值不大。

（4）望皮肤 "肌肤甲错""红肿暗青""腹皮上见青紫筋"均为李灿东主编的《中医诊断学》血瘀证的重要诊断依据。在"广州会议标准"中未将"肌肤甲错"归于"主要依据"，而在"北京会议标准"中"肌肤甲错"则作为诊断标准之一。肌肤甲错在临床上血瘀证新病较为少见，血瘀证日久则易出现此类体征。"红肿暗青"一症虽然仅出现一处，但其作为跌打损伤所致血瘀证的临床表现十分典型，在"广州会议标准"中有"病理性肿块"和"皮下瘀斑"的内容，"北京会议标准"也有"皮肤黏膜瘀血斑"一项，古今共识度较高也是由于肿块和皮色变化较为客观且直接。对于腹皮脉络的异常，"广州会议标准"中无相关内容，"北京会议标准"中有"脉络异常"一项。故血瘀证的皮肤望诊方面古今基本可以达成一致。

（5）望大便 《伤寒论》原文中"屎虽硬"并非瘀血所致，而为阳明里热胃肠干燥的表现。大便色黑在历代中医学著作对血瘀证的描述中多次重复出现，在陈家旭主编的《中医诊断学》中，大便色黑是内有瘀血的典型表现，"广州会议标准"中也有"黑粪"一项，而之后的"北京会议标准"中则未见。

（6）望小便 "小便赤黄或黑"（出自《证治准绳·诸痛门》），在所参考的历代中医学著作中，小便望诊的内容仅此一处，其在原著中为腰痛病血瘀证的临床症状之一，现代《中医内科学》中血瘀证型腰痛的兼次症中有"尿血"，但并非主症。李灿东主编的《中医诊断学》和血瘀证诊断参考标准中均没有出现血瘀证小便望诊方面的内容，因此小便望诊的异常仅为腰痛病属血瘀证的临床症状之一，而不能作为血瘀证的一项诊断标准。

（7）望舌　"舌青"（出自《金匮要略·惊悸吐衄下血胸满瘀血病脉证治第十六》："病人胸满，唇痿舌青，……为有瘀血。"），"其舌色必紫而暗"（出自《温热论》），"舌肿满口，……硬如木石者""紫润而暗""紫而专黑""青者瘀血疼痛""色紫而暗""紫而滑润""舌本红紫杂现，而色不匀者"（出自《辨舌指南》）。张仲景对血瘀证的舌诊的论述较为匮乏，仅"舌青"一处。后世《温热论》和《辨舌指南》中，大量出现血瘀证症见紫色舌的论述，在朱文锋主编的《中医诊断学》中，舌色青、紫、绛以及舌形肿胀均可主血瘀证。而在现代血瘀证诊断参考标准中无青、绛色舌及肿胀舌，"广州会议标准"中有"舌质紫暗"，"北京会议标准"中有"舌质暗"，且二者均补充了"舌体瘀斑、瘀点"的内容。但就舌色而言，前者对血瘀证舌色仅保留紫一项，而后者仅以"暗"来描述舌色，恐怕在临床诊断时难以判断舌的色泽程度，因此血瘀证的舌色诊断还需要进一步的临床观察与研究。

**2. 闻诊**

历代著作中血瘀证的闻诊内容较少，呃和哕一般在临床上见于胃的病变，为胃脘痛血瘀证的临床表现，《丹溪治法心要》中指明"有死血在中"。"呃逆"在《医林改错》中论述为"血府血瘀"出现的症状，王清任认为人胸下膈膜为血府。如此看来，瘀血引起的哕和呃可能为瘀血阻滞于胃脘和胸膈所致。李灿东主编的《中医诊断学》和血瘀证诊断参考标准中均未涉及血瘀证闻诊方面的内容。周仲瑛主编的《中医内科学》中，呕吐和呃逆均没有血瘀证型，但噎膈一病有瘀血内结证，且其临床表现有滴水难进和食入即吐，与古代文献的描述相似程度较高。因此，古代文献中记载的血瘀证出现哕和呃逆是否为噎膈病，以及哕和呃逆能否作为瘀血阻于中焦的诊断依据仍需要进一步的临床研究。

**3. 问诊**

（1）问寒热　血瘀证出现的寒热症状以"热"为主，血瘀证现代诊断标准中并无与"发热"相关的诊断依据，陈家旭主编的《中医诊断学》中导致发热的因素有瘀血，周仲瑛主编的《中医内科学》中内伤发热病也有血瘀证型。从众多文献中列出的血瘀证相关发热中，《金匮要略·惊悸吐衄下血胸满瘀血病脉证治第十六》中的"病者如热状"为单一瘀血之邪导致的发热。而"合热则消谷善饥""烦躁发热""再倍发热，日晡时烦躁者"皆为阳明热邪与瘀血互结共同为患，且阳明热邪为患者发热之主因；肠痈"时时发热"则为热毒蓄结肠中，血瘀成痈，邪正交争而发热，这些都不是单纯由瘀血引起的发热，故不能作为血瘀证发热的诊断标准。

血瘀证发热一般为低热。温经汤证中的"暮即发热"和"手掌烦热"可为单纯瘀血所致的发热，且有"曾经半产，瘀血在少腹不去"的论述，但原文中并未明确指出二者是否为瘀血之邪所引起，因此是否直接相关尚不能妄下论断。且"暮即发热"和"手掌烦热"并见时十分像阴虚发热证。血瘀证所引起的发热既可出现患者自觉发热，亦可出现发热体征，"如热状"为自觉发热，"暮即发热""手掌烦热""午后热""午后潮热，至晚尤甚"则是二者皆可。《伤寒论》太阳表虚证"翕翕发热"的症状，唐容川指出此为瘀血在肌肉所致，现代中医学则不存在此种观点。因此，发热虽然可以是血瘀证的临床表现，但其难以作为血瘀证的诊断标准之一。

（2）问疼痛　在历代中医学著作中，疼痛为血瘀证最多见的疾病和症状。瘀血所停留的部位决定了疼痛的发作部位。《金匮要略》对血瘀证的疼痛部位和性质均有描述，且部位中均涉及"腹"。与汉代相比，后世血瘀证的疼痛涉及全身多处部位，心痛、胸痛、腰痛、脊背痛、胁肋痛、四肢痛、周身痛、大腹痛等在历代中医学著作中屡见不鲜，且均有详细论述，瘀血之邪所波及的脏器也明显增多。陈家旭主编的《中医诊断学》和"广州会议标准"中均有"腹痛"，而"北京会议标准"中则以"瘀血腹证"一项概括，而三者均明确有固定性疼痛。

《中医诊断学》和血瘀证现代诊断标准认为血瘀证可出现刺痛、固定痛、绞痛、疼痛拒按的表现。《金匮要略》红蓝花酒证出现的刺痛为典型的血瘀证疼痛。

（3）问胸部不适　关于血瘀证胸部不适的症状仅《金匮要略》中出现两条，"其人常欲蹈其胸上"十分具有诊断特色，而"胸满"出现在专门论述血瘀证的条文中。肝经布胁络胸，受邪则气滞血瘀，着而不行，原文虽未直接描写，但患者应会出现"胸满""痞闷"等症状，如后世著作中记载的"胸胁胀满""胸中气塞"等，故喜用叩击、捶打等手段来震动胸部，使气机舒展，气血流通。清·王清任《医林改错》中，血府逐瘀汤所治之症中有"胸任重物"一症，与"其人常欲蹈其胸上"二者机理相同。陈家旭主编的《中医诊断学》中，胸闷伴心痛如刺、面唇青紫可诊断为血瘀证，而现代血瘀证诊断参考标准中皆无胸部不适的相关症状。

（4）问腹部不适　在搜集的血瘀证腹部不适症状中，《伤寒论》和《金匮要略》中的症状占大部分，两书中出现的腹部不适的相关症状数目繁多，且病位基本在少腹。《伤寒论》中出现的症状全部在太阳腑证蓄血证，《金匮要略》中出现的症状则多在"妇人杂病脉证并治"篇。关于症状的描述则以"满"最为多见，"急"和"硬"也有重复出现。《伤寒论》太阳腑证、蓄血证、三方证的少腹部症状表现，从桃核承气汤证的"少腹急结"到抵当汤证的"少腹硬满"再到抵当丸证的"少腹满"，体现了血瘀证病情轻重缓急的不同。桃核承气汤证疾病初起，邪正交争剧烈，且瘀热互结，故见"少腹急结"；抵当汤证病势急迫，血瘀程度较重，与病势较缓的抵当丸证症见"少腹满"相比突出一个"硬"字。"广州会议标准"中有"少腹急结"一项，"北京会议标准"中有"瘀血腹证"一条，与历代著作中零散的描述相比，其更具有概括性。

（5）问饮食　"但欲漱水不欲咽"是诊断血瘀证时经常被引用的临床表现，汉代以后问世的《玉机微义》《张氏医通》《医碥》等著作均有记载，此症在朱文锋主编的《中医诊断学》中也被看作是血瘀证诊断依据之一，而血瘀证现代诊断标准中则无此项。《金匮要略》"但欲饮热""但欲漱水不欲咽"和"口干燥而渴"三症状为单一瘀血之邪所致，书中其余几症皆有其他病邪与瘀血共同为患。

（6）问二便

①小便。《伤寒论》中出现的症状均为小便利，其意在说明虽为膀胱蓄血证，但邪在血分，并未影响到膀胱的气化功能而影响排尿。大黄牡丹汤证中的"小便自调"是强调病在下焦，但邪在肠腑，"按之痛如淋"，却与膀胱无关。而大黄甘遂汤证出现"小便微难"是由于其病机为水与血并结在血室，病邪同时波及水分和血分，影响了膀胱的气化功能，故症状既有少腹满，又有小便难。"小便利"在汉代之后的中医学著作关于血瘀证的论述中反复被论述，但其仅为下焦蓄血证的一个佐证，并非血瘀证的诊断标准之一。②大便。《伤寒论》阳明病蓄血证出现"大便反易"是与瘀血有关的，大便虽硬却反易解是阳明蓄血证的特点，因血性濡润，离经之血与燥屎相合，可化坚为润。"至六七日不大便"则是瘀血和血分热邪共同作用的结果。《丹溪治法心要》和《景岳全书》中的便秘在其各自的论述中虽然有瘀血，但并未明确阐释两者间的关系，且在其他著作中也尚未找到相似的临床案例以佐证。故排便异常难以作为血瘀证的诊断依据。

（7）问妇女月经带下　《金匮要略》中妇女月经带下病属血瘀证者均出自"妇人杂病脉证并治第二十二"篇。温经汤证症见"下利数十日不止"有下血和泄泻两种解释，若从前者理解，则为漏证，为"瘀血在少腹不去"所致。经原文内容和治疗方药推断，上述的其余月经异常也均为瘀血之邪所引起，"下白物"和"带下"两症的病因亦不例外。"广州会议标准"中有"月经紊乱"一项，"北京会议标准"中有"痛经伴色黑有血块或闭经"一项,朱文锋主编的《中医诊断学》中血瘀证可引起月经过多、崩漏、闭经等,可见从古至今中医学充分认识到妇科疾病与血瘀证之间的密切关系,在诊断依据上达到了高度一致。虽然《金匮要略》中两处带下均由瘀血引起,但一般而言,带下病的主要病因为湿邪,故不能将"带下"作为诊断血瘀证的依据。

### 4. 切诊

(1)脉诊 "脉微而沉""脉沉结"(出自《伤寒论》太阳腑证蓄血证之抵当汤证),"脉微大来迟""其脉反无热"(出自《金匮要略·惊悸吐衄下血胸满瘀血病脉证治第十六》),"脉迟紧"(出自《金匮要略·疮痈肠痈浸淫病脉证并治第十八》大黄牡丹汤证)。"脉微而沉"并非为沉脉,而是为了说明原文"太阳病,六七日,表证仍在"其脉象应为浮脉,而脉沉是由于内有瘀血结聚所致,因此虽然血瘀证多为里证,但沉脉不是血瘀证的典型脉象。而"脉沉结"与上一脉相比则典型了很多,"沉"强调里证,"结"表明血瘀。"脉微大来迟"在原文中明确指出为血瘀证脉象,"来迟"并非指迟脉,而是指脉来之时迟缓不畅,结合血瘀证脉象特点,其可能为涩脉或结脉。"其脉反无热"是由于原文认为血瘀证会出现类似热证的表现——"烦满"和"口干燥而渴",故以脉象证明其非热证而"是瘀血也"。血瘀证现代诊断标准和陈家旭主编的《中医诊断学》中诊断血瘀证的脉象为"涩脉、结脉、代脉,或无脉",由此看来,"脉沉结"作为血瘀证脉象较为典型。《医碥》中出现的"沉实""沉弦""沉涩""紧实""结"几种脉象,原文论述既可主狭义又可主广义的瘀血,如积、疝、内疽、癖、癥瘕等,与陈家旭主编的《中医诊断学》较为吻合。

(2)按诊 张仲景对血瘀证的按诊全为腹部按诊,其中"少腹当硬满"中"硬"为医者触按而知,是客观体征;"满"为患者的自觉症状,即胀满。同样,"硬"和"坚痛"均为血瘀证按诊的客观表现。由"其人言我满"的主诉症状来推断,"腹不满"应该是按诊所得的客观体征。陈家旭主编的《中医诊断学》和现代血瘀证辨证诊断标准中有"腹痛拒按""不喜按"的内容,陈家旭主编的《中医诊断学》中又有肿块质地较硬,推之不移之说。故《伤寒论》和《金匮要略》中血瘀证的按诊表现可以作为血瘀证的诊断依据。

通过对历代著作中血瘀证按诊内容的梳理,可以看出血瘀证具有痛处固定不移、痛处拒按的特征,陈家旭主编的《中医诊断学》中对二者均有论述,"广州会议标准"中有"固定性疼痛""腹痛拒按"和"病理性肿块"三项,"北京会议标准"也纳入了"痛有定处""不喜按"和"癥积",可见,古代和现代在血瘀证的按诊内容方面基本上能够达成一致，按诊对于血瘀证的临床诊断具有可靠性。

## （四）结论

### 1. 血瘀证概念的发展特点

血瘀证发展的阶段性特点，从汉代以前认识模糊、论述分散；至汉代明确瘀血之名、开始专门论述，而病位较为局限；再到汉以后历代血瘀证病位和相关疾病范围不断扩大，并逐渐在认识疾病、诊断、治疗方面形成系统；清代对血瘀证本质的认识大为深入，血瘀证病位和相关疾病数量大幅增加，治疗上则呈现出空前的发展与创新；近现代在研究和总结前人成就的基础上，通过对血瘀证本质的认识，确立了血瘀证的概念（包括内涵与外延），而血瘀证的病位和相关疾病范围呈继续扩大的趋势，血瘀证的治疗逐渐趋于规范化、多元化，诊断则逐渐趋于客观化、标准化。

### 2. 血瘀证诊断标准的古今差异及分析

在疼痛性质、月经紊乱、肌肤甲错、腹部不适及脉象的相关症状方面，汉代和现代可以达成一致。而对于"善忘""胸部不适感""口渴""黑便""漱水不欲咽""入夜加重"等临床表现，古代将其作为血瘀证的诊断依据，部分在陈家旭主编的《中医诊断学》中亦然，而现代血瘀证诊断参考标准中则均未涉及。"善忘"一症作为血瘀证临床表现相对主观，不易通过四诊来判断。在现代，病位在脑部的血瘀证相关疾病较为多见，脑为元神之府，瘀血停留在脑部而引起患者神志方面的异常则比汉代更为常见，故"善忘"在现代可考虑作为脑部血瘀证临床诊断依据之一。与古代相比，现代血瘀证诊断标准客观性较强，其摒弃了诸如"但欲漱水不欲咽""日轻夜重""喜热饮"等难以察觉和搜集的临床主观症状，加入了实验室理化检查的内容，在宏观诊断的基础上，认识到血瘀证引起人体微循环障碍等微观指标，对血瘀证的病理认识更为深入细致。随着血瘀证内涵范围的扩大，其临床诊断参考标准也需要不断发展和完善，以便于更好地指导临床实践。

# 第三节　梦的中医辨证研究

## 一、中医梦学的研究

梦，是睡眠中特有的主观体验，是一种人的意识的外显现象。梦象是对梦境中所出现的感官感觉、自身思考、影像及声音的描述，人体的阴阳平衡及健康状况能够在一定程度上反映在梦象之中。因此，梦象是对患者的病变部位及病变性质进行判断的一种重要依据，还可以预示出疾病的发展演变方向。中医对于梦的研究，最早可以追溯到两千多年前的《内经》，其中《灵枢·淫邪发梦》是现存最早专篇论述中医梦学的文献，奠定了中医梦学的基础。张仲景总结汉代以前医疗经验，以《内经》理论为指导，将辨证论治具体应用于梦证。《神农本草经》收载了疗梦药物，从而初步搭建起中医梦证理法方药的大框架。此后历代医家对中医梦证的内容又做了大量的补充，如隋唐时期出现的"梦诊"、宋代疗梦方剂的大成、明代的"因痰致梦"和"梦造于心"、清代的"因瘀致梦"以及自宋代开始的疗梦医案等，这些理论与实践的发展，使中医梦学尤其是中医梦证日趋完善，成为中医学中一个较有特色的组成部分。

## （一）梦的形成

### 1. 睡眠形成的规律

睡眠的产生机制与神、魂、魄有着密切的关系。人类的睡眠—觉醒是神、魂、魄在不同状态之下，发挥不同生理功能的体现。大致来说，人之将寐，心神先收敛，魂便随之入内，这就是睡眠状态。而梦主要是建立在睡眠规律的基础之上，因此，梦的产生与阴阳、营卫运行、五神有着密切关系。

## 2. 睡眠与五神

在《内经》中，五神中的心神是人类意识活动最高层次的自觉意识，在精神活动中发挥着领导、主宰作用，统御魂、魄、意、志；魂魄是心神活动的基础；意、志发于心，是意识思维运行的关键，具有主动作用，影响着神、魂、魄与情志活动之间的联系。其中，神、魂、魄在睡眠中的作用，是人类的睡眠—觉醒在不同条件的情况之下，应对各种不同的环境所发挥不同生理功能的表现。

神、魂、魄三者在寤寝中作用机制如下：白昼时，卫气运行阳经之外二十五周，人们处于清醒的状态和正常生理活动的运作当中，心神起到主导的地位来统御意识，并联系魂、魄的感知、活动功能为基础来维持正常的生理活动。在这个时候心神处于清醒的、开放的状态，谓"随神往来谓之魂"。在神的激活之下驱动魂，去开启、激发魄，使魄处于活动的状态，使之随时接收机体来自内外的刺激；人之将寐，卫气在夜间运行于阴经及五脏二十五周，首先心神率先收敛、蛰藏，魂就随着神入内收敛，魄无魂的激发，亦处于被动、未激活的状态，这一系列状态的产生就是所谓睡眠现象。

## 3. 睡眠与营卫之气盛衰

（1）营卫与魂魄的关系　肝藏血，血舍魂，魂属阳其性游荡不定，故需阴血以固之；魄属阴其性静而不发，需要阳气的激活。当营卫之气血充足、功能正常，魂之随神往来和魄的感知、本能才能正常运作，睡眠则安稳无梦；反之，营卫之气血失调、功能运作失常，则寐梦。由此可知透过营卫之气的盛衰，影响至魂魄，进而对睡眠与梦的生成产生关联。

（2）睡眠与营卫运行的关系　《灵枢·口问》曰："卫气昼日行于阳，夜半则行于阴。阴者主夜，夜者卧。阳者主上，阴者主下。故阴气积于下，阳气未尽，阳引而上，阴引而下，阴阳相引，故数欠。阳气尽，阴气盛，则目瞑；阴气尽而阳气盛，则寤矣。"白昼时，阳盛，故卫气行于阳，则人之心神向外张而寤，寤时魂随神往来而动、魄受到神魂之激而激活，感知、运动随神魂而发；入夜时，阴盛，卫气行于阴，则人之心神内收而寐，寐时魂随神入内而静，魄因受神魂之静，无激发之源而恢复平静，感知、运动处于休眠状态。因卫气的阳出阴入日夜规律的运行，使机体产生寤与寝的现象。营气和卫气相对而运行，卫属阳、主外、行于脉外；营属阴、主内、运行于脉中。营卫二气，通达周身，内外相连，循环无端，以维持机体的正常运作，亦是睡眠正常运行的关键机制。

### （二）梦的生理

**1. 以阴阳学说论梦**

中医学认为阴阳是宇宙万物的根源。因此，由阴阳的特性特点来窥探梦象的内涵、分析梦形成的机制是最根本、最基础的工作。如《素问·阴阳应象大论》曰："阴阳者，天地之道也，万物之纲纪，变化之父母，生杀之本始，神明之府也。"《灵枢·淫邪发梦》曰："阴气盛则梦涉大水而恐惧，阳气盛则梦大火而燔焫，阴阳俱盛则梦相杀。"

**2. 以脏象学说论梦**

作为一种人体特殊的现象——"梦"，《内经》也会从脏腑的功能特点来解梦。如《灵枢·淫邪发梦》曰："肝气盛，则梦怒；肺气盛，则梦恐惧、哭泣、飞扬；心气盛，则梦善笑恐畏；脾气盛，则梦歌乐、身体重不举；肾气盛，则梦腰脊两解不属。"根据五脏的功能特点来解梦，不同的脏腑相对于其梦象的特性不同。此外，《内经》对厥气客于五脏六腑、肢体等不同部位所对应其不同梦象从功能特点上进行了分析。因此，藏象学说是解读梦的机制的重要理论之一。

**3. 以五行学说论梦**

《内经》依据五行学说，从各种梦境的五行属性来解析梦的形成机制与其含义。如《素问·方盛衰论》曰："是以肺气虚则使人梦见白物，肾气虚则使人梦见舟船溺人，肝气虚则梦见菌香生草，心气虚则梦救火阳物，脾气虚则梦饮食不足。"虽然人的梦象千变万化，但梦象是物象的衍生，而物象是五行物质特性的演化，根据五行同类相应、取类比象的方法来研究人的各种生理与病理活动，在梦的研究上更为科学、实用，有其一定的临床意义。

**4. 以营卫理论学说论梦**

《灵枢·淫邪发梦》明确论述了有关营卫运行与梦发生的机理。"正邪从外袭内，而未有定舍，反淫于藏，不得定处，与营卫俱行，而与魂魄飞扬，使人卧不得安而喜梦。"明·马莳曰："阴气者，营气也。营气盛，则梦涉大水，而有恐惧之状，盖大水属阴故也。阳气者，卫气也。卫气盛，则梦见大火，而有燔灼之势，盖大火属阳故也。若阴阳俱盛，则营卫二气皆盛也，内外有余，阴阳相争，其梦主于相杀。"随着邪气侵犯到人体之后，与营卫俱行进而发梦。

**5. 梦与神、魂魄**

心神属自主意识，主导着神志活动的运行；魂属非自主意识，主要联系人的感知活动（魄）与自主意识（神），是心神活动的基础；魄是动物既有的生物本能，与魂阴阳相合，动静相成，在心神主导下产生正常的精神与行为活动。当失去心神的主导意识（入寐），则为梦。魂属阳，主动；魄属阴，主静。外来刺激引动魄的感知，间接传递作用于魂，最终激发了魂，或神之蛰藏以致心神收敛减低自主意识，而无从抑制魂魄自身扰动，进而使魂魄飞扬，此谓之梦。

### （三）梦的病理

#### 1. 梦的生理与病理的相对关系

通过常规问诊询问患者的做梦情况来鉴别分析做梦的病因病机，进而提取有用的诊断信息。睡眠安稳偶尔做梦，醒后无任何不适，梦中内容记不清或尚留惬意；抑或睡眠中膀胱充盈，梦见找厕所；青春期男女精气充盈，偶梦性交等，均属生理之梦。反之，睡眠不佳，多梦纷扰，梦境可怕，醒后不忘，并有头昏、神疲、健忘、心悸等感觉，或者平时很少做梦，突然夜梦增多，多属病理之梦。梦不单独致病，而是随着身体出现病理变化随之对应产生的梦境。此外，梦也跟近日的生活环境或者是自身的性格特点以及入寐前的情绪有关联。因此区别生理梦与病理梦需要整体观念与致病梦因素的诊断，如：厥气的强弱，营卫的盛衰，气血的充盈等。

#### 2. 病因

（1）内因　内因主要以七情内伤为主要病因。后世将《内经》中记载的各种情绪分别归纳为七情：喜、怒、忧、思、悲、恐、惊。《内经·素问》强调将五脏精气视为精神活动功能的物质基础，七情是人在日常生活中所存在的正常情绪现象，其本身是一种调解内在平衡与外在刺激的代谢产物，一般不为致病因素。但是一旦出现突然、强烈或长期持久的情绪刺激，超过机体所能承受代谢的阈值时，会使人体内在平衡紊乱，导致气机不畅，脏腑阴阳气血失调，成为情志致病因素，最终产生梦象，并且以不同的形式显化于梦中。

（2）外因　外因主要以六淫为主要病因。《内经》认为六淫致梦与季节气候有密切联系。风为百病之长，其性轻扬无处不至，善行而数变，给人一种动荡眩惑之感，与梦象眩惑、变化的特点相似；且肝藏魂而属木，在六气主风。因此，历代医家常将风作为梦象的主要原因之一。如东汉·王符《潜夫论》曰："大风之梦，使人飘飞。"清·张璐谓："肝经本虚，虚风内袭，所以魂游不定。"风邪常侵袭人体的上部而产生上实证，与之相应，梦境则表现为飘飞之象。《灵枢·淫邪发梦》曰："上盛则梦飞。"

寒为阴邪，易伤阳气，寒气盛则使人产生阴冷凄凉之感。如东汉·王符《潜夫论》曰："大寒之梦，使人怨悲。"寒与冷感相关联，给人以冷刺激，导致体温下降，情绪低落。《灵枢·淫邪发梦》云："阴气盛则梦涉大水而恐惧。"外寒袭内损伤机体的阳气，破坏体内的阴阳平衡，造成阴盛阳衰。肾主全身水液的运化，肾受外界寒邪干扰，机能必然失常，"客于肾，则梦临渊，没居水中"。

暑与热相联系，属阳邪。此邪热气逼人，使人口干面赤，津气耗伤，破坏体内阴阳平衡，出现阳盛火旺的症状。因而常梦见与火有关的景象。《素问·脉要精微论》曰："阳盛则梦大火燔灼。"但暑邪不会直接引起发"火"的梦象，单纯因暑引起的梦例很少。暑邪常兼夹湿邪，其作用复杂，梦象也更复杂多变。

湿与水气相联系，湿邪使人嗜睡，且令人多梦，梦寐不安，闭目即有所见。《灵枢·淫邪发梦》曰："厥气客于脾，则梦丘陵、大泽、坏屋风雨。""丘陵、大泽"是障碍，表明梦者有受困的感觉，体现其愤懑、无力、沮丧的情绪。这些低落情绪在抑郁症人群中很常见，而抑郁症与胃肠功能减弱常结伴而行。"坏屋风雨"反映的是安全感缺失的恐慌情绪。脾脏最容易感染湿邪，无论是寒湿困脾或湿热伤脾，人体都有一种强烈的被水汽侵扰的湿感，并觉得胃脘胀满，这些症状使人有身临"大泽"的湿感。湿气弥漫，又仿佛屋破难遮风雨，湿气逼人。湿为阴浊、黏腻之邪，易伤阳气，阻滞气机，蒙蔽清窍，令人神识不爽，嗜卧多眠、多梦。说明湿邪也是致梦因素。

燥与干相联系，燥邪往往首先犯肺，症见皮肤干燥、干咳、咽痛，有时喉头、胸腔有撕裂感。《灵枢·淫邪发梦》曰："客于肺，则梦飞扬，见金铁之奇物。"张元素说："肺虚实寒热，则皆使人喘咳，实则梦刀兵恐惧少气力，多悲感。""燥胜则干"，燥邪伤人，多致阴血亏虚、魂不守舍而引起多梦。

火以大热为特征，火邪致病的证候都是阳气旺的表现，很容易使人梦见火或与火有关的景象。《灵枢·淫邪发梦》曰："阳气盛则梦大火而燔灼"。佛经《大智度论》亦云：若火气多，则梦见火、（梦）见黄、（梦）见赤。"

六淫致梦看似外邪所致，仔细分析可知风、寒、暑、湿、燥、火无不通过脏腑而影响魂神等五神。因此，六淫是导致人体做梦的重要因素之一。

（3）不内外因　长期饮食无规律，脾胃气血生化无源，营卫失调，影响人的睡眠使人致梦。《素问·脉要精微论》曰："甚饱则梦予，甚饥则梦取。"《素问·脉要精微论》记载："短虫多则梦聚众，长虫多则梦相击毁伤。"因而，梦的产生与内容的发生有一定的关联。

**3. 病机**

对于病梦的病机至今尚无明确的说法，从《灵枢·淫邪发梦》："正邪从外袭内，而未有定舍，反淫于藏，不得定处，与营卫俱行，而与魂魄飞扬，使人卧不得安而喜梦"的论述可知，致病原因乃是"正邪"，因此可以说，正邪是第一阶段的病理产物，而梦则是正邪结合阴阳失调、脏腑失调、五行失调、营卫失调等形成的第二阶段的产物。

## 二、中医梦诊的辨证框架

### （一）梦的辨证

#### 1. 梦的信息提取

主要是指患者自觉主观的意识对于梦的感受，以及醒后对于梦的记忆，包含梦象，梦中的情绪感受的阐述，加以提取分析，以获取有效的信息。

#### 2. 辨梦的有无

梦诊首先辨梦的有无，这里的梦象包括梦者所能记忆的或醒后能察觉的梦。在中医学中，辨梦的有无是在一些疾病的辅助诊断上。以遗精举例，有梦而遗称为梦遗；无梦而遗，甚至清醒时精自滑出者，称为滑精。二者在形成原因、病情轻重、治疗上亦不完全一样。因此病梦是指疾病已生，根据疾病的程度、病因、病机，导致梦或不梦，在治疗上有所差异。

#### 3. 辨梦的记忆有无

人在睡眠中或者在觉醒的状态下，受到"正邪"的刺激，抑或是在睡眠当中机体防卫机制下降致侵犯或刺激机体，而这些刺激并非人体所需要的或刺激未达阈值，这些刺激的正邪在人体内被调和代谢掉，这个阶段是一种在无心神的抑制之下，脏腑自我放电、自我纠正的一个过程，阴阳平衡，五行制约。但是这些放电量超过神识的阈值——意识阈时，就会被感受到，而留下记忆。因此，醒后对梦的记忆有无，是一个诊断生理梦与病理梦的关键点。

#### 4. 辨梦的多少

一般说来，大多数人每晚都有 4～6 次有梦睡眠，一夜之间，有梦睡眠的时间占总睡眠时间的 20%～25%。因此，多数人的有梦睡眠时间基本相近，但自觉梦量则大不相同。中医学辨梦的多少，则是主要依据患者的自我感觉，偶尔做梦或者做梦未有什么不良反应一般不属于病态。只有出现以下几种情况对梦诊才比较有意义：一是和梦象内容联系，如梦寐不已，反复做一些使人惊恐的梦则可能是一种病态；二是梦者平素很少做梦，忽然在某一段时间做梦较以往增加，则暗示可能有某种心理因素或病理因素的存在，如清·王清任《医林改错》云："夜睡梦多，是血瘀。"

### 5. 辨梦色及情绪的关系

梦色，指做梦者自觉梦境中所感受到的主题色彩。辨梦色有助于了解梦者的性格、情绪特点、生理情况、疾病病理。如《大智度论·解了诸法释论》云："身中不调，若热气多，则多梦见火，见黄见赤；若冷气多，则梦见水，见白；若风气多，则多梦见飞，见黑。"不同的梦色、梦象与五脏之间有某种程度上的关联性。如"厥气客于肺，则梦飞扬，见金铁之奇物""肺气虚，则梦见白物，见人斩血藉藉，实则梦兵战"。此外，梦色与情绪的关联性较梦象大。

## （二）中医的神、魂、魄与意识

### 1. 神、魂、魄与个体意识

神狭义范围有意、志、思、虑、智之认知、思维过程，是形成聪明智慧的意识本源；同时又因其对魂魄（五脏）有制约作用，故在五神中起统领地位，论及情志活动亦受心神制约，所以从这个角度上来分析神相对应的是自我意识。《内经》所论心神是唯人类所独特拥有的，其他动物则无，故此心神为天地之镇、万物之灵，是最高级的精神活动。此为广义的神。关于魂与魄，是行使、执行人类精神、思维活动的重要部分。魂是潜于神之中的，魄是隐于精之中的。魂潜于神之中则受神的控制，随神往来生灭，是一种随着意识波动的存在。魄精凝而为形，隐于精之中则为形体官窍之用。说明魄是与生俱来的，具有形体本能的感知、运动能力，类似人体的非自主神经系统，相当于一种本能的存在。因此，魂是比神（本体意识）更为基础的潜意识，而魄则是与生俱来的个体无意识。中医学梦学是以神魂魄为基础来讨论造梦的机制，《内经》中将神看作是人类独特具有的最高的自觉意识，在日常的精神活动中起主宰作用，统御魂魄。

### 2. 神、魂、魄与集体无意识

神、魂、魄统称为神，是人类的最高精神活动。对内连接狭义的神，统御五脏六腑，对外存在于外在的大宇宙、集体无意识，不定时地接受来自外在的刺激或信息，这些刺激或信号在白天人体活动时会被强大的精神活动所屏蔽或是抑制，只有在夜晚入寐时，抑制消失的状态下，才会显化在我们的梦境当中。集体无意识是比个体意识还要更深层的，所以来自外在的刺激大宇宙、集体无意识会先作用在个体无意识上，简单地说就是会先引动魂魄使之动摇，一旦心神不宁无法抑制魂魄时，跃过了意识阈，这时外来的刺激与信息就会显化于梦中，形成梦象。

## （三）结论

透过本来梦诊的框架来讨论，辨梦的有无、辨梦象的记忆、辨梦量的多寡、辨梦色、辨梦中情绪的过程中，从此使我们了解到要达到致梦的标准是需要一定的失衡及致梦因素。梦是一种生理现象，可以理解为人的生理上五脏六腑有自我调节机制，偏亢偏衰外来的刺激或是内在的因素，在机体一定的阈值之下，自我调节的过程会显化到梦境当中，但并不会引起病理的结果。白天人体收到外来的刺激，因心神在，统御五脏六腑，抑制了这些刺激；到了夜晚入寐之后，心神伏卧，君主就寝，抑制被移除，这时候白天所受到的内外的影响，将显化于梦境当中，亦可说是一种愿望的达成，消除机体内亚健康的不平衡状态。超过一定的阈值之后或是在身体上已经产生病痛了，才拥有诊断的价值。在生理梦与病理梦之间的"病理阈"，我们透过中医理论来探讨影响"病理阈"的因素，以及这些因素在"病理阈"阈值之上与之下的临床表现及含义。因此，在临床上首先需要四诊合参，辨证论治，在把握疾病转归之下，再结合梦诊起到辅助诊断的作用。但有两点是值得参考的：一是凡入寐致梦，心神定为核心病机；二是凡入寐致梦，情绪的因素影响最多，只要有情绪波动皆属于"肝"。故在未来临床诊断治疗上应将身体心理结合治疗，而中医梦诊将会打开这扇门。

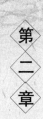

# 第二章 中医证候量表研究

量表是指为了确定主观的或者是抽象的概念，对事物的特性变量分配一定的数字，以形成不同测量水平的一种测量尺度。中医通过四诊信息得出机体的外在客观表现，而从中归纳出代表机体某阶段的整体反应状态，『证候』的概念相对抽象，且主观性强，标准不一。因此，规范中医四诊信息，实现四诊指标和病证的计量诊断，建立相关诊断标准，显得尤为重要。

量表作为一种测量工具，试图确定主观或抽象概念的定量化测量程序，可精确测量一个较抽象或综合性较强的概念。将量表运用于中医证候研究是中医现代化、标准化研究的一种重要方式。

近年来，中医证候量表不断发展完善，使难以量化的中医证候得以规范，为中医证候研究提供了一种合理的思路和方法，使中医证候研究得以量化、客观化、标准化和规范化。

# 第一节　中医证候量表研制的意义

中医证候诊断多采用定性描述方式，依据医生个人对四诊信息采集到的患者的客观表现进行理解思考，并结合临床经验进行辨证诊断。这种诊断方法缺乏定量指标，主观性及随意性较强，易导致不同医生对同一患者的辨证诊断有不同程度的差异性，为中医临床诊断和疗效评价带来许多困难。若对中医诊断进行量化，则能提高临床辨证诊断的准确性。虽证候无法测量，但可通过四诊信息进行反映和表达。

量表，最初多应用于心理学范畴，是心理测量最直接、最常用的工具。量表作为一种语言性的测量工具，采用多个问题来测量一个概念，对事物的特性变量用不同的规则分配数字，形成不同测量水平的测量量表，可将主观或抽象的概念定量化测量，用文字形式将事物表现出来，是衡量一个概念的综合指标。量表具有四大基本特征，即描述性、比较性、程度和起点。描述性是指使用某一特定的词或标识来代表划分的每个等级；比较性指的是量表的分级间有区分度，显示了描述的相对规模；程度是指量表内在的一致性，不同的测评得分代表了状态、行为或态度的不同程度；若某个量表存在特定的起点或零点，则认为该量表有起点这个特性。量表的四个特征互为联系，每个特征都建立在前一个特征的基础上。

随着医学模式的转变和循证医学的不断发展，量表被逐渐引入并服务于中医领域。中医辨证借鉴量表的研究原则与技巧，在中医基础理论的指导下，建立中医四诊信息和证候量表，以此作为确立证候诊断标准及中医药临床有效性评价的辅助工具体系。中医量表既具有一定的客观性、准确度与成果论证力，又具有中医思维的"经验性""模糊性""形象性"与"习惯性"。目前，中医证候量表应用于亚健康、中医情志、中医妇科、中医儿科、中医内科、中医外科等各个领域的疾病当中，涉及生存质量、疗效评价、证候诊断等方面，是解决中医学问题值得探索的一条途径。将量表方法应用于中医，可使中医辨证诊断和疗效评价更为规范化和定量化，能客观有效地评价中医的科学性，促进了中医药的现代化、国际化发展。

# 第二节　中医证候量表研制的内容与方法

## 一、中医证候量表的内容

从广义上讲，任何可以使事物数量化的值和量的渐进系列都可称之为量表。根据量表功用的不同，可将量表区分为判别量表、预测量表和评定量表。判别量表的功用是描述一种基本状态和情况，并根据受试者的情况对不同受试者加以区别，旨在按照不同基本维度来区别不同的个体；预测量表的功用是在已有外部标准或金标准的前提下，将受试者归入不同的类别；评定量表的目的是测量某现象在不同时间内的变化程度。

朱文锋教授提出，可用评定量表法对中医辨证进行研究，中医辨证强调对病情资料的全面收集、综合分析，可从整体上统一制定各种病理信息的诊断标准；评定量表则以自然观察为基础，在真实条件下获得，是对较长时间纵向观察印象的综合评价，故接近实际情况，评定的内容比较全面而系统，有一定客观标准，可有效避免评价的主观性。用量表量化评价分析的过程称为评定。评定量表是用来量化观察中的所得印象的一种测量工具。规范的评定量表应包含名称、项目、项目定义、项目分级及评定标准。具体而言，名称需包括量表的种类、编制者、测验目的等；项目即量表中的每一条目，多是编制者根据理论构想或经验，参考其他量表选定，其内容反映测验构想的某些特征；项目定义用于指导该项目的测验和评价，统一正确的定义，可保证评定员评估的一致性；项目分级多根据项目内容分级，关系着量表项目的敏感性，一般为 3 ～ 5 级，由专业人员评定，可适当增加评定项目的分级；评定标准，即对项目评分规定评判标准，指导项目评定，项目标准可根据项目程度和持续时间、发生的频度等确定，标准应便于操作。朱文锋教授认为，制定全病域的中医辨证量表，主要研究内容应包括全面收集证候并加以规范；证素项目的确定及规范；研究辨证量化的特色性设计技巧；将证候对证素的关系作出定性定量刻画；规定量表的操作规则、使用方法；确定证素的特征表现及贡献度等。

## 二、中医证候量表研制思路与方法

### （一）中医证候量表理论框架的构建

量表理论框架的构建，即对所要测量的概念进行较为恰当的定义，是量表研制的核心。中医证候量表理论框架的实质就是证候概念的可操作化过程，包括以下3个方面：①不考虑疾病情况下界定单纯证候内涵；②考虑疾病情况下，病证结合，界定单一证候内涵；③考虑疾病情况下，病证结合，界定多个证候内涵。中医证候量表理论框架需在中医理论指导下建立，体现中医的整体观及辨证观，体现中医临床中病证结合的特点。刘丽星等认为，构建中医证候量表的理论框架应参照国际量表制作方法，结合中医辨证思想及整体观念，病证结合，揉进"天人相应""形神统一""五志七情"等中医元素，广泛收集条目。此外，为确保中医证候量表的结构效度，可通过查阅文献、研究临床数据及专家咨询等方法确定所测量概念的内涵，采用多元化的数理统计方法，使量表经得起数理推敲。

### （二）中医证候量表条目的筛选及量化分级

在量表理论框架的基础上，需对测量对象的概念分为几个部分，每部分各代表不同的维度，在维度下选择具体的陈述式语句或问题，形成量表的具体条目。文献系统评价、专家咨询法及临床流行病学调查是建立中医证候量表条目池的常用方法。中医证候条目的选择应考虑量表的测验目的、测验对象、测验用途等。中医证候量表应用于临床可按功能不同区分为证候诊断量表及证候评价量表。证候诊断量表一般是指在无临床干预情况下，以验证证候判断的准确性和提高证候辨证的一致性，旨在判断证候的有无；证候评价量表一般是指在临床干预情况下，以客观测量和评价证候的变化为目的，旨在测评证候的轻重程度。中医证候诊断量表与评价量表在研究目的及应用范围上有所不同，因此在具体研制过程中所选条目的内涵也应有所区别，以提高证候诊断的准确性。

在中医证候量表设计过程中，证候的规范化研究至关重要，包括对中医症状的名称、内涵界定、量化标准的规范化和证候名称、分类、诊断标准的规范化。

为保证中医症状名称及内涵的规范化，可从整体研究出发，结合古今文献、咨询专家等，确定症状的定义、内涵及外延。中医症状的量化标准需要明确症状之间的关系，组织相关专家讨论后，才能进行规范与统一确定。证候名称的确定需在统一原则下进行，既要符合中医学"证"的概念逻辑，又要遵循科学性、实践性、传统性及精练性原则。建立统一规范的证候分类需从中医整体观念出发，弄清各辨证体系的相互关系。规范制定证候诊断标准，需全面正确把握证候的病因、病位、病性并对其各个方面予以详细规范的表述。

编制者确定证型后，建立条目池，一般情况下设计的条目需要比预定条目多二分之一，随后对其条目进行初筛，主要的初筛方法有主观筛选和客观筛选两种。主观筛选常用专家咨询法（Delphi 法），即采用匿名发表意见的方式，通过多轮次调查专家对问卷所提问题的看法，经过反复征询、归纳、修改，最后逐步取得比较一致的预测结果的决策方法。客观筛选法多以临床数据分析为主，采用多元化统计方法来确定量表的最终条目。

四诊条目的科学量化分级是证候规范化研究中必须解决的问题，也是保证量表信度和效度的前提和基础。视觉模拟刻度法、数字分级法、Wong–Bake 脸法、Likert 等级评定法等是量表条目量化分级的常用方法。目前，中医证候量表量化分级多将舌脉条目进行二值化处理，其他条目采用 Likert 等级评定法处理。此外，各个症状、体征对证候诊断价值不同，不同的症状赋分方法也会影响研究结果。因此，是否选用不同权重来反映不同症状体征的主次也是证候量表设计中需要考虑的关键问题。权重赋值即根据相关症状对某证贡献程度的大小而赋予不同的分值，以反映症状的主次关系，常参考专家问卷和临床资料等进行权重系数的制定。

## （三）中医证候量表的考评

量表考评关系着量表设计的权威性。信度、效度及反应度是评价中医证候量表设计是否科学、合理、有效的重要手段。

信度即可靠性，指量表本身的稳定性及可重复性，反映相同条件下重复测量结果的近似程度。根据不同的测量误差来源，信度可分为重测信度、复本信度、内部一致性信度、评分者信度等。重测信度主要针对时间变量，测量两次不同时间所得分数的相关系数；复本信度是对同一组被试者在最短的时间内测试两个等值测验所得的相关系数；内部一致性信度反映的是测验内部的一致性，即项目同质性；评分者信度即分析评分者是否一致性的信度估计方法。目前中医证候量表多选用内部一致性信度检测，其常用计算方法有分半法、Cronbach's α 系数法和

K-R 法 3 种。

效度即真实性，指量表的评定结果能否符合编制的目的，用于反映测量结果与"真值"的接近程度。常用的效度指标有内容效度、效标效度和结构效度等。内容效度主要评价量表是否符合所试图检测的要求，评价语言表达的准确性；效标效度是检验测验效度的参照标准，评价测量指标的一致性；结构效度主要评价量表测量结果与理论预测的相符程度，是最强有力的效度评价方法。

反应度是用来考查量表的灵敏性或反应性的指标，通常使用量表在治疗前后或施加干预措施前后分别对研究对象进行调查，用配对 t 检验比较治疗前后得分差别是否有统计学意义，从而判断量表的反应度。

## 三、中医证候量表研制的关键问题

在制定中医证候量表时应注意以下关键问题：①确定目的与形式是构建中医证候量表的前提。建立符合中医理论的量表需从生命状态出发，区分机体的健康、亚健康与疾病状态，再具体分辨亚健康的中医证候，以及病证结合下的中医量表，而后构建可操作化概念和理论框架模型，发展测量指标。②中医概念操作化及理论框架是构筑中医证候量表的核心。为确表量表的中医特色及内容规范的适应性，量表的概念界定、相关测量指标的发展及量表的框架、模型必须符合中医理论与思维。③对条目池内涵准确描述和分级量化是建立证候量表的基础。中医临床症状及体征的规范和内涵的准确描述可参照目前颁布的中医病证的国际标准、行业标准、《中医诊断学》教材及其他中医规范化研究成果等。在量表研制过程中，对条目池内涵的描述需仔细斟酌，中医症状量化是以统计学概率论为理论，将中医症状通过调查、运算，使其成为量化指标，在量表研制的过程中，问诊信息条目多采用 Likert 等级评定法，以自填形式出现，舌脉信息条目则多以多选形式出现在访谈内容中。④确定中医四诊指标在证候诊断的权重是技术难点。采用多元性统计方法确定各症状、体征在病证诊断中的重要程度，并根据同一症状、体征对于不同证型或病证贡献度的不同选择不同的分值。⑤应明确中医量表与西医量表的区别。现代医学量表以西医学理论为指导，主要以特定性指标和主要症状来反映一个问题，而中医四诊信息与病证量表涉及多个证，可用于反映多个问题。实现病证的量化诊断，探讨证候组合规律，促进证候规范化，是引入量表所尝试要解决的问题。

# 第三节　中医证候量表研制实践

目前，中医证候量表越来越多地应用于中医科研及临床研究中，使主观、抽象的中医证候通过量表得到了客观性、科学性的评价与解读，有利于实现中医证候诊断的标准化和规范化，也为中医临床辨证诊治、疗效评价及判断预后提供了一条可行的研究思路。但由于中医证候复杂性及模糊性等特点，中医证候量表在研制过程中还存在着困难与不足，因而在遵循国际量表编制原则的基础上，如何研制出规范、科学的中医证候量表值得进一步探索。陈家旭团队致力于证候的规范化与客观化研究并引入量表概念，特介绍以下几个量表的严格研制过程。

## 一、"肝郁证的宏观诊断标准"与"逍遥散证临床观察量表"

本课题组采用文献研究与临床研究相结合的方法对肝郁证宏观诊断标准进行研究，通过手工及计算机检索的方法检索出古今文献中与肝郁证有关的症状描述及记载，进行频次统计，筛选出频次高的症状体征作为参考诊断标准并制作临床症状观察量表；将选取症状按出现频次由高到低顺序排列，按症状进行分级，症状分为0、轻、中、重四级，对肝郁证具有确定诊断意义的胸胁作胀或痛、精神抑郁、烦躁易怒、口苦、胸闷、善太息分别计以0、2、4、6分以体现其在肝郁证候诊断方面的地位；对量表中另外23条症状按程度不同分别计以0、1、2、3分；对难以分级的症状和体征按照无、有，（以0和1表示）统计。临床研究中选择符合研究目的和要求的患者为研究对象，进行肝郁证症状量表的填写，对肝郁证采用双重诊断标准进行诊断，主要由参加研究的两名专家同时对每个患者进行诊断，两个专家同时诊断为肝郁证的患者作为肝郁组研究对象，可疑的以及不符合的患者作为非肝郁证组，同时选择性别、年龄、西医病种与肝郁证组基本匹配的作为非肝郁证对照组；按照参考诊断标准对纳入研究病例同时进行诊断，计算两者的符合率和 Kappa 值。通过两个专家同时诊断作为肝郁证诊断的"金标准"，并与参考标准进行临床观察、比较，结合文献结果及中医基础理论，得出肝郁证参考诊断标准：主症为①胸胁作胀或痛；②精神抑郁；③烦躁易怒；④口苦；⑤胸闷；⑥善太息；⑦脉弦。次症为①嗳气；②脘腹胀闷；③少腹胀痛；④症状因精神紧张而诱发；⑤咽部异物感；⑥舌红，苔薄白。在主症的 7 个条目中同时具备任意 4 条或 4 条以上即可诊断为肝郁证。经临床研究，课题组将肝郁证的诊断标准做出主次症的区分，初步建立异病同证中"肝郁证的症状学量表"（详见文后二维码表 2.3.1），该标准与临床专家诊断结果比较，符合性较好。对肝郁证症状分级量化标准的说明详见文后二维码表 2.3.2。

此外，课题组同样采用文献研究与临床研究相结合的方法，结合文献与专家咨询等分析选取与逍遥散证相关的 32 个宏观指征，制定了"逍遥散证症状学量表"（详见文后二维码表 2.3.3）。逍遥散证临床观察量表内容包括：①一般项目，如姓名、性别、年龄、职业、婚姻状况，联系地址、电话。②将选取的 32 个症状按临床诊病顺序排列，同时按专业知识，并参考《中医量化诊断》将能分级的症状分为 4 级，若以 S 代表症状项目，J 代表症状序号，临床症状计分方式为：$S_{j1}$ 级（无）0 分、$S_{j2}$ 级（轻型症状的具体规定）2 分、$S_{j3}$ 级（中型症状的具体规定）4 分、$S_{j4}$ 级（重型症状的具体规定）6 分，脉弦细计 2 分、无脉弦细计 0 分，舌苔薄白、舌质淡红为正常舌象，不计分。

## 二、亚健康状态中医证候调查问卷

课题组按照问卷设计的原理和步骤，结合文献及专家咨询等方法，在中医证候诊断的基础理论指导下，根据亚健康及中医基本证候概念，借鉴现有相关量表，界定出亚健康中医证候的可操作化概念，初步归纳出问卷维度，构建维度下强代表性、独立性、敏感性的问卷条目，并结合专家问卷调查及受试者访谈，形成了可作为临床预调查使用的 8 个维度、73 条条目（59 条五级量化条目）的亚健康问卷（1 版）；以在北京市普仁医院体检中心、北京中医药大学东方医院亚健康科、北京中医药大学国医堂门诊部 3 个中心收集的 300 例亚健康人群为研究对象，采用多元统计方法对研究对象填写的亚健康问卷（1 版）的维度和项目得分进行分析，结合专家论证及临床实际，形成了包括 9 个维度，70 条条目（54 条五级量化条目）的亚健康问卷（2 版）；以在北京市西城区永外社区卫生服务中心、北京中医药大学东方医院亚健康科、北京中医药大学国医堂门诊部 3 个中心收集的 268 例亚健康人群、86 例健康人群为研究对象，填写亚健康问卷（2 版），先用 Cronbach's α 系数法对亚健康问卷（2 版）进行项目分析，结合专业知识，最终形成了包括 9 个维度（肝郁证、肝气虚证、脾气虚证、肝火证、心火证、胃火证、心气虚证、肺气虚证和湿证）、66 个条目（50 条五级量化条目）的自评与访谈相结合的"亚健康状态中医证候调查问卷"（3 版）（详见文后二维码表 2.3.4）。

随后，课题组于北京 3 个医疗中心进行临床信度和效度检测，除效标效度的系数较低外，总体及各维度 Cronbach's α 系数、稳定性系数、分半信度系数均较高，区分效度好，结构效度的划分基本合理实用。本问卷在不同维度以及问卷整体的测量数据结果令人满意，以上均表明本问卷具有较好的信度和效度，可以作为亚健康状态中医证候分类的一个工具和尺度。

亚健康状态中医证候调查问卷具体研制过程如下：

## （一）基于中医理论的"亚健康人群中医基本证候调查问卷"的研制

在中医理论的指导下，课题组通过文献研究，并经中医学、量表学、统计学、社会学、预防医学、临床流行病学等领域 10 位专家两轮的咨询和反复论证，对备选条目进行初筛，形成"亚健康人群中医基本证候测量问卷"（量表 1 版），通过预实验，采用因子分析、相关性分析、Wilcoxon 秩和检验等方法对问卷进行了项目量的分析。同时按照项目语意表达的简洁性及准确性、是否切合临床实际的原则，对项目进行质的分析，另外，根据频次统计，分析了项目选项的合理性。按照上述项目分析的结果，结合专家讨论及专业知识，形成量表 2 版。

正式实验中，采用 SPSS15.0 中探索性因子分析（主成分分析，方差最大正交旋转）方法分析问卷数据，通过累积贡献率（63.632%）分析问卷的结构效度；用 Spearman 秩相关分析问卷的效标效度；用两个独立样本比较的 Wilcoxon 秩和检验分析问卷的区分效度（亚健康人群、健康人群在问卷各维度及总体得分均具有明显的统计学意义 $P < 0.01$ ）；用 Cronbach's α 系数、稳定性系数、分半系数、估计问卷的信度（问卷总体及各维度的 Cronbach's α 系数值、分半系数值和稳定系数值分别在 0.70～0.95，0.67～0.87，0.88～0.98）。最终形成内部一致性较好，设置合理，测量结论可信、重测信度高的"亚健康人群中医证候调查问卷"（3 版）。

## （二）基于中医证候与微观指标构建的亚健康综合评价指标体系的建立

在中医理论的指导下，课题组在对亚健康、健康与疾病现有文献研究的基础上，经过专家咨询，确定了亚健康人群中医维度为虚、郁、湿、火热，细分为：肝郁证、肝气虚证、脾气虚证、肺气虚证、肝火证、心火证、心气虚证和湿证，尤其是肝气虚证，有别于国内同行关于亚健康中医基本证候的认识，具有创新性。课题组于 2009 年 10 月至 2010 年 5 月，以"亚健康状态人群中医证候调查问卷"（3 版），在全国 6 个中心（北京光华医院体检中心、陕西汉中市人民医院体检中心、吉林长春中医药大学附属医院体检中心、广东省深圳市第二人民医院、江苏省镇江市第一人民医院体检中心、湖北黄石爱康医院）开展正式临床流行病学调查。被调查者为在上述体检中心进行体检的人群，总体抽样人群约 1.2 万人，共发放问卷 5200 份，收回 3319 份问卷，剔除 79 份不合格问卷，共收回有效问卷 3271 份，其中，亚健康状态问卷 2786 份，健康状态问卷 485 份，疾病状态问卷 248 份，合格率为 98%。此外，2008 年 12 月至 2009 年 3 月，对中国台湾地区台北市县 18 ~ 49 岁常住人口进行了问卷调查，共发放问卷 480 份，收回 448 份，剔除 35 份不合格问卷，共收回有效问卷 413 份。经统计分析，临床调查结果支持课题组关于亚健康的中医病因病机和基本证候的认识。

　　课题组认为，亚健康的基本病机以气虚、气郁（化火）及湿证为主。情志失调是导致亚健康发生的重要因素。中医学认为，七情内伤发病的基本病机为气机郁滞，而气机郁滞的形成多为肝气疏泄不及，失于条达所致。疲劳是亚健康的主要表现，与中医气虚证十分吻合。在阴、阳、气、血四虚中，血虚与西医学的贫血近似；阴虚和阳虚一般病情较重，多已存在器质性病变。而临床最常见的气虚证候，多属功能异常范畴或疾病的潜隐阶段，即亚健康状态。肝气虚证是课题组在前期研究的工作基础上提出来的。目前，临床上常见到一些气虚型的亚健康状态人群，各项理化检查无阳性所见，无明确病名诊断，找不到诸如食欲减退、便溏等脾虚证，反自觉吃饭很香，但就是感到累，不想工作或学习，且情绪易波动，又有肝经不适的症状，将其责之于肝气虚证，是因肝气升发不足所造成的，是导致肝气疏泄不及的一个重要的病理环节。脾气虚与湿邪关系密切，现有文献研究也表明湿邪是导致亚健康状态发生的重要因素。

　　各种社会、心理应激因素所致的亚健康状态可导致机体的一系列生物学改变，包括：神经—内分泌功能、免疫功能、脑功能、体液指标、基因和蛋白表达等方面。故可通过探索神经—内分泌—免疫方面的微观指标的变化规律、指标间的关联、与亚健康状态的关系、与证候演变的关系，来研究亚健康状态与中医证候的内在关联以及生物学意义。这些指标可包括：免疫球蛋白（IgA、IgG）、β- 内啡肽（β-EP）、皮质醇（Cor）、睾酮（T）、促肾上腺皮质激素（ACTH）、T 细胞亚群（$CD_3^+$、$CD_4^+$）和去甲肾上腺素（NE）、多巴胺（DA）、5-羟色胺（5-HT）及其代谢产物等。

本课题通过量表调查、中医四诊判断，引入多系统生理生化指标结合量表评定，形成合理的亚健康状态人群综合评价指标体系的技术标准。首次分析亚健康状态微观层面上的改变与机体整体功能失调之间的关系，构建亚健康中医证候与微观指标相互关系的模型。结果表明：血清睾酮/皮质醇比值（T/Cor）的变化在亚健康状态与健康状态的识别方面有显著差异，首次发现血清睾酮/皮质醇比值（T/Cor）的低下可以客观评价亚健康状态人群；同时亚健康状态中医基本证候与微观指标之间的变化存在一定的相关性。

此外，通过对 12 例健康者和 12 例亚健康肝郁证、12 例亚健康脾虚证的尿液样本进行氢核磁共振（$^1$H-NMR）检测。结果显示，健康组与亚健康肝郁证组尿液样本之间的代谢物含量存在明显差异。肝郁证组尿液中乳酸（δ1.34，4.14）、柠檬酸（δ2.54，2.66）、甘氨酸（δ3.58）、氧化三甲胺（δ3.26），马尿酸（δ3.98，7.54，7.58，7.62，7.66，7.82，7.86）的含量低于正常组，而 3-羟基丁酸（δ1.18，1.22）、肌酐（δ3.06，4.06）的含量则高于正常组，其谱峰相对积分面积明显增高。健康组与亚健康脾虚证组尿液样本之间的代谢物含量亦存在明显差异。脾虚证组尿液中 3-羟基丁酸（δ1.18，1.22）、乳酸（δ1.34，4.14）、甘氨酸（δ3.58）、肌酐（δ3.06，4.06）、马尿酸（δ3.98，7.54，7.58，7.62，7.66，7.82，7.86）的含量低于正常组，而氧化三甲胺（δ3.26）、柠檬酸（δ2.54，2.66）的含量则高于正常组，其谱峰相对积分面积明显增高。结果表明：尿液代谢组学的变化可在一定程度上阐释亚健康肝郁证、脾虚证的发生机制，从而阐述亚健康肝郁证、脾虚证的生物学本质。

### （三）基于多种数据挖掘的亚健康的识别及其证候诊断模型的建立

由于亚健康状态及中医证候诊断的特殊性，先进的数据挖掘方法在以往调查中采用不多。本课题首次运用随机森林、支持向量机、结构方程模型等数据挖掘方法，对亚健康状态的识别及其中医证候判断进行探索研究，提取有特征性的关联数据，具有先进性和创新性。统计结果表明，运用数据挖掘方法，对亚健康状态的识别及其中医证候判断可行，且微观指标在其中的意义也颇为显著。

在对亚健康状态进行识别时，相对支持向量机而言，随机森林的选择可用于识别的特征性重要变量数量较少，尤其是在结合宏观中医症状变量与微观指标，对全部人群、男性人群及女性人群进行亚健康状态识别时，随机森林分别提取了变量组合：X01（疲劳）+X27（便意频数）+ACTH+CD$_3^+$、T+ACTH+CD$_3^+$ 和 X17（恶风）+X38（失眠程度）+CD$_3^+$，而其判对率分别达到：84.96%、79.03% 和 78.05%。在结合宏观中医症状变量与微观指标，对亚健康状态某一证候与健康状态进行二分类识别时，随机森林与支持向量机提取的重要变量组合中，微观指标一致的分别有：亚健康状态火证 vs. 健康状态，全部人群 CD$_3^+$，男性人群 T；亚健康状态郁证 vs. 健康状态，全部人群与男性人群均为 ACTH；亚健康状态湿证 vs. 健康状态，全部人群 CD$_3^+$，男性人群 β-EP。

此外，本研究所构建的结构方程模型显示亚健康状态郁证的主要症状，情志抑郁和紧张的载荷系数高于胁肋部胀痛和少腹部胀痛的载荷系数，表明亚健康状态中情志症状对于郁证的诊断权重更大，而在不同于疾病之郁证中，胁肋部胀痛和少腹部胀痛的权重较大。这对亚健康状态的中医证候诊断提供了依据。

基于真实世界采集的数据中，常常存在分类数据的不平衡问题。当数据集中某一类或者某些类的样本量远远大于其他类时，即为类间不平衡。如亚健康人群某种证候的诊断数据中，有该证候的是少数，大部分人没有该证候。在这类数据中如果按照传统的诊断模型评价方法，以最小化整体错误率作为模型选择的标准，那么少数类对整体精度的影响远小于多数类，导致分类器倾向于将测试样本判别为多数类，分类器在少数类上表现出较高的错误率。这样变量选择与预测的结果均失去意义，因为在这些实际数据中数量少的一类样本更具分类意义，少数类的误判代价大于多数类的误判代价。

本研究通过探讨代价敏感调整法、自适应随机梯度下降树分类法来解决不平衡亚健康数据的证候诊断问题，引入复合评价指标指导模型训练，通过平衡模型的整体预测精度与真阳性率在保证科学性的基础上提升证候诊断模型的实际可行性。研究表明可在仅损失 9% 整体预测精度（有证候预测准确和无证候预测准确的整体准确率）的基础上将亚健康肝郁脾虚证真阳性预测精度提高 7.9 倍，具有很强的临床研究实证价值。

课题组研制的"亚健康状态人群中医证候调查问卷"在北京、湖北等体检中心、社区医院应用，受到好评。以"亚健康状态人群中医证候调查问卷"的研制过程为示范，与航天医学工程研究所开展了"MARS 500 航天员密闭条件下机体功能状态中医评测量表"的研制；与北京宝洁公司开展"中草药牙膏'清热去火'功效评价问卷"研制；与国珍健康科技（北京）有限公司合作开展"四诊合参健康评估与解决方案研究"。本课题组研制的"亚健康状态人群中医证候调查问卷"及其亚健康状态识别平台将在社区、企业、北京体工大队射击队等推广应用，亚健康状态识别中微观指标（T，T/C）将进一步推广应用。同时，该主要研究成果在本科生教学、研究生专业基础课、国家精品视频公开课《望闻问切话中医》、国家精品资源共享课《中医诊断学》中呈现。出版科普类图书：《走出亚健康：享受健康生活》（陈家旭，李柳骥．北京出版社，2004）、《疲劳综合征调养与护理》（陈家旭．中国中医药出版社，第 1 版至第 3 版，2004）。

## 三、中医"火热证"口腔症状量表

课题组严格按照流行病学调查的思路和方法，明确编制量表原则和依据，参考古今文献提取"火热证"的口腔症状，定位明确，组成 4 个维度（牙齿、口腔黏膜、牙龈和舌象）、23 个条目池量表的初步编制，经中医学、心理测量学、卫生统计学、口腔医学等领域专家初筛，最终保留 20 个条目，采用五级评分法，形成自评与访谈相结合的中医"火热证"口腔症状量表（1 版）；为使量表结构更具合理性，课题组使用量表（1 版）对 104 名受试者进行问卷调查，采用多元统计方法对条目进行进一步删减及修改，后形成了由牙齿、口腔黏膜、牙龈和舌象 4 个维度共 15 个条目的量表（2 版），量表（2 版）分为自填和访谈两部分，自填部分 11 个条目，由受试者根据问题自行选择答案，访谈部分 4 个条目，由研究员检查后填写。课题组对 162 名受试者进行量表（2 版）调查，并对量表（2 版）进行了信度、效度和反应度的检验。研究结果显示，信度方面，量表（2 版）的 Cronbach's α 系数和分半信度系数均 > 0.85，信度很好，既能用于团体评价，也能用于个人测评，重测系数为 0.726，在 0.7 ～ 0.8 的范围内，说明量表（2 版）的信度比较好，可以用于团体测评；效度方面，口腔火热证受试者和口腔健康者在症状条目的得分有显著性差异，说明本量表（2 版）有较好的区分效度；以上结果表明量表（2 版）具有较好的信度、效度和反应度，该量表可用于团体评价和个人测评，并可应用于临床火热证口腔症状的诊断以及能敏感反映出中草药牙膏使用前后受试者症状的改善情况，为"清热去火"中草药功效的评定提供可靠的工具。课题组最终将量表（2 版）调整为中医"火热证"口腔症状量表（3 版）（详见文后二维码表 2.3.5）。

### （一）中医"火热证"口腔症状量表编制的依据

通过分析中医院校教材对"火热证"临床表现的记载，其在口腔的表现：口舌干燥、口疮、口臭、牙龈出血、口腔溃疡和舌红苔黄等。《普济方》将口腔疾病

中医证候研究

分为 3 个门类，分别为牙齿门、舌门和口门，奠定了量表维度的理论依据。同时为体现中医特色，舌象部分作为访谈部分存在，组成了量表四个维度：牙齿、口腔黏膜、牙龈和舌象。量表的初步结构包括 4 个因子，分别为牙齿因子、口腔因子、牙龈因子、舌象因子，共 23 个项目，供专家采用 Delphi 法对条目进行初筛。

经中医学、心理测量学、卫生统计学、口腔医学等领域专家两轮的大型咨询和反复论证，对备选的 23 个条目进行斟选，对语意含糊、患者不易辨明的条目做修改或删除，最终保留 20 个条目。对于问题的表达方式进行反复讨论和修改，避免使用中医术语和歧义含糊用词，使得问题通俗易懂，简洁明了，易于作答。如：为评判牙齿疼痛的程度，将问题表达为"您觉得牙齿疼痛妨碍您去做自己需要做的事情吗？"，从备选的五级答案（1 没有 2 偶尔 3 有时 4 经常 5 总是）中选择最切合实际情况的一个。

## （二）中医"火热证"口腔症状量表条目、维度分析

调查表有自填和访谈两部分，受试者纳入标准：①病史：常有过食辛辣、劳累、烟酒过度等诱因。②症状：反复发作性的牙痛，牙龈肿痛，牙龈出血，口舌生疮，口臭，口苦，咽干等，常伴有咽喉疼痛、口渴、便秘、尿黄等。③检查：病人牙龈肿痛，口臭，舌红苔黄，咽红。其中牙痛、牙龈肿痛、牙龈出血、口舌生疮、口臭、口苦、咽干 7 项症状，具备其中 3 项（含 3 项）以上即可诊断为"火热证"口腔疾病患者。

采用频次分析、因子分析、相关性分析、t 检验等统计方法，形成了由牙齿、口腔黏膜、牙龈和舌象 4 个维度共 15 个条目的优化量表。每个维度有 2 ～ 5 个条目，每个问题有 5 个备选答案，且为等级递进选项。自填部分包括牙齿、牙龈、口腔黏膜 3 个维度。牙齿维度包含牙齿疼痛、牙齿松动、牙齿干燥 3 个问题。牙龈维度包含牙龈红肿疼痛、出血等 3 个问题。口腔黏膜维度包括口干、口苦、口臭和口腔溃疡等 5 个问题。由于牙根外露和牙龈萎缩不易为受试者自述，故将其调整作为访谈部分，由调查员观察后填写，备选答案仍为 5 级计分。舌象部分题目保持不变。

本研究严格按照量表研制规范进行，而且依据中医理论。如条目 16（您有牙龈出血吗？）与条目 17（您有牙龈出血并且血色鲜红吗？）在量表设计之初是为区分实火和虚火，牙龈出血且血色鲜红，一般认为是实火上攻龈络，致血溢脉外而出血。统计分析得出此两条目高度相关，说明其实际区别非常小，可以相互替代，提示并不能仅通过口腔症状的设置来区分实火还是虚火。同时，本量表将中

医特色的舌象列入，作为考察的对象之一，一般认为舌象和脉象目前未有一个客观和量化的标准出现，在实际临床研究中难以把握而被弃用。本量表将几种常见的舌象列出，如舌质为淡白舌、淡红舌、红舌、红绛舌和淡紫舌；舌苔为白苔、薄白苔、黄苔、干燥苔、裂纹、剥脱苔和苔少。对 104 名受试者调查，经过频次统计，淡红舌占 56.7%，红舌占 37.5%，红绛舌为 0.96%；薄白苔占 51%，黄苔占 25%，干燥苔占 18%，裂纹、剥脱苔及苔少共占 20%。由此可以看出，舌淡红苔薄白的正常舌象所占比例大于 50%，而反映"火"和"热"的红舌、红绛舌、黄苔、干燥苔、剥脱苔、裂纹及苔少等所占比例近 40%，说明舌象是中医诊断中不可忽略的一项重要内容，有重要的临床价值。

### （三）中医"火热证"口腔症状量表信度、效度和反应度研究

调查对象共受试者 170 名，其中 72 名受试者由宝洁公司提供，问卷全部完成，另 98 名受试者为北京中医药大学的在校学生，其中通过纳入及排除标准核对，删除部分未完成答卷的 8 名受试者。合格受试者为 162 名，其答卷为本次量表（2 版）的分析资料。经过统计，68 名受试者为"火热证"，其中 34 名为中重度"火热证"，94 名为健康者。

本研究的信度评价主要采用重测信度和内部一致性信度的分析方法。①重测信度：随机选取 32 例被试者在间隔 2～3 周（平均 20 天）后进行量表重测，以前后两次各因子分数和量表总分的相关系数表示重测信度系数。②分半信度：将各因子中的项目按题号奇、偶数分半方法将量表分成两个半量表。以 162 名被试者在两个半量表上的数据进行相关分析，并采用 Spearman-Brown 校正公式计算，得到分半信度系数。③ Cronbach's α 系数法：α 系数法是评价内部一致性信度的首选，也是目前最常用的信度系数，适用于本量表的五级量化项目。对 162 名调查对象分别计算每个维度的 α 系数和总体 α 系数。

本量表的效度检验采取区分效度和结构效度的分析方法。①区分效度：对口腔健康的人群 94 例，口腔不健康的人群（具有上述中医特色症状）68 例分别用量表评定，用 t 检验对不同人群的各因子分、量表总分进行统计学检验，看是否具有显著性差异。②结构效度：对 162 例样本数据，75% 的数据采取探索性因子分析方法初步评价量表的大致结构；25% 的数据采取验证性因子分析方法证实量表的最佳因子模型。

选定 32 名受试者，在使用中草药牙膏 1 个月后，用量表进行评定，用配对 t 检验对前后两次各因子分和量表总分作统计学分析。

优化后的量表总 Cronbach's α 系数为 0.866 > 0.85，各维度的 Cronbach's α 系数分别为 0.638、0.828、0.576，其内部一致性较高。量表总分半信度为 0.851，且具有显著性统计学差异，说明问卷的分半信度较好。球形检验 KMO 值为 0.883，Bartlett's 值为 648.318，有显著性统计差异，提取 3 个公因子的累积贡献率为 63.468%。各维度分和量表总分统计结果有显著性差异，健康 94 名受试者和火热证 68 名受试者在量表（2 版）的各维度症状条目上存在显著性差异，说明量表对于口腔火热证者和口腔健康者的区分度良好。

## 四、"中医症状加权积分法"在中医证候量表研究的应用

"中医症状加权积分法"对临床主次症状、体征及舌脉象等赋予不同权重，并对症状轻重程度量化分级、权重、主症与次症结合，可计算出各证候的诊断标准临界值，该方法被广泛应用于临床中医证候的研究中。临床使用时，只需将每位患者调查表中各症状体征的分值乘以其相应的权重，其积分与各证型的诊断标准临界值比较，若大于各证型的诊断标准临界值，则诊断为该证，反之，则不能诊断为该证。

### （一）围绝经期综合征中医症状学量表

课题组为制定围绝经期综合征中医证候计量诊断标准，探讨了围绝经期综合征中医证候的计量诊断及流行病学特征，对围绝经期综合征患者进行辨证，将临床症状、体征及舌脉象赋予权重，并对症状轻重程度量化分级、权重、主症与次症结合，计算并确定出各证型的诊断标准临界值，建立了"围绝经期综合征中医症状学量表"（详见文后二维码表 2.3.6），并将其施以临床。通过对该量表的 2 次症状积分值做相关性分析及计算重复测量误差等方法进行信度评价，结果表明该中医症状学量表经评价有较高的重测信度。具体而言，课题组通过百分位数计算结果，取累积频率为 25% 以上的证型作为围绝经期的主要证型；取各证型累积频率为 75% 以上的症状体征作为各证型的主要症状体征。通过临床流行病学调查，收集"围绝经期综合征中医症状学量表"，对可分级的症状体征按其出现症状体征程度最轻的等级（即取值为 1 分），对不可分级的症状体征（取值为 2 分），各自乘以相应的权重（主症为 0.75，次症为 0.25），制定出围绝经期中医证候诊断标准，即通过加权积分得出围绝经期各证型的诊断标准临界值为肾阳虚证为 9.75 分，肾阴虚证为 9.25 分，肾阴阳两虚证为 4.5 分，心肾不交证为 6 分，肝郁证为

8.5 分，心脾两虚证为 7 分。通过两类判别分析，对围绝经期中医证候计量诊断进行探索性研究。通过标准效度与重测信度检验，对围绝经期中医症状学量表进行评价。计量诊断探索性研究：肾阴虚、肾阴阳两虚、肾阳虚、心肾不交、肝郁、心脾两虚的回顾性误判概率分别为 2.04%、0.95%、0.00%、2.04%、0.00%、0.00%，前瞻性误判概率均为 0，能够辅助临床的定量鉴别诊断。中医症状加权积分法辨证出的 156 例围绝经期患者的证型（参比组）与医生独立经验辨证（待评组）比较，发现二者仅共同检验出 55 例（35.26%）具有相同的证型；47 例围绝经期患者前后两次症状积分的相关系数为 0.97809（$P < 0.0001$），前后两次症状积分的差值经 $t$ 检验，差异无统计学意义（$t$=0.20，$P$=0.8459）。测量误差（0.4353）及变异系数（1.3216%）均较小。

### （二）阳痿中医证候评定量表

为研究阳痿的中医证候规范化标准和流行病学特征，课题组根据目前中医计量诊断研究的成果，参考徐迪华主编的《中医量化诊断》和金益强主编的《中医肝脏象现代研究与临床》中与症状量化有关的内容，结合专业知识将可以量化的症状、体征分为无、轻、中、重 4 级，难以量化或不便临床操作的项目分为无、有两项，并对每一症状体征的每一级别进行具体描述，制定出供临床调查用的"阳痿中医证候评定量表"（详见文后二维码表 2.3.7）。根据对相关文献的统计结果，计算每一证候中每一症状体征的出现频数，取累积相对频数 75% 以上的症状体征为主症，均赋予 0.75 的权重，其余为次症，均赋予 0.25 的权重。在症状体征的分级上，对可以分级的症状体征按无、轻、中、重分级，分别计为 0、1、2、3 分；对于临床上难以分级的症状体征按无、有分类，分别记为 0、3 分。在诊断标准临界值的确定方面，对各证型中可以分级的症状体征取其程度最轻的等级（即取值为 1 分）乘以其相应的权重；对不可分级的症状体征取其程度的中间值 2 分，再乘以其相应的权重。各证型的合计值即为该证型的诊断标准临界值。经计算各证候的诊断标准临界值为：湿热下注证 5.75 分，命门火衰证 6.25 分，肝气郁结证 9 分，心脾两虚证 5.5 分，惊恐伤肾证 3.5 分。

### （三）脂溢性脱发中医证候评定量表

在研究脂溢性脱发的中医证候规范化标准、流行病学特征，以及中医证候与相关量表、西医学微观指标之间的相关性时，课题组根据目前中医计量诊断研究的成果，参考徐迪华主编的《中医量化诊断》中与症状量化有关的内容，并结合自己的专业知识对可以量化的症状、体征进行量化，分无、轻、中、重4级，无法量化的项目分无、有两项，制定供临床调查用的"脂溢性脱发中医证候评定量表"（详见文后二维码表2.3.8）。同时，课题组从病证结合的角度，根据文献统计分析的结果，确定脂溢性脱发病临床常见证候，同时采用百分位数法，确定各证候的主次症，分别对主次症赋予不同权重，并计算出各证候的诊断标准临界值，即脾胃湿热证8.25分，血热风燥证6.5分，肝肾不足证6.75分（其中肝肾阴虚证单独计算，其临界值是6.5分），据此建立了脂溢性脱发病各证候量化诊断标准。临床使用时，只需将每一患者调查表中各症状体征的分值乘以其相应的权重，其积分与各证型的诊断标准临界值比较，若大于各证型的诊断标准临界值，则诊断为该证，反之，则不能诊断为该证。

## 五、其他

### （一）乳腺增生病肝郁气滞证症状学量表

课题组以丰富乳腺增生病的病因病机、中医证候研究等为研究目的，采用临床流行病学研究方法，以乳腺增生病肝郁气滞证患者为研究对象，从心理应激、内分泌角度研究乳腺增生病的形成及特点。课题组根据既往对肝郁证候及肝郁量表的研究结果，参考徐迪华主编的《中医量化诊断》和金益强主编的《中医肝脏象现代研究与临床》中与症状量化有关的内容，结合专业知识制成"乳腺增生病肝郁气滞证症状学量表"（详见文后二维码表2.3.9），将可以量化的乳腺增生病之肝郁气滞证的症状、体征分为无、轻、中、重4级，对每一症状、体征的每一级别进行具体描述，分别确定分值为0、2、4、6或0、1、2、3，难以量化或不便临床操作的项目分无、有两项，确定分值为0、1。最后根据积分的多少将肝郁气滞证分为：轻度，肝郁气滞证症状积分8～15分；中度，肝郁气滞证症状积分16～23分；重度，肝郁气滞证症状积分≥24分。该表的研制可有效研究肝郁气滞证乳腺增生病患者在心理应激生活事件评分、心理应激应付方式评分、内分泌激素等指标间与非肝郁气滞证的差异以及各指标间的相关性。

### （二）慢性阻塞性肺疾病中医症状及西北燥证证候评分

课题组以分析和探讨新疆克孜勒苏柯尔克孜自治州地区慢性阻塞性肺疾病患者发病的病因病机和证候情况，以及该病中医证候与西北燥证的联系为研究目的，采用临床调查的方法，通过文献梳理慢阻肺的症状、证候、诊断标准、合并疾病情况等资料，编制问卷，咨询相关专家，对问卷进行评审，分析和筛选问卷条目，删除不必要的内容及含义重复的条目，以初步确定条目。该研究问卷的主要内容包括慢阻肺的诊断标准、患者的一般资料、基本病史信息、重要的体征检查、实验室检查等，以及慢阻肺的西医评分、慢阻肺的中医评分、中医虚证评分、中医症状评分表。其中，课题组对编制问卷中的"慢性阻塞性肺疾病中医症状及西北燥证证候评分"（详见文后二维码表 2.3.10 ～表 2.3.11）进行了信度分析，最终检测可得 Cronbach's α 系数 α=0.904，表明问卷信度良好。

### （三）动脉硬化性闭塞症中医证候评定量表

课题组通过调查北京市西城区永外社区 60 岁以上居民动脉硬化性闭塞症患病情况，对动脉硬化性闭塞症常见中医证候宏观诊断标准进行了计量鉴别诊断研究。主要通过流行病学调查，收集动脉硬化性闭塞症患者证候资料，用指数和临界值法做定量诊断，用百分位数法确定动脉硬化性闭塞证候的诊断临界值；通过回代性检验和前瞻性检验，分别对指数和法、指数和临界值法进行评价。具体而言，通过横断面研究，对社区 60 岁以上人口的 1/10 比例进行抽样调查。制定"动脉硬化性闭塞症流行病学问卷调查表"，包括基本人口学特征、卫生行为、过去主要疾病史及治疗情况等；将中医辨证标准中 4 种常见证候出现的所有症状、体征分为无、有两项，分别赋予 0、1 分，制定供临床调查用的"动脉硬化性闭塞症中医证候评定量表"（详见文后二维码表 2.3.12）。

此外，与之前的证候量表研制方法相似，为进行有效的流行病学调查，课题组参考徐迪华主编的《中医计量诊断学》及其他文献，并向临床专家咨询，完成量表初稿后，进行预试验，进一步调整调查表的条目与症状分级，最终研制出"抑郁症中医调查表"（详见文后二维码表 2.3.13）。该量表为建立新的抑郁症中医证候诊断标准提供了重要研究基础。

扫描二维码
获取相关量表

# 第三章

# 中医证候临床研究

临床研究不仅是疗效评价方法的问题，我们目前面临的问题是缺乏对研究群体的把握（证候分类问题），有效证据的提供（循证方法问题）、面向临床基础科学问题的凝练（转化医学问题）。中医学是以中医药理论与实践经验为主体，研究人类生命活动中健康与疾病转化规律及其预防、诊断、治疗、康复和保健的综合性科学，临床实践是中医学产生、发展的基础和源泉。在中医学漫长的发展过程中，形成了以临床观察、医案报告和经验总结为主体的中医临床研究方法。最近十余年，随着临床流行病学、循证医学等研究方法和思路的应用，推动了中医临床研究科学化和客观化发展，带动了中医学整体学科水平的提高。

尽管中医药在世界许多国家的应用日益增多，但至今仍被国际社会认为是"缺乏有效科学证据的医学技术或方法"。国际著名临床医学杂志 *Arch Intern Med* 对中医药研究论著的方法学特征进行了分析，发现 1/3 的文章为传统叙述性文章，仅有 1/5 的文章看上去像随机对照临床试验。中国循证医学中心分析了 13 种中医、中西医结合核心期刊 6 年间发表的 22739 篇临床研究论文，其中随机对照试验 1416 篇，占 6.23%，而这些文章在前瞻性、随机性、可比性和可信性方面也存在缺陷。发表在 *Cochrane Library* 上有关于中医药临床疗效的系统评价，几乎都得出类似的结论：中医药治疗有一定的潜在疗效，但现有的证据不足以证明其疗效，仍较缺乏高质量的中医药随机对照试验研究。

　　中医药临床疗效被认可的道路还很漫长，我国中医药工作者和部分西医工作者始终没有放弃努力，陆续完成了一些标志性的研究，包括血脂康调整血脂对冠心病的二级预防研究（其结果显示发表在 Int J Cardiol，2012；154 ：362–365）、芪参益气滴丸对心肌梗死二级预防的临床试验研究、传统中药汤剂（麻杏石甘汤和银翘散加减方）治疗新型甲型 H1N1 流感的临床研究（结果发表在 *Ann Intern Med*，2011；155 ：217–225）。中风、心血管疾病、糖尿病、乳腺癌、骨关节炎、肺癌、阻塞性肺病、胃肠道疾病、精神疾病、肝病是开展中医药临床研究国际注册最多的 10 个病种，可能成为未来中医药国际化的优势病种，并将在国际学术界产生影响。

# 第一节　中医证候的临床研究进展

## 一、疾病的中医证候分型

证候作为中医基础理论的核心，其重要作用是诊断分类，指导临床遣方用药。中医证候的研究是连接临床和基础理论的桥梁，而中医证候的临床研究正好将传统中医与现代医学进行了巧妙的结合，相互补充，取长补短，在明确西医病名之后，从中医的角度进行辨证，既针对西医的病，又针对中医的证，对于疾病的诊断可谓是提高了准确性，对于疾病的治疗提高了疗效。

中医的精髓就在辨证论治，不论什么疾病，只要出现了一些相关的症候群，我们就可以对其进行辨证，再根据我们的辨证结果处方开药，这相对于西医学标准化、统一化的治疗方式，有很大的灵活性，对于一些疑难杂病，也会有多种思维方式，治疗手段更加多样性。

瞿彬等在探讨肺癌并发胸腔积液患者中医证候的分型时对确诊为肺癌并发胸腔积液的 150 例患者进行临床症状、体征（含舌脉）及相关检查的观察记录，确定初步证候，按照判断标准探讨该研究对象的证候特点，从中找出规律。结果显示肺癌并发胸腔积液患者的证候主要包括气阴两虚型、气虚痰湿型、气虚血瘀型、气虚型、痰热型、气滞型及气滞血瘀型 7 类。不同临床病理分型、临床分期、胸水量患者中医证候分布差异均无统计学意义（$P > 0.05$）。最后得出结论：肺癌并发胸水患者证候分布复杂，单证少，复证多，虚实互见，尤以气虚为主的复证多见。周征等探讨子宫内膜增生症（EH）的中医辨证特征时，通过观察 186 例患者的中医辨证分型规律，对比总结其中医辨证在不同年龄、病程、病理分型等方面的分布情况。结果发现肾虚和脾虚为本病各年龄段及病程在 1 ～ 10 年的患者中最常见的辨证类型，各证型分布依次为肾虚型＞脾虚型＞血瘀型＞痰湿型＞血热型。

虚证和寒证是 EH 最常见的中医证候，病程在＞1～5年、＞6～10年和＞10年的患者中亦均以寒证及虚证多见，病理类型中以单纯型增生的患者辨证为肾虚证多见。李洵在探讨慢性鼻咽炎患者的中医证候分型特点时，对300例慢性鼻咽炎患者按照中医辨证标准进行证候分型，观察各型患者主要症状分布及局部黏膜表现。结果发现肝经郁热型30例，占10.0%；肺胃蕴热型66例，占22.0%；湿热蕴脾型47例，占15.7%；肺肾阴虚型12例，占4.0%；脾气虚弱型95例，占31.7%；痰凝血瘀型41例，占13.7%；其他9例，占3.0%。鼻咽不适为最常见症状，广泛分布于各型中，除脾气虚弱型外，其他各型黏膜充血均较明显。结论得出慢性鼻咽炎以肝经郁热、肺胃蕴热、湿热蕴脾、肺肾阴虚、脾气虚弱、痰凝血瘀6型最为常见。曹修亮为了探讨儿童抽动障碍的中医证候分型标准，指导临床辨证治疗，运用描述性分析、聚类分析、频数归一化权重计算等统计学方法对儿童抽动障碍进行中医证候的初步研究。结果显示212例儿童抽动障碍最常见的中医证候分型有4个：肝旺风动型65例（30.7%），肝肾阴虚型38例（17.9%），脾虚肝亢型55例（25.9%），痰火扰心型54例（25.5%）。结论得出肝旺风动、肝肾阴虚、脾虚肝亢、痰火扰心是儿童抽动障碍的常见证型；风、痰、火、虚是儿童抽动障碍的主要病理基础。

## 二、中医证候分型与生化指标相关性

中医是根据"知内揣外""有诸内必形诸外"的观点来认识和诊断疾病的。运用现代科研方法，从生化指标等来研究中医证候，借以了解其现代病理实质，解释相关证候的临床症状、体征，从而找出某项或某些指标与某一症状或某一证型的本质联系与内在规律，并将这些现代医学指标作为辨证参考，不仅可以拓宽和加深传统"四诊"的视野，丰富辨证论治的内涵，而且在一定程度上可以提高中医辨证的准确性和客观性。

李风森等对156例哮喘发作期患者的淋巴细胞亚群与介质等指标进行检测，分析哮喘中医分型与免疫、内分泌紊乱的关系。研究显示，哮喘发作时，$CD_4 / CD_8$、$CD_{11b}$、$CD_{11b}/CD_{18}$ 的值按虚哮、热哮、冷哮、风痰哮依次呈渐降趋势；淋巴细胞凋亡速度按虚哮、热哮、风痰哮、冷哮依次呈渐增趋势。虚哮型哮喘皮质醇（CS）、促肾上腺皮质激素释放激素（CRH）、促肾上腺皮质激素（ACTH）均低于其他组，且数值相差极大，说明虚哮型哮喘的发生可能与内分泌的关系更为密切。张迎华通过对糖尿病肾病（DN）气阴两虚组与阴虚组比较、观察发现，肾脏尿微量白蛋白、尿 N- 乙酰 -β 氨基葡萄糖苷酶、尿 α1- 微球蛋白的升高有统计学差异，与中医证型发展变化从阴虚到气阴两虚的病理进程相一致。何成诗观察部分免疫指标、尿胆原，尿 ALB 和尿 IgG 的关系，结果表明脾肾阳虚、湿浊内阻型上述指标改变较气阴两虚、瘀血内阻型明显。吴春雷等通过临床观察表明，强直性脊柱炎患者大便克雷伯杆菌（KP）的检出率显著高于正常对照组和非活动期患者，提示肠道炎症在发病中有重要作用，且湿热型显著高于瘀血型、肾虚型患者。同时，强直性脊柱炎（AS）患者的血液纤维蛋白原（APL）显著高于对照组，且瘀血型显著高于湿热型和肾虚型患者。在强直性脊柱炎（AS）的中后期或缓解期，病情相对稳定，主要表现为肾虚，与强直性脊柱炎（AS）肾阳虚患者促肾上腺皮质激素降低相符。王建明研究 T 淋巴细胞亚群与强直性脊柱炎发病的关系，结果表明强直性脊柱炎（AS）肾虚型患者外周血中以 Th1 型细胞为主，Th1、Th2 水平与炎症活动指标 ESR、CRP 具有一定的相关性，早期以 Th1 升高为主，治疗后以 Th2 升高明显，说明 Th1/Th2 细胞的失衡在强直性脊柱炎的发病和病情进展中起着重要的作用，并且与疾病的不同时期及不同证候表现相关。王萌等研究高血压患者各证型甘油三酯（TG）、低密度脂蛋白胆固醇（LDL-C）、总胆固醇（TC）均高于正常对照组；痰湿壅盛型 TC、LDL-C 高于非痰湿壅盛型。结果表明各型高血压患者均有脂代谢紊乱，而痰湿壅盛组较非痰湿壅盛组更严重。华翠娥的研究结果与此观点一致，并补充说明阴阳两虚型的高密度脂蛋白胆固醇（HDL-C）浓度明显高于其他 3 型；阴虚阳亢型和痰浊中阻型的 TG 增高明显。徐丽敏等对血热型 / 血燥型银屑病患者外周血 T 淋巴细胞亚群变化进行研究，结果显示血热型患者外周血中 $CD_4^+T$ 明显低于血燥型患者或正常人，然而 $CD_8^+T$ 明显高于血燥型患者或正常人，$CD_4/CD_8$ 比值明显倒置，而血燥型患者外周血中 $CD_4^+T$ 和 $CD_8^+T$ 与正常人相比没有统计学差异。还指出 T 淋巴细胞变化可能是血热型、血燥型银屑病辨证求因的主要效应细胞之一。金力等研究证实在寻常型银屑病中医辨证分型皮损中，高度糖基化的 I 型跨膜糖蛋白（$CD_{34}$）的阳性表达分布于真皮浅层血管内皮细胞中，特别是真皮乳头部血管内皮细胞，以血热型皮损的 $CD_{34}$ 阳性表达最明显。肿瘤间质微血管密度（MVD）检测的统计分析结果证实血热型、血燥型和血瘀型银屑病皮损的 MVD 值与正常对照组比较有显著性差异。朱方石等对血清 4 项肝纤维化指标与中医证型的关系的研究表明，HA、LN、PC-Ⅲ（Ⅲ型前胶原）、NAG（β- 乙酰葡萄糖苷酶）、IL-2R、TNFα、TGFβ 均以肝郁脾虚型为最低，HA、LN 以脾肾阳虚型、肝肾阴虚型为最高，IL-2R、TNFα 以肝肾阴虚型为最高，PC-Ⅲ、TGFβ 以气滞血瘀型为最高。

## 三、中医证候分型与病理相关性

近些年，随着病理诊断及分级分期等诊断方法的改进，疾病的病理变化、严重程度能更直观地得到体现，为一些疾病的中医辨证分型提供了更可靠的依据，也给微观辨证（在临床症状不显著的情况下，参考实验室检查指标辨证）的假说提供了一定的现实依据。

胡小梅等为了探讨中晚期非小细胞肺癌（NSCLC）患者病理分类与中医证候的关系，采用前瞻性临床研究方法，根据预先设计的观察表和临床证候诊断标准，按八纲、气血及脏腑辨证的原则，对中晚期 NSCLC 患者进行详细的中医辨证分型，并进行统计学处理分析。结果显示非小细胞肺癌在腺癌、鳞癌中出现较多的证型有：气虚、血瘀、痰湿、阴虚。虽然肺癌气虚证的比例最高，但这些证型出现的频度在鳞癌和腺癌之间并无明显差异，提示腺癌、鳞癌证候均以气虚、血瘀证候为主，气虚中尤以肺、脾气虚证最多。陈明在研究原发性 IgA 肾病中医各证候分型与临床表现及病理改变的相关性中明确了该病宏观表现与微观改变之间的联系，结果显示中医证候分型中，气阴两虚型所占比例最大；脾肾阳虚型的尿素氮比肺肾气虚型高，其内生肌酐清除率较肺肾气虚型、脾肾气虚型及气阴两虚型低，且该型 24 小时尿蛋白定量、血肌酐较其他四型均高；肝肾阴虚型间质炎细胞浸润积分、肾小管萎缩积分及气阴两虚型肾小球萎缩积分与总积分均高于脾肾气虚型；肝肾阴虚与间质炎细胞浸润及血管壁增厚有相关性；气阴两虚与肾小球增生呈正相关；脾肾阳虚与间质纤维化、肾小管萎缩、血管壁增厚相关。说明 IgA 肾病临床与病理加重的过程在一定程度上反映了中医证型脾（肺）肾气虚→气阴两虚→肝肾阴虚→脾肾阳虚的演变过程。周伟生在研究中晚期原发性周围型肺癌临床分期、病理分型与中医临床证型的相关性，收集 56 例中晚期原发性周围型肺癌患者临床分期、组织病理学类型及中医临床证型资料，按照中医辨证分组分为肺郁痰瘀、脾虚痰湿、阴虚痰热、气阴两虚 4 种证型，研究临床分期、组织病理学类型与各中医证型间的相关性。4 种证型中以肺郁痰瘀型多见（37.5%）。不同中医证型的病理类型具有统计学意义（$P < 0.05$）；肺郁痰瘀型以鳞癌多见；脾虚痰湿型以肺泡癌多见；阴虚痰热型以腺癌多见，不同临床分期的中医证型不具有统计学意义（$P < 0.05$）。说明原发性周围型肺癌组织病理学与中医证型之间存在着一定的内在关系。黄伟荣通过对慢性萎缩性胃炎胃镜黏膜相的观察发现：胃镜黏膜白相为主与脾胃虚弱有关；黏膜色泽暗灰，血管透见与胃络瘀阻有关；黏膜

多发性颗粒与脾胃湿热有关；黏膜皱襞变细与肝胃不和、胃阴不足有关，揭示慢性萎缩性胃炎的病理改变主要见于脾胃虚弱和胃络瘀阻。

## 四、中医证候与辅助检查的相关性

随着现代自然科学技术的进步和发展，西医诊断借助各种新技术和仪器，使人体自然感觉器官的功能大大地得到了延伸。一方面，以前看不到的，在仪器下得到了显示；以前听不到的，在仪器上能清晰地辨别了；以前觉得没有色彩的，现在是斑斓鲜艳；传统采用自然感觉器官去诊断的很多疾病尚未在体表"形诸外"，或那些因疾病谱的变化，常常是无征可循，是现代某些潜伏期长的疾病及传染病中的隐性传染者，可能在现代诊断手段中已"有诸内"或有迹可循。近10余年来，中医证候与西医辅助检查如超声、影像学等的相关性逐渐引起中西医结合研究者，尤其是中西医结合专业临床工作者的关注，并取得了一定进展。

张蕾等对300例心力衰竭患者辨证分为5型，应用超声心动图测量左心室射血分数（LVEF）、左室缩短分数（LVFS）、左室舒张末期内径、室间隔厚度、左室后壁厚度、左室收缩末期内径等指标并进行分析，结果显示LVEF、LVFS数值在各中医证候组合中由低到高的顺序为心肺气虚证组＜气阴两亏证组＜心肾阳虚证组＜阳虚水泛证组＜气虚血瘀证组。周伟生等研究56例周围型肺癌CT结果发现，分叶征和血管集束征在气阴两虚型中多于其他证型（$P < 0.05$），且气阴两虚型CT增强峰值亦高于肺郁痰瘀型和阴虚痰热型。这三种征象均提示肿瘤具有更强的侵袭性和转移性，这皆因气阴两虚患者肺肾气阴两虚，阴阳俱损，元气与肺气均衰败，无力抗邪而导致邪毒在体内扩散。胸膜凹陷征在肺郁痰瘀型中多于其他证型（$P < 0.05$），肺郁血瘀型因为痰瘀内阻，经络受阻，气机不畅，不通则痛，"胸膜凹陷征"由为肿瘤牵拉胸膜，刺激感觉神经出现疼痛，这与肺郁血瘀型因瘀作痛的特点相一致。李立波在研究缺血性中风辨证分型与病变部位的关系时对112例脑梗死患者临床及病理资料进行分析，结果发现气虚血瘀证梗死灶大部分集中在内囊膝部和放射冠（69.3%），肝阳暴亢（风火上扰）证分布较均匀，风痰瘀血、痹阻脉络证大部分集中于内囊后肢和放射冠（占59.0%），且气虚血瘀证与风痰瘀血、痹阻脉络证患者病灶部位在内囊膝部及后肢的分布，两者各自比例之间有显著差异；气虚血瘀证以内囊膝部多见、后肢较少，而风痰瘀血证则呈相反分布。中经络病灶主要集中在基底节和脑叶，而中脏腑者集中在基底节和脑干。

## 五、中医证候临床研究的临床疗效进展

病证结合临床治疗针对目标疾病、目标证候，或从整体调节入手，或从局部问题入手，达到治疗目的。现代医学辨病与中医辨证相结合是现阶段中医证候研究中比较公认的行之有效的方法，故基于病证结合模式开展证候基础和临床研究具有显著的优势。随着病证结合模式的日臻完善，证候研究思路和方法的不断丰富，中医证候研究也将迈入更高的层次。

### （一）病证结合治疗脑梗死

孙志慧等将150例患者分为风痰阻络组、痰热腑实组、气虚血瘀组、阴虚风动组与对照组，各30例，均给予基础治疗。对照组在基础治疗上口服阿司匹林，其他各组辨证治疗。风痰阻络组治宜平肝息风、化痰通络，方用天麻钩藤饮加减；痰热腑实组治宜化痰通腑，方用星蒌承气汤加减；气虚血瘀组治宜益气活血、通经活络，方以补阳还五汤加减；阴虚风动组治宜滋阴潜阳、息风通络，方以镇肝熄风汤加减。结果表明风痰阻络组愈显率66.67%，痰热腑实组66.67%，气虚血瘀组60.33%，阴虚风动组60.33%，与对照组（50.00%）比较，$P < 0.05$；各中医证型组治疗后第7、14、21天NIHSS评分较治疗前均降低，且优于对照组（$P < 0.05$）。江海艳将90例脑梗死患者随机分为观察组和对照组，各45例。对照组予西药阿司匹林治疗，观察组在对照组基础上，予中医辨证分型：阴虚风动型治以活血、息风为主，药用赤芍、桃仁、五味子、远志、生地黄、玄参各12g，麦冬、巴戟天各9g；气虚血瘀型治以益气补血通络，药用黄芪22g，赤芍、桃仁、丹参、当归、川芎各12g，地龙8g；痰热腑实型治以泄热、涤痰开窍为主，药用生大黄、胆南星、瓜蒌各10g，桃仁、郁金、厚朴各12g，丹参25g。结果表明观察组总有效率93%，优于对照组的80%（$P < 0.05$）。

### （二）病证结合治疗原发性肝癌

林龙等认为Ⅰ期、Ⅱ期原发性肝癌此时多为单发肿瘤，伴或不伴脉管侵犯，或多发肿瘤直径均≤5cm，肝癌病灶较小，没有淋巴、血道转移，此期多为邪实甚而正气尚存，可辨证选用膈下逐瘀汤、化积丸、莲花清肝汤等方加减，辨病用药可选七叶一枝花、半枝莲、莪术、土鳖虫等药。中成药可选大黄䗪虫丸、西黄丸、榄香烯注射液、亚砷酸注射液、华蟾素注射液等，以攻邪为主，辅以扶正防

攻邪伤正。Ⅲ期原发性肝癌此时多发肿瘤任一直径＞5cm，或侵犯门静脉、肝静脉主要分支，或直接侵犯邻近器官，或穿透脏层腹膜，尚无区域淋巴结转移。此时，肿瘤无淋巴结转移、血道转移的证据，主要以局部侵犯为主，多为邪正交争，常见肝热血瘀、肝郁脾虚证，中医治疗上宜攻补兼施，补虚散结，可辨证选用一贯煎、逍遥散、茵陈蒿汤、小柴胡汤等，肿瘤消耗过大者可合用补益剂。辨病用药可选半夏、八月札、龙葵、茵陈、仙鹤草。中成药可选安康欣胶囊、槐耳颗粒、康艾注射液等，扶正攻邪并重，辨证施治。Ⅳ期原发性肝癌此时有远处转移，肿瘤负荷较大，甚至出现恶病质。中西医皆认为预后多不佳，治疗策略上以姑息治疗为目标，患者多肝肾阴虚，可选用滋肾养肝饮。中医学认为，肿瘤转移的原因为痰毒流注，同时患者正气已虚，邪气亦盛，应注重整体功能的维护，故治疗选八珍汤、补中益气汤、生脉散、二至丸，可选枸杞子、白术、白芍、墨旱莲、女贞子、龟甲、黄芪、薏苡仁。中成药可选鳖甲煎丸、肝复乐片、复方鳖甲软肝片、康莱特注射液等，以扶正为主，辅以攻邪以扶正助邪。

### （三）病证结合治疗慢性胆囊炎

黄克明结合病程时间、B超影像、症状、体征、舌脉等，将74例慢性胆囊炎患者临床辨证分为3型：肝胃不和型、肝阴不足型、肝胆瘀滞型。肝胃不和型采用疏肝和胃利胆法，处方：柴胡12g，茵陈30g，郁金10g，白芍12g，白术12g，木香5g，香附10g，枳壳10g，金钱草30g，山楂12g，鸡内金10g。临症加减：胁痛甚加延胡索15g，金铃子10g；口苦便秘加生川军10g，焦山栀10g；口干乏力加沙参12，麦冬10g。肝阴不足型采用柔肝滋阴利胆法，处方：北沙参30g，生地黄10g，麦冬10g，枸杞子15g，玫瑰花10g，佛手花10g，柴胡12g，茵陈30g，忍冬藤30g，蒲公英30g，金钱草30g，焦山楂10g。临症加减：肢倦乏力加太子参12g，党参12g；胃纳不佳加鸡内金10g，谷芽、麦芽各30g；头晕目眩加菊花10g，钩藤15g。肝胆瘀滞型采用益气活血利胆法，处方：黄芪30g，党参20g，柴胡12g，茵陈30g，桃仁10g，丹参30g，川芎10g，地鳖虫10g，白芍12g，元胡10g，金钱草30g。临症加减：腹胀明显加枳壳10g，香附10g；便秘加生川军10g，枳实10g；胃纳不振加白术10g，谷芽、麦芽各30g。对照组52例给予胆维他和熊去氧胆酸治疗，疗程均为2个月。结果治疗组与对照组总有效率比较差异有显著性意义（$P < 0.05$）；肝胃不和型总疗效优于肝胆瘀滞型（$P < 0.05$）。提示病证结合辨治及早期治疗慢性胆囊炎有较好疗效。

## （四）病证结合治疗慢性阻塞性肺病急性加重期

焦扬等通过对 59 例慢性阻塞性肺病（COPD）患者进行前瞻性横断面临床调查发现，急性加重期脾气虚证者占 88.1%。肺失宣降，治节无权；脾失运化，水津失布；肾阳不足，气化不利。气不行津，则痰浊内生，痰饮阻肺，可使气机升降受阻，治节失司，"久病必瘀"，使血运不畅，瘀血内生，最终使痰饮、瘀血、气滞三者交阻，愈壅愈滞。因此，针对气滞、血瘀、痰阻三者的不同偏重，予以相应的辨证论治。偏于气机不畅者，可予以陈皮、紫菀、三拗汤宣肺行气；偏于痰浊内盛者，可予以瓜蒌薤白散、二陈汤、温胆汤等涤痰利气，解痰水之壅。

何成诗等应用健脾清肺化痰方发现可明显改善 COPD 患者急性加重期的咳嗽、咯痰等症状及动脉 $PaCO_2$ 水平。对于 COPD 患者晚期出现水道不利时，应加用五苓散合防己黄芪汤或真武汤等方剂通阳利水；偏于血瘀者，强调心肺同治，可加用桃红四物汤、血府逐瘀汤等方药；因"气血相关"，可酌加理气之品，使气行则血行。"肺与大肠相表里"，大肠实热，传导不畅，腑气不通，使肺气壅塞，失于肃降，出现胸满喘咳之症。若肺气得宣，则腑气通，肺气自降，有助于改善患者咳、喘、痰症状。

## （五）病证结合治疗系统性红斑狼疮血液系统损害疾病

胡丹把 60 例系统性红斑狼疮血液系统损害疾病的患者分为两组，对照组患者采用波尼松、维生素 $B_{12}$，选择性选用叶酸、达那唑和铁剂来治疗，实验组患者则选用激素的中药疗法，在六味地黄汤的基础上根据患者的临床症状辨证治疗，气血两虚用芍药甘草汤及当归补血汤加减；阴虚火旺用二至丸及青蒿鳖甲汤加减；血瘀阻滞用桃红四物汤加减；血瘀热壅用清营汤加减。根据两组患者在治疗时和结束治疗后 6 个月的体征、临床症状、血常规、大便常规、尿常规、心电图等指标的情况对比，从而分析出两种治疗方法的临床效果。经过细致观察和随访后发现实验组患者的总有效率高于对照组；实验组患者的临床症状改善情况显著优于对照组；实验组患者的 HGB、WBC、PLT 等明显优于对照组。以上结果组间比较差异有统计学意义（$P < 0.05$）。病症结合治疗方法在系统性红斑狼疮血液系统损害疾病上的临床效果显著，能够有效改善患者临床症状，促进患者体征和各项临床指标的改善，值得临床推广。

## （六）展望与不足

综上所述，目前中医证候临床研究在中医理论基础上，借鉴现代学科的最新进展，在证候规范化及揭示证候本质方面，已取得一定成绩。将中医证型与临床上一些指标或者检查相结合进行分析，既能促进中医对疾病的辨证分型标准化、客观化，又能拓宽现代医学的研究领域，还能通过中西医结合诊断达到提高临床疗效和延长患者生命的目的。因此中医证候的临床研究对于临床疾病的诊断具有重要的意义。中医证候的临床研究丰富了临床对疾病的诊断方法，使人们对疾病的认识更加深入，加上中医辨证施治的原则，对于临床用药有很强的针对性，对疗效也有很大的提升。

与此同时，证候研究中也存在较多争议，诸如中医证候研究是在尚未规范化的基础上进行的，如证的定义混乱、证名不规范、诊断标准不规范等，因此相关研究的可信度较差，影响科研的可重复性。样本量小，也在很大程度上限制了中医证候临床的研究进展。

# 第二节 部分中医证候研究进展

## 一、肝郁证的宏观诊断标准与客观指标检测的初步探讨

### （一）宏观诊断标准的研究

通过文献研究得出本课题组的参考诊断标准：①胸胁作胀或痛；②精神抑郁；③烦躁易怒；④口苦；⑤胸闷；⑥善太息；⑦脉弦。以上 7 条同时具备 4 条或 4 条以上即可诊断。

对纳入研究的 77 例患者进行双重诊断，一为临床两名专家同时诊断，一为自拟参考诊断标准诊断。经计算两者的符合率为 86%，Kappa 值为 0.71，表明两者的一致性较好。

### （二）肝郁证自主神经功能的评估

眼心反射在肝郁组与非肝郁组间的差别具有统计意义，但非肝郁组的异常率高于肝郁组（$P < 0.05$）。皮肤划痕症、脉差试验、压差试验在三组间（肝郁、非肝郁、健康者）的差别无统计学意义。

### （三）肝郁证情绪状态的评估

与非肝郁组和健康者相比，肝郁证患者的焦虑自评量表（SAS）与抑郁自评量表（SDS）总标准分明显高于中国常模，三组相比较差异显著（$P < 0.01$），而非肝郁组和健康者的分值均在常模正常范围。肝郁组中，以 SDS 分值升高更为明显。表明肝郁证患者情绪异常表现为焦虑和抑郁同时存在，但以抑郁的表现更为明显。

### （四）肝郁证血清甲状腺激素的检测

与非肝郁组比较，肝郁组三碘甲状腺原氨酸（Triiodothyronine，T3）、四碘甲状腺原氨酸（Tetraiodothyronine，T4）、反三碘甲状腺原氨酸（reverse triiodothyronine，rT3）、TSH、T3/rT3 值均降低，但以上差异均无统计学意义（$P > 0.05$）。与健康受试者比较，肝郁组促甲状腺激素（thyroid stimulating hormone，TSH）和 T3/rT3 值升高。

## 二、阳痿病中医证候规范化及计量诊断研究

### （一）系统评价

本部分运用循证医学的方法对现代中医及中西医结合方法治疗阳痿的随机对照试验进行了 Meta 分析，结果显示在 1994 ～ 2003 年的所有临床试验文献中，共检索出符合条件的文章 4 篇，均为低质量的研究。本系统评价提示中医治疗阳痿与西医比较，疗效有显著性差异。

### （二）阳痿病的临床流行病学研究

阳痿在 40 岁之前随年龄增长而患病概率增大，阳痿患者中干部最多，其次为工人和知识分子，农民和无业人员最少。肝气郁结证和肾阳虚证是阳痿的两大主要证候要素，脾肾阳虚亦为重要证候。肝郁、阳虚、湿热和血瘀是阳痿发病的主要病机。

### （三）阳痿病中医证候计量诊断标准的研究

通过计算，各证候的诊断标准临界值分别为：湿热下注证 5.75 分，命门火衰证 6.25 分，肝气郁结证 9 分，心脾两虚证 5.5 分，惊恐伤肾证 3.5 分。293 例患者中能通过该方法辨为本研究所选定五个证型的仅为 124 例，其中 72.58% 能被诊断为单纯的一个证候，可见阳痿病证候相对简单，相兼证候不多。阳痿患者主要以命门火衰证为主，心脾两虚证和惊恐伤肾证最少。

### （四）阳痿病中医各证型与国际勃起功能指数表（IIEF-5）评分的相关性研究

研究结果显示，仅命门火衰证与其评分具有相关性（$P < 0.01$），可能是该量

表主要用于定量诊断疾病，对于中医证候适用性不强。

### （五）阳痿病中医各证型患者抑郁焦虑状态研究

研究显示，各中医证候与 SAS 和 SDS 量表标准分之间不具有相关性（$P >$ 0.05）。但因入选例数太少，结果不具有代表性。

## 三、围绝经期综合征中医证候规范化及计量诊断研究

通过百分位数计算文献研究结果，归纳总结出本研究围绝经期综合征（perimenopausal period syndrome，PPS）中医辨证分型为肾阳虚、肾阴虚、肾阴阳两虚、心肾不交、肝郁、心脾两虚。

### （一）PPS 中医证候计量诊断标准的研究

通过加权积分法得出 PPS 各证型的诊断标准临界值：肾阳虚证为 9.75 分，肾阴虚证为 9.25 分，肾阴阳两虚证为 4.5 分，心肾不交证为 6 分，肝郁证为 8.5 分，心脾两虚证为 7 分。临床研究 340 例 PPS 患者中，采用中医症状加权积分法辨证为以上 6 型者 156 例，其他证型者 184 例。同时通过两类判别分析，对 PPS 中医证候计量诊断进行探索性研究，得出 6 个证型的两类判别函数式，其误判率低，结果令人满意，能够辅助临床的定量鉴别诊断。

### （二）PPS 中医症状学量表的效度与信度评价

通过标准效度与重测信度检验，PPS 中医症状学量表经评价，其标准效度不高，但重测信度较高。

### （三）PPS 中医各证型与 Kuppermann 量表（kuppermann scale，KS）的相关及回归研究

KS 总积分与 PPS 的肾阴虚证（$P < 0.01$）、肾阴阳两虚证（$P < 0.01$）、肝郁证（$P < 0.001$）、心脾两虚证（$P < 0.01$）加权积分有相关关系。KS 各症状与肾阴虚证（$P < 0.01$）、肾阴阳两虚证（$P < 0.01$）、心肾不交证（$P < 0.01$）、心脾两虚证（$P < 0.01$）加权积分构成的回归方程成立，但拟合精度不高。

**（四）PPS 中医各证型与焦虑自评量表（self-rating anxiety scale，SAS）及抑郁自评量表（self-rating depression scale，SDS）之间的相关性研究**

PPS 患者各证型有情志改变，尤其在焦虑状态上，肝郁证和心肾不交证患者多见。SAS 标准分与除肾阳虚外的其他各证型加权积分有相关关系（$P < 0.01$），SDS 标准分与肾阴虚证（$P < 0.01$）、肾阴阳两虚证（$P < 0.01$）、心肾不交证（$P < 0.05$）加权积分有相关关系。

## 四、脂溢性脱发病中医证候规范化与客观指标的相关性研究

### （一）脂溢性脱发病的临床流行病学研究

脂溢性脱发的年龄分布主要集中在 20 ～ 40 岁，占总例数的 87.27%，这与本病主要发生于中青年人是一致的。脂溢性脱发患者高等文化程度以上者占85.46%。职业上以专业技术人员、办事人员最多。脂溢性脱发的程度并不一定随着年龄的增加而日益加重，这或许与 40 岁以上患者就诊率偏少有关。脾胃湿热和肝肾不足是脂溢性脱发的两大主要证候。

### （二）中医证候计量诊断标准的研究

各证候的诊断标准临界值为：脾胃湿热证 8.25 分，血热风燥证 6.5 分，肝肾不足证 6.75 分（其中肝肾阴虚证单独计算，其临界值是 6.5 分）。110 例患者中能通过症状加权积分法辨为本研究所选定 3 个证型的为 43 例，其中 38 例仅能被诊断为单纯的一个证候。

### （三）脂溢性脱发病中医各证型患者抑郁焦虑状态研究

SAS、SDS 分别用于评定病人的焦虑、抑郁状态，因使用简便，应用颇广。脾胃湿热证与 SDS 量表标准分之间不具有相关性（$P > 0.01$），而血热风燥证、肝肾不足证与 SDS 量表标准分之间具有相关性（$P < 0.05$）。

### （四）脂溢性脱发病中医各证型与微观指标的相关性研究

各中医证候与睾酮（Testosterone，T）、雌二醇（Estradiol，E2）、孕酮（Progesterone，P）、E2/T 值之间不具有相关性（$P > 0.01$）。T 值在脾胃湿热和肝

肾不足两证之间比较有显著性差异；E2/T 值在脾胃湿热和肝肾不足两证之间比较也有显著性差异。

### （五）脂溢性脱发病一般性问卷的调查研究

该病有碍容貌，影响美观，使许多患者处于负性情绪状态；部分患者有贪吃甜品、辛辣刺激之物，喝酒，抽烟等生活习惯。

## 五、抑郁症中医证候诊断标准研究

### （一）进行隐变量分析，确定证 – 症对应关系及症状的权重

根据"抑郁症中医证治规律研究"专家问卷（全国 92 个抑郁症中医和中西医结合专家意见的汇总），将原来的证型拆分为单证（心血虚、脾气虚、肝郁、痰），建立证 – 症对应关系初始模型。根据肝郁证文献研究，加入"口苦"因子；将精神症状及其他原未纳入的症状逐步纳入模型，增加"火"因子。验证并修正证 – 症对应关系初始模型，确定最终模型，同时以标准化通径系数作为症状的权重。

### （二）类 ROC 曲线法确定诊断临界值

取各单证积分最大值的不同比例作为临界值。以 0 个单证的百分比为假阴性率，那么，灵敏度 =1– 假阴性率；以 4 和 5 个单证的百分比为假阳性率。用上数据做类 ROC 曲线图，以"积分最大值的 35%"为最佳临界值，从而确定各单证积分的诊断临界值。

### （三）抑郁症的证候学及精神症状的研究

抑郁症各单证中脾气虚证的发生率最高，其次是肝郁证、心血虚证、火证，痰证发生率最低。由此可知，肝郁、脾气虚、心血虚是抑郁的主要病机。通过隐变量分析：强迫症状、人格或现实解体由痰所致；自卑、有罪感、绝望感、思维迟缓、运动迟缓、情绪抑郁由肝郁所致；焦虑、偏执、自知力异常、易惊胆怯、激越（烦躁）、善悲易哭由心血虚所致；注意障碍、记忆障碍（健忘）由脾气虚所致；疑病、易激惹（易怒）属火。

## 六、乳腺增生病肝郁气滞证心理应激及内分泌的相关性研究

### （一）心理应激研究

通过从心理应激角度对乳腺增生病进行中医证候的研究，认为乳腺增生患者属于肝郁气滞证者较多，年龄、生活事件评分可以为乳腺增生病中医辨证分型提供客观依据。通过从心理应激角度对乳腺增生病进行肝郁气滞证的研究，认为年龄、生活事件评分、应付方式评分均可以作为肝郁气滞证分级的客观指标，可以为揭示肝郁证候演变规律提供依据，为准确辨证用药提供依据。

### （二）内分泌激素研究

通过对乳腺增生病肝郁气滞证内分泌激素的研究，认为睾酮（Testosterone，T）可以为乳腺增生病肝郁气滞证辨证分型提供客观依据（$P < 0.01$）。通过对乳腺增生病肝郁气滞证不同分级内分泌激素的研究，认为催乳素（prolactin，PRL）可以为肝郁分级提供客观依据（$P < 0.05$）。

### （三）心理应激（应付方式评分、生活事件评分）与内分泌激素的相关性研究

乳腺增生病的发生和发展与心理应激有关，40 岁以下患者乳腺增生病与情志因素的关系更密切。通过对乳腺增生病肝郁气滞证与非肝郁气滞证进行内分泌激素、心理应激评分的相关性研究，认为肝郁证与中枢神经对情绪调节功能异常密切相关。通过对肝郁气滞证不同分级进行内分泌激素、心理应激评分的相关性研究，认为肝郁程度加重，心理应激是其重要因素，同时引起内分泌不同程度的变化。催乳素（prolactin，PRL）可以作为临床肝郁分级的重要依据。

## 七、逍遥散方证相关的临床研究

在肝郁证研究的基础上，进行了逍遥散证的文献调研与 50 位全国知名专家对逍遥散证的咨询问卷（其中北京地区 20 名，广州中医药大学、黑龙江中医药大学各 15 名，专家涉及从事中医或中西医结合教学、科研与临床），经统计分析，制定了逍遥散证的症状学量表，其主要症状为：头晕、头痛、头目昏沉、心情烦躁、

心烦、胸胁胀闷、胸闷、两胁胀痛、腹胀、乳房胀痛、倦怠乏力、善太息、口苦、口干、失眠、纳呆、便溏、苔白、舌质红、面色萎黄、心悸，将症状进行了等级量化，分别为正常（0）、轻度（2）、中度（4）、重度（6）。

结合计量诊断学、医学统计学、临床流行病学/DME、心理量表及生理生化指标，病证结合、方证对应，探索逍遥散方证的宏观与微观相结合的疗效评价指标。在两家医院开展临床随机对照试验，将试验组（逍遥丸药物治疗组）与对照组（知柏地黄丸药物治疗组）的受试患者58人随机分为2组，疗程4周。治疗前后分别检测受试者外周血单胺类神经递质（高效液相结合电化学法检测）、免疫功能指标。对整体单项变量、不同年龄段、不同性别分别进行Wilcoxon检验，并进一步进行主成分分析、各项指标对主成分的标准化贡献系数、综合疗效评价分析，结果表明试验组总疗效与对照组总疗效相比，外周血β-内啡肽、肾上腺素、多巴胺等指标有非常显著差异，提示这些微观指标可作为逍遥散方证治疗前后疗效评价的客观指标。

上述研究在古今文献调研、专家问卷的基础上，制定了肝郁证临床诊断参考标准：①胸胁作胀或痛；②精神抑郁；③烦躁易怒；④口苦；⑤胸闷；⑥善太息；⑦脉弦。以上7条同时具备4条或4条以上即可诊断。同时，对肝郁证"中医症状学量表"的效度与信度进行了评价。

运用循证医学的方法对中医药治疗勃起功能障碍（erectile dysfunction，ED）、围绝经期综合征（perimenopausal period syndrome，PPS）、抑郁症等疾病的临床随机对照试验的中文文献进行了系统评价和Meta分析。结果表明研究中可能存在阳性发表偏倚，提示中医药治疗上述疾病可能具有一定的疗效与应用前景，值得中医药临床研究者设计良好的多中心、随机、平行对照的临床试验进一步验证，旨在提供循证医学最佳证据。

在北京同仁医院、北京中医药大学东方医院、北京中医药大学东直门医院、北京安定医院、北京中医医院、北京大学第六医院、北京铁路总医院、河南省中医院、北京燕山石化职工医院等医院共收集临床患者1535例，开展ED、PPS、抑郁症、乳腺增生病、脂溢性脱发等病证（肝郁证）结合的临床研究，探讨了上述疾病中医肝郁证候的计量诊断，中医证候分别与国际勃起功能指数表（IIEF-5）、Kuppermann量表、汉密尔顿抑郁（HAMD）量表、生活事件量表、焦虑/抑郁自评量表（SAS/SDS），神经内分泌指标包括三碘甲状腺原氨酸（T3）、四碘甲状腺原氨酸（T4）、反三碘甲状腺原氨酸（rT3）、促甲状腺激素（TSH）、睾酮（T）、雌二醇（E2）、孕酮（P）、催乳素（PRL），以及自主神经功能状态的相关性研究。

基本摸清了上述疾病的证候规律、肝郁证计量诊断及其病理生理基础，为中医肝郁证候诊断及其疗效的评价提供了客观依据。

在中医症状权重、中医证候计量诊断数学模型建立过程中，进行了如下方法学探讨：①新的中医症状加权积分法：在传统 Delphi 法的基础上加以改良，计算某症状在某证候中的积分除以该症状在各证候中积分的总和，以此比值为该症状在诊断该证候时的权重系数。②把隐变量分析首次引入中医证候学研究：症状可以直接测量属显变量，而证候不能直接测量属隐变量，之后进行数据的分析、处理，并以此建立中医症 – 证复杂关系的模型。

本研究较好地解决了中医症状轻重程度的量化分级，中医症状在证候诊断中依据主次赋予不同权重的贡献度；对中医证候数据挖掘过程中引入隐变量分析的数学模型，可以较好地处理症 – 证复杂的非线性关系。基本摸清了上述疾病的证候规律、肝郁证计量诊断，为深入开展中医肝郁证候诊断及其疗效的评价标准提供了依据。

## 八、老年动脉硬化性闭塞症（ASO）常见中医证候计量诊断方法研究

动脉硬化性闭塞症是当今中老年人最常见的周围动脉疾病，是全身性动脉粥样硬化在肢体的局部表现。病变部位多累及四肢动脉，以下肢动脉最常见，临床表现主要有间歇性跛行、寒冷、静息痛、肢体营养障碍，甚至溃疡或坏疽等。本病常伴发冠心病、高血压、脑血栓和糖尿病等，早期发病多呈隐匿性，后期可出现肢体坏疽，临床有着较高的致残率和病死率。本课题通过调查北京某地区 60 岁以上居民 ASO 患病情况，对 ASO 常见中医证候宏观诊断标准进行计量鉴别诊断研究。

建立 ASO 证候指数计量鉴别诊断表，制定 ASO 常见中医证候的诊断临界值。通过流行病学调查，收集 ASO 病人证候资料，用指数和法建立 ASO 证候指数计量鉴别诊断表做定量鉴别诊断；用指数和临界值法做定量诊断，用百分位数法确定 ASO 证候的诊断临界值；通过回代性检验和前瞻性检验，分别对指数和法、指数和临界值法进行评价。

### （一）病例诊断标准

参照 1995 年 10 月中国中西医结合学会周围血管疾病专业委员会修订的诊断

标准：①发病年龄大多在 40 岁以上；②有慢性肢体动脉缺血性表现：麻木、怕冷（或灼热）、间歇性跛行、瘀血、营养障碍改变，甚至发生溃疡或坏疽；常四肢发病，以下肢为重；③踝肱动脉压指数（ankle brachial index，ABI）≤ 0.9；④常伴有高血压病、冠心病、高脂血病、糖尿病、脑血管动脉硬化等疾病；⑤排除血栓闭塞性脉管炎、大动脉炎、雷诺病、冷损伤血管病等其他肢体缺血性疾病。

### （二）中医证候标准

参照 1990 年中国中医药学会外科脉管专业委员会制定的标准。

脉络寒凝证：患肢发凉、麻木，酸胀，疼痛，间歇性跛行。患肢局部皮肤温度下降。皮肤颜色正常（或苍白或苍黄），大中动脉搏动正常或减弱，舌质淡紫，舌苔白润，脉弦紧。其中，发凉、间歇性跛行是主症。

脉络血瘀证：患肢发凉、麻木，酸胀加重，持续性疼痛，夜间加重，间歇性跛行严重。皮肤可呈紫暗色或见紫褐斑，趾（指）甲增厚、变形，生长缓慢，汗毛稀少，或肌肉萎缩。大中动脉搏动减弱或触不清，舌质青紫，有瘀点或瘀斑，苔白润，脉沉紧或沉涩。静息痛、皮色紫暗及舌脉是诊断要点。

脉络瘀热证：患肢酸胀麻木，烧灼疼痛，遇热痛甚，遇凉痛缓，夜间痛剧。皮肤可呈紫红色，干燥、脱屑，光薄或皲裂，趾（指）甲增厚、变形，生长缓慢，汗毛稀少或脱落，肌肉萎缩。大中动脉搏动减弱或触不清，舌质红或绛，苔黄，脉沉涩或细涩。其中，患肢出现烧灼、疼痛，遇热痛甚，遇凉痛缓是主症。

脉络热毒证：患肢局部皮肤紫黑，溃破，脓水恶臭，腐肉不鲜，疼痛难忍，夜间痛甚，腐溃可很快蔓延至小腿及小腿以上。范围渐见增大，并深至筋骨，患部严重营养障碍。严重者伴有发热，口渴喜冷饮，大便秘结，小便短赤。大中动脉搏动减弱或消失，舌质红绛有裂纹，苔黄燥或黄腻，脉弦细或滑数。其中，患肢出现溃疡、坏疽是主症。

### （三）制定常见中医证候量表

将中医辨证标准中 4 种常见证候出现的所有症状、体征分为无、有两项，分别赋予 0、1 分，制定供临床调查用的 "ASO 中医证候评定量表"（见文后二维码附表 3.2.1）。

### （四）踝肱动脉压力指数（ankle brachial index，ABI）检测

英国亨立特 RD2 血管检测仪（Huntleigh Rhea Dopplex2）的检测方法：患

者安静休息 10 分钟，平卧位测量双侧肱、踝动脉血压，测量患者臂、踝围，根据血压测量标准选择合适的袖带。肱动脉测量部位为双侧肱动脉，将多普勒探头置于袖带下方 2 厘米肱动脉搏动处，探头通过耦合剂与皮肤轻轻接触，探头与皮肤夹角在 60 度左右，采集到血流声音信号后，手动充气至收缩压 20mmHg（1mmHg=0.133kPa）以上，以 2mmHg/ 秒的速度缓慢放气，出现血流声音信号时读取读数，间隔 1～2 分钟，连续 3 次测量后取平均值，得到该侧肱动脉收缩压，测量单位 mmHg。踝动脉测量部位为双侧足背动脉，将多普勒探头置于足背动脉搏动处。足背动脉消失的患者测量胫后动脉收缩压，方法同上。ABI 的计算：双侧踝动脉收缩压的最小值 ÷ 双侧肱动脉收缩压的最大值。

### （五）主要研究结果

#### 1. 指数和法定量鉴别诊断

条件概率（conditional probability）：按参照标准诊断的某种证候的人群中，出现某个指标水平的概率，记为 $P(S_{ij}/D_i)$。其中 $D_i$ 代表某种证候，$S_i$ 代表某项指标，$S_{ij}$ 代表第 $S_i$ 项指标的第 $j$ 个水平。指数（index）：记为 $I(D_i/S_{ij})$。代表已知某个指标水平的条件概率时，可以换算为某种证候的单项诊断指数，它是指数表达方式。条件概率与指数的换算表：根据条件概率与诊断指数之间的对应关系，即 $I(D_i/S_{ij})=[lgP(S_{ij}/D_i)+1]×10$，可以换算成"诊断指数表"。

#### 2. 建立 ASO 证候指数计量鉴别诊断表

将 179 例 ASO 患者随机分为模型组与验证组，模型组用于建立 ASO 证候量化诊断模型，验证组用于量化诊断模型的前瞻性检验。分别计算模型组中 3 个证候（$D_i$）51 项症状指标（$S_i$）的各子项（$S_{ij}$）的条件概率 $P(S_{ij}/D_i)$，然后将概率 $P(S_{ij}/D_i)$ 换算成指数值，即成为 ASO 证候指数计量鉴别诊断表。

#### 3. 以脉络寒凝证为例

在 85 例患者中，指标 S11（年龄 60～64 岁）有 21 例，其条件概率 P=21/85=24.71%，对应的指数 I 值 =4；指标 S12（65～69 岁）有 19 例，其条件概率 P=19/85=22.35%，对应的指数 I 值 =3；指标 S13（70～74 岁）有 29 例，其条件概率 P=29/85=34.12%，对应的指数 I =5；指标 S14（75～79 岁）有 8 例，其条件概率 P=8/85=9.41%，对应的指数 I 值 =0；指标 S15（80 岁以上）有 8 例，其条件概率 P=8/85=9.41%，对应的指数 I 值 =0。指标 S21（无患肢发凉症状）有 35 例，其条件概率 P=35/85=41.18%，对应的指数 I 值 =6；指标 S21（有患肢发凉症状）有 50 例，其条件概率 P=50/85=58.82%，对应的指数 I 值 =8。依此方法，

中医证候研究

分别计算出其余 49 项指标的各子项的条件概率 P，换算成指数 I 值，即可建立 ASO 脉络寒凝证候指数计量鉴别诊断表。用同样的方法，可以建立脉络血瘀证与脉络瘀热证的指数计量鉴别诊断表。

临床应用时，只需将各个症状指标水平代入上述诊断指数表，分别计算出各证的指数和（I（Di/S）），代数和最大者即为该证候的诊断。

举例：某 ASO 患者，65 岁，下肢麻木疼痛、怕冷，皮肤有紫褐斑，足背动脉搏动减弱，趾甲增厚，汗毛稀少，皮肤干燥，舌淡，苔白，脉弦细。

该患者 65 岁对应的指标水平为 S12，指数 I 值分别为 3、3、1；患肢麻木的指标水平为 S32，指数 I 值分别为 7、6、8；患肢怕冷的指标水平为 S22，指数 I 值分别为 8、8、6；患肢疼痛的指标水平为 S52，指数 I 值分别为 –3、5、4；皮肤有紫褐斑的指标水平为 S112，指数 I 值分别为 –2、3、0；足背动脉搏动减弱的指标水平为 S212，其指数 I 值分别为 10、10、9；趾甲增厚的指标水平为 S142，指数 I 值分别为 6、7、6；汗毛稀少的指标水平为 S172，指数 I 值分别为 7、7、7；皮肤干燥的指标水平为 S262，指数 I 值分别为 10、10、9；舌淡的指标水平为 S372，指数 I 值分别为 10、0、0；苔白的指标水平为 S422，指数 I 值分别为 10、3、0；脉弦细的指标水平为 S512，指数 I 值分别为 0、0、1。其余 39 项指标水平均按"无"处理，依上述方法分别找出对应的指数 I 值，最后计算出该患者 3 个证候所有指数 I 值的总和，指数和最大值对应的证候即为该患者的证候诊断。

指数只是条件概率的转换值，它的方便之处是各症状的指数可以相加，得到指数之和，可以用作计量鉴别诊断。

指数和临界值法定量诊断：由于指数和法是用作计量鉴别诊断，不是直接的预测概率（验后概率），如要直接做概率诊断，就需制定指数和的诊断临界值（诊断阈值或诊断门槛），称为指数和临界值法。

具体步骤是先分别计算出 3 个证候中每个证候的每个病例的指数之和，再以各病例指数之和作为分析变量 X，调用 SAS9.1 统计分析软件的统计描述语句计算出百分位数，按照非正态分布或不明分布定量数据的 95% 医学参考值范围制定方法，取单侧下限值，即第 5 百分位数 P5 作为指数之和的诊断临界值（诊断阈值或诊断门槛）；凡是某病例某证候的指数之和≥指数和的诊断临界值，就可以诊断为该证候。

脉络寒凝证的指数和临界值，用统计软件运算结果如下：正态检验 W=0.77，$P < 0.0001$；D=0.17，$P < 0.01$。推断本组数据属严重偏态分布。第 5 位百分位数（P5）=426；脉络寒凝证指数和 95% 下单侧临界值为 426，即 426 为该证候的

诊断阈值或诊断门槛。脉络血瘀证的指数和临界值为第 5 百分位数（P5）=404；脉络血瘀证指数和 95% 下单侧临界值为 404，即 404 为该证候的诊断阈值或诊断门槛。脉络瘀热证的指数和临界值为第 5 百分位数（P5）=406，脉络瘀热证指数和 95% 下单侧临界值为 406，即 406 为该证候的诊断阈值或诊断门槛。

指数是条件概率的转换值，指数和是各症状指数相加的总和，它可以用作计量鉴别诊断。指数和法的应用条件是：证候的宏观指标定性组合的诊断标准已知，作为参照标准；上述宏观指标制成量表，得到各指标的不同量化值作为水平，以指标的若干个水平作为待研究的变量，宏观指标也可以简单地只分为"是、否"两个水平；以微观指标作为待研究的变量；各个指标都必须是数值型变量；样本含量的估计按照证候的流行病学横断面调查。

ASO 证候的诊断阈值（或诊断门槛）与"金标准"诊断对比，其符合率分别为：脉络寒凝证 95.31%、脉络血瘀证 95.92%、脉络瘀热证 100%，总符合率为 95.83%。利用指数和法作计量鉴别诊断，建立的 ASO 证候指数计量鉴别诊断表经模型组回代检验，符合率 97.93% ～ 100%；经验证组前瞻性检验，符合率 97.39% ～ 99.13%。表明指数和法与指数和临界值法可以用于中医证候的量化诊断研究，建立的诊断模型具有良好的诊断效能和临床实用价值。

利用阈值诊断可最大限度避免诊断中的主观因素，为证候量化诊断提供更为科学的解决方法。建立阈值的方法有逐步线性回归分析、百分位数法、最大似然判别法和参考值估计法等。本研究采用百分位数法，按照非正态分布或不明分布定量数据的 95% 医学参考值范围制定方法，取单侧下限值，即第 5 百分位数（P5）作为指数之和的诊断临界值（诊断阈值或诊断门槛），经回代检验和前瞻性检验，结果显示均有较好的灵敏度和特异度。

## 九、新疆克孜勒苏柯尔克孜自治州不同民族慢性阻塞性肺疾病的中医证候及其与西北燥证关系的研究

周铭心教授提出西北燥证是发生于以新疆为代表的西北地区，以感受燥邪为主要病因，以口鼻、咽喉、肌肤干燥和干咳、烦躁等各种不适症状为特征的一组中医证候。本研究总结慢性阻塞性肺疾病在新疆克州地区不同民族、性别、年龄阶段、发病阶段以及罹患西北燥证的慢性阻塞性肺疾病患者的发病情况，探讨新疆克州地区慢性阻塞性肺疾病患者的病因病机、证候情况与西北燥证的联系。

## （一）诊断标准

西医学诊断标准参照美国国家心肺血液研究所（NHLBI）和世界卫生组织（WHO）共同发表的《慢性阻塞性肺疾病全球倡议》，以及中华医学会呼吸病学分会慢性阻塞性肺疾病学组慢性阻塞性肺疾病诊治指南（2013年修订版）。

根据王永炎主编的全国统编教材《中医内科学》和《中华人民共和国国家标准中医临床诊疗术语—证候部分（GB/T16751，2-1997）》对患者进行辨证分型，共分为风寒犯肺证、外寒内饮证、风燥伤肺证、风热犯肺证、肝火犯肺证、痰湿蕴肺证、痰热郁肺证、痰瘀阻肺证8种类型。

## （二）纳入标准

①年龄为40～80岁的患者；②符合慢性阻塞性肺疾病的诊断标准，用支气管舒张剂后FEV1／FVC＜70%，FEV1占预计值的百分比≥80%为轻度患者，记为Ⅰ级；FEV1占预计值的百分比≥30%且＜50%为中度患者，记为Ⅱ级；FEV1占预计值的百分比≥50%且＜80%为重度患者，记为Ⅲ级；FEV1占预计值的百分比＜30%为极重度患者，记为Ⅳ级。临床表现为慢性咳嗽、咳痰、气短或呼吸困难等慢阻肺的标志性症状特征，以及喘息和胸闷等症状特征，另外有全身性症状特征的较重患者。③慢性阻塞性疾病急性加重期和稳定期的患者全部纳入该研究。

## （三）排除标准

①发热患者，即腋下体温＞37.3℃。②急性气管－支气管炎患者，合并有肺炎、支气管肺炎、肺结核、肺癌或其他肺部疾病者；合并有糖尿病，消化道溃疡，心血管、肝、肾和造血系统等严重原发性疾病；精神病患者。③有食物或药物过敏史者。④妊娠或准备妊娠以及哺乳期妇女。⑤怀疑或确认有酒精依赖、药物滥用病史，或者根据研究者的判断，具有降低入组可能性或使入组复杂化的其他病变情况。

## （四）主要研究结果

汉族、维吾尔族、柯尔克孜族3个不同民族的慢阻肺患者在总体上无差异，在慢阻肺急性加重期和稳定期两个阶段也无差异，汉族患者西医症状积分最低，其次是维吾尔族患者，最后是柯尔克孜族患者。然而对比不同民族的中医症状积分情况可知，维吾尔族积分最低，其次是汉族，最后是柯尔克孜族。

在 40 ～ 70 岁年龄段患者中，从总体上看是女性人数多于男性，急性加重期也是女性患者人数多于男性；50 ～ 60 岁稳定期阶段，男性患者人数多于女性；70 ～ 80 岁以上的年龄段，则为男性患者人数多于女性，70 ～ 80 岁阶段的急性加重期则女性患者人数多于男性。对比西医积分和中医积分可知，男性和女性之间无差异，但急性加重期和稳定期都是男性患者积分大于女性患者。从肺功能分级方面可知，肺功能 I 级、II 级和 IV 级为女性患者人数多于男性，III 级则男性患者人数多于女性。故对比男性和女性的发病情况可知，女性发病的年龄段比男性较早，而且发病人数较多。

### （五）主要结论

西北燥证是新疆等西北地区的特殊证候，对人体健康有着极大的影响。同时，慢阻肺也是新疆的高发疾病，西北燥证对于慢阻肺患者存在着一定程度的影响。由于患者个人体质的不同，西北燥证不仅与中医证候之间存在着多数的正相关性，也有少许的负相关性。

新疆地区气候以干燥为主，并且风气盛行，寒热交替极为明显，故风寒、风热、风燥并行。新疆克州地区慢性阻塞性肺疾病患者女性高于男性，罹患西北燥证的慢性阻塞性肺疾病患者男性高于女性。但不同民族男性与女性之间却有着各自的差异。

COPD 急性发作期女性患者高于男性患者；稳定期男性患者高于女性患者；女性发病比男性早；但是随着年龄的增加，男性发病比女性多。COPD 不同证候之间有着民族的差异，总体以柯尔克孜族患者最多，与新疆克州居民以柯尔克孜族为主有一定的关系，新疆克州干旱寒冷，致使 COPD 患者的证候复杂，辨证虽以五类主证（外寒内饮证、痰瘀阻肺证、风热犯肺证、风寒犯肺证、肝火犯肺证）概括，但各种证候多兼有其他症状，而西北燥证与 COPD 的中医证候也有着一定的相关性。

### 十、台湾地区抑郁症患者中医证候分析及解郁醒脾方干预临床疗效研究

本研究病例来源于 2003 年 3 月至 2008 年 12 月林基石中医诊所就诊者中符合抑郁诊断标准受试者，在台湾地区抑郁症患者女性较男性常见，并以年轻人发病

率较高，高于大陆水平，丧偶人群比例偏高，学历较高者比例也偏高。

### （一）台湾地区抑郁症患者中医症状分布规律

在 687 名患者中，所有 19 个精神症状的平均出现频次为 530 次（占总调查人数的 77.20%）。其中出现最多的前 5 类精神症状依次为：精神抑郁 685 次，占 99.71%；神疲共 651 次，占 94.76%；注意力困难共 632 次，占 91.99%；悲观共 622 次，占 90.54%；烦躁共 614 次，占 89.37%。出现例数最少的是"动作迟缓"，为 343 次（占总调查人数的 49.93%）。53 个一级躯体症状的平均出现频次为 295 次（平均频率为 42.98%）。其中"睡眠质量"出现的频次最多，多达 676 次（频率达 98.40%），而"阳痿"出现的频次最少，仅为 51 次（频率为 7.42%）。最常见的 10 个躯体症状分别是：睡眠质量差、乏力、多梦、太息、心悸、易醒、头昏、胸闷、口干、早醒不睡。据统计，面色出现频次最多的为"萎黄"面色，145 次（频率为 21.11%）；最少为淡青，仅为 3 例（频率为 0.44%）。分析舌脉象，最多见淡红舌、嫩舌、薄苔、润苔、黏腻苔、白苔。脉象出现频率前 5 位的症状依次为：弦脉、细脉、沉脉、无力脉、数脉。研究中所收集一级躯体症状中共有 5 种疼痛症状，依据出现的频次依次为：头痛、腰痛、胸胁痛、四肢痛、腹痛。

### （二）台湾地区抑郁症患者中医辨证分型规律

通过证候名称规范化，在本研究的经验诊断中共出现证候名称 65 个。按临床诊断习惯统计，687 例病例资料中有主证、次证、兼证的患者 8 人（1.16%）；只有主证和次证的 34 人（4.95%）；只有主证的 637 人（92.71%）。经统计肝郁脾虚、肝气郁结、心脾两虚、肝郁化火四证为台湾地区抑郁症的主要中医主证型（频率＞5%）。其病例数依次为 178 例（频率为 25.91%）、135 例（频率为 19.65%）、51 例（频率为 7.42%）、39 例（频率为 5.68%）。心脾两虚（9 例，1.31%）、气滞痰蕴（8 例，1.16%）、心神失养（6 例，0.87%）、化热（3 例，0.44%）四证为台湾地区抑郁症常见的中医次证型。而脾肾阳虚（2 例，0.29%）、肝气郁结（1 例，0.15%）、气滞血瘀（1 例，0.15%）、气滞痰蕴（1 例，0.15%）、痰火内扰（1 例，0.15%）、心神失养（1 例，0.15%）等证为台湾地区抑郁症常见的中医兼证型。

### （三）解郁醒脾方的临床疗效研究

根据《中国精神障碍分类与诊断标准第三版》（CCMD-3）的诊断标准、中医内科学第六版诊断标准、临床疗效判断标准等，选择确诊为抑郁症的门诊患者，按照 1 : 1 比例由随机表随机分为两组，治疗组、对照组每组 30 人，选择西药氟西汀为对照药，治疗组治以解郁醒脾方。解郁醒脾方组成：柴胡 12g，夏枯草 15g，半夏 9g，香附 9g，苍术 6g，神曲 3g，茯苓 9g，迷迭香 15g，金丝桃 20g，兰香草 12g，白术 9g，钩藤 12g，当归 12g，甘草 6g。服用方法：10 倍高浓缩萃取中药颗粒剂，一日 20g，三餐饭前及睡前分服，另睡前加服 2 粒欧洲缬草胶囊 500mg。对照组予以口服氟西汀（由 Eli Lilly and Company Limited 生产），每日清晨服用一次，每次 20mg，疗程为用药 42 天。

研究结果：①中药治疗组临床治愈 3 例，治愈率为 10%；显效 13 例，显效率 53.33%；有效 12 例，有效率 93.33%；无效 2 例。对照组临床治愈 2 例，治愈率为 6.90%；显效 11 例，显效率 44.83%；有效 14 例，有效率 93.10%；无效 2 例。总体疗效两组无明显统计学差异；②治疗 1 周时，治疗组中医证候积分与治疗前对比已有明显差别，并随疗程延长而差异更趋显著。而对照组到第 4 周时积分才显示明显差别，至第 6 周时差异更为显著。③治疗 1 周后，与对照组相比较，治疗组 HAMD 总评分降低明显；第 2 周和第 4 周时两组差别更显著；第 6 周时对照组与治疗组的总评分水平无明显差异。治疗组治疗 1 周后与治疗前 HAMD 量表的总评分明显下降，并维持至疗程结束时；对照组治疗直至 4 周时与治疗前无明显差别，但治疗 6 周时，总评分明显下降。

解郁醒脾方是台湾地区民间祖传效方，于 1996 年从第六代传人之手收购，依据"逸者行之，结者散之，木郁达之"的治疗法则对该方稍做修改而成。方中柴胡入肝、胆两经，能疏肝解郁、升举阳陷，善治肝气郁结。香附为气病之总司，能疏肝理气、活血调经、解郁。迷迭香解肝郁气滞，改善紧张情绪、滞闷和嗜睡，能让患者活力充沛、心情愉悦、安神醒脑、增强脑部活动功能、强化神经系统、活化脑部细胞机能。半夏能走能散，能润能燥，和胃健脾，开肝郁，去痰结，湿去则土燥，令痰涎不生。夏枯草清肝火、散郁结、降血压。神曲辛散甘温，能消食化滞、健脾开胃、理气化湿。苍术理气汤中，健胃强脾，开郁除湿，能升发胃中阳气。白术补脾健胃、燥湿，滋养益气。茯苓归心、肺、脾三经，能健脾、安神、镇静、治心脾两虚。此四者为健脾培土之品，盖肝为木气，全赖土以滋培，若中土虚则木不升而郁，诸病因由而生。另抑郁症患者常伴有长期失眠、脑神经衰弱症，金丝桃能使患者"神清气爽"，而且在治疗抑郁症患者方面，它与抗抑郁的处方药帕罗西汀疗效相当，其优点为极少产生副作用。《素问》曰："胃不和则卧不安。"半夏和胃气，除痰结，而通阴阳，阴阳既通，其卧立至。钩藤专治肝风相火，善息风止痉、定惊痫、平肝清热，风静火息则诸证自除。钩藤、金丝桃、欧洲缬草、半夏四者能产生安定神经的协同作用。兰香草宽胸开郁，活血散瘀，理气行滞；与神曲、香附、苍术、迷迭香同为芳香解郁之品，能使气机通畅，升降合宜。当归活血养血，舒肝解郁。全方共奏疏解肝气郁滞、和畅脾胃枢机之功能。

# 第三节　中医证候计量诊断研究

计量诊断学（Quantitative Diagnostics）是在现有的诊断知识基础上，使用精确的数学（包括统计学）方法，建立诊断指标（症状、体征、实验室检查、器械检查等）与疾病之间的某种数学模型，通过一定的运算程序做出诊断的方法学。中医证候计量诊断（Quantitative Diagnosis of TCM Syndrome）则是以现有的中医证候（或证候要素）宏观辨证标准当作参照标准，建立中医四诊资料及/或西医客观检查指标与证候（或证候要素）之间的某种数学模型，通过一定的运算程序做出诊断的方法。

计量诊断不是依靠某位医师个人的专业知识和经验，而是综合分析以往诸多名家的丰富经验和医院积累的根据统一诊断标准确诊的大量病例，建立数学模型，使诊断更全面、客观，提高诊断的准确率。

20世纪50年代初，英国医生Nash FA制成一种装置，通过对比82个症状、体征的各种组合，能从337种可能发生的疾病中选出最似然的诊断。1961年，Warner等报道了Bayes定理可用于先天性心脏病的诊断，从此计量诊断开始兴起。20世纪70年代以来，随着计算机技术的普及和发展，又引入各种多元分析方法和多种数据挖掘算法。迄今为止，Bayes公式法（条件概率模型）、最大似然度法或计量诊断表法、多元回归分析法、判别分析法、聚类分析法、隐变量分析法、决策树分析法的概率分支（线段分支）的计算与临床检验决策分析的截断点计算、临床模糊逻辑和模糊计算、遗传算法、人工神经网络等许多智能新算法，已经或正在探索性地应用于西医和中医的诊断研究之中。

国内中医界学者，对高脂血症痰瘀证候的临床病症、中医心病气血证候、冠心病中医证候临床实验指标、脑动脉硬化症的中医四诊信息、中国古代医案、临床流行病学调查资料等，分别应用Bayes公式法、似然比指数法、判别分析法、Logistic回归分析法、聚类分析法、因子分析法、隐变量分析等统计分析及数据挖掘方法，进行计量鉴别诊断，对中医计量诊断研究的发展做出了有益的探索和贡献。

在进行中医证候计量诊断研究之前的先决条件是：必须首先确定统一的中医证候宏观诊断标准，这就要求先做证候规范化研究。

## 一、证候规范化研究的内容

### （一）证候概念的规范化研究

例如证与证候、证候与机体反应状态、证候与疾病本质、证候与机体系统、证候与综合因素、证候与现代属性等研究。

### （二）辨证模式研究

例如气血津液辨证、络病辨证、方证辨证、辨证与辨病结合、宏观微观结合的微观辨证、分步辨证、系统辨证等研究。

### （三）证候分类的规范化研究

### （四）证候命名的规范化研究

### （五）证候诊断标准规范化研究的可能路线

例如构建证候宏观诊断标准框架，证候宏观与微观结合的诊断标准，方证对应研究与证候诊断客观化研究，实验动物四诊客观化、标准化，建立辨证方法新体系如将证候分解为病性及病位证候要素。

## 二、证候宏观诊断标准研究方法

### （一）筛选症状范围、症状权重和主要、次要症状

首先进行古代和现代医案的统计分析及 / 或智能计算、专家调查问卷的统计分析和临床流行病学资料的调查分析，所得结果作为参考，为制定证候宏观诊断标准提供背景资料。

笔者推荐 Logistic 回归法作为基本统计分析模型。用前进法、后退法或逐步法筛选症状范围；用 OR 值作为症状权重；同样用 OR 值作为筛选主要、次要症状的根据，例如凡 OR 值 ≥ 5（强关联）的四诊条目列入主要症状，3 ≤ OR 值 < 5（中关联）的四诊条目列入次要症状，删除 OR 值 < 3（弱关联）的四诊条目。自变量是症状的有或无二值变量，应变量是证候的是或否二值变量，证候的诊断暂用各家作者自己引用的标准。样本含量估计为自变量条目（四诊条目）的 10 倍以上。病例的年龄范围应包括各年龄组，最好是连续就诊病例，只患本病而无其他并发症及合并症。

### （二）制定证候宏观诊断标准

证候宏观诊断标准应由专家人为制定。如果仅给予计算机无证候训练的、无年龄、性别偏倚的四诊资料样本，试图由计算机自动分出证候类型，则很难得到满意的结果。

制定证候宏观诊断标准应包括以下步骤：

①病 - 证结合的原则。例如慢性非细菌性前列腺炎 / 盆腔疼痛综合征的阴虚火旺证候。

②确定某病某证候的四诊条目范围。例如慢性非细菌性前列腺炎 / 盆腔疼痛综合征的阴虚火旺证候所能包含的中医四诊条目：腰膝酸软、会阴及小腹隐痛、失眠多梦……，共 16 条。

③确定主要症状和次要症状。例如主要症状：腰膝酸软、会阴及小腹隐痛、五心烦热……共 12 条；次要症状共 4 条。

④确定主要症状及 / 或次要症状的证候组合方。例如具备任意 3 条主要症状，或任意 2 条主要症状 + 任意 2 条次要症状等组合方式即可诊断，这种方法可以达到统一诊断标准。

通过上述步骤制定出证候宏观诊断标准之后，才能进行以下研究。

## 三、作为疗效评价指标的症状量化研究方法

症状和证候的量化是疗效评价的需要。症状量化的主要困难是同一条症状严重程度分轻、中、重的量化方法，目前有以下几种主、客观量化方法：

## （一）等比例线性量化（主观量化法）

同一条症状的轻、中、重分别赋予 1、2、3 分。问题是等比例是否合理。

## （二）不等比例非线性量化（主观量化法）

分别取 1、2、3 分的 1.5 次方。问题仍然以 1、2、3 分为基础。

## （三）比值比、条件概率或指数量化（客观量化法）

这是以出现频率为基础的量化方法。通过文献或流行病学调查资料分别统计症状严重程度轻、中、重的出现频率，即条件概率，然后转换为指数。出现频率作为量化根据的问题：同一条轻型症状的出现频率或指数（如 $I=4$）有可能大于重型症状（如 $I=2$），假如某个病例由治疗前的重症状减轻为治疗后的轻症状，即由 $I=2$ 变为 $I=4$，量化值不减反增，逻辑上出现问题。同样，用 OR 值作为量化值也是同样的问题，因为 OR 值（比值比）也是以出现频率为基础计算的。

## （四）10 厘米刻度量化法（客观量化法）

这是以症状的严重程度为基础的量化方法，严重程度不是由医生判断的而是由患者自己判断的。例如会阴部疼痛或不适，根据患者自己一生中的体会做对比，治疗前后在 10 厘米刻度线上各标记一个点，其刻度的差值就是该症状的疗效值。问题是舌象、脉象等体征的变化程度无法由患者自己的体会确定。

总之，笔者认为，以疗效评价为目的的症状量化，应该以症状严重程度为基础，最好不以出现频率为基础。像疼痛等症状的严重程度应该以患者自己的感受为根据进行量化，笔者推荐 10 厘米刻度量化法。对于肥胖、肝脏长度等体检发现的指标异常应用某种测量单位作为量化单位；脉象和舌象暂不划分轻、中、重度，只定性描述有或无（0 或 1 的二值变量），按定性资料选择疗效评价的统计分析模型。

以证候计量诊断为目的的微观指标处理，可以用出现频率（条件概率）为基础。

## 四、中医证候计量诊断方法

一旦制定出全国统一的证候宏观诊断标准，中医证候用微观指标，或者微观与症状结合指标的计量鉴别诊断就有可能实现。虽然有许多统计分析方法可供选择，但笔者仍然推荐判别分析法作为基本的统计分析模型。

判别分析（discriminant analysis）是在事先已有明确诊断或分类标准条件下的一种鉴别诊断或分类技术，用于临床鉴别诊断。计量诊断学就是以判别分析为主要基础迅速发展起来的一门科学。

判别分析的应用首先根据实际资料的个体类别，建立两个或多个判别函数。然后利用判别函数，鉴别诊断个体的类别。

判别分析的应用条件包括：①自变量（观测指标）须是数值型变量、相同的二分类变量或相同的等级变量。②应变量（类别）只能是计数资料（如二分类变量、多分类有序或无序变量）。③判别效果取决于训练样本的质量。④待判别的每类样本含量估计一般为观测指标数目的 5～10 倍。但至少需 50 例。

判别分析法常用 3 种类型，分别是两类判别分析、多类判别分析和逐步判别分析，具体案例可参见顾婉先、张永祥主编的《预防医学概论》。

# 第四章 中医证候动物模型研制方法及展望

中医学科的研究主要包括中医基础理论及临床运用、中医证候研究、病因病机研究、治则治法研究、中医方法论研究、中医动物模型研究、中医藏象理论研究、中医气化学说研究等。近年来，尤其重视中医临床流行病学方法研究，循证医学方法在中医临床学科的应用研究，中医临床诊疗方案规范化研究、中医临床疗效评价体系的建立、中医临床个体化诊疗研究、中医证候标准化研究等获得了多项科研成果，也充分体现了本学科理论指导实践的功能特点。但整个中医基础研究领域仍面临很多问题和困惑。

证候作为中医辨证论治的核心内容，一直是中医学发展的关键问题。证候动物模型是在中医基础理论指导下，通过现代科学技术在动物身上模拟中医证候并加以研究，以此为中医临床辨治与用药提供依据的一门科学。经过多年的发展，证候动物模型主要有药物模型、中医病因造模、西医病理模型、病因病理结合模型及病证结合模型，经多年研究，证候动物模型的研究技术逐步成熟。但是，由于模型动物的证候判定主要依据中医理论，缺乏完善的客观指标与评价体系，导致证候动物模型难以得到公认，这也是制约中医药全球化、现代化的瓶颈之一。因此，建立规范化、标准化的中医动物模型是推动中医药发展的重要环节，对中医药事业的发展具有深远的意义。本章内容对常见的中医证候动物模型的建立与评价方法加以总结，以期为读者在今后的证候模型研究中提供思路与参考。

## 一、证候动物模型的研究意义

早在唐代陈藏器的《本草拾遗》中便有"黍米及糯，饲小猫、犬，令脚屈伸不能行，缓人筋故也""白铜附，此乃矿中白铜，质脆，今时用白铜，以赤铜砒石炼成。有毒，不堪用。辛温；治风散毒，敷牛马疮，亦续筋骨"等记载，这些书中的叙述表明古人很早就通过动物模型来观察药物的药性，并且根据动物表现来判断药物的功效及毒性，以此为依据推广应用于临床。古代医家通过长期的临床实践积累和解剖观察，逐渐形成并充实了中医特有的理论体系，即中医理论模型，其中包括了四时、五脏、阴阳、经络、气血津液等生理模型，六淫、七情、饮食、劳倦等病因模型，辨证论治、治病求本等治疗模型。这些理论模型汇集了两千年以来中医学先贤的智慧结晶，为中医几千年的发展提供了理论依据和客观指导，同样也是中医证候模型现代研究的理论基础。无论是早期的中医药理论还是借鉴西方医学的动物模型，以及现代研究建立的可复制的中医动物模型，在中医药的发展史上都起到了至关重要的作用。就现代中医药的发展而言，中医动物模型的研究有助于提高临床疗效，促进中医学的学术发展，并对中医临床理论的形成、发展、诊疗水平的不断提高起着重要作用，更是实现中医药现代化的重要依附条件。

　　证候动物模型的现代发展始于 20 世纪 60 年代，邝安堃等使用过量肾上腺皮质激素使小白鼠出现体重下降、萎靡、耐寒力低的阳虚表现，而用附子、肉桂、淡苁蓉、淫羊藿等助阳药物能改善这种状态。易宁育等发现六味地黄汤能治疗类似阴虚的肾性高血压大鼠，而对肾上腺皮质部分灼伤性高血压的大鼠无明显降压效果。上海第二医学院舌象小组首次直接用中医证候作为模型名称来研究人工慢性贫血所致气虚和高位小肠瘘所致阴虚的家兔舌象病理组织变化。当时的模型实验研究仅仅是借助西方医学的理论模拟部分证候表现，并未形成完善可复制的证候动物模型。"辨证论治"作为中医临床独特的理论体系，复方和中药的使用主要是针对证。长期以来，中药实验研究主要沿用西医常用的病理模型，因而受一定外因论、局部定位论的束缚，常造成临床疗效与实际结果间的差距，为全面阐明中药治疗原理带来一定困难。因此，随着中医药研究的重点从病转向证，研制证候动物模型成为证候实质研究的关键所在。

　　"有诸内必形诸外"，证候作为一种有规律的病理生理过程，必然有其规律性的物质和信息基础。传统中医学一般被归于经验科学的范畴，中医对"病""证"的认识是感性的，具有很大程度的主观性，缺乏定量化的指标，这与现代西方医学有着本质的不同。因而在动物证候模型的建立过程中，重点是尽可能模拟证候形成与发展的真实进程，使其更加与人体"病症"及"证"的各种表象相似，更加真实地表达出中医证候的内涵。证候动物模型研究的意义首先在于避免人体实验，而动物实验更易于实现实验目标；其次，对中医学而言，中医动物模型研究还有建立基础医学学科，引进实证方法论和理性生物观，引进实验方法等意义；最后，对现代中医动物实验研究的各方面均对中医学的发展具有促进、完善的作用。证候模型的制备在证型确定、动物选择、造模因素确定、模型诊断与评价、实验指标选择、模型设计等方面有其自身规律。证候动物模型作为中医实验研究的平台，是贯通基础研究与临床实践的重要途径，也是促使证候理论逐步走向标准化和客观化的必经之路，是阐明及创新中医理论的重要工具。同时，将证候动物模型用于中药单体及复方功效的研究，即药证、方证的现代研究，突破传统中医认识和诊断疾病主要靠望、闻、问、切的诊疗思想，引入现代科学技术，使中医辨证论治的基本原则在中药药理研究中得到继承与发展，将中医的整体观念与微观、量化和客观的实验指标有机结合，由此进一步探讨证候的实质，揭示辨证论治的现代含义，促进中医药理论的突破与发展，从而更深刻地认识人类疾病的发生、发展规律和制定防治措施。因此，证候动物模型在证候生物学基础、中药单体及复方的功效药理研究领域的应用与发展将为中医药现代化提供重要的基础科研思路。

## 二、证候动物模型的建立

经过几十年的研究与探索，目前存在的证候动物模型建立方法主要有药物造模、中医病因造模、西医病理造模、病因病理结合造模以及病证结合造模。由于药物所致证型很少见到，且存在致病因素撤除后动物易恢复、病因施加强度不好控制等缺点，目前已经较少使用。

中医病因造模是在中医理论指导下，将中医证形成的原因施加于实验动物，力求模拟出符合中医学特点的动物模型。其造模方法主要有单因素造模和复合因素造模两种。如根据"恐伤肾"理论，采用"猫吓鼠法"建立肾虚动物模型；根据《脾胃论》中"苦寒之药损其脾胃"的理论，采用大黄水浸剂灌服法建立脾虚证动物模型；根据"怒伤肝"理论，采用激怒刺激法建立肝郁证动物模型；根据"风寒湿三气杂至，合而为痹"理论，采用人工风寒湿环境装置建立风寒湿痹动物模型，这些都是单病因的证候造模方法。又如根据"苦寒泻下、饮食失节、劳倦过度"的方法建立脾气虚动物模型；采用烟熏复合寒冷刺激的方法建立寒饮蕴肺证家兔病理模型；根据"劳倦过度，房室不节"理论，采用强迫游泳法加 College 效应诱导房室不节，建立小鼠肾阳虚模型；采用夹尾激怒加高浓度大黄灌胃建立肝郁脾虚证动物模型，这些都是复合病因的证候造模方法。传统病因学认为，所有疾病必然是在一定致病因素的作用下发生的，有些病因临床可直接观察到，而有些病因则需通过"审证求因"，根据病因病机、症状体征、客观指标以及药物反证等与中医理论进行比对，模拟病因是建立中医证候动物模型的关键所在。中医病因学的形成和发展受到当时历史条件的制约，往往具有半真实性和抽象性的特点。并且在临床上，中医传统病因并不一定是能直接引起相应中医证候的客观因素，单纯的外在致病因素对于中医病证的产生而言并不一定是直接的致病因素，而多为诱发因素。证候的发生是在内外环境、饮食、情志等诸多因素作用下发生的病理改变而出现以某一脏腑组织病变为主的综合症候群，如脾虚证多由于饮食、劳倦、七情、感染等诸因素导致；肾虚证是由先天不足、后天失养、五脏病久及肾所致，这些病理改变与建立的动物模型相比存在一定的差异。饮食不节、劳倦内伤、久病虚损、情志异常以及先天禀赋不足等因素不仅可能导致脾虚的发生，同时也能导致心虚、肺虚、肾虚、肝虚的病理改变，即病因与疾病或证候间的因果关系不明确，同一种病因可能导致多种疾病或证候，一种疾病或证候又是由多种不同的病因引起的，抑或是多种不同病因相互作用导致疾病或证候产生。此外，病因造模的致病时间、强度难以标准化处理，以及考虑模型动物的成模率等问题，造成了病因动物模型稳定性、可靠性和可重复性较差的情况。因此，鉴于中医病因的非特异性与多重性特点，通过病因造模建立某一证候的动物模型，首先必须辨别临床上导致该证候出现的主次原因，优化造模病因，根据中医疾病的规律复合造模，同时要注意多元因素的层次时限性、动态性，尽可能将其中不确定性的影响降至最低程度，唯此建立的动物证候模型才能真正与中医的证候相似。

西医病理造模是以西医病因学为依据，施加特定的化学、生物、机械和物理致病因素，复制出西医或中医病名的动物模型，再利用动物表征评价、动物证候评价、理化指标或中医方药反证等系统佐证模型成功与否。如皮下注射皮质酮建立肾阳虚动物模型；通过家兔耳缘静脉注射10%高分子右旋糖酐建立血瘀动物模型；通过结扎大鼠左冠状动脉，造成心肌梗死致心力衰竭，建立心气虚动物模型；在D-半乳糖制作的亚急性衰老模型基础上，腹腔注射咖啡因叠加多平台水环境持续睡眠剥夺法，建立老年阴虚失眠大鼠模型；采用腹腔注射抗原液致敏以及卵蛋白雾化吸入诱喘方法，建立寒哮动物模型；根据"血虚寒凝"的原理，采用放血、冷冻的方法建立血虚寒凝型动物模型；采用尾静脉注射醋酸铅、5-羟色胺后灌胃内毒素脂多糖E的方法，建立肠热腑实动物模型。此类模型将各类致病因素定性定量施加于实验动物，使模型在症状、体征和理化指标方面具有较好的可重复性和稳定性。但该造模方法与中医理论缺少联系，仅模拟出西医致病因素，建立的模型忽略了致病因素之间、动物自身脏腑等多系统之间的相互关系，与中医学整体观念不符，模拟的模型与中医学所阐释的病、证有一定距离。此外，该证候模型的真实性难以定论，所运用造模方法的单一性和片面性使模型过于片面，中医证候是一个病因、病机、病程、致病特点等因素综合作用的复杂过程，仅靠单因素的理化、生物损伤，模拟出的动物模型难以真实地反映证候特征。

病因病理结合造模是在考虑中医病因学说的基础上，结合西医的致病原理，采用中医病因和西医病因病理复合因素施加于实验动物，力求模拟出既具备西医疾病动物模型的可重复性、稳定性和可靠性强的特点，又符合中医学证候或疾病特点的动物模型。如采用强迫跑步、控制食量以及大剂量普萘洛尔等复合因素，建立小鼠心气虚证模型；采用限制饮食加皮下注射利血平的方法，建立脾虚证动物模型；通过高脂饮食、垂体后叶素皮下注射以及寒冷刺激的方法，建立冠心病心阳虚血瘀证大鼠模型，这些是中医病因与西医病因复合建立的模型。又如采用21天慢性束缚应激合并手术后双侧杏仁核微量注射α-氨基羟甲基恶唑丙酸（AMPA）受体的拮抗剂CNQX，建立肝郁脾虚证大鼠模型；将家兔禁水禁食18小时后给予速尿二度利尿脱水，造成其"阴津亏虚"，而后注射大肠杆菌内毒素致"热盛"，建立阴虚热盛模型；采用高脂饲料饲养合并主动脉内膜球囊损伤，建立动脉粥样硬化痰瘀证大鼠模型；通过灌服寒凉药，结扎冠状动脉并逐渐缩窄升主动脉口径，建立家兔充血性心力衰竭少阴病阳虚水停证模型，这些是中医病因与西医病理复合建立的模型。病因病理结合型造模既运用了中医的发病学说，又考虑了西医的致病原理，这种方法汲取了中、西医在造模方面的成功经验，发挥了各自对某些病症产生的致病特色，应用中西医结合综合因素研制的动物模型，既与中医理论相联系又与现代医学的某些疾病相联系，有利于中西医结合理论研究的深入与发展，但没有将中医证候与西医疾病相结合，对临床的病和证均不能很好地模拟。中、西医是两个不同概念的医学体系，二者的接触点发现的较少，导致此类模型制作难度较大。

在中医学中，疾病和证候是密切相关的两个概念，证候是对疾病过程中一定阶段的病因、病位、病性以及病势的病理概括，是致病因素与机体反应性两方面情况的反映，也是对疾病当前本质的认识，因此证候的研究应以疾病为基础。病证结合模型并不是简单地将西医疾病模型和中医证候模型进行叠加，而是需通过临床调查研究，选择有密切联系的疾病和证候，寻找两者在临床上的结合点，分别或同时复制用于观察研究的并有两者特征的模型动物。如通过动态采集自发性高血压大鼠宏观表征、血压并通过行为学实验，判别14～18周龄的高血压大鼠的证型是否为肝火亢盛证；采用高脂饲料饲养结合小剂量链脲佐菌素（STZ）尾静脉注射的方法，制备2型糖尿病大鼠模型，在此基础上运用过量的青皮、附子进行灌胃来建立2型糖尿病气阴两虚证模型，然后用中汇糖脉康进行反证；采用将排卵期（性皮肿最明显）的雌猴赶入压缩笼，挤压笼子，以猕猴稍能活动为度，每天挤压7小时，共造模7天，建立经前期综合征（肝气逆证）猕猴模型，这一类造模方法是以西医疾病动物模型为模板，在模型建立过程中或建立后，通过动物表现的症状、体征等外在表征及病理指标，探寻西医疾病或疾病过程中体现的中医证候类型。利用中医传统病因造模方式模拟证候模型后，再通过模型的外在表征、理化指标及代表性方药反证模型，在证候模型确定的前提下，寻找可能相关的临床疾病进行验证。例如采用21天慢性束缚应激的方法建立大鼠肝郁脾虚模型，再运用验证抑郁症的糖水偏爱实验、旷场试验以及新环境进食抑制实验来验证模型动物的抑郁表现，从结果中证明了该证候模型和抑郁症模型的一致性；采用腹腔注射利血平的方法建立脾虚证大鼠模型，之后采用尾根部皮下注射Ⅱ型胶原与不完全弗氏佐剂混合物的方法诱导出关节炎模型；采用大黄煎煮液灌胃结合夹尾、番泻叶煎煮液灌胃结合束缚的方法建立肝郁脾虚大鼠模型，然后通过统计大鼠造模前后体质量变化、给药后排稀便时间及造模结束10天后5：00和24：00的粪点数来验证模型，评价该模型是否与现代医学的肠易激综合征一致；采用饮食不节、过度疲劳以及苦寒泄下（大黄）等多种因素建立21天脾气虚大鼠模型，待脾气虚造模成功后，采用卵蛋白致敏和激发的方法，以大鼠出现鼻痒、喷嚏、清涕等鼻部症状、鼻分泌物及血中嗜酸粒细胞明显作为变应性鼻炎模型复制成功的标志，并且研究发现在同样的致敏原作用下，脾气虚动物较正常动物更易于建立变应性鼻炎模型。病证结合动物模型既以中医理论为指导，又用科学的实验方法进行验证，体现了中医对疾病发展规律性认识过程。在探索中西医结合与中医证候本质的研究中，病证结合模型是比较理想的动物模型，无论是通过西医疾病模型研究中医证候，还是采用中医证候模型探寻西医疾病的造模，都是在中医理论的指导下进行的，并且模型建立后又依靠评价动物表征、证候类型及以方测证等符合中医特色的模型评价方法进行模型评价，这样就能够较真实地模拟出中医证候，并且在通过以方测证探讨病证模型的同时，还可同时探讨中医同病异证的治疗原则，以及探讨中药治疗疾病的机制。此外，该模型利用西医疾病模型作为研究中医证候的基础，弥补了中医传统病因致病的模糊性、非特异性及不可控等缺点，加强了模型的可重复性和可靠性，还能使很多不确定的证候在疾病的限制下变得更加清晰，也更加符合临床实际，能够精确地阐明中医证候本质，更有望使中医药基础研究拓展应用到临床。总之，将病证结合动物模型作为中医药研究的对象，既能在研究中充分体现中医辨证论治的观念，又能得到西医对疾病病理变化明确诊断的支持，更符合临床诊疗的实际情况，对于探索疾病病理生理变化与中医证候特征之间的联系有着重要的意义和价值。

## 三、证候动物模型的评价

中医证候的诊断包括症状（本证）、病因（正证）、治疗（反证）、相关因素（佐证）、客观指标（佐证）5个方面。证候模型的关键就是看其病理改变是否与中医临床实际尽可能相吻合。现代研究往往以人或模型动物的血液、体液或组织中的代谢产物及其相关物质作为研究对象，探索疾病与证候的物质基础，以期更加客观地指导证候动物造模的过程。因此，中医证候的动物模型建立的成功与否以及如何评价模型是证候研究最基本也是最关键的问题之一。证候动物模型虽然能够模拟一定的证候表现，但依然与人体证候存在差异，动物模型即使建立得与中医临床证候十分相似，也仍然会存在很大的局限性。因此，动物实验中所证明的内容必须与临床实际结合起来综合分析才有参考意义。在现阶段证候动物模型的评价方法中主要是采用依据症状、体征的定性法来衡量模型的成立与否。以脾虚证大鼠模型为例，尽管造模使大鼠出现食量减少、体重下降、大便溏泄、毛发不荣、精神嗜睡等脾虚症状，但造模手段一旦停止，这些异常表现便很快消失且模型自然恢复正常，这就与临床上所见的脾虚证症状持续时间较长，不经治疗难以自愈相违背，这说明脾虚证大鼠模型模拟的仅仅是脾虚证的表象，只是脾虚证病理改变量的积累，并未使模型发生质的变化，因而很难在深层次上反映其本质。因此不难看出，通过症状、体征来衡量模型是远远不够的，必须制定严格的科学的判定标准，使证候模型的评价体系规范化，真正做到指标量化、客观化，宏观与微观结合，这样才有利于提高证候模型研究的准确性。正如有些学者强调的那样，中医证候动物模型评价标准的建立需参考以下几个准则：①动物证候模型的诊断依据必须与临床诊断依据一致，模型的诊断依据只能在临床诊断依据的基础上做一些非原则性的变通；②症状在中医证候的临床诊断中起着最重要的作用，中医证候动物模型的评价标准也必须以症状为主；③药物等方式的反证也是衡量模型是否成功的一个重要标准；④动物证候模型的复制还应考虑实验动物的类别、性别、年龄等相关因素，如复制肝郁模型应选用年轻大鼠，而复制肾虚模型应选用老龄大鼠等。

## 四、常见中医病证结合动物模型建立与评价

### （一）抑郁症肝郁脾虚证模型的建立与评价

现如今，业界越来越注重对身心医学的研究和探索，而抑郁症则是当代社会普遍存在的一种慢性精神类疾病。抑郁症往往会长期持久地影响人的身心健康，加重国家与社会的医疗负担，因而抑郁症也是当今科学界研究最广的疾病。中医学中并没有抑郁症这个病名，但对抑郁症所表现的症状早有认识，古代文献常把这种精神性疾病归在"郁证"中，属于中医学情志病的范畴。对于抑郁症的中医病机，大多数医家认为应从肝论之。中医基础理论认为，肝主疏泄，体阴而用阳，喜条达而恶抑郁。肝气郁结常易出现情志抑郁、多疑多虑、强迫行为、两胁胀痛、

善太息等症。还有一些医家提出，抑郁症的发生和脾的生理功能失常有关，《内经》中虽未直接提及，但可寻到一些证据。如《素问·阴阳应象大论》中云："脾藏意，在志为思""思则伤脾。"说明了情志因素能够直接影响脾的正常功能。又如《灵枢·本神》云："脾愁忧而不解则伤意，意伤则乱。"《素问·举痛论》载："余知百病皆生于气也。思则气结。"均可以看出精神活动的产生与脾有着密切联系。《推求师意·郁病》云："郁病多在中焦。"进一步说明脾胃居中央以灌四旁，脏腑的病变容易损伤脾胃，无论脾胃自身阴阳失调或他脏累及脾胃，都可以使中焦脾胃功能失常而导致气血生化乏源，情志不遂而引发郁病。脾胃生理功能与精神活动密切相关，在抑郁症的发病过程中具有重要作用，中焦脾胃气机升降失调是导致抑郁症发病的最主要因素，因此重视对脾胃气机的调理在抑郁症的治疗过程中起着关键性的作用。此外，外界应激可直接伤及脑神，也可先致肝气郁结，而后逐渐累及脑窍。抑郁症的发病机制和肝失疏泄、脾失健运有很多相通之处。因此，肝郁脾虚证是中医临床最常见的证候之一，也是抑郁症的关键中医证候基础，将抑郁症与肝郁脾虚证相结合是常见的病证结合动物造模思路，也是研究证候机制与肝郁脾虚生物学基础的普遍方法，建立抑郁症—肝郁脾虚证相结合的病证结合动物模型对于研究肝郁脾虚证意义重大。

慢性应激在焦虑和抑郁等精神疾病的发展中起着至关重要的作用，而慢性限制性应激（chronic restraint stress）也是长久以来被使用的一种抑郁症动物造模方式，这种方法是将模型动物限制在相对狭小的空间中的一种造模方式，许多研究也都证明了该造模方法建立抑郁症模型的可靠性。该造模方法的思路是限制模型动物使之无法自由活动，营造的外部环境在身体和精神上都能造成相应的应激。与这种方法类似，2001年国内首次采用的慢性束缚应激方式（chronic immobilization stress）是将大鼠束缚于束缚架上，两条粘贴软带分别固定大鼠的胸部和腹部，将大鼠放入饲养箱中，每日3小时，连续21天，同时设立方证半对应（四君子汤组、柴胡疏肝散组）、方证不对应（金匮肾气丸组）和方证对应（逍遥散组）三组方证相关/不相关平行对照，成功建立21天慢性束缚应激肝郁脾虚证大鼠模型。利用慢性束缚方法造成大鼠肝郁脾虚证模型，模拟肝郁日久、木郁乘土、肝郁脾虚的病理演变过程。这与中医病因病机学说有一定的关联性，《内经》云："怒伤肝，久则郁""病多发于肝，三日而之脾。"《儒门事亲》中指出："夫愤郁而不得伸，则肝气乘脾。"由此可见，肝郁脾虚证多因情志抑郁，肝郁则横逆犯脾，脾失健运而致。该模型受到国内学术界的广泛认可，迄今为止，21天慢性束缚应激方式仍然是肝郁脾虚证动物模型常见的造模方式。鉴定模型成功与否的关键性环节在于模型的评价方法。在后续研究中，除了大鼠行为学、宏观表征，还进一步将客观指标尿 D- 木糖排泄率以及逍遥散以方测证作为模型评价方法，成功复制出大鼠肝郁脾虚证模型。在现代研究中，该模型也常被用于研究抑郁症。模型评价方法中的旷场行为、糖水消耗、强迫游泳等也是用来集中评价抑郁等"肝郁"行为特征的手段，但缺乏"脾虚"的评价方式，因而尚需要完善、健全该模型的评价手段。后续研究中为了完善该模型的评价方法，研究者们通过旷场行为、强迫游泳、糖水消耗、HPA 轴（应激轴）等相关指标评价"肝郁"证候特点，同时通过体重、摄食量、体脂率、小肠推进率、粪便含水率、内脏高敏感性、D- 木糖代谢等手段评价"脾虚"证候特点，这样完善了 21 天慢性束缚应激肝郁脾虚证大鼠模型的评价方法，使该模型的科学性与可靠性得到了进一步验证，但是该模型在肝郁脾虚证候的表现上也存在不稳定性，说明肝郁脾虚证的造模方法仍然有待进一步研究。

因此，为了建立相似性、稳定性和成功率高的肝郁脾虚证模型，许多学者将目标放在了采用慢性温和不可预知应激（chronic unpredictable mild stress，CUMS）复制肝郁脾虚证模型上，该造模方法也是国际公认的可靠的抑郁症造模方法之一，造模过程中应激因子的多变性、不可预见性是建模成功的关键，造模时间窗较多，从 3 周到 8 周的 CUMS 造模均可使模型动物出现快感缺乏，自主活动、探索能力、社交活动减少等表现，很好地模拟了抑郁症。然而，采用 CUMS 建立的抑郁症肝郁脾虚证病证结合动物模型依然存在很多问题，其中最重要的问题是，造模时间不一致和应激方式的千差万别。针对这些问题，有学者对以往的 CUMS 应激方式做了一定改良，使其更加符合"情志不畅，肝失疏泄"的心理应激过程，摒弃对躯体伤害较大的不良应激原如电击、夹尾等，同时纳入不同时间长度的应激进行比较分析，寻找最适宜的肝郁脾虚证时间窗。在该研究中的 CUMS 包括以下 7 种方法：45℃烘烤 5 分钟、20 小时禁水和禁食 +1 小时空瓶、45°笼具倾斜 17 小时、4℃游泳 5 分钟、85dB 白噪音 5 小时、束缚应激、陌生气味 24 小时，模型大鼠每天随机接受其中的任何一种应激，每种应激不在连续的两天内重复出现，经过多时间窗的筛选，结合多方面的评价方法最终确认 6 周的 CUMS 造模方法建立的抑郁症肝郁脾虚证病证结合大鼠模型相似性、稳定性和可重复性均较高，可以广泛推广运用于肝郁脾虚证生物学基础研究。

最后，经过了长期的研究和探索，抑郁症肝郁脾虚证动物病证结合模型的客观性得到了有力验证，总结其评价方法主要分为以下几方面：①对实验动物宏观表征、食量、体重、粪便变化等的观察；②糖水偏好、强迫游泳、体脂率、小肠推进率、粪便含水率、内脏高敏感性、反映小肠吸收功能的尿 D- 木糖排泄率以及 HPA 轴应激相关指标的检测；③利用 Noldus 公司的行为学设备（The Observer 5.0 分析软件），对大鼠旷场实验进行分析，了解大鼠的焦虑、抑郁程度，验证模型是否成功；④以方测证：逍遥散的调节作用。

## （二）黄褐斑肝郁证病证结合动物模型建立与评价

黄褐斑是一种多因性色素沉着病，随着人们生活水平的提高，这一影响外貌的疾病日益受到人们的重视。据统计，约有 70% 的被调查者认为美容的最大障碍之一是面部雀斑、黄褐斑、老年斑的形成。中医药在该病的预防和治疗中占有极其重要的地位。中医学认为，饮食不节、劳倦过度、偏嗜五味，导致脾运化水湿与水谷精微功能减退，水液内停则影响肝气疏泄，使气血生化不足而不能荣于面。因此，深入客观地研究黄褐斑中医证候动物模型在探索中医药治疗黄褐斑的机制，以及治疗黄褐斑的新药开发过程中有着重要的意义。

内分泌失调是产生黄褐斑的主要原因，日晒是加重黄褐斑的主要因素，皮损区黑色素细胞分泌增多的黑色素颗粒是其主要病理变化的机制。因此，其造模方法主要有紫外光照射法、雌激素全身攻击法以及黑斑形成液注入法等单一因素造模法，建立的动物模型代表性较差。而目前中医诊疗黄褐斑的效果显著，且中医辨证分型中以肝郁型为多见。因此，为了得到更加科学的、有中医特色的黄褐斑动物模型，采用了紫外光照射 + 黄体酮注射 + 慢性束缚应激相结合的方法建立黄褐斑肝郁证病证结合小鼠模型，主要为小鼠外用局部紫外光照射，内用雌激素全身攻击的同时进行束缚的多因素造模，造模持续 45 天，并与现有其他模型进行比较。评价方法包括检测皮肤丙二醛（MDA）和超氧化物歧化酶（SOD）的表达以及对皮肤黑色素细胞的观察，并且与现有模型进行对照，同时采用旷场实验等评价方法对小鼠肝郁证的表现进行评价。这样经过多方面的评价，验证了该复合造模方法建立的黄褐斑肝郁证病证结合小鼠模型的成功，同时不仅是多因素的、具有中医证型的模型，与现有其他模型比较，其 MDA、SOD 与皮肤黑色素细胞等客观指标的变化也更加接近人类黄褐斑的病变。目前，黄褐斑动物模型的研究仍属探索阶段，至今尚无公认的造模方法，如何更加科学地在动物身上复制黄褐斑病理表现，寻找客观的证候表现及评价方法依然是后续研究的关键所在。

## （三）糖尿病合并抑郁症肝郁脾虚证病证结合模型的建立与评价

糖尿病并发抑郁症是在糖尿病的基础上出现抑郁症状，糖、蛋白质及脂肪代谢紊乱，持续高血糖并伴情绪障碍，以心境低落为主，严重者有自杀倾向。有研究资料显示，糖尿病患者抑郁症患病率至少是普通人群的 3 倍，其中中、重度抑郁患者占 1/3。糖尿病与抑郁的关系，即消渴和郁证的关系在中医中早有记载。《内经》就有"肝脆则善病消瘅，易伤"的记载。后《临证指南医案·三消》载："心境愁郁，内火自燃，乃消证大病。"《景岳全书·郁病》中也指出："凡五气之郁，因病而郁；情志之郁，因郁而病。"肝脉上行贯肺，肝郁易从火化，上灼肺津故渴不止；胃气以降为和，赖肝之疏泄，肝郁木气不达而致胃气不降，脾失健运，升降失常，气机不利，郁而化火，胃阴被灼，食入即化，消谷善饥；肝肾同源，肝火下竭肾水，累及肾气，摄纳不固，精微外泄，小便量多而甘。可见，七情失调、肝气郁结是消渴病发生与发展的重要病机之一。

在现代研究中，2 型糖尿病兼抑郁症的临床研究较多，缺少以动物模型为基础的研究，尤其是疾病证候的机制研究。建立糖尿病合并抑郁症肝郁脾虚证病证结合模型是研究糖尿病和抑郁症发病机制，探索中医证候生物学基础的关键手段。用链脲佐菌素（streptozotocin，STZ）诱发的糖尿病模型已有很多年的历史，而采用 21 天慢性束缚应激方法建立抑郁症肝郁脾虚证模型也有良好稳定的实验基础。因此，有团队采用高脂饲料喂养加腹腔注射小剂量 STZ 的方法制备 2 型糖尿病大鼠模型，在其基础上加以 21 天慢性束缚应激方法，建立 2 型糖尿病合并抑郁症肝郁脾虚证病证结合模型。从体重检测、宏观表征、空腹血糖、血清胰岛素和 HOMA–IR 指数、旷场实验等行为学以及逍遥散以方测证的治疗作用来评价模型。从研究的评价指标比较中可以发现，单纯 2 型糖尿病大鼠与 2 型糖尿病合并抑郁症肝郁脾虚证大鼠存在显著的差异，提示该复合造模方法成功复制了 2 型糖尿病合并抑郁症肝郁脾虚证病证结合模型，这对相关病理机制及药物作用机制的研究具有积极意义，但采用更加科学的病证结合造模手段，挖掘更客观的评价体系依然是今后研究的重点内容。

扫描二维码
查看或下载量表

### （四）慢性束缚应激肝郁脾虚证大鼠模型评价量表的研制

本部分内容通过实验，对大鼠肝郁脾虚证模型进行了复制，通过对大鼠一般状态、进食量、体重及行为学指标进行观测，以确认模型的成功，并对模型大鼠的体温、胸腺及双侧肾上腺和血清 D– 木糖等指标进行了检测。

本部分内容主要阐述了"慢性束缚应激肝郁脾虚证大鼠模型评价量表"（简称"评价量表"，详见二维码中表 4.1.1）的研制过程，包括拟研制评价量表的内容及相关技术路线、评价量表结构和条目的构建、观察表的项目分析及条目筛选、评价量表（1版）的维度和条目组成等部分。

**1. 拟研制评价量表的内容及相关技术路线**

拟定了量表的名称、适用对象、研制目的、条目的设定、项目的分级、评定标准和其他信息等内容。并从实验和量表两部分制定了研制步骤和技术路线，使本研究有章可循，实现量表研制的规范化，以使本量表最终可以准确、有效地适应慢性肝郁脾虚证大鼠模型的测量与评价。

**2. 评价量表结构和条目的构建**

在中医理论的指导下和课题组前期基础上，结合动物实验和量表制作的原理和步骤，提出了理论框架，经过条目池构建、筛选表、观察表，以及条目筛选等步骤，初步归纳出了量表的基本结构，形成了"慢性束缚应激肝郁脾虚证大鼠模型观察表"，共有 4 个维度，26 个条目。

**3. 观察表的项目分析及条目筛选**

通过采用观察表，对大鼠模型进行观察，结合专业知识和专家意见，统计学分析中的项目分析、因子分析、Cronbach's α 系数、相关系数、独立样本 t 检验等方法的分析，进行了条目筛选、修改等。结果显示，观察表的因子分析以特征根值大于 1 为标准，共提取 6 个公因子，累计贡献率为 62.770%。其中因子 1 下负载量大的条目共 9 项，大致为外观表征条目；因子 2 下负载量大的条目共 5 项，大致为应激反应条目；因子 3 下负载量大的条目共 6 项，大致为一般状态的条目；因子 4 下负载量大的条目共 3 项，均为粪便情况；因子 5 和因子 6 下负载量大的条目均为 2 项，基本符合最初对量表结构的设想。观察表总体 α 系数为 0.7312，各维度 α 系数除一般状态外，均大于 0.7。说明除观察表一般状态维度外，具有较好的信度、效度。

**4. 评价量表（1版）的维度和条目组成**

根据统计分析，结合专业知识和专家意见，对"观察表"条目进行筛选和修改，最终形成了 4 个维度、20 个条目的"慢性束缚应激肝郁脾虚证大鼠模型评价量表（1版）"，并在后续研究中，继续对量表进行改进和优化。

本研究为在中医理论的指导下，通过大量的文献研究和动物模型研究，借鉴心理测量和中医临床量表的研制理论和方法，建立了量表的最初结构和条目。通过对模型大鼠的初步观察，形成了慢性束缚应激肝郁脾虚证大鼠模型筛选表。在模型建立的基础上，利用筛选表，对模型大鼠进行了系统的观察和评价，根据观察数据、操作者的评价、统计结果、课题组讨论的结果，形成了慢性束缚应激肝郁脾虚证大鼠模型观察表。通过观察表，对模型大鼠进行观察评价，依据评价所搜集到的相关数据，对量表从因子分析、内部一致性、区分度和相关系数等方面，进行了评价和条目筛选、调整，形成了慢性束缚应激肝郁脾虚证大鼠模型评价量表（1版）。采用量表（1版）对模型大鼠进行进一步的观察，对大鼠的一般状态维度、项目分级、语言描述等方面进行优化，根据最新文献的研习，适当增加诸如面部表情、动作表现等方面的内容，同时可采用图像采集方法，对大鼠状态进行客观记录，通过图片分析方法，解决实验与大鼠量表评价中的时间分配问题以及评分者信度方面的不足。对量表进行进一步的改进，使之具有更佳的信度、效度，能更好地应用于慢性束缚应激肝郁脾虚证大鼠模型的评价，从而探索中医证候模型的量表评价规律，为中医证候模型量表的研制与完善打下一定的基础，同时，为中医证候模型的研究提供一种简便、易行的评价工具，丰富中医证候模型的评价体系。

### （五）孕前肝郁母鼠模型的建立及对子鼠的影响

中医学认为"肾主生殖"，肝主疏泄对肾精的封藏有重要作用。肝主疏泄，使精气得以疏泄，肝藏血，使血量得以调节。根据"精血同源"理论，肝血充足，则生殖之精得以转化；肝主疏泄，能调畅气血和协调冲任，遂男子精壮，女子经调，而后方能有子；而且肝经绕阴器，对生殖有直接的联系，故而有"肝司生殖"之说。课题组通过慢性束缚应激建立肝郁证母鼠，然后与正常雄性大鼠交配，将孕育出的子代大鼠作为研究对象，为优生优育提供科学依据和新思路。

雌性 Wistar 大鼠 18 只，体重 240±20g，鼠龄 10～11 周；随机分为正常组、模型组和柴胡疏肝散组，每组 6 只。雄性 Wistar 大鼠 9 只，体重 220±20g，鼠龄 10～11 周。适应性喂养 5 天后，采用慢性束缚应激方法复制肝郁证雌性大鼠模型。雄性 Wistar 大鼠 9 只正常喂养，暂不予分组。分别在实验的第 0、7、14、21 天观察大鼠宏观表征，称量大鼠体重，在实验的第 21 天用高架十字迷宫实验记录行为学。慢性束缚应激造模 21 天及评价模型成功完成后，雌鼠与雄鼠按照 2 ： 1 的比例合笼饲养，每天 8：00 检查雌鼠的阴道分泌物涂片，以显微镜下能观察到精栓作为受孕的标志，将已妊娠的雌鼠进行单笼饲养直至其分娩。出生后 21 天，雄性子代鼠分别按照其母体的分组分为模型子代组、正常子代组和中药复方（柴胡疏肝散）干预子代组（简称"中药子代组"）。

孕前肝郁母鼠的造模和评价 3 周后，模型组母鼠表现为皮毛枯黄且无光泽，精神萎靡和倦怠，静卧少动，躲藏在角落，眼角存在异常分泌物，耳郭的颜色变淡，饮水和进食均减少，粪便多稀溏，肝郁致脾虚表现明显。柴胡疏肝散组母鼠的上述表现优于模型组，接近于正常组母鼠的外观表现。免疫组化结果与雄性正常子代对照组相比较，模型组母鼠子代组雄性大鼠海马 CA3 区 BDNF 与 NR2B 基因表达和蛋白水平均显著下降，而中药子代组雄性大鼠较模型组显著提高。孕前肝郁母鼠影响到雄性子鼠的学习记忆功能，柴胡疏肝散对母鼠肝郁的作用可通过母体逆转其雄性子代大鼠海马神经元相关功能，减缓母鼠孕前肝郁对雄性子代大鼠的影响。

为获取与人类产后抑郁发生情形更为贴切的产后抑郁症（postparturm depression，PPD）大鼠模型，以妊娠期慢性极轻度应激（chronic ultramild stress，CUMS）方法制备产后抑郁症大鼠模型，即孕鼠于妊娠期第 14 ～ 21 天（妊娠最后一周，即产前）每天接受 2 ～ 3 种刺激，各种刺激随机出现，每种刺激在造模期间出现不超过 2 次，包括禁食、禁水、空水瓶、行为限制、潮湿垫料、笼中接触异物、鼠笼倾斜 45°、热刺激、天敌声音、噪音干扰、昼夜颠倒等，并从以下方面对 PPD 大鼠模型进行评价：①一般状态观察：每日观察大鼠的精神状态、姿势、皮毛色泽、活动度、眼裂黏膜色泽以及全身情况。②体重情况测量：分别于大鼠分组前、产后第 1 天，产后 1 周末、产后 2 周末、产后 3 周末、产后 4 周末分别用电子秤称量大鼠体重，根据体重调整给药量，计算各组大鼠体重增长情况并进行比较。每周体重增长率 =（每周体重 – 产后第 1 天体重）/ 产后第 1 天体重 ×100%。③行为学方法：糖水偏好实验（sucrose preference test，SPT），旷场实验（open field test，OFT），强迫游泳实验（forced swimming test，FST）等。

### （六）母婴分离模型的建立及对子鼠的影响

#### 1. 母婴分离的中医病因病机分析

生命早期经历不良事件的创伤影响生命个体的神经发育和情感完善，导致一系列神经化学和神经行为的改变，增加成年后生命个体包括焦虑、抑郁等在内的多种神经精神疾病的易感性和发病率，造成多种形式的情感及认知功能障碍。生命早期是人类和啮齿类动物发育中大脑高度敏感的时期。早年生长环境中的不良因素，例如母代产后抑郁、受到虐待及忽视或家庭暴力等，均可提高后代在青年和成年期患精神疾病，如抑郁症的概率。这些因素可统称为早年应激。

针对早年不良生活经历诱发情志疾病的研究中，母婴分离（maternal separation，MS）已经成为一个模拟早年经历不良事件最常见的应激方式。母婴分离用来作为评价各种不同神经精神紊乱疾病的模型，比如焦虑症、抑郁症、精神分裂症以及攻击行为等。母代产后抑郁亦为子代早年应激的一种，因此均可采用母婴分离的造模方法，其发病机制可相互参考。

母婴分离，即在动物出生后至哺乳期内将幼崽和母亲暂时分开饲养，并置于一个新环境中，一定时间后再放回其母亲身边，这一行为模拟了童年的母爱缺失或忽视。常用的母子分离方式有两种：将母鼠移出笼，留下幼崽在原笼内；将幼崽转移到一个新的环境／笼（暴露于新的应激，尤其是新的气味）中。相比之下，后者比前者应激更大。后者对幼崽的刺激更大，更能影响它们在青少年期的行为。母子分离的时间包括每天将新生动物和其母亲短时间分离1小时和3～6小时的长时间分离持续1～3周。其中应用最广泛的母子分离过程是从产后12小时到第2天开始每天分离3小时，持续到出生后第21天（断奶）。

哺乳期的母婴分离应激成功复制了早年应激动物模型，可有效模拟个体在生命早期接受不良事件应激的刺激。经历早年应激的大鼠可出现不同程度的行为异常，这些异常的行为包括高应激反应性、抑郁样及焦虑样行为等。在模型评价方面，动物的抑郁情绪可以通过旷场实验、强迫游泳实验、悬尾实验、糖水偏好实验等行为学实验进行可视性评价。其中，旷场实验常用于评价动物的探索和运动行为，强迫游泳实验和悬尾实验反映动物的行为绝望情况。快感缺乏作为抑郁症的核心症状，在针对母婴分离应激诱导大鼠抑郁样行为的评估中，国外大多数学者采用糖水的消耗量和糖水偏爱百分比作为糖水偏好实验中评价对奖赏刺激或活动的兴趣缺失和快感丧失的有效指标。

子女与母亲有着极为密切的关系。在怀孕期间，母亲的气血失常会影响胎儿的正常发育，形成"痛"（精神疾病如抑郁症）、"愚"（认知功能不全）、"痴"（神经系统发育不全）等发育不良的疾病。母亲怀孕期间，暴露于创伤性事件和强烈应激可能会对胎儿神经发育产生影响，这种潜在的影响可能会持续到个体成年期，甚至持续终身。婴儿期暴露于早年应激的恶劣事件（如早年虐待、忽略和生活创伤经历）时，也会产生生理或心理反应，引起在青少年期及成年期的身体、情感、心理、社会和行为等一系列改变。中医学认为，肝主疏泄，调畅情志和气机，是人体气机的枢纽；脾主运化，通过运化水谷生成气血精微，营养其他脏腑组织，且"脾在志为思"。肝疏泄正常、气机运行通畅有赖于脾运化水谷精微的滋养和支持，同时脾的运化功能正常依赖于肝的疏泄和气机的调畅。肝属木，脾属土，生命早期恶性事件的应激致使肝气不舒，气机郁结，日久木克土，土虚木乘，终致肝郁脾虚，对个体发育产生影响，同时增加其生活中对精神疾病的易感性。

针对早年应激的实验研究中，因人体研究对于认识早年应激的生物学机制有诸多限制因素，如回顾性偏移，难以控制样本的同质性，样本早年应激情境与性质难以统一；导致研究之间存在诸多差异，无法进行荟萃分析。所以近年来研究多集中于动物实验部分。作为一种温和且有效的模拟早年应激的动物模型，母婴分离仍具有以下局限性：①目前国内外对于母婴分离的动物实验纷繁杂乱，不同的实验报道采取的母婴分离过程（分离频率、分离持续的时间、分离的方式等）均不尽相同，未能统一的造模方法，导致结果的偏颇不一。②在人为造成母婴分离后，母鼠显著增高的抚育行为很可能会减弱分离应激的影响，从而干扰应激处理的效果。③该动物模型无法模拟母婴未分离但母性抚育行为下降造成的应激环境。因此许多学者根据这一情况，在原始模型的基础上建立了新的早年生活应激模型，通过限制供给母鼠用于筑窝所需的絮料、垫料，从而改变母鼠的抚育行为，可以较好地模拟人类由于贫困、生存条件恶劣而难以顾及子女的情境，具有更好的模拟精神疾病发生的病因学效度，可在后续实验研究中进一步验证并进行改进。

**2. 母婴分离联合慢性束缚应激模型的建立与评价**

母婴分离是目前研究早期应激的常用动物模型，通过人为地控制实验动物母婴间的相互作用方式造成早期生理和情感的忽视，模拟生命早期遭受的负性应激事件（如情感虐待、情感忽视等），慢性束缚应激模拟成长过程中遭受的慢性刺激。

以 C57Bl/6J 孕鼠所产幼鼠作为研究对象，出生当天记为 PND0，模型组于 PND2 ～ 21，每天 3 小时（上午 9：00 ～ 12：00）将母鼠移出，与幼鼠分开。正常对照组幼鼠与母鼠不分离。所有幼鼠均在断乳后，与母鼠分笼饲养，区分性别后剔除雌鼠，留雄鼠。PND22 ～ 34 正常饲养。PND34 ～ 39 进行行为学测试。再将模型组幼鼠于 PND39 ～ 60 进行慢性束缚应激，连续 21 天，并予逍遥散灌胃治疗，PND61 行为学检测采用旷场试验（OFT）、高架十字迷宫（EMT）、新物体识别（NORT）对青少期行为影响进行评价。

结果表明：①旷场试验（OFT）：正常组与母婴分离组，总运动距离无差异，而中央区停留时间母婴分离组较正常组显著减少；②高架十字迷宫（EMT）：与正常组相比，母婴分离组开臂停留时间百分比明显减少；③新物体识别（NORT）：与正常组相比，母婴分离组识别偏好指数降低，对新物体探索时间减少，差异显著，表明其记忆力降低。

## 五、展望

目前为止，中医证候动物模型研究虽然取得了一定的进展，但仍面临许多问题。首先，模型动物的表征信息资源丰富，仍有大量的信息有待研究者去进一步挖掘；其次，缺乏正常模型动物标准的表征信息数据，影响疾病模型的证候判断。并且采用的一些动物证候评价方法尚未成熟，动物表征信息采集方式尚存在大量的主观操作，在检测过程中对动物的操作也存在一定差异，不同程度影响证候评价的客观度与准确度，这些都有待于进一步充实优化与标准化。最后，模型辨证标准缺乏充足的数据支持，分析评价结果的推广程度和可信程度不足。中医证候的研究需要应用各种方法学的优点，而规避其局限性，想通过一种方式一劳永逸解析证候实质的想法不符合科学研究的实际，科学中通常的情况是通过一种方法得到一个结果，通过另外一种方法得到了印证前一结果的结果，如此反复，正是这种相互印证的点滴积累构成了科学研究本身。

因此，在中医证候动物模型尤其是病证结合动物模型的相关研究中，需要深入探索通过舌象、唇象、爪象、耳轮、尾尖、眼球、皮毛、体质量以及动物行为学等一系列生物表征评价模型的方法，也要考虑造模的成模率，应尽量控制好造模因素。基于方证相应理论，对建立的证候模型用以相应的方药，通过模型某些表征和理化指标的改变来评价模型；采集大小鼠四诊信息，创建大小鼠四诊工作站，实现大小鼠四诊标准化、计量化，便于对模型计量化辨证及计量化评价，同时更加需要引入新的研究思路和方法。目前，病证结合动物模型在中医药现代化研究中具有明显的优势，但还难以说病证结合模型已经成为探索中医药和中西医结合的理想动物模型。病证结合动物模型的完善，需要在模型研制技术手段和思维模式的创新、模型评价系统的规范化、模型制备因素纯化及药物反证措施的完善等方面的基础上进行进一步探索，才可能有望揭示中医证候的本质，推动中医药现代化发展。中医证候模型的研究任重而道远，还应当进行更广泛深入的研究。

# 第五章　中医证候生物学基础研究

中医证候诊断有别于西医学的疾病诊断模式，辨证论治体现了中医学的特色。自二十世纪八十年代中期以来，脾虚证、肾阳虚证、血瘀证发生机制的研究取得了公认的成果，对于阐明证候的科学内涵具有重要的理论意义。多组学方法、系统生物学、复杂性科学为中医证候科学内涵的现代研究提供了技术平台，结合现代多学科知识对证候加以诠释、解读中医证候的现代生物学基础。特别是要开展中医证候生物学标志物的相关研究，包括证候分类的生物标志物、复方疗效作用机制标志物群，以及复方药物安全性评价的生物标志物群等，将可能成为解决制约中医学术发展『瓶颈』的重要突破口之一。

中医证候是中医学自身认识、诊断、治疗以及评判的核心，也是中医学区别于其他任何一门医学科学的特有物质。王永炎院士曾提出："证是人体生理病理的整体反应状态，既是疾病状态下一定阶段病机的概括，又是非疾病状态下一定阶段亚健康状态的概括，证具有内实外虚，动态时空和多维界面的特征。"我们也曾对证的内涵进行过归纳，认为证是反映疾病本质的阶段性诊断，有动态的概念，证在疾病中可呈有一定规律的飘移，由甲证转化为乙证。然而，中医"证"是脱胎于中国古代的科学体系，决定了其自身概念存在一定的模糊性和虚幻性，因此阐明中医证候实质即中医证候生物学基础成为中医药步入现代化亟须解决的最关键一环。

后基因组学时代的到来将会给中医药现代化研究带来一次新的契机。近年来，采用系统生物学方法来寻找中医证候内源性标记物的研究不断增多。同时，鉴于中药方剂，特别是经典方剂在中医证候疗效评价体系中的特殊地位，由此应运而生了诸如"方证转录组学""方证蛋白质组学"和"方证代谢组学"等新的研究方法。这些新的方法力求能在方剂治疗有效的前提下，借助新的技术手段，从整体、动态、多维层面寻找到证候内源性的标记物，以最终达到阐释中医证候科学内涵的研究目标。这些研究将是中医药步入现代化之路后在方法学上的一次革新，将有望推动中医证候生物学基础及方剂治疗物质基础向前发展。

# 第一节　基于生物分子水平的中医证候生物学基础研究

自 20 世纪 60 年代起，中医证候的生物学基础研究取得了很大的成果。归纳起来，中医证候生物学基础研究大致经历了四个阶段：第一阶段，70 年代证候动物模型研究；第二阶段，80 ～ 90 年代证候微观指标研究；第三阶段，90 年代至 21 世纪初，病、证、方物质基础研究；第四阶段，近些年的中医证候的组群谱研究。

证候生物学基础研究，始终力图借助现代生物学医学等技术，对证候进行定性定量研究，以寻找中医"证"的特异性指标，即将"金指标"作为研究目标，这也给中医证候现代化研究带来了巨大的希望。其中，研究较多的包括痰湿证、气虚证、血瘀证等基础证候，以及肾阳虚证、脾阳虚证、脾气虚证等脏腑证候。经研究发现的具有重要价值的指标可作为参考指标纳入证候的诊断中，推动了中医证候量化诊断的发展。

本团队致力于肝郁脾虚证研究 20 余年，对该证候的生物学基础进行了较为系统的阐释。肝郁脾虚证以"肝气郁结、脾气亏虚"为主要病机，临床表现为情绪抑郁、胁胀作痛、腹胀、食欲减退、大便不实或溏、脉弦。本团队针对肝郁脾虚证两个关键性的病机进行了深入的实验研究。下面就以本团队的研究成果为例，来深入了解近些年来基于生物分子水平的证候生物学研究进展。

## 一、肝郁脾虚证"肝气郁结"相关生物学基础研究

### （一）肝郁脾虚证和神经突触传递

通过运用免疫组化、实时荧光定量 PCR、酶联免疫吸附法、病理切片观察等现代研究技术发现：肝郁脾虚证中枢海马调节突触传递的谷氨酸受体——AMPA

锐减，而中枢杏仁核的 AMPA 表达反而增加。这些结果表明中枢海马和杏仁核在突触传递的协调失衡，是肝郁脾虚证情志异常的内在机制之一。进一步通过运用脑室微量注射、扫描电镜以及荧光定量 PCR 等现代研究技术，发现肝郁脾虚证海马 CA1 的超微结构受到损伤，而这一损伤与突触可塑性相关的 AMPA 受体——GluR1 和 GluR2 两个亚基密切相关。

采用 Morris 水迷宫等测量学习记忆的行为学技术，发现肝郁脾虚证大鼠出现明显的学习记忆障碍，进一步采用免疫印迹实验研究发现，肝郁脾虚证出现的学习记忆障碍与海马神经突触 PSD-95 和 SYP 两个突触蛋白关系密切。

### （二）肝郁脾虚证和中枢神经递质代谢

我们的研究还证实，肝郁脾虚证出现的情绪行为异常与蓝斑 - 去甲肾上腺素（LC-NE）系统有关。研究发现，肝郁脾虚证动物血清中去甲肾上腺素（NE）过多释放，蓝斑中酪氨酸羟化酶（TH）、多巴胺 -β- 羟化酶（DBH）以及促肾上腺皮质激素释放因子（CRF）表达明显增加。以上研究表明肝郁脾虚证动物的 LC-NE 系统激活，释放过多的去甲肾上腺素，从而导致动物出现抑郁情绪行为。

采用 ELISA、免疫组织化学以及实时荧光定量 PCR 等技术发现，肝郁脾虚证小鼠海马谷氨酸水平升高、谷氨酰胺水平降低、谷氨酰胺 / 谷氨酸比升高，海马 CA1、CA2 和 DG 区的兴奋性氨基酸转运蛋白 GLT-1 表达下降。以上研究表明肝郁脾虚证情绪行为异常与海马的谷氨酸 / 谷氨酰胺循环以及谷氨酸转运蛋白 GLT-1 密切相关。

采用 ELISA、免疫印迹以及免疫荧光等技术手段发现，肝郁脾虚证小鼠的海马星形胶质细胞数目明显减少，而神经元数目不变，同时血清脑源性神经营养因子（BDNF）和胶质细胞系源性神经营养因子（GDNF）含量下降。以上研究表明肝郁脾虚证"肝气郁滞"与星形胶质细胞数量下降有关。

采用免疫印迹、免疫组化以及实时荧光定量 PCR 等技术发现，肝郁脾虚证小鼠的皮层谷氨酸浓度增加、星形胶质细胞兴奋性氨基酸转运蛋白 1（EAAT1）和蛋白 2（EAAT2）水平下降，从而导致皮层的星形胶质细胞和神经元受到损伤，数目减少。以上研究表明，肝郁脾虚证皮层突触间隙积聚过多的兴奋性神经递质——谷氨酸，这一机制与该证的情绪行为异常有关。

采用 ELISA、免疫印迹以及实时荧光定量 PCR 等技术，研究发现肝郁脾虚证海马的 5-HT 含量减少、色氨酸含量增加，海马的色氨酸加氢酶 2（TPH2）表达水平下降，而吲哚胺 2，3- 双加氧酶 1（IDO1）的表达水平增加。以上研究表明，肝郁脾虚证海马存在色氨酸代谢异常，这与该证出现情绪行为异常有关。

### （三）肝郁脾虚证和中枢神经甾体代谢

采用 ELISA、LC-MS/MS 及实时荧光定量 PCR 等研究技术发现，肝郁脾虚证动物中的血浆、海马和杏仁核中孕烯醇酮（PREG）和去甲孕烷酮（ALLO）的含量减少、孕酮（PROG）增加，海马和杏仁核中的胆固醇侧链裂解酶（P450scc）基因表达增加，而 $3\alpha$- 羟基类固醇脱氢酶（$3\alpha$-HSD）、$3\beta$- 羟基类固醇脱氢酶（$3\beta$-HSD）和 $5\alpha$- 还原酶（$5\alpha$-R）的基因表达下降。以上研究表明，肝郁脾虚证海马和杏仁核神经甾体的合成及其代谢酶的变化与肝郁脾虚证"肝气郁结"机制密切相关。

### （四）肝郁脾虚证和 HPA 轴

采用免疫印迹、免疫组化、实时荧光定量 PCR 等技术发现，肝郁脾虚证小鼠的 Apelin 及其受体 APJ 表达发生明显变化，Apelin-APJ 系统被认为在 HPA 轴功能中起着至关重要的作用。这些研究表明，Apelin-APJ 系统参与了肝郁脾虚证情绪行为异常的生物学过程。

### （五）肝郁脾虚证和中枢神经免疫

通过采用脑室微量注射、免疫组织化学、免疫印迹、实时荧光定量 PCR 等技术，研究发现肝郁脾虚证海马 p-JNK、JNK、p-c-Jun、JAK2、p-JAK2、STAT3 等信号通路上关键蛋白发生变化，同时发现外周和海马的炎症因子 TNF-$\alpha$ 表达异常升高，从而导致海马神经元受损。以上研究表明，肝郁脾虚证情绪异常涉及中枢 JNK、JAK-STAT 等炎症信号通路。

除此之外，通过运用 RIA、HPLC-ECD、RT-PCR、IHC、荧光差异显示（FDD）等现代技术研究还发现：肝郁脾虚证存在免疫功能低下、下丘脑单胺类神经递质异常、海马和皮层部位神经营养因子（BDNF、NT3、TrkB）与糖皮质激素受体（GR）下降、海马和皮层等边缘系统内源性阿片肽与相关基因表达异常。这些研究证实了肝郁脾虚证候生物学基础涉及神经、内分泌和免疫网络系统。

## 二、肝郁脾虚证"脾失健运"相关生物学基础研究

### （一）肝郁脾虚证和中枢食欲肽

通过运用免疫组化、实时荧光定量 PCR、酶联免疫吸附法、病理切片观察等现代研究技术发现，肝郁脾虚证外周血中 Ghrelin 浓度降低，致使到达下丘脑弓状核特异结合的 GHSR 浓度也降低，促食欲通路被抑制；同时，α-MSH 浓度升高，抑食欲通路被激活。这些研究很好地阐释了肝郁脾虚证"食少、纳呆"的生物学基础。

Leptin 是一种由白色脂肪组织分泌的激素，主要通过循环作用于下丘脑的代谢调节中枢，发挥抑制食欲、减少能量摄取、增加能量消耗的作用。通过采用免疫荧光染色、原位杂交等实验手段，发现肝郁脾虚证大鼠的外周血中 Leptin 水平增加，下丘脑弓状核中 Leptin 的受体 Ob-Rb 也随之增加。这一研究表明，肝郁脾虚证出现"食少、纳呆"脾失健运的症状与下丘脑弓状核 Leptin 及其受体表达增加有关。

下丘脑的 Nesfatin-1-OT-POMC 神经通路具有明显的抑制摄食的作用。通过采用免疫印迹、免疫荧光、实时荧光定量 PCR 等技术研究发现，外周血清和脑室旁核的 Nesfatin-1 显著增高，而且下丘脑中 POMC、OT 和 MC4R 表达水平亦显著增高。这些研究结果表明，肝郁脾虚证之脾失健运与下丘脑 Nesfatin-1-OT-POMC 抑制摄食的神经通路密切相关。

### （二）肝郁脾虚证和机体葡萄糖代谢

肝郁脾虚证动物还出现血糖、胰岛素、胆固醇（CHOL）、甘油三酸酯（TG）、低密度脂蛋白（LDL-C）、高密度脂蛋白（HDL-C）等代谢异常，这一异常与肝脏的 SHIP2 以及 PI3K/Akt 信号通路有关。

除了上述本团队的肝郁脾虚证研究外，血瘀证、肾阳虚等证候的生物学基础研究也获得了系统性的成果。例如，血瘀证研究发现：血瘀证存在血液流变学、血小板活化、血管内皮细胞损伤、动脉粥样硬化、微循环障碍以及炎症反应等病理过程；又如肾阳虚证的生物学基础研究发现：肾阳虚证存在下丘脑—垂体—肾上腺以及下丘脑—垂体—性腺轴功能紊乱的现象。

然而，由于中医证候自身的复杂性、整体性、模糊性等特点，使得仅靠微观

研究模式很难在证候生物学基础研究中取得质的飞跃。例如，有研究报道，曾作为诊断脾虚证的"唾液淀粉酶活性"和"D- 木糖吸收率"两个重要参考指标，在脾虚证患者中唾液淀粉酶活性指标的符合率仅为 51.6%，D- 木糖吸收率指标的符合率仅为 38.1%~60%，且二者之间的阳性结果存在很大的分离现象。出现诸如此类的问题，除了中医证候自身研究起来较为复杂之外，另一个重要原因则是目前的研究方法仍是现代医学指导下的"还原论"研究方法，从而造成"碎片化"的研究模式。然而，随着现代科学技术的发展，系统生物学——在系统理论指导下的一门新兴研究模式——被引入到中医各方面研究中，给中医证候生物学基础研究注入了新的活力，将成为证候生物学研究的前景。

# 第二节　基于系统生物学的中医证候生物学基础研究

　　系统生物学是在系统理论指导下，一门研究生物系统中所有组成组分，包括DNA、RNA、蛋白质、代谢物等构成以及这些组分之间的相互作用、相互调控的学科，主要包括基因组学、转录组学、蛋白质组学、代谢组学等研究技术。不同以往还原论指导下生物学的研究方法，系统生物学研究生物单元以及生物单元组合成整体的功能和机制。因此，系统生物学体现出的整体、动态、层次和整合的特点恰恰契合了中医认识生命体和诊治疾病的思维，在中医证候研究中将会起到不可估量的作用。正如陈竺院士所讲："系统生物学是利用整体性、系统性的研究手段来解析复杂的生命过程。它具有由假设驱动的定量研究、以组学技术为平台、数据高通量以及多学科交叉的特征。系统生物学时代来临，使得中西医这两种难以沟通的学科，找到了共同的语言。"将系统生物学技术引入到中医证候生物学基础研究中，将会使证候研究从单一、线性的微观指标研究步入高通量、动态变化、多维的系统研究，将有望在证候生物学基础上取得突破性的进展。

## 一、基于基因组学技术的证候生物学基础研究

　　基因组是生物体内所有遗传信息的集合。曾有学者将基因比喻为生命的"语言"，而DNA（脱氧核糖核酸）序列便是组成基因的"文字"。美国科学家Thomas Roderick 首次提出基因组学的概念：基因组学是一门以基因组测序为目标，通过绘制整个基因组的物理图谱、遗传图谱、转录本图谱，分析核苷酸序列，最终确定基因的组成、定位和功能的学科。它主要包括结构基因组学、功能基因组学和比较基因组学几部分，后两部分是系统生物学研究的重要方法。功能基因组学主要表现为鉴定 DNA 序列中的基因、实验性设计基因功能及描述基因表达模式等方面；比较基因组学可以比较不同物种的基因组差异。目前科研中常见的

研究方法主要采用高通量测序技术对待测样本进行基因测序，以及 RT-PCR 技术检测待测样本中目的基因的表达与否及表达含量的变化。

中医证候的形成受到遗传和外界环境两方面因素的相互作用，采用基因组高通量测序技术能够描绘某一证候所有基因水平的变化，并筛选出某一证候特有的且意义重大的差异基因，从基因水平揭示证候的生物学基础。目前主要研究途径有三个方向：一种疾病某种证候的基因组研究；一种疾病两种或者两种以上证候的基因组研究；两种不同疾病同一证候的基因组研究。这三种研究方式所取得的研究成果如下所述：

### （一）基于基因组学技术的同一疾病同一证候的证候生物学基础

廖江铨等分别检测了冠心病血瘀证、冠心病非血瘀证和正常人群 lncRNA、miRNA 和 mRNA 表达情况，研究发现冠心病血瘀证差异表达基因主要与免疫和炎症相关，9 个 lncRNA、31 个 mRNA 和 24 个 miRNA 构成了共调控网络，其中 CTA-384D8.35、CTB-114C7.4、RP11-567M16.6 和 hsa-miR-3158-3p 是冠心病血瘀证基因调控网络中的关键节点。

李靖对新疆维、汉两民族 2 型糖尿病患者及正常对照人群进行 TCF7L2 基因多态性研究，发现 TCF7L2 基因与 2 型糖尿病患者中医证候有关：维吾尔族 2 型糖尿病患者中医证候分型与 TCF7L2 基因 rs231362、rs290487 多态性位点有内在关系，汉族 2 型糖尿病患者中医证候分型与 TCF7L2 基因 rs290487 多态性位点有内在关系。

翁莉等对比肝癌肝肾阴虚证患者外周血单个核细胞差异基因的功能与通路的注释结果，发现肝癌肝肾阴虚证存在着一组数目不多、但能恒定出现表达的显著性差异基因；并发现肝癌肝肾阴虚证与非肝肾阴虚证之间存在着基因立体关系网。

刘湘用芯片技术横向对比了卫气虚模型血淋巴细胞钟基因 Clock 表达与正常组的基因组表达，发现二者之间存在关联性，并且卫气虚证基因的表达出现季节性节律变化。

### （二）基于基因组学技术的同一疾病不同证候的生物学基础

林伟龙等发现非 O 型血人群具有较高的急性缺血性卒中发病率及较高的 TC/HDL、LD/HDL、NHDL 水平；TC、TG、LDL 与风证、虚证，TC、LDL 与虚证，HDL 与痰证、火证、阳亢、肝证存在正相关；非传统血脂类型中的 NHDL、TC/HDL、TG/HDL、LDL/HDL 与风证，NHDL、TC/HDL、LDL/HDL 与虚证、气虚证，

LDL/HDL 与痰证，TG/HDL 与火证存在正相关。

连方等分析发现肾阴虚证组与正常组的差异表达基因 313 条，其中 219 条上调、94 条下调；肾阳虚证组与正常组的差异表达基因 319 条，其中 218 条上调、101 条下调；肾阴虚证单独调节的基因主要与细胞凋亡、生殖功能相关，肾阳虚证单独调节的基因主要与女性妊娠、胚胎着床相关。

杨婵娟等探讨了肝郁脾虚证、脾胃湿热证及正常对照组 3 组间的基因表达情况。与正常组对比，其余两组均出现不同的基因表达差异；肝郁脾虚证组和脾胃湿热证组对比筛选了 125 个差异基因，通过动态关系的构建，最后确定 9 条表达差异显著的基因。

### （三）基于基因组学技术的不同疾病同一证候的生物基础研究

赵晓山从结构基因组学（DNA 序列变异）和功能基因组学（基因表达）变化两方面研究肾阴虚证的相关基因。发现糖尿病肾病肾阴虚证患者与正常对照组间存在 397 个差异表达基因，亚健康状态肾阴虚证患者 215 个基因出现上调表达，182 个基因发生下调；服药后肾阴虚证患者中有 123 个基因出现上调，98 个基因下调；两次实验结果合并分析，发现其中 46 个基因可能为不同疾病和状态下肾阴虚证患者的基因组学实质。

赵丹丹研究与脂代谢紊乱密切相关的载脂蛋白 A5、C3 和 E 基因多态性与高脂血症痰瘀互阻证证候的关系。研究发现 ApoA5-1131T／C 位点 CC 基因型及 ApoE 第四外显子 E3／4 基因型可能与痰及痰相关联的证候发生有密切关系，可能是其易感基因；ApoA5-1131T／C 位点、ApoC3-482C／T 位点及 ApoE 第四外显子基因多态性可能参与高脂血症痰瘀互阻证的形成；ApoA5-1131T／C 位点、ApoC3-482C／T 位点及 ApoE 第四外显子基因多态性影响病证方药的调脂疗效，可能是个体调脂疗效差异的先天遗传因素。

我们团队也曾采用基因组学的技术对肝郁脾虚证的差异基因进行了深入探索，具体研究成果有：运用 Illumina 基因芯片技术筛选肝郁脾虚证模型大鼠海马差异基因表达谱，结果发现与正常对照组相比，肝郁脾虚证动物海马共有 567 条差异表达基因，表明肝郁脾虚证海马相关差异表达基因存在复杂的基因转录调控网络。经 RT-PCR 验证基因芯片发现：γ- 氨基丁酸 A 受体 α1（γ-aminobutyric acid A Receptor alpha1，GABAA Rα1）、Fas 相关死亡结构域蛋白（Fas associated protein with death domain，FADD）基因上调和促肾上腺皮质激素释放激素Ⅱ型受体（Corticotropin releasing factor receptor-2，CRF R2）、细胞周期蛋白依赖性激酶

（Cyclin dependent kinases，CDKs）基因下调，是导致肝郁脾虚证情志抑郁发生的重要机制，为丰富肝郁脾虚证生物学基础研究提供了可靠的实验依据。

综上所述，基因组学研究的主要目标是探索基因的表达和调控规律，而证候—基因组学主要是借助基因组的现代手段探索各中医证候内涵，总结证候发生的基因组特征，从而为证候实质的探索以及据此而形成的具有诊断价值的微观指标带来巨大的前景。

扫描二维码
获取研究成果

## 二、基于转录组学技术的证候生物学基础研究

转录组学是在整体水平下研究活细胞中所有基因转录情况以及转录调控规律的一门学科。基因表达的调控方式包括：转录水平调控、转录后调控、翻译水平调控以及翻译后调控，其中转录水平调控是最广泛的调控方式。因此，转录组学研究成为功能基因组研究的重要部分。狭义的转录组指的是检测到的所有的 mRNA 总和；广义的转录组指的是生物体细胞内转录出所有的 RNA 的总和，包括编码的 mRNA 和各种非编码的 mRNA 等。转录组研究主要涉及检测未知转录本和稀有转录本、定量基因表达量和差异表达、研究转录本结构和功能三大方面。目前，转录组研究技术主要有两大类：以序列杂交为基础的微阵列技术和以测序为基础的新一代高通量转录组测序（RNA–sequence）技术。由于基因表达具有随着时间、空间以及外界环境变化而表达状况不同的特点，所以转录组测序使我们不仅能够获得高通量的基因表达结果，而且能够动态、整体地把握某一功能状态下基因表达的总和。因此，转录组学技术已在生命科学特别是医学领域发挥了积极作用，同时也在中医证候生物学基础研究中发挥了越来越重要的作用。目前，中医界基于转录组学技术，结合相关疾病，已对包括肾阳虚证、湿热证、痰湿证、气阴两虚证等多种证候的实质进行了积极的探索，相关的成果如下所述：

中医证候研究

### （一）肾阳虚证

严石林等通过对肾阳虚证患者进行 Agilent 人 4×44k 表达谱芯片实验研究，分析发现与肾阳虚证相关的信号通路有 39 个，这些信号通路参与调解了免疫系统、氨基酸分解和合成、脂类代谢、生殖、能量代谢及肿瘤的发生。与此同时，发现阳痿肾阳虚证的转录组特征有可能是丝氨酸/苏氨酸磷酸酶复合物通过 Rho 激酶调节钙信号转导通路。与前期研究结果相类比，得出如下结论：不同疾病肾阳虚证在信号转导通路方面有自己独特的特点。

杨嘉慧等对肾阳虚证排卵障碍性不孕患者的血样进行基因芯片实验研究，分析发现肾阳虚证所涉及生物学过程涉及核糖体结构组成中的蛋白质泛素化等，以代谢通路和信号通路为主要通路。这与肾阳虚证所表现出的畏寒肢冷，生殖能力下降等症状有相关性，获得间接和直接的与肾阳虚生殖功能异常的差异基因。

冯广帅等分别对 25 例艾滋病脾肾阳虚证患者、25 例艾滋病热毒蕴结证患者和 8 例健康人血样采取 mRNA 芯片检测，分析发现与脾肾阳虚证相关的差异基因有 73 条，其中基因表达上调的有 34 个，下调的有 39 个，由基因调控的趋化因子相关代谢通路及由基因调控的肿瘤坏死因子或压力相关信号通路，可能是艾滋病脾肾阳虚证临床表现的生物学基础；与热毒蕴结证相关的差异基因有 197 条，其中基因表达上调的有 65 个，下调的有 132 个，由基因调控的花生四烯酸代谢、牛磺酸及亚牛磺酸代谢及由基因调控的白介素相关通路可能是艾滋病热毒蕴结证临床表现的生物学基础。

## （二）湿热证

武兴伟等分别对 HIV/AIDS 16 例湿热内蕴证患者、20 例健康人的 mRNA 和 microRNA 进行分析，发现 HIV/AIDS 湿热内蕴证相关联的 73 条靶基因主要参与组织反应、调节增殖、凋亡等，有 3 条基因（FOS，CXCR4，CCL4）主要参与 BIOCARTA Pertussis toxin–insensitive CCR5 Signaling in Macrophage 信号通路。

## （三）痰湿证

王琦等挑选 3 例非痰湿型体质肥胖人、2 例痰湿型体质肥胖人和 3 例正常体重者，进行外周血基因表达谱研究。结果发现，痰湿型体质与非痰湿型体质相比，有 115 个差异表达探针组，该研究发现痰湿型体质人的外周血相关基因表达与非痰湿型体质人有明显差异。

刘清华等选取原发性肺癌脾虚痰湿型的患者，分别取患者肿瘤组织及正常肺组织，构建正反向消减 cDNA 文库，进一步验证相关阳性克隆，经测序确定了那些有明确生物学功能的证候相关基因，其基因表达及分布特征初步反映了肺癌脾虚痰湿型在分子层面的证候特点，对阐释中医肺癌典型证候的实质有重要意义。

## （四）气虚证、气阴两虚证

张宁等分别对 HIV/AIDS 肺脾气虚患者和健康人各 10 例的 mRNA 芯片进行分析，发现 HIV/AIDS 肺脾气虚证与健康对照组具有各自的基因表达谱。HIV/AIDS

肺脾气虚证的相关基因构成了其特有的分子网络，上调基因主要与蛋白质合成、分解、转运过程，离子通道，细胞核生成有关，下调基因主要与细胞凋亡、免疫应答和酶活性有关。信号通路分析中，上调基因主要与免疫应答和细胞凋亡有关，下调基因主要与 T 细胞、肿瘤坏死因子受体 2 和细胞感染有关。

刘飒等分别对 12 例气阴两虚证患者和 20 例健康人的 mRNA 和 microRNA 进行分析，发现某些 microRNA 通过靶基因调控外伤反应，细胞增殖调节和凋亡，细胞的氧化应激反应等，参与了 HIV/AIDS 气阴两虚证的发病。

### （五）肝郁脾虚证、脾胃湿热证

杨婵娟等对慢性乙型肝炎的肝郁脾虚证与脾胃湿热证患者的基因表达进行研究，发现两证型间有差异基因 125 个，寻找出差异表达能力最显著的 9 个基因。

同时，温国军等进一步对 35 例乙肝肝郁脾虚证患者、35 例乙肝脾胃湿热证患者、30 例健康人，应用基因芯片技术进行研究，筛选出肝郁脾虚证的 1401 个差异表达基因，其中包括 592 个上调及 809 个下调，相关的差异基因主要涉及对外界刺激的反应、碳水化合物的结合、细胞发育、生长发育等多个功能的表达。脾胃湿热证相关的有 2011 个差异表达基因，其中包括 807 个上调及 1204 个下调，相关的差异基因主要涉及解剖学形态结构的形成、细胞迁移、细胞黏附、运动调节、定位调节、调节稳态过程等多个功能的表达。

我们团队也采用了 RNA-seq 技术对肝郁脾虚证大鼠皮层非编码 RNA 包括 miRNA、circRNA、lncRNA 表达谱，以及差异表达进行系统检测。

在 |log2FC| > 1.2，$P < 0.1$ 的阈值下，模型组与正常组相比，共有 19 个 miRNAs 差异性表达；通过经方证对应的中药复方——逍遥散的治疗，发现治疗组和模型组共有 20 个 miRNAs 表达失调。对以上差异 miRNAs 进行取交集处理，发现 rno-miR-6216、rno-miR-147 这两个差异 miRNA 作为肝郁脾虚证在皮层的重点差异 miRNA。

在大鼠皮层 circRNA 表达谱方面，与模型组上调的差异 circRNA 比较：正常组、逍遥散组，共获得 55 个共同的上调 circRNA；与模型组下调的差异 circRNA 比较：正常组、逍遥散组取交集，共获得 28 个共同的下调 circRNA。

在大鼠皮层 lncRNA 表达谱方面，与模型组相比：正常组、逍遥散组取交集，共获得 12 个共同的差异 lncRNA。具体而言，逍遥散给药后，均能对模型组中 MSTRG.22961.2、MSTRG.998.2、MSTRG.5643.2 的异常上调有显著抑制作用；对模型组中 MSTRG.23674.1、MSTRG.23622.1、MSTRG.7511.1、MSTRG.12779.1、

MSTRG.23623.1、MSTRG.22455.1、MSTRG.928.1、MSTRG.14670.1 的异常下调有显著提高作用。

综上所述，基于转录组学这一新兴技术，中医证候生物学基础研究已经进行了大量探索，并取得了初步成果。这些成果有助于我们从转录水平调控角度更深层次地挖掘证候生物学的内涵。

## 三、基于蛋白质组学技术的证候生物学基础研究

蛋白质组学是功能基因组学的另一重要组成成分。蛋白质组学是以基因组编码的全部蛋白质的表达、组成、结构、功能、分布、翻译后修饰以及蛋白质之间的相互作用等为研究对象，在整体水平大规模、高通量、系统性地研究蛋白质的组成与调控活动规律。根据研究目的的不同，蛋白质组学的研究内容包括：表达蛋白质学、结构蛋白质组学和功能蛋白质组学。表达蛋白质组学研究不同条件下蛋白质表达谱差异变化，在蛋白质组学研究中运用得最为广泛；结构蛋白质组学研究的是蛋白质的氨基酸组成、序列、蛋白质的翻译后加工修饰及蛋白质的三维空间结构等；功能蛋白质组学研究蛋白质功能以及蛋白质之间的相互作用。蛋白质组学研究主要依靠对细胞或组织等中的蛋白质进行分离、鉴定、图谱化以及生物信息学平台分析四大技术步骤来实现。蛋白质组学研究具有大规模、高通量、整体系统动态研究的特点，因此和转录组学一样，在医学领域的发病机制、早期诊断、生物标志物、预后判断以及个性化分子靶向治疗等方面发挥重要作用。近年来，蛋白质组学技术也逐步被引入到中医证候本质的研究中来，给中医证候生物学基础研究带来了新的机遇和前景。

近年来，国内外学者把蛋白质组学技术应用于中医证候的研究取得了显著的成就，其研究成果有助于中医证候生物学基础的深入研究。现从动物研究和临床研究两个方面的研究进展进行综述。

### （一）动物实验研究

廖圣银等采用双向电泳技术分离慢性胃炎湿热证大鼠胃黏膜蛋白，应用基质辅助激光解吸电离飞行时间质谱获得肽质量指纹图谱，选择 8 个峰进行二级质谱，发现慢性胃炎湿热证大鼠胃黏膜差异表达蛋白 74 个，其中包括 30 个上调蛋白和44 个下调蛋白。经免疫印迹进一步鉴定得出：HSP 72、HSP 60、苹果酸脱氢酶、蛋白质二硫键异构酶这四个蛋白为慢性胃炎脾胃湿热证胃黏膜的重点调控分子。

仇琪等采用非标记定量蛋白质组学技术对心肌缺血大鼠的心室梗死边缘区进行由气虚—气虚血瘀—气虚演变过程的检测，共发现 467 个蛋白，其中 45 个差异蛋白可能与"气虚证—气虚血瘀证—气虚证"演变过程相关。通过 GO 功能注释和 KEGG 细胞信号通路注释发现：差异蛋白质主要包括细胞骨架蛋白、代谢相关酶类、氧化应激相关蛋白和物质转运相关蛋白。这些蛋白质在维持细胞结构、增强心肌收缩力、调节细胞能量代谢、诱导细胞凋亡以及细胞内信号转导等方面发挥着重要的作用。经免疫印迹鉴定发现，肌动蛋白、alpha B 晶体蛋白、L- 乳酸脱氢酶、HSP 8 表达的验证结果与蛋白质组检测结果基本一致。研究表明：肌动蛋白、alpha B 晶体蛋白、L- 乳酸脱氢酶、HSP 8 这 4 个蛋白可能是心肌缺血梗死灶气虚证候演变的关键分子。

郭淑贞等采用双向凝胶电泳结合 MALDI-TOF 研究血瘀证小型猪模型血浆蛋白质组，经进一步鉴定发现 α1- 酸性糖蛋白、α1- 抗胰蛋白酶、胎球蛋白 A、载脂蛋白 A-I 和载脂蛋白 A-IV 为血瘀证小型猪模型血浆差异表达蛋白，这些蛋白主要为急性期反应蛋白及载脂蛋白等，炎症 / 抗炎是其互相联系的核心环节。这些研究表明心肌缺血血瘀证存在炎症反应这一病理进程。

罗蔚等采用 iTRAQ 技术检测胃溃疡肝郁脾虚证大鼠胃黏膜蛋白质组特征，通过 DAVID、KEGG、VISANT 和 STRING 数据库对差异蛋白进行注释、富集分析、信号转导通路分析以及蛋白质相互作用分析，发现模型大鼠胃黏膜共有 59 个差异表达蛋白，经 Western Blot 进一步鉴定发现 Akt1、Jak1、Jak2、Plcb3、Adrb2、Stat2、Prkcg、Plcb4、Ptpn2、Chrm3 及 Ifngr1 蛋白与胃溃疡肝郁脾虚证关系密切。

除此之外，脾阳虚证、热毒血瘀证、肝郁证等的动物模型均有采用蛋白质组学进行研究，并取得了一定的研究成果，推动了这些证候生物学基础研究的发展。

### （二）临床实验研究

和其他组学一致，蛋白质组学的临床实验研究通常也是围绕某一疾病的某一证候或者某一疾病的多个证候展开的，具体的实验研究以及研究成果如下。

连方等采用 iTRAQ 技术对肾气虚证患者卵泡液蛋白质组学进行分析，发现了肾气虚证患者卵泡液中存在 43 个显著差异蛋白质，经进一步鉴定发现结合珠蛋白、视黄醇结合蛋白、甲状腺运载蛋白、载脂蛋白 -A 及补体 C4-B 这 5 种蛋白与肾气虚生殖功能异常有密切关系。

管艳等利用双向荧光差异凝胶电泳技术比较非小细胞肺癌脾虚痰湿证和其他证型患者血清的蛋白图谱差异，使用 MALDI-TOF-MS 及生物信息学对获得的差异蛋白进行鉴定分析，得到 6 个可以区别非小细胞肺癌脾虚痰湿证和其他证型的差异蛋白，为非小细胞肺癌脾虚痰湿证辨证客观化提供新的线索。

熊新贵等对高血压属于肝阳上亢证的患者血清进行双向凝胶电泳，检测到与正常人血清不同的 16 个显著差异蛋白。差异蛋白点进行胶内酶解后经 PMF-DBR 分析，发现肝阳上亢证患者血清中甲基—天冬氨酸蛋白受体、血清铜蓝蛋白、转铁蛋白、维生素结合蛋白、载脂蛋白等表达均上调，而糖蛋白表达下调。以上研究表明，这 6 种蛋白积极参与了高血压肝阳上亢证的病理过程。

谭从娥等对早泄肾阳虚证患者血清进行蛋白质组学分析，结果共鉴定血清蛋白质总数 238 个，其中有定量信息的 162 个。筛选差异表达蛋白质 9 个，其中 1 个上调，8 个下调。肾阳虚证蛋白质相互作用网络由 72 个蛋白质节点和 283 对蛋白质相互作用构成，并可以聚为 16 个模块，其中蛋白质节点大于 3 的模块有 10 个。每个模块都有一个核心蛋白，其中 C3、C5、C1S 和 MASP2 为补体系统的组分蛋白，主要参与补体激活生物学过程。从以上研究结果得出：补体激活途径异常为主导的免疫功能紊乱可能是肾阳虚证的主要病理机制之一。

卢洪梅等对早期糖尿病肾病肾阳虚证患者血浆进行荧光差异双向电泳分析，通过分析共鉴定出 9 种差异蛋白质，包括补体 C3、补体 C4、载脂蛋白 E、泛素化因子等。经鉴定这 9 种蛋白为糖尿病肾病的早期诊断以及提供中医证型研究潜在的血浆分子标志物。

郝平生等运用同位素相对标记与绝对定量技术（iTRAQ）区分寻常型银屑病血热证和湿热证两种证型，经串联质谱分析得出 19 个显著性差异蛋白，其中糖蛋白类、脂蛋白类、免疫类等为寻常型银屑病血热证和湿热证两种证型存在差异的血清鉴别蛋白。

孟永梅等采用 iTRAQ 标记定量结合串联质谱技术寻找慢性心力衰竭气虚血瘀证和气阴两虚证的蛋白质组学特征。结果发现，与健康人相比，慢性心力衰竭气虚血瘀证有 16 个差异蛋白，其中载脂蛋白 E、半乳糖凝集素 -3 结合蛋白等 11 个蛋白质表达上调，维生素 D 结合蛋白、胰蛋白酶抑制剂等 5 个蛋白质表达下调。与健康人相比，慢性心力衰竭气阴两虚证有 15 个差异蛋白，其中补体 9、间 -α- 胰蛋白酶抑制剂家族重链相关蛋白等 10 个蛋白质表达上调，前血清淀粉样蛋白 P、维生素 D 结合蛋白等 5 个蛋白质表达下调。这些研究为慢性心力衰竭气虚血瘀证和气阴两虚证生物学基础研究开拓了新的视野。此外，王刚等学者采用荧光差异蛋白电泳结合质谱蛋白组学技术，发现冠心病患者心血瘀阻证和心肾阴虚证相比，共有 10 种差异表达蛋白，而且差异蛋白主要涉及补体和凝血级联通路及阿尔茨海默信号通路。

此外临床实验研究还涉及肿瘤、肾病、抑郁症等相关疾病的常见证候，大大丰富了证候实质研究。

近期，我们团队也采用了蛋白质芯片及表面增强激光解吸离子化飞行时间质谱（SELDI-TOF-MS）技术筛选肝郁脾虚证模型大鼠海马差异表达蛋白。结果筛选出5个差异蛋白，均在肝郁脾虚证模型组中高表达。检测到的差异蛋白可能是肝郁脾虚证海马特异性标志蛋白，肝郁脾虚证方证对应中药复方——逍遥散可以有效干预肝郁脾虚证海马的这些差异蛋白。

综上所述，蛋白质的表达变化是直接可以影响到机体的生物学过程的，运用蛋白质组学对证候的生物学基础探索，对于实现证候的客观诊断以及个性化分子靶向治疗具有重要意义。

扫描二维码
获取研究成果

## 四、基于代谢组学技术的证候生物学基础研究

代谢组学是对生物体所有内源性小分子代谢物（分子量 < 1000）种类、数量的变化规律及相互关系进行研究。小分子代谢物是生物体所有基因和蛋白功能活动的最终产物。由此可见，代谢组学处于生命信息传递的终端，与转录组学、蛋白质学共同构成系统生物学整体。代谢组学可以检测的样品有尿液、血浆、血清、唾液、脑脊液、精液、细胞组织的提取液等，主要的技术手段包括核磁共振、质谱联用、高效液相色谱、红外光谱、紫外可见光谱以及各种原子光谱等。代谢组学研究过程包括：生物样本采集、代谢产物检测和鉴定、数据分析及生物信息学挖掘四大步骤。代谢产物是基因 – 蛋白 – 新陈代谢这一生命活动链的终点，因此代谢组学作为转录组学和蛋白质组学的补充和延伸，相比于系统生物学的其他组学而言，具有小分子代谢物的数量和种类要远远少于基因和蛋白、代谢物谱在不同生物样本中基本一样、检测手段多样、探究相对便利等自身的优势。根据研究目的的不同，代谢组学研究可分为代谢靶标分析、代谢谱分析、代谢指纹分析以及代谢组学分析四个层次。在医学领域，代谢组学主要用来研究生命体受病理生理刺激、药物或遗传变异等作用引起的内源性代谢物的改变，以及随时间、空间变化而动态变化的过程，因此在生物标志物、疾病诊断、个性化靶向治疗、健康监测、疗效评价以及药物开发等方面发挥着重要作用。

中医证候是对疾病所处一定阶段的病因、病性、病位、病机的高度病理性概括。证候是对机体病理状态的宏观概括，代谢组学研究内容则反映出宏观状态下，

机体的微观表现。目前国内外学者运用代谢组学的方法对中医证候进行临床与实验室研究，以探索中医证候的实质和内涵。因代谢组学具有时相性、动态性、整体性、系统性的特点，使其与中医的整体观、系统观相呼应，凸显出代谢组学方法在众多中医证候研究方法中的优势。

## （一）代谢组学方法在中医疾病证候分型的临床研究

针对某一疾病所有证候类型进行代谢组学研究，探究中医临床证候分型的科学性及不同证候类型的微观变化，促使证候分型更加客观化、规范化。扈冰等在用代谢组学方法研究骨髓增生综合征的中医证候分型中，发现不同证型患者的生化代谢改变有其自身特点，表明证的本质具有生化物质基础。李晶华等应用代谢组学方法对胸痹进行证候分型，提出中医证候必须借鉴系统生物学的研究方法，而在多种组学方法中，"代谢组学"是研究终端。对代谢物的检测可以使中医证候类型逐步形成其特殊的代谢物图谱，进一步分析图谱，可找出导致这种差异性的代谢产物。华何与等研究不稳定性心绞痛的三个证型中，根据不同患者血浆 $^1$H-NMR 图谱，能确定气滞血瘀证、痰浊痹阻证、气虚血瘀证之间存在明显差异的代谢产物。Ma JJ 等使用气相色谱—质谱（GC-MS），观察非小细胞肺癌虚证、实证患者的代谢物的变化，发现虚、实证两组患者 10 种代谢产物存在明显差异，并且通过对不同化合物 ROC 曲线分析发现中医证候分型与肺癌具有相关性。朱明丹等对不同证型冠心病患者的血浆标记物进行 PCA 聚类分析，发现痰阻心脉证、气阴两虚证、气滞血瘀证和健康人的一些谱峰存在明显差异，其中葡萄糖、花生四烯酸、亚油酸在气滞血瘀证组中显著增高；气阴两虚证组苯丙氨酸、甘氨酸、高丝氨酸、葡萄糖、磷酸肌酸含量较低；痰阻心脉证组的葡萄糖含量比气滞血瘀证组高。这些研究思路，有利于发掘中医"病证结合"的生物学基础，同时为证候特殊标志物研究提供方向。

另一方面，代谢组学方法对疾病证候分型的研究，使中医病证客观化诊断成为可能。胡钢锋等在研究类风湿关节炎中医证候分型中提出，膝关节液的代谢组数据能准确区分健康志愿者、RA 湿热阻络证和寒湿阻络证患者。徐文娟等用代谢组学方法对糖尿病进行分型研究后，进一步用 ULDA 处理方法对虚证、实证、健康组进行比较，发现三组具有代谢差异，此差异与脂肪酸代谢和血脂指标有关。Xu W 等对 2 型糖尿病气虚证、气阴两虚证及湿热证患者血浆代谢物进行研究，发现等离子体脂肪酸谱和综合征相关的生物标志物可有效地分离筛选三个中医证候，表明 2 型糖尿病患者的不同证型差异可以用脂肪酸和脂质参数得到体现。Jian WX[*]等对心血瘀证患者的血浆代谢物及代谢途径进行研究，发现心血瘀证患者和健康对照组之间差异显著。从血浆代谢谱角度分析，心血瘀证与脂质代谢和糖代谢相关。通过建立模型，利用代谢组学方法将"证"与人体某种代谢途径相关联，可能揭示不同"证"的生化特性及证候演变的病理生理学基础。王娟等运用代谢组学方法能够准确地将血瘀证与非血瘀证区分，这表明代谢组学技术及方法可通过代谢模式实现中医证型的区分，达到"辨证"的目的，为临床诊断提供思路。

## （二）代谢组学方法在中医证候标志物的临床研究

将疾病中某一证型差异性代谢产物进行深入研究，可以发掘出这一证型潜在的标志物，是中医证候微观研究突破口。蒋海强等运用 PCA 及 PLS-DA 技术对高血压肝阳上亢证患者组和健康组尿液进行分析，确定了 15 个化学标志物，涉及 20 多条代谢途径。李泽庚等通过分析 COPD 和健康人的尿液样品，发现了 13 种可能的 COPD 肺气虚证标志物。说明代谢组学技术可以解决中医证候微观化研究问题。宁澄等研究发现高血压病肝火亢盛证组与健康组血清出现显著性变化物质为 61 个，可检测出的物质有 3 – 羟基丁酸、肌酸酐、尿素、β– D 吡喃型葡萄糖、谷氨酸、谷氨酰胺、天冬氨酸、苏氨酸、鸟氨酸、甘氨酸、葡萄糖。尿液标本发生显著性变化的化合物总计 24 个，被鉴定出的化合物包括肌醇、反丁烯二酸、奎尼酸、十二甲基五硅氧烷、甘氨酸和磷酸。程鹏等研究冠心病血浆代谢物鉴别痰浊证和气虚证，发现共有 46 种血浆代谢物对鉴别痰浊证和气虚证有贡献峰值，其中最高的是丝氨酸，其他依次为缬氨酸、2– 羟基丙酸、花生四烯酸甲酯、果糖、胆固醇、乳酸。刘一博等对慢性乙型肝炎肝气郁滞证患者血液代谢指纹图谱进行研究，通过 PLS-DA 法分析发现肝气郁结证与健康者之间的差异性物质为丙酸、丙二酸、嘧啶、吲哚胺等。通过对差异性代谢产物研究、归纳，可为筛选证候潜在标志物提供参考。

林燕等通过对反复上呼吸道感染肺卫气虚证患者血浆进行研究，根据疾病组和健康组的载荷图进行分析，推测出半胱氨酸、L– 亮氨酸、L– 蛋氨酸、苏氨酸、焦谷氨酸 5 种物质为反复上呼吸道感染肺卫气虚证的潜在证候标志物。许前磊等对艾滋病肺脾气虚证患者尿液和湿热内蕴证患者的血液分别进行研究，发现有 20 个变量为差异性物质，可能成为艾滋病肺脾气虚证潜在生物标志物。而酰基甘氨酸、溶血磷脂可能是艾滋病湿热内蕴证的潜在标志物。朱嘉对高血压阴虚阳亢证患者的血液进行分析，初步发现的相关生物标志物包括草酸、丁酸、缬氨酸、尿素、磷酸盐、苏氨酸、天冬氨酸等。这些标志物的发现有利于病证的早期诊断，更加了解该病证发展变化的微观表现，同时也可为疑难杂病提供治疗"靶点"，为攻克重大疾病提供研究点。

### （三）代谢组学方法在中医证候的实验研究

在中医证候研究中，将代谢组学方法与动物模型相结合，可以揭示中医证候内在变化规律，证明中医证候的科学性。柏冬等将 40 只 SD 大鼠分为正常组与模型组，成功建立 2 型糖尿病大鼠模型。运用 GC–MS 分析血清代谢物谱，共检测出 48 个有意义代谢物，部分代谢物在不同时点表达量上有差异，提示不同时点血清代谢物组合可以反映中医证候的变化规律。王勇等运用中华雄性小型猪，通过 Ameriod 环制备慢性心肌缺血血瘀证模型，利用 NMR 技术检测血清和 LED 技术分析脂类代谢变化。发现心肌缺血血瘀证模型出现脂类代谢障碍并伴随糖代谢变化明显，导致血液流变学改变，血液黏稠度增高，与中医血瘀证中"黏、稠、凝、滞"相符。这类研究补充了中医证候客观化研究内容，侧面验证了证候模型，可用于模型评价，让中医证候造模更加严谨，检验模型更加客观、规范。

在标志物实验室研究中，杨宇峰等对代谢综合征脾气虚证、脾肾气虚证、气滞湿阻证大鼠血液代谢进行研究，并发现糖类、脂类、蛋白质代谢紊乱与上述证型代谢综合征关系密切，并且分别找到了潜在生物标志物。此类研究相较于临床研究优点在于观察目标具有可控性、可最大化排除干扰因素，可抛开疾病独立研究证候变化。贾连群等应用液质联用技术研究脾虚大鼠血清代谢物谱群特征，发现脾气虚及脾阳虚模型大鼠血清中多种代谢物的相对含量发生了显著变化，主要存在脂代谢、氨基酸代谢异常，并初步获得了一些可能与脾虚证候相关的潜在小分子生物标志物。王洋等用附子、干姜、肉桂粉末等量混合煎煮出浓缩药液，对大鼠进行灌胃，并综合高温饲养等方法造出热证大鼠模型，并对其尿液进行检测后发现了 15 种热证可能潜在标志物。王颖等对脾气虚大鼠模型组、脾阳虚大鼠模型组进行血浆代谢组研究，认为血清 D- 木糖浓度、血清 CPK、血清 GAS、血浆 MTL 等微观指标都可作为脾虚证的客观鉴定指标。

我们团队前期采用生物流体的 $^1$H 核磁共振（NMR）光谱测量肝郁脾虚证大鼠血浆的各种低分子量代谢物，结果发现与正常组相比，模型大鼠血浆代谢物如乙酸、胆碱、n- 糖蛋白（NAC）、饱和脂肪酸、血糖水平升高，低密度脂蛋白（LDL）、极低密度脂蛋白（VLDL）和不饱和脂肪酸水平下降；经方证对应中药复方——逍遥散的治疗组，极低密度脂蛋白、低密度脂蛋白、苏氨酸、蛋氨酸和谷氨酸水平得以提升。这些研究表明，极低密度脂蛋白、低密度脂蛋白、苏氨酸、蛋氨酸和谷氨酸可能是肝郁脾虚证血浆潜在的小分子代谢物。团队还对不同中医证型的亚健康状态患者尿液进行了代谢组研究，结果发现亚健康患者的肝气郁滞证、脾虚证、肝郁脾虚证、脾虚证四种证型尿液样本代谢物水平存在显著差异，其中肝郁脾虚证尿液中的柠檬酸、三甲胺氧化物和马尿酸含量均低于正常受试者，此研究表明以上三种尿液代谢物可作为亚健康肝郁脾虚证患者的参考诊断指标。

综上所述，小分子代谢物是生物体所有基因和蛋白功能活动的最终产物，代谢组学是一种可用于挖掘证候潜在小分子代谢标志物的有价值的研究技术。

## 五、基于脂质组学技术的证候生物学基础研究

脂质化合物指的是一类难溶于水而易溶于非极性溶剂的生物有机分子。研究表明，哺乳动物细胞含有 1000 ～ 2000 种脂质，而且随着新技术、新方法的不断发展，各种新的脂质分子还在不断地被发现。目前通常将脂质化合物分为八大类，包括脂肪酸类（fatty acids）、甘油脂类（glycerolipids）、甘油磷脂类（glycerophospholipids）、鞘脂类（sphingolipids）、固醇脂类（sterol lipids）、孕烯醇酮脂类（prenol lipids）、糖脂类（saccharolipids）、多聚乙烯类（polyketides）。脂质不仅参与调节多种生命活动过程，包括能量转换、物质运输、信息识别与传递、细胞发育和分化以及细胞凋亡等，而且脂质的异常代谢还与某些疾病，如动脉硬化症、糖尿病、肥胖症、阿尔茨海默病等疾病密切相关。随着快速、高通量、高精度脂质分析技术的发展，"脂质组学"应运而生。目前脂质组学研究的内容主要包括脂质及其代谢物分析鉴定、脂质功能与代谢调控、脂质代谢途径及网络三大方面。脂质组学在医学领域的运用，主要表现在通过研究有助于阐明脂质的功能与代谢调控及其相关关键蛋白质在重大疾病发生发展中的作用。

脂质组学的研究内容主要是脂质代谢。中医理论中脾胃生理功能为"脾主运化"，研究范畴也包括人体营养物质的吸收代谢，二者交互性很高，由此推断运化失常导致的痰、湿、瘀等病理产物，多会出现脂质代谢紊乱，同理，与脾功能代谢异常有关的证候均可能存在脂质的代谢异常。脂质种类繁多，许多脂类尚未完全被挖掘，中医证候具有复杂性和多变性的特点。因此，现阶段脂质组学在中医证候研究中的应用主要集中在证候内涵的生物学基础及证候的治疗两方面。

## （一）脂质组学与证候内涵的生物学基础

殷婷婷等以强直性脊柱炎和痛风性关节炎为切入点，对风湿性疾病湿热证实质的脂质组学特征进行研究，发现部分甘油磷脂酰胆碱类和甘油三酯类代谢物可能为强直性脊柱炎湿热证脂质代谢的特异性本质，而 Lyso-GPC（18∶2）、Lyso-GPC（16∶0）和 Lyso-GPC（18∶1）可能为风湿性疾病湿热证脂质代谢的共性实质。

王勇等发现冠心病心肌缺血血瘀证小型猪血清中低密度脂蛋白（LDL）与极低密度脂蛋白（VLDL）等脂质代谢物浓度下降，说明冠心病血瘀证可能存在脂质代谢紊乱。刘德亮对比了血瘀证与非血瘀证 2 型糖尿病患者的血清，发现 21 种脂肪酸的差异表达导致了两组患者血清游离脂肪酸水平和游离脂肪酸谱的变化；相关性分析发现其中的 6 种脂肪酸（月桂酸、棕榈酸、硬脂酸、山嵛酸、总游离脂肪酸、饱和脂肪酸）与血瘀证的证候积分呈正相关。

黄珮研究了高脂血症肝郁脾虚证患者的脂质组学特征，发现 4 个指标（PG、PS、FA 和 SP）为高脂血症肝郁脾虚证的脂质标记物。

## （二）脂质组学与证候的治疗

孙启慧观察麻黄附子细辛汤干预后肾阳虚外感小鼠的脂质组学变化，发现麻黄附子细辛汤对小鼠肺组织中的甘油磷脂类和甘油脂类化合物有明显的调节作用。

赵铁等研究了柴黄益肾颗粒对糖尿病肾病大鼠肾脏脂质异常代谢的影响，发现柴黄益肾颗粒可通过对 4 种鞘磷脂酰胆碱和 2 种甘油磷脂酰胆碱的调节作用从而延缓糖尿病肾病的进展。

杜丽娜发现金欣口服液主要通过调节甘油磷脂代谢、鞘脂质代谢通路的表达，从而调控呼吸道合胞病毒肺炎热闭肺证患儿血浆中磷脂酰胆碱类和甘油三酯类脂质标记物的表达，这可能是金欣口服液治疗呼吸道合胞病毒肺炎热闭肺证的机制之一。

此外，对于中药提取物清开灵的研究发现，清开灵可以通过对甘油二酯、22-硫苷脂、溶血磷脂、磷脂等脂质的调节作用干预积滞化热引起的发热症状。

综上所述，2003 年至今，国内各大数据库中关于脂质组学研究的有效文献约 90 篇，其中中医研究贡献不多。由此可见，目前脂质组学在中医证候研究中的应用尚处于初级阶段。研究多集中于冠心病的血瘀证、痰湿证类疾病、脾虚证或肝郁脾虚证等几个方面，虽然挖掘了部分证型的脂质组学特征，但尚未证实它们在中医证候诊断中的价值，还需要进一步拓宽脂质组学在证候研究的范围。

扫描二维码
获取研究成果

# 六、基于宏基因组学技术的证候生物学基础研究

随着基因组研究技术的飞速发展，促使宏基因组这一新的研究策略的诞生和发展。宏基因组作为研究生态环境中全部微生物种群生态分布、群体遗传特征和基因相互作用的新兴学科领域，极大地拓展了微生物信息和资源的开发，其研究已渗透到环境、海洋、土壤、农业、能源、生物技术、医药等领域。人体内约有 100 万亿的微生物，是机体细胞数量的 10 多倍，其基因编码更是人体基因组的 100 倍以上。这些动态、复杂的微生物群体在人体的生理、营养和免疫上发挥重要作用，人体微生物群落的失调、紊乱是导致疾病的一个重要因素。肠道微生物研究是近几年来宏基因组学在医学领域的主要研究目标。人体肠道约有1000 ～ 2000 种的微生物，研究发现肠道微生物群落的组成和变化与肥胖症、糖尿病、抑郁症、慢性腹泻等有密切的关系。因此，将宏基因组学具体运用到人体肠道菌群的研究，将有利于拓展疾病诊断和治疗靶点研究的范围。

"整体观念"强调人体本身的统一性、完整性，及其与自然环境的不可分割性。同样，肠道微生态也是在长期进化过程中，通过个体的适应和自然的选择，形成的一个菌群不同种类之间，菌群与宿主之间，菌群、宿主与环境之间互相依存，相互制约的系统。目前，肠道微生态在中医药学领域的研究也颇受重视，其中，有关中医证候方面的研究主要集中在脾虚证、肾阳虚衰证、湿热证、脾虚湿盛证等，为证候生物学研究提供了一条新思路。

## （一）脾虚证

脾虚证是中医临床常见的一类证候，是慢性消化系统疾病的主要证型。临床上脾虚证包括脾气虚、脾阴虚、脾阳虚及脾虚兼证。"脾主运化"，机体脾虚，消化吸收功能出现障碍，表现出纳差、便溏、消瘦等症状，机体各脏器间的平衡遭到破坏，进而导致菌群失调，而肠道菌群的失调又会影响物质的营养代谢，进一步加重脾虚症状。近年的临床及动物实验已证实，脾虚证与肠道菌群的变化密切相关，动物实验表明采用番泻叶、大黄水煎液制备的脾虚证大鼠模型出现了肠道菌群多样性指数下降；采用大黄煎汁制备的脾虚小鼠模型亦存在显著的微生态失调，主要表现在肠道乳酸杆菌和双歧杆菌均有不同程度的下降。临床研究方面，对老年脾虚患者肠道菌群 16S rDNA 变性梯度凝胶电泳分析，发现脾肾阳虚、脾

中医
证
候
研究

气虚和脾肾阳虚兼脾气虚患者的肠道菌群结构具有明显特征，并与临床诊断结果基本一致。同一证型不同病症、临床表征和病程的患者肠道菌群结构不同，此研究结果在一定程度上为"同病异治"提供了实验依据，证候变化的实质可能与肠道微生态的改变相关。

随着越来越多的证据表明，脾虚证与肠道微生态之间存在密切联系，中医药学者也开始通过以方测证，探究健脾方剂对肠道微生态的影响。例如四君子汤能提高利血平所致脾虚大鼠肠道有益菌的比例，增加肠道菌群的多样性；参苓白术散可改善大黄水煎液所致脾虚小鼠肠道菌群的失调情况；用加味补中益气汤干预盐酸林可霉素制备的肠道菌群紊乱小鼠模型，发现小鼠盲肠中段内容物中的乳酸杆菌、双歧杆菌、肠球菌、枯草芽孢杆菌菌值有所恢复等。

### （二）脾胃湿热证

脾胃湿热证也是中医脾胃证候中的一个常见证候。与健康人比较，腹泻型肠易激综合征脾胃湿热证患者的肠杆菌、肠球菌明显增多，双歧杆菌、乳杆菌、消化球菌明显减少；酵母菌、拟杆菌无明显改变。而且，与脾虚证比较，脾胃湿热证患者肠杆菌、肠球菌、双歧杆菌、乳杆菌、拟杆菌、消化球菌明显增多，而酵母菌差异无显著性。陈韵如在溃疡性结肠炎脾胃湿热证的微生态研究中也发现，脾胃湿热证患者与脾气虚证患者相比，粪便中的双歧杆菌含量低于脾气虚证，大肠杆菌含量 B/E 值与脾气虚证没有差别；脾胃湿热证患者与正常人组相比，粪便中的双歧杆菌含量低于正常人，大肠杆菌含量及 B/E 值与正常人组没有差别。由此可见，脾胃湿热证同样存在肠道菌群的变化，而且其肠道菌群结构有别于脾虚证。

### （三）肾阳虚证

丁维俊等通过对比研究家族性肾阳虚患者与正常人的粪便标本，发现肾阳虚家系（研究中共纳入 2 个典型肾阳虚家族，分别命名为 CDZ 家族，PXC 家族）都出现较明显的肠道菌群失调，主要表现在 4 个方面：2 个家系的肠球菌、大肠杆菌等肠道需氧菌显著增加，葡萄球菌在 CDZ 家族患者组也显著性增加；双歧杆菌在 CDZ 家族患者组显著下降，而乳酸杆菌在 PXC 家族患者组显著下降；需氧菌与厌氧菌总数之比值在肾阳虚家族之中，明显高于健康对照组；霉菌总数与不同患者的肠道菌群失调程度呈正相关。由上述的临床研究结果可见，肾阳虚证临床上常可兼见大便久泻不止、完谷不化、五更泄泻等症状，可能与肾阳虚导致肠道菌群失调，影响了机体腐熟运化食物的功能有关。

### （四）胃肠积热证

甄建华通过喂高热量、高蛋白饲料制备胃肠积热证幼鼠模型，无菌采集其与正常对照幼鼠的大肠内容物标本，采用高通量测序的方法检测标本内的肠道菌群，结果发现在 Beta 多样性分析中，胃肠积热与正常对照幼鼠的肠道菌群结构之间具有显著性差异。在菌群多样性方面，Alpha 多样性分析（稀释度曲线、Chol 1 曲线）提示 M 组雌性幼鼠与 NC 组雌性幼鼠之间具有显著性差异，而基于 OTUs 数目分布的菌属、菌种水平上的肠道菌群多样性分析则提示胃肠积热与正常对照幼鼠之间存在显著性差异，且这一差异在雌性幼鼠中表现得更为明显。在菌群相对丰度方面，Lachnospiraceae 的减少与胃肠积热具有明显的相关性，而 Bacteroidaceae 的分布则与性别明显相关。除动物实验外，甄建华在研究胃肠积热证与肠道微生态失调的相关性时还进行了部分临床实验，以《胃肠积热诊断量表》为准，临床采集胃肠积热与健康对照小儿的粪便标本，采用高通量测序的方法检测标本内的肠道菌群，结果发现在 Beta 多样性分析中，胃肠积热与健康对照小儿的肠道菌群结构之间未见显著性差异；在菌群多样性方面，Alpha 多样性分析及基于 OTUs 数目的菌属、菌种水平上的多样性分析均提示胃肠积热与健康对照小儿之间未见显著性差异；在菌群相对丰度方面，优势菌群 Bacteroides 和 Faecalibacterium 在胃肠积热与健康对照小儿肠道菌群之间的分布未见明显差异。虽然在此次中医证候与肠道微生态失调相关性的研究中，动物实验与临床研究未取得一致的结果，但仍在一定程度上证实了证候与肠道菌群之间的相关性。

我们团队前期采用 16S rDNA 高通量方法检测肝郁脾虚证大鼠粪便样本中肠道菌群的结构和变化，研究发现各组大鼠在 Alpha 多样性中没有区别。在门级水平，肝郁脾虚大鼠粪便中的拟杆菌、变形杆菌、硬菌、叶绿菌和扁平菌的丰度减少；在属级水平，肝郁脾虚大鼠粪便中的 Prevotellaceae_Ga6A1_group、Prevotellaceae_UCG-001 和 Desulfovibrio 的丰度增加了，Ruminococcaceae 丰度减少，并且发现这些肠道菌群的变化与短链脂肪酸、脂多糖和肠道炎症密切相关。

综上，肠道微生态是目前研究的一个热点领域，很多疾病的发生发展都与其有着密切的联系。中医证候则是对疾病过程中所处一定阶段的病位、病因、病性以及病势等所做的病理性概括，综合反应了致病因素与机体反应状态，是对疾病当前本质所作的结论。目前关于肠道微生态与中医证候的研究主要集中在脾虚证与肠道菌群的变化关系及健脾剂对肠道微生态多样性和菌群组成的影响上，尚未见有关证候与肠道微生态关系的发生机制的报道，有待进一步深入研究。因此，将肠道微生态融入到中医证候的研究，不仅开辟了中医学研究的新思路，还深化了对中医证候内涵的新认识。

## 七、基于表观遗传学的证候生物学基础研究

表观遗传学研究的是在基因的核苷酸序列不变的情况下，基因发生可遗传变化的一门遗传学分支学科。表观遗传学研究的内容包括 DNA 甲基化、组蛋白修饰、染色质结构和非编码 RNA 调控等，其中 DNA 甲基化是表观遗传学研究最为深入的一种。DNA 甲基化是一种 DNA 的天然修饰。真核生物中，在一组甲基化转移酶（DNA methyltransferases，DNMTs）或甲基化 CpG 结合蛋白（Methyl CpG-binding domain，MBD）的作用下，DNA 序列中的 CpG 二核苷酸 5'端的胞嘧啶与甲基发生共价结合，并转变为 5- 甲基胞嘧啶（5-methycytosine，5-mC）的过程。在哺乳动物中，DNA 甲基化有 60% ～ 90% 主要发生在胞嘧啶（C）- 鸟嘌呤（G）二核苷酸（CpG）位点上。DNA 甲基化参与多种生物学活动，包括 X 染色体灭活、基因转录、基因结构稳定、细胞分化、外源基因防御、异物代谢等。DNA 甲基化修饰在基因转录调控中的作用，体现在其能够抑制基因转录，造成基因沉默。

随着后基因组时代的到来，新一代先进和精尖的高通量测序技术迅猛发展，使得 DNA 甲基化检测工具不断得以拓展和更新，极大地促进了 DNA 甲基化在生物医学研究领域的运用。特别是研究疾病全基因组 DNA 甲基化的特点、规律以及寻找疾病的 DNA 甲基化生物标记物，已经成为疾病诊断学研究的热点方向。近年来，中医药界的学者也尝试从 DNA 甲基化角度研究证候的生物标志物，从而揭示中医证候的 DNA 甲基化生物学基础。概括起来，可以分为针对某个或某些特异基因甲基化进行研究和对全基因组甲基化进行研究两大类。

### （一）基于特异基因甲基化研究的证候生物学基础研究

基于特异基因甲基化研究的证候生物学基础研究，主要集中在检测感兴趣基因的甲基化水平、基因启动子区域甲基化状态以及基因位点等方面。

唐梅森采用焦硫酸测序方法研究汉族人群中早发冠心病血瘀证患者外周血中的 ER-α、Gp6、AGTRAP 基因甲基化情况，结果发现 GP6 和 AGTRAP 基因甲基化水平与早发冠心病血瘀证发生相关，而且 ER-α 基因启动子位点 rs117301 可能

与早发冠心病血瘀证的发展密切相关。

李楠等采用 MS-PCR 技术测定了急性冠脉综合征痰浊血瘀证患者的雌激素受体（ER）基因和基质金属蛋白酶 -9（MMP-9）基因的甲基化水平，结果发现 ER 基因的高甲基化状态和 MMP-9 基因的低甲基化状态可能与急性冠脉综合征痰浊血瘀证发生有关。

陈光等使用亚硫酸测序研究冠心病不稳定性心绞痛患者外周血细胞中白细胞介素 -6（IL-6）基因启动子区甲基化状态与血瘀证的关系，结果发现 IL-6 基因转录起始位点前 -1118bp 至 -826bp 序列中 7 个位点 CpG 位点的高甲基化与血瘀证有关。

骆杰伟等采用焦磷酸测序检测去甲肾上腺素转运体 SLC6A2 基因启动子区甲基化状态与心力衰竭患者气虚证、血瘀证的关系，结果发现心力衰竭患者的气虚证、血瘀证与 SLC6A2 基因启动子区域甲基化升高密切相关。

靖景艳等采用 MS-PCR 技术研究不同中医证型的急性髓系白血病患者骨髓中 RASSF1A 基因和 ZO-1 基因启动子区甲基化的状态，结果发现急性髓系白血病虚证和实证患者的 RASSF1A 和 ZO-1 基因甲基化水平存在差异。

刘菲等采用 MS-PCR 技术研究急性髓系白血病患者骨髓细胞中 ID4 基因启动子区甲基化状态与中医证型的关系，结果发现毒热炽盛证、瘀血痰结证患者更易出现 ID4 基因甲基化。

刘庆生等采用焦硫酸测序法检测慢性萎缩性胃炎胃黏膜的 c-mycDNA 甲基化状态，结果发现在慢性萎缩性胃炎各证型的 c-mycDNA 甲基化率由高至低依次为胃热伤阴证、瘀毒内阻证、痰湿凝结证、脾胃虚寒证、气血双亏证和肝胃不和证。

江燕等利用焦硫酸测序方法检测 AGT 甲基化与原发性高血压发生及中医各证型的相关性，结果发现高血压患者各中医证型的 AGT 甲基化状态由高至低依次为肝火亢盛证、阴虚阳亢证、痰湿壅盛证和阴阳两虚证。

曾跃琴等采用结合重亚硫酸盐测序方法研究肾阳虚证免疫相关基因 CpG 岛调控机制，结果发现肾阳虚患者的血浆中 FH1T、MAP2K6、WNT5B、CSNK1D、FRAT2 基因启动子区甲基化状态与肾阳虚证相关。

王萍等采用 MSPCR 检测冠心病血瘀证 KLF5 和 LRP12 基因启动子的甲基化率，结果发现 KLF5 和 LRP12 的启动子甲基化状态与冠心病血瘀证关系不大。

黄定鹏等采用 MSP 法检测胃癌的中医辨证分型与 Runx3 基因、Gst-π 基因启动子甲基化的关系，结果发现胃癌的各中医证型的 Runx3 基因、Gst-π 基因启动子甲基化水平没有差异。

李雪梅等采用巢式甲基化特异性聚合酶链反应法检测中晚期非小细胞肺癌患者外周血浆 MGMT 基因启动子的甲基化状态与中医证型的相关性，结果发现中晚期非小细胞肺癌各个中医证型的 MGMT 基因启动子甲基化水平由高至低依次为脾气虚证、肺阴虚证、气滞血瘀证、气阴两虚证及痰热阻肺证。

## （二）基于全基因组甲基化研究的证候生物学基础研究

近年来，零星报道了证候的全基因组 DNA 甲基化研究，整体研究存在技术选择相对单一且滞后、涉及证候范围比较局限等特点。

呼雪庆等采用 Human Methylation 450K 芯片研究慢性乙型肝炎和慢性乙肝后肝硬化湿热内蕴证、肝郁脾虚证和肝肾阴虚证异病同证的外周血 DNA 甲基化生物学基础，结果发现 KCTD2 和 NAV1 基因的甲基化可能与湿热内蕴证相关；LGR6 和 SH2D4B 基因的甲基化可能与肝郁脾虚证相关；CYP2E1、PCSK6、DEXI、HIST1H3B 和 SULT1C2 基因的甲基化可能与肝肾阴虚证相关。

黄海波采用 Infinium Human Methylation 450 Bead Array 芯片技术研究早发冠心病血瘀证家系人群的 DNA 甲基化标记物，结果发现外周血的 ZEB2 基因可能是家系早发冠心病血瘀证的生物标志物。

文钦将双生子选为证候研究的最佳对象，运用 DNA 甲基化芯片技术，筛选糖尿病肾虚证的差异表达基因，结果发现 MMP-9、UGDH 和 GART 基因的高甲基化可能与糖尿病肾虚证相关。

近期，我们团队采用了全基因组亚硫酸氢盐测序联合转录组测序方法检测了肝郁脾虚证下丘脑弓状核的全基因组 DNA 甲基化谱及其调控。研究发现在各组甲基化水平差异明显的 TSS 段，肝郁脾虚证方证对应中药复方——逍遥散能够调控肝郁脾虚证模型大鼠弓状核的差异甲基化位点（DMRs）共 486 个；通过对这些 DMRs 的甲基化水平进一步分析，显示逍遥散和正常组发生高甲基化 DMRs 少于模型组一倍，而逍遥散和正常组发生低甲基化 DMRs 却明显高于肝郁脾虚模型组。同时将全基因甲基化测序和转录组测序结果联合分析发现，与正常组相比，肝郁脾虚证大鼠下丘脑弓状核共筛选到 7 个差异甲基化区域调控的靶基因；与模型组相比，逍遥散治疗组共筛选到 10 个差异甲基化区域调控的靶基因。采用 RT-qPCR 进一步验证发现，肝郁脾虚证大鼠弓状核 Fam111a mRNA 表达明显高于正常大鼠（高于正常大鼠 80 余倍），而逍遥散治疗能逆转至接近正常水平。以上这些研究结果表明：下丘脑弓状核 Fam111a 很可能是肝郁脾虚证大鼠摄食量减少和逍遥散治疗机制的核心事件分子。

综上所述，DNA 甲基化是在保持 DNA 序列不变情况下，发生的甲基化修饰能够对基因的转录以及功能蛋白的翻译起着重要的作用。DNA 甲基化深受外界环境和机体遗传交互作用的影响，这与中医证候受先后天影响有异曲同工之妙。然而，纵观中医证候生物学基础的系统生物学研究，基因、蛋白和终端代谢物的生物标志物研究较多，而对基因转录、蛋白翻译起重要影响的 DNA 甲基化研究却很少。因此，从全基因组 DNA 甲基化作为切入点，寻找能够影响基因转录的 DNA 甲基化的中医证候标志物意义重大。

# 第六章

# 方证辨证研究思路

辨证论治是中医学的特色。证候诊断决定临床合理选方用药，方剂是中医临床治疗主要手段，方证的高度对应是提高临床疗效的重要保证。目前，证候的生物学基础研究（血瘀证、肾虚证、脾虚证）已取得相关成果，也对方剂组成配伍及物质基础进行了一系列的探索，但是，存在方、证研究分离以及对二者关联机制研究不足的问题。因此，研究方证相关的机制，是揭示中医辨证论治原理的关键科学问题，也是提高中医临床疗效，精准治疗的迫切需要。

国医大师王琦在《汤方辨证及临床》序中所说："方若游离了证，则无的放矢，证若游离了方，便治无所依。"而这正是方证辨证的价值所在。该书载 101 个汤证，列有渊源、病机、汤证脉证、汤证诊断要点、禁忌、汤证辨疑、临床应用、汤方组成等，强调汤证的病机。《诸病源候论》50 卷 67 门，以候类述共 1720 则。有病（肺结核、天花、脚气病、漆疮）候；有证的候；有脉候；漆疮候提及"证候"共 10 处；病证候"内异外同，外异内同"。《太平惠民和剂局方》收录 788 条方剂，涉及病种有 22 种。《太平圣惠方》按其证候划分为 1670 门，然细数其经验方却有万余首。《名医类案》收录 205 门证候，辑录明代以前历代名医临床验案 2400 余首。《中医方剂大辞典》（1993 年）收载了中医有史以来散在于各类著作中的方剂 96592 首，列有方源、组成、用法、主治、加减等；并设有对应的证候名。《中医证候学》以病因为纲分为 12 门，以脏腑为目分 21 目，共得 45 类，295 证，共辖 2344 候；7000 多方。

邓铁涛《实用中医诊断学》中列有证 200 余种；历版《中医诊断学》教材列有证 160 余种；冷方南《中医证候辨治轨范》中从规范化的角度将中医常见证候列为 300 余条；中医临床诊疗术语国家标准（证候部分）（GB/T16751·21997）将证细化分为 800 余种。

后世随着对疾病病证复杂性认识得更深入，复方越来越多，存在方多（"十万锦方"）证少（几百种），一方多证、多方一证的现象，体现了中医辨证论治个体化诊疗的思想。为何方多证少？说明医生辨证有待精细，也存在证中有证、方中有方；也亦同古人所云"古方今病不相能"。中医临床历来有辨病治疗、辨证论治、辨症处理三位一体的诊疗模式，之所以走向辨证论治思维模式，其原因是受中医的辨证思维（因人、因时、因地"三因制宜"）、整体思维（天人、形神）的影响。

# 第一节　方证辨证理论内涵

　　方证理论思维起源于《伤寒杂病论》中提出的"汤证"概念，方证一词由唐代孙思邈首次提出，并开辟了类证、类方的方证治法研究。方证辨证是 20 世纪 80 年代中期沈自尹教授在研究《伤寒论》过程中提出的学术观点。方证辨证重在辨方剂的主证，它强调方证和病证的对应，但由此衍生出的方证相关思路，它强调方剂的各个药物组成与病证病机之间具有一对一的针对性和选择性，两者皆秉承中医学术思想，体现方证的高度融合，在应用中却有不同。方证辨证较其他 8 种常用辨证方法能更好地结合病、证、方，其内涵包括证是症状、方症相关，证是证据、方证相应，证是病机、方证相对的三种境界。在中医的辨证论治中具有重要地位，它贯穿于历代中医古籍和临床应用之中，指导着临床诊疗思辨过程。目前中医药研究中存在方证分离现象，证候生物学基础研究及复方物质基础与作用机制研究往往是脱离证候而针对疾病进行药效机制研究，有失中医辨证论治特色及优势。所以研究方证辨证相关命题，是揭示中医辨证论治原理的关键，方证辨证研究思路更能切合中医科学内涵，阐释中医物质基础，是中医走向现代化不可缺少的学术积淀。

## 一、方证理论的思想来源

　　《伤寒杂病论》作为中医辨证论治的方书之祖，最早提出了"汤证"的概念，如麻黄汤证、桂枝汤证、小柴胡汤证等，以"汤证"命名用来表现方药与证候之间的相互对应关系，开汤方辨证之先河。唐代孙思邈是第一个提出"方证"一词的古代医家，他"以方证同条，比类相附"的方法编次《伤寒论》，开辟了《伤寒论》类证、类方的方证治法研究。宋代医家朱肱采用"以脉类证，以方类证"的方法研究《伤寒论》诸证与方，提出"据病可以识证，因证可以得方"的观点。

清代柯琴《伤寒来苏集》谓"仲景之方，因证而设，见此证便用此方，是仲景活法"，强调有是证，用是方。柯氏在《伤寒论附翼》一书中又从辨证论治的角度采用了证以方名、方随证附、以方类证的编次方法，使方证联系更加紧密。清代医家尤在泾研究《伤寒论》突出治法，以治法为纲，以汤证及处方为目，充分体现了"方从法出，法随证立，随证治之"的辨方证思想方法。近代医家张锡纯从方证入手深入研究《伤寒论》，以六经病证为纲，方证为目，重点阐释40余首方证。清·罗美《古今名医方论》明确指出"夫不知证，便不知方矣"。近代经方大师曹颖甫著《经方实验录》，辑选75案，皆以汤证名之，强调"有此证，用此方，得此方，消此证，但凭脉证施治"。中医大家刘渡舟提出："要想穿《伤寒论》这堵墙，必须从方证的大门而入。"认为："认识疾病在于证，治疗疾病在于方，方与证乃是伤寒学的关键。"著名医家邓铁涛说："证变则方亦随之变，证不变则效不更方。"方证辨证，作为一种学术观点，自20世纪80年代中期沈自尹教授在研究《伤寒论》的过程中被提出后，近年来备受关注。以上可知，《伤寒论》作为方证辨证论治的经典之作，受到了后世医家的重视和深入研究，同时也突出了辨方证的重要性。

## 二、方证辨证与方证相关

### （一）方证辨证、方证相关的概念

方证辨证，又称汤方辨证，简称辨方证。它是指以方剂的适应病证范围、病机、治法、禁忌证等相关内容为框架，对疾病的临床表现、体征及其他相关资料进行辨析的辨证方法。由定义不难看出，方证辨证重在辨方剂的主证，它强调方证和病证的对应，即"有是证，用是方"。而其中的辨"证"则包括了机体在疾病发展过程中某一阶段的病因、病机、病位和病性等方面的内容。方证是综合了多因素的内容，而非单纯的症状叠加，如心下痞满、按之柔软不痛、干呕、肠鸣、下利、舌润脉濡或弦的半夏泻心汤证，本身就包含了其病位在脾胃，病性属寒热错杂，病机为脾胃升降失常、寒温不调，其对应的方剂本身也是融合了理法方药、配伍关系为一体的复杂组方规律，这正是汤方辨证的前提和基础。方证相关是指一个方剂内的药味及其配伍关系与其针对的病证病机或病理环节之间具有高度相关性或针对性。它强调方剂的各个药物组成与病证病机之间具有一对一的针对性和选择性。如小柴胡汤中柴胡的透泄少阳之邪、疏泄气机郁滞，黄芩的清泄少阳半里之热，半夏、生姜的和胃降逆止呕，人参、大枣、炙甘草的益气健脾兼扶正祛邪等，与小柴胡汤证中的少阳枢机不利的病机相对应；大承气汤中大黄的泻热通便，芒硝的软坚润燥，厚朴的下气除满，枳实的行气消痞等，与大承气汤证中的燥屎内结、腑气不通的病机相对应。这种方与证之间的相互作用，即病证的病机决定了方剂中药物的选择，而方中的药物及其配伍关系又是针对主治病证的病机而设的，这正是方和证之间高度相关性的体现。

### （二）方证辨证与方证相关的区别

方证辨证不仅强调辨主证，更注重辨病证的病因、病机、病性、病位以及病证与方证在症状、体征、舌脉上的统一。《内经》曰"谨守病机，各司其属"，而主证是最能直接反映方证病机的主要证候和脉证。方证辨证侧重于方与证之间的对应关系，所谓"有是证，用是方"。《伤寒论》中所言"有柴胡证者，但见一证便是，不必悉具"，从一定意义上说，要求医者有丰富的临证经验，因而方证辨证多适用于经方。而方证相关强调方剂的药味与病证病机之间具有高度的选择性和针对性，即病证的病机决定了方剂中药物的选择，而方中的药物及其配伍关系又是针对主治病证的病机而设，药与证之间的关系表现更突出，所谓"有此证，用此药"，因而方证相关可用于临证处方用药的加减变化。笔者认为以方测证是方证相关的应用，它强调了方剂对证候治疗的针对性。

### 三、方证辨证与其他辨证方法的关系

八纲辨证是指医生对通过诊法所获得的各种病情资料，运用八纲（表里、寒热、虚实、阴阳）进行分析综合，从而辨别病变位置的浅深、病情性质的寒热、邪正斗争的盛衰和病证类别的阴阳，以作为辨证纲领的方法。八纲辨证是中医学辨证方法中最基本的方法，然而也有不足之处，如对一些疾病无证可辨或辨而有误。程氏认为八纲辨证就病位而言，只言表里而疏于上下，临床诊疗中难以较好地解决上下病证辨证问题。王氏认为八纲辨证中表虚证实际并不存在，所谓"外感表虚"表并不虚，"内伤表虚"虚不在表。王氏还认为在八纲辨证中将少阳病称之为半表半里证，与表证、里证并列，实属欠妥。伤寒病的半表半里证是针对属表的太阳病和属里的阳明病相比较而言的，它只能应用于外感病中的伤寒病。八纲辨证"非表即里"，实属里证范畴。

六经辨证是以太阳、阳明、少阳、太阴、厥阴、少阴六经来划分疾病的深浅

和邪正盛衰的辨证方法，适应于外感病的辨证。然而随着环境、气候、饮食等各方面的变化，疾病谱变得越来越多样性，外感病中除了伤寒病以外，还出现了很多温热、湿热方面的急性热病，六经辨证已不能作为急性热病的治疗方法。此外，六经辨证重点在于分析外感风寒所引起的病理变化及其传变规律，因而其对内伤杂病的辨证也不具有广泛性。

卫气营血辨证是以外感温病由浅入深或由轻而重的病理过程分为卫分、气分、营分和血分4个阶段，各有其相应的证候特点。然而其不足之处在于：第一，卫气营血辨证只反映温邪的肆虐，不提及机体的正气情况，而在温病的发展过程中往往会出现病邪势盛占主导地位，或邪势虽衰而正气已伤，或邪盛嚣张而正气亏损3种不同的表现，因而卫气营血辨证未能概括以正伤为主的病证，仅反映了其病理变化的一个侧面。第二，卫气营血辨证不能够完全概括疾病演变的全过程，它主要用于邪热亢盛的温病前中期，而对于温病后期的诸多病理变化则不能完全概括，需要用三焦辨证中的下焦证来补充温病后期的肝肾阴伤证。

三焦辨证是温病学说的核心，对温病临床辨证方面具有重要的指导意义。崔氏等认为因受时代的限制，以三焦来划分病程，对各种外感热病的传变规律缺乏客观细致的描述，把始于上焦终于下焦绝对化，不能把整个温病的全过程紧密连接。卫气营血辨证和三焦辨证都局限于外感热病的诊治，因而在辨证方面不够全面。

经络辨证是以经络学说为理论依据，对病人的若干症状体征进行分析综合，以判断病属何经、何脏、何腑，从而进一步确定发病原因、病变性质、病理机制的一种辨证方法。经络辨证主要是辨经脉循行部位出现的异常反应，对其所属脏腑病证论述较为简略。因而经络辨证适用于针灸、推拿等方面，而对临床中很多的慢性、复杂、涉及面广、病机变化大的内科病证，如果单纯用经络辨证来指导针刺治疗，就会感觉思维局限，且疗效甚微。

气血津液辨证，是运用脏腑学说中气血津液的理论，分析气、血、津液所反映的各科病证的一种辨证诊病方法。由于气血津液都是脏腑功能活动的物质基础，而它们的生成及运行又有赖于脏腑的功能活动，因而气血津液辨证在临床诊疗过程中需与脏腑辨证互相参照。

脏腑辨证是根据脏腑的生理功能和病理特点，辨别脏腑的病位及阴阳、气血、虚实、寒热等变化，为治疗提供依据的辨证方法。脏腑辨证侧重于阐述脏腑功能失调所出现的各种症状，主要适用于内伤杂病的辨证，而对于外科疾病的诊治方面比较局限。

病因辨证是通过对疾病所表现的症状、体征及起因等进行综合分析，从而求得对疾病现阶段病因、病理认识的一种辨证方法。病因辨证是"审证求因"的重要方法，但其在临床判明病因的同时常需要结合脏腑辨证、三焦辨证、卫气营血辨证来确定病位，有时还需配合气血津液辨证来分析原始病因。

由上可知，8 种辨证方法仅仅是用来指导中医临床疾病的诊断，只谈辨证，不谈处方，但中医治病往往是辨证和论治二者的结合，辨证的最终结果是为了找到与之相应的方剂，正如王琦国医大师在《汤方辨证及临床》序中所说"方若游离了证，则无的放矢，证若游离了方，便治无所依"，而这正是方证辨证的价值所在。

## 四、方证相应中的象思维

相应即相互应和、契合之意。方证相应是指方药与病证之间一一对应，方随证立，方和证之间存在着高度的对应关系。方证相应是组成方剂的原则，更是临床取效的前提。象，是中医学中的一个重要概念，首见于《周易·系辞传》。象思维最早是由王树人先生提出来的，后逐渐被学术界所认同。象思维是以事物表现于外的形象、征象、形态等为依据，通过直觉、比喻、类比、联想、推演等探究事物内在本质和普遍联系的思维方法。王永炎院士将象思维归纳为观天地以察象，立象以尽意，得意而忘象，依象而思虑，据象以辨证的过程，中医临床诊疗路径之初以象为素，而最终要达到方证相应。可见，在临床过程中，象思维为方证相应的根本和核心。掌握了方证相应中的象思维，对启迪中医临床思维，提高临床诊疗水平有很大帮助。

### （一）中医学中的象思维

象思维是中华民族的传统特色，是中国古代人民主要的思维方式，渗透到中国传统文化的多个方面，在农业、地理、文字、天文、音乐等方面都起到很大作用。但象思维的突出作用主要显现在传统医学中，是中医的主要思维方式之一。早在《内经》中有曰："天地万物者，不以数推，以象之谓也。"古代中医先贤善借象思维来阐释深奥的中医理论并指导临床实践，无论是对舌象、脉象、脏腑之象、经络之象，还是对中药命名、归经、性能的把握、方剂的选用，都以象思维贯穿其中。邢玉瑞按照人类认识事物的发展过程将象分为物象、功能之象、意象、道象等。物象是一切可以直接感知的、有形的实物形象，如舌象、脉象等；功能之象是事物功能或属性的体现，如药物之寒热之性；意象是各种功能之象的内在联系，可以揭示事物的本质属性，如五行之象；道象可反映各种本质属性之间的种种联系，可作为推断事物发展趋势的根据，如五行生克之象。象思维在中医学中的应用模式包括取象类推、归纳演绎、据象辨证和体象悟道等。

辨证论治是中医学的一大特色，中医辨证论治过程可以认为是一个象思维的过程。中医辨证的对象不是疾病本身，也不是具有一定形态结构的生物体，而是患者所表现出来的整体的生命活动之象。医者通过获得的四诊之象与中医理论之象网络在一起，即可达到辨证论治的目的。方证对应模式属于辨证论治的范畴，但又有别于辨证论治。辨证论治模式强调只要符合理法原则，有是证，用是方即可，如肝郁脾虚证，认为只要具有疏肝健脾功效的方剂就都可以应用，但从方证对应角度，方若为箭矢，则证就为箭靶，必须完全契合。因此，需仔细辨析证候，遣最为匹配的方药，方能疗效显著。方证对应与辨证论治并不矛盾，方证对应只是对辨证论治的具体化和深化，是临床的最终目标。无论是在辨证还是论治的过程中，若想达到方证相应，都离不开象思维的运用。

### （二）方证相应与象思维

#### 1. 方证相应雏形中的象思维

医学起源于人类生产劳动和维持生存的医疗实践，方证对应的雏形阶段是通过单味药治疗某单个症状或疾病开始的。随着医疗水平的提高，才逐渐出现由多味药物组合来治疗由多个症状组合而成的疾病。《五十二病方》《神农本草经》等医学著作中均有用单味药对病或对症治疗的记载，是方证对应雏形阶段的代表。此时，医者在取药治病的过程，已开始采用观物取象、取象比类的象思维方法。古人有言："皮以治皮，节以治节，核以治核……子能明目，藤蔓者治筋脉，血肉者补血肉，各从其类也。"《神农本草经》所载具有明目功效的药物达50余种，其中子实类药物达20余种，它们功效各异，但大都有明目的功效，如菟丝子、枸杞子、女贞子、决明子、车前子等，诸子明目，根据取象类推思维，子似人眼，故推其有明目之功。这是方证对应萌芽形态中象思维的体现。

后世多部著作对《神农本草经》中药物的蕴意进行阐发，亦应用象思维。如桑寄生在《神农本草经》中原名桑上寄生，清·徐大椿撰《神农本草经百种录》，其中阐发寄生由桑之精气所生，又于枝间生小树，是有子之象，因此推之可安胎；又因寄生与桑接近，因此可祛风养血；其不在土中生长，仅受天气之资，故可滋养血脉于空虚之地。书中对夏枯草、杜仲等的阐发亦多采用此法。清·陈修园著

《神农本草经读》运用象思维推演多味中药的功效作用，如其采用取象比类法推断麦芽有疏肝的作用。《神农本草经读·卷四》云："凡物逢春萌芽而渐生长，今取干谷透发其芽，更能达木气以制化脾土，故能消导米谷积滞。推之麦芽、黍芽、大豆黄卷，性皆相近。而麦春长夏成，尤得木火之气，凡怫郁致成膨胀等症，用之最妙。人但知其消谷，不知其疏肝，是犹称骥以力也。"可见，无论是在方证对应雏形阶段，还是后世医家探讨当时医者用药的蕴意之时都广泛地应用了象思维。

**2. 方证相应成熟阶段的象思维**

《伤寒杂病论》被誉为"方书之祖"，张仲景在总结前人经验，汲取多部典籍精华后著成，该书融理、法、方、药、煎服宜忌等内容为一体。书中第317条云"病皆与方相应者乃服之"，确立了方证相应的理论。该书将方剂与临床相对固定的病证表现以方证形式记述下来，开启了中医以方名证、以药名证之先河。其中《伤寒论》以六经辨证为主，《金匮要略》以脏腑辨证为主，但二者均贯以据象以辨证的象思维模式，即辨证过程所依据的均为表现于外的各种象，即四诊所获得之"象"，与中医理论之"象"如阴阳之象、五行之象、藏象、经络气血之象、疾病证候之象、方药学之象等相联系，终致它们各自所涉及的"象"关系结合网络成一体，最终达到方证相应的目的。如《伤寒论》第40条："伤寒表不解，心下有水气，干呕发热而咳，或渴，或利，或噎，或小便不利、少腹满，或喘者，小青龙汤主之。"本条可为方证相应的代表，其中各种临床症状之象组合成"外寒内饮"证的象，此象与小青龙汤方药之象契合。小青龙汤以青龙为名，本就具有取类比象思维，因青龙为古代神兽，有翻云布雨之功，而小青龙汤有发汗之功，与龙布雨之象相似。后世医家张锡纯论小青龙汤之组方："呼吸之机关在肺叶之翕辟，其翕辟之机自如则喘自愈……盖五味子以司肺之翕，干姜以司肺之辟，细辛以发动其翕辟活泼之机。"如此，发汗以解表邪，宣肺而平喘咳，温肺以化内饮，证候之象与方药学之象契合，方证相应，疗效卓著。

《伤寒杂病论》所载方证不断地被后世医家所重复和验证。宋代医家孙奇、林亿等评价其疗效时称"尝以对方证对者，施之于人，其效若神"。《伤寒杂病论》中113条方证相应的记载均体现了证候所表现之象与方药之象相契合的原则，但《伤寒杂病论》中象思维的体现不局限于此，无论在舌象、脉象等物象的采集，还是具体潜方用药方面功能之象、意象思维的渗透，都有着象思维的运用，可见，象思维在方证对应成形阶段有丰富的体现。

**3. 方证相应发展中的象思维**

自方证相应理论形成以后，历代医家多遵仲景之法，象思维也一直贯穿于此后的中医学发展中。晋唐以后医家结合自身临证体会，先后形成多部后世广为流传的经典著作，如晋唐时期的《千金要方》《千金翼方》《外台秘要》，宋代的《太平惠民和剂局方》《小儿药证直诀》，金元时期的《脾胃论》，清代的《温病条辨》等，书中所载方剂数量逐渐增多，有的甚至达到10万余首，且体例多为病下列方，方证一体。各历史阶段代表性医家对于方证的认识也各有体会，唐·孙思邈倡"方证同条，比类相附"，宋·朱肱倡"药证"说，金·李东垣倡"方证"说，明·刘纯倡"药证相对"说，明·许宏倡"类方"说，清·柯琴倡"合此证即用此汤"说，清·徐灵胎倡"不类经而类方、见证施治"说等，追求方证相应的过程中，历代医家广泛应用了象思维方式，达到证之象与方药之象契合，以利临床施治取效。

在继承仲景的思维方法的同时，历代医家在临床实践中还创立了许多独特的、有效的以象治象的方法，如逆流挽舟法、釜底抽薪法、提壶揭盖法、导龙入海法、增水行舟法、泻南补北法等。增水行舟法出自清代吴鞠通的《温病条辨》，书中第11条曰："阳明温病，无上焦证，数日不大便，当下之。若其人阴素虚，不可行承气者，增液汤主之。"吴氏直言："（玄参、麦冬、生地黄）三者合用，做增水行舟之计，故汤名增液。"此证为津伤热结，且津伤重，热结轻之象，取类比象于自然界之"无水舟停"，若治此证，必取"水道溢而舟自行"之象，因此，吴氏以增液汤三味甘寒柔润之品滋养阴液，犹如水涨则船行通畅之象。如此，以象比象，方证相应，疗效甚佳。其他多种治疗方法也均与此相似，多为利用各种自然之象，立象以尽意。

**4. 现代医家对方证相应中象思维的体悟**

现代医家对象思维在方证相应中的应用，亦有各自的心得体会。王建云等将象思维在中医方证相应中的运用总结为临证重察象，立象以尽意，据证处方药的过程，认为临证若想取效，必须准确把握主证之象，选择与之相匹配的方药之象，才能方证相应，达到圆融和合，治病求本的目的。现代医家不仅在宏观表象上对方证对应模式进行研究，更追求从微观探求中医方证相关理论科学内涵。微观象是人体生命活动变化从微观层面显现出来的象，微观象的引入对象起了延伸作用。很多医家建立方证相应的动物模型，如已开展逍遥散、大柴胡汤、左金丸等方证相关动物模型的建立。陈家旭结合基因组学、蛋白质组学、代谢组学等技术与方法，提出开展"基于中医证候宏观表象结合微观病理变化的多靶效应环节，中药复方组分配伍作用机制的方证对应研究模式"，以开拓对传统中医方证相关理论科学内涵的认识。近年来，研究人员不断探索新的、可靠的方法来推动方证相应理论的研究，如分子生物色谱、计算机辅助药物设计及分子烙印技术等。计算机辅助药物设计已经渗透到中药研究的多个环节，其中，分子对接技术在研究方药成分方面已经开始显现优势，如采用分子对接技术成功阐释血府逐瘀汤、黄连解毒汤、清热消癥饮的效应物质基础和多导靶向作用。随着中医证候生物学基础研究的深入，分子对接技术将被应用到中医证候与方药之间关系的对接上，势必在微观领域阐释方证相应理论，推动方证相应理论的发展。这种将微观实验和技术运用到中医学中，从微观之象反映人体病理生理之象，本身便是一种象思维的体现。随着微观象研究的深入，将宏观象与微观象结合起来，必将提高中医临床诊疗水平。

## 五、从小金丹治疗阴疽证治特点探讨方证相应

阴疽是一类病情缓慢的阴性疮疡疾病的总称，常伴有漫肿无头、皮色不变、无热少痛等临床特性。历代医家对其概念、病机虽各有论述，但并未明确定义阴疽涵盖疾病范围之间的区别差异，使得其在治疗中方法治则不够明确。最初阴疽内含于痈疽共同出现于中医典籍中，没有明确区分，痈疽皆指化脓性疮疡，古代医籍虽然未明确两者概念，但指出其中却有不同，如朱丹溪言："痈疽只是热盛血。六阴经、六阳经，有多气少血者，有少气多血者，有多气多血者，不可一概论也。"而在《诸病源候论》中将痈与疽分开，单论疽，提出疽生于热，寒热凝结所致："气者阳也，阳气蕴积，则生于热，寒热不散，故积聚成疽。"而至清代，王洪绪则提出辨疽症之阴阳："阴毒之症，皮色皆同，然有肿有不肿，有痛有不痛，有坚硬难移，有柔软如绵，不可不为之辨。"在阴疽病症治疗进程中，虽看似百家各有所悟但基本核心都认为阴疽是阴毒之证，虽归阴证但其根本却各有不同，需要临证观之施治。

小金丹始于《外科证治全生集》卷四，其原文载："治一应流注，痰核，瘰疬，乳岩，横痃，贴骨疽，鳝头等症。"是治疗阴疽的代表方剂，其主要功效是祛痰化湿，去瘀通络，书中强调其实证可用，夹虚者不宜。其创制者王洪绪认为阴疽以阴虚为主："阴疽此等症候，尽属阴虚，无论平塌大小，毒发五脏，皆曰阴疽。"但却在治疗上提出用祛瘀为主的小金丹，可见在阴疽治疗中也需兼顾病机对证治疗。本书尝试从古今文献研究中归纳小金丹治疗阴疽的对应证候，从小金丹

立方思路出发阐释小金丹治疗阴疽的对应病机，从同病异治思路比较阴疽治疗代表方剂间的病机特点，基于现代阴疽类疾病范畴内的异病同治，探讨小金丹治疗阴疽的方证相应基础，期望为临床阴疽诊疗提供思路。

### （一）阴疽病机探析

阴疽是一类病情缓慢的阴性疮疡疾病的总称，其包含范围很广，如附骨疽、脱疽、痒痈、流痰、流注、乳疹、乳癖、瘤、癌等。古代医家通过总结不同疾病的发生发展规律，将上述疾病统归为阴疽，而对阴疽病机也总而论之。齐德之在《外科精义》中所著辨疮疽疔肿证候法提出五脏积热，与风邪相搏而发为疽："五脏风积热攻，燉于肌骨，风毒猛暴……疽也。"其中认为望其颜色可辨风热强弱，当热盛于风，若不即治，血不流通，与气乘之以成脓也。陈实功在《外科正宗》中探讨痈疽原委指出："疽者，沮也，为阴，属五脏毒攻于内，其发缓而所患深沉，其病原禀于阴分中。盖阴血重浊，性质多沉，故为伤筋蚀骨难治之症也。"《针灸甲乙经》记载："病之生时，有喜怒不测，饮食不节，阴气不足，阳气有余，营气不行，乃发为痈疽。"可见古代医家从异病同治的思路，对阴疽进行论治，其所包含的多种疾病共性则成为阴疽治疗关键。

纵观现代研究，阴疽主要包含外科及妇科疾病，例如外科中慢性骨髓炎、闭塞性动脉硬化症等，而妇科则涉及乳腺增生、乳房纤维瘤等，前者多以正气不足伴随寒湿侵袭合并细菌感染，后者多以肝肾不足，气滞血瘀引发。附骨疽是发生在骨的深部溃疡疾病，临床表现为往来寒热、筋骨疼痛并伴有肿胀，由于外邪侵袭所致气血凝滞，进一步毒气化热侵袭骨肉而生脓疡。现代研究表明慢性骨髓炎临床表现符合文献对附骨疽的描述。中医认为寒邪可引发慢性骨髓炎患者血液循环障碍等，局部细菌感染进一步引发骨髓腔感染，使得骨愈合困难形成疽。脱疽相当于血栓闭塞性脉管炎和闭塞性动脉硬化症，患者多伴有先天不足，正气衰弱，脱疽发病多由于寒湿侵袭，导致脉络郁闭，可表现为肢体麻木，进一步发展为气血不畅或痹阻不通，可出现趾节坏死脱落、黑腐溃烂等，由于本身正气不足不能鼓邪外出则疮口经久不愈。流痰即骨结核，研究表明内脏虚损、跌打损伤形成气血郁滞，当寒湿痰浊侵袭，骨结核患者出现气血不和、筋脉失荣，伴有免疫力下降，结核菌感染则日久化脓，侵蚀骨肉。中医认为乳癖是阴疽的一种，而乳腺增生属于乳癖范畴，其发病是因肾气不足，肝失疏泄，气滞挟痰血瘀而形成，临床中运用行气活血、软坚散结的药物可取得较好疗效。乳癖还包含乳房纤维瘤，中医理论认为妇人以冲任为本，若失于将理，冲任不和，阳明经热，或为风邪所客，则气壅不散，结聚乳间，故情志内伤、肝郁、血瘀痰凝、冲任失调为乳房纤维瘤的主要病机。

结合古今文献，《内经》所言"疽为五脏之毒"可以理解为阴疽的产生多伴有脏腑的虚损，某一脏腑功能不调会加重病情发展。当机体五脏功能不调，正气亏虚，感染寒、痰、湿等性阴的外邪，则易凝滞气血形成瘀邪，正气亏虚推动无力，无法鼓邪外出则酿瘀成脓，渐成阴疽之症。阴疽包含疾病种类繁多，但患部成脓是其主要疾病症状，寒、痰、血瘀是其主要病理因素，是治疗阴疽的关键。

### （二）小金丹方解探析阴疽证治特点

《外科证治全生集》原文记载小金丹用药及药量："白胶香、草乌、五灵脂、地龙、木鳖（各一两五钱，俱为细末）、乳香、没药（各去油）、归身（俱净末，各七钱半）、麝香（三钱）、墨炭（一钱二分）。"其中木鳖祛风除湿、祛痰解毒为君药，草乌的温经止痛，除增强木鳖子的功效之外，还可助其解散寒凝，增加君药效力，故为臣药。其余诸药共为佐药。白胶香具有活血、凉血、解毒、止痛作用；乳香活血行气止痛，消肿生肌；没药散瘀定痛，消肿生肌。三味药在方中以止痛作用为主。五灵脂具有活血化瘀作用；地龙清热定惊、通络、平喘、利尿；麝香可开窍、辟秽、通络、散瘀。此三味药化瘀更注重通经，使患处经络通畅，瘀毒自去。归身具有补血活血、调经止痛作用，补血可缓和其他药物药性，使活血祛瘀不伤血；墨炭为百年古松燃烧产生的烟炱，有止血行瘀作用，其色黑可引诸药入血。全方以温通化瘀、祛痰解毒、通经散结为功，主要针对正气尚存而邪气亦盛的邪毒血瘀之阴疽，功效显著。

现代研究发现阴疽类疾病的溃脓多伴有细菌感染和炎性反应，例如：慢性骨髓炎多为金黄色葡萄球菌感染，而炎性因子 TNF-α 和 IL-6 也是其重要检测指标；膝关节滑膜结核属于流痰范畴，是阴疽的一种，此类疾病首先会出现结核杆菌的感染，其次伴有滑膜炎性病变，如软组织水肿、关节增生等破坏骨质。而小金丹中的多味药物在现代药理研究中被证明有较强的抗菌及抗炎作用，这也为小金丹治疗阴疽提供现代医学理论基础。小金丹中君药木鳖子被证明具有抗炎、抗病毒及抗菌杀螨的作用，其活性成分木鳖子皂苷，能显著抑制角叉菜胶引起的足踝浮肿；在单磷酸阿糖腺苷交联物及植物毒素蛋白抗乙型肝炎病毒的体外研究中表明木鳖子素 5～40mg/mL 浓度变化中有轻度到明显抗病毒作用，同时木鳖子的汤剂与粉剂对白色念珠菌、葡萄球菌及化脓性链球菌的生长具有一定的抑制作用。地龙中可提取出多种抗菌蛋白，有学者提出肽类物质是地龙体液抗菌系统的抗菌成分，而从地龙中提取的抗菌蛋白具有非专一性的免疫应答。五灵脂乙酸乙酯提取物能显著降低炎症组织的前列腺素E（PGE）含量发挥抗炎作用，并且其提取物均能显著改善大鼠急性血瘀模型的全血黏度、血浆黏度、血沉和红细胞压积等病理特征。

## （三）阴疽治疗代表方对应病机比较

中医典籍中记载治阴疽方药众多，《外科证治全生集》提出3个治疗阴疽方剂，分别为阳和汤、小金丹、阳和丸；《太平惠民和剂局方》中提出治一切痈疽疮疖方，如化脓排脓内补十宣散、排脓托里散等。其中阳和汤是治疗阴疽的基本方剂，阳和汤由熟地黄、鹿角胶、炮姜炭、肉桂、麻黄、白芥子、生甘草组成，具有温阳补血、散寒通滞之功效。阳和汤通过阴中求阳之法，重用熟地黄、鹿角胶滋补阴血，使阳气生化有源；配伍肉桂、姜炭温阳散寒解凝；少量麻黄开通腠理，利邪外出；白芥子辛温气窜，去皮里膜外之痰，引诸药达肌肤病所；生甘草解毒，并调和诸药。其主要针对本虚标实阴疽患者而设，通过温补内里，散寒通滞化散寒凝之毒。与其方药用意相似的还有化脓排脓内补十宣散、排脓托里散，前者具有发散风毒，通经络，排脓止痛的功效，其药性较为平和，方中运用黄芪、人参、当归培补气血，厚朴、桔梗、川芎、桂心化痰祛瘀止痛，防风祛风通络，白芷生肌，甘草调和诸药；排脓托里散中亦是通过当归补血使阳气化生有源，蜈蚣及赤芍祛瘀、通经、止痛，甘草调和诸药。此类治疗阴疽的方药皆以培补、温里为重，适用于正虚标实患者，而小金丹主要以攻伐浊瘀为主，虽方中也用当归顾护气血但其药力竣猛，适用于疾病初期正气未伤但邪气强盛的阴疽之症。在《外科证治全生集》中提到阳和丸也适用于阴疽初起，由肉桂、麻黄、姜炭组成，功在温散，此方仅适用于感邪初期脓未成形之时，针对阴疽病因寒邪通过温散之法以达治疗目的。

阴疽是一类化脓性疾病的总称，在辨证论治过程中包含了异病同治思想，在治疗阴疽的众多方剂中，基本都针对阴疽主要病理因素寒、痰、血瘀进行治疗。

阳和汤、阳和丸、排脓内补十宣散、排脓托里散等，皆在顾护气血、培补阳气的基础上祛瘀散寒通经络，并对阴疽具体病理性质进行侧重治疗。小金丹针对阴疽病理性质以攻伐邪毒瘀滞为首要，佐以顾护血气的药物，更注重攻邪。在治疗阴疽中需要判别疾病病理性质及患者正气强弱，有效选择上述治疗代表方剂，抓住疾病过程中主要矛盾，临床方能效用倍增。

## （四）从"异病同治"探讨小金丹治疗阴疽证候特点

### 1. 小金丹治疗乳腺增生症的证候特点

乳腺增生症又叫乳腺囊肿、慢性囊性乳腺病、乳腺囊性增病、乳腺纤维硬化症等，是一种较为常见的乳腺良性病变。中医学认为乳腺增生症属中医"乳癖""乳痞"等范畴，多因肝气郁结、痰凝血瘀、冲任不调所致。本病的基本病机既有肝肾不足之本虚，又有气滞、血瘀、痰凝之标实，与肝、脾、肾和冲任等脏腑经络的功能密切相关。因情志不遂，久郁伤肝，或精神刺激，急躁恼怒，致肝气郁结，气机阻滞，乳房脉络不通，不通则痛，致乳房疼痛。肝气郁久化热，炼液为痰，气滞血瘀痰凝，致乳房结聚成块，属肝郁痰凝证。或因肝肾不足，冲任不调，致气机阻滞，脾肾阳虚痰湿内结，经脉阻滞，致乳房肿块疼痛，并随月经周期改变，属冲任失调证。

近年来中医药疗法治疗乳腺增生症的研究日益增多，取得了显著的疗效。目前，越来越多的研究者将小金丹（胶囊）运用到乳腺增生症的治疗和研究，早在2002年，王俊峰报道采用小金丹治疗乳腺囊性增生病105例，总有效率达91.4%。乳腺增生症具有病因不明，病机复杂，病程长的特点，单一的治疗方法往往很难达到预期的疗效，众多研究者常选择联合用药观察临床疗效，比如，虢宝柱等将小金丹与汝快欣合用治疗乳腺增生，总有效率达96.25%；王彩菲用小金丹联合逍遥丸治疗乳腺增生60例，疗效显著；谢美清等观察了乳腺康胶囊合小金丸和三苯氧胺片合维生素E治疗乳腺增生的疗效，发现乳腺康胶囊合小金丸治疗乳腺增生的总有效率显著高于三苯氧胺片合维生素E治疗的总有效率（$P < 0.05$）；侯俊明等分别用乳疾灵颗粒、小金胶囊、中成药合用方（小金胶囊联合乳疾灵颗粒）治疗乳腺增生，研究结果显示：乳疾灵颗粒、小金胶囊、小金胶囊联合乳疾灵颗粒均能减轻乳房疼痛和乳腺结节大小，并且小金胶囊联合乳疾灵颗粒治疗对改善疼痛结节等症状较运用乳疾灵颗粒或小金胶囊更显著（$P < 0.05$）；小金胶囊联合乳疾灵颗粒组总有效率明显高于乳疾灵颗粒组或小金胶囊组（$P < 0.05$）；王丽等采用小金胶囊联合针灸治疗乳腺增生，治疗后患者乳房疼痛评分和乳房肿块明显低于单独使用小金胶囊治疗，总有效率达95.92%；肖嘉哲采用乳散结胶囊联合小金胶囊治疗乳腺增生患者，也发现治疗后，乳散结胶囊联合小金胶囊治疗的总有效率显著高于单独口服小金胶囊治疗（$P < 0.05$）；区烈良等评价及分析他莫昔芬联合小金胶囊治疗乳腺增生症的疗效，发现采用他莫昔芬联用小金胶囊治疗乳腺增生症疗效明显优于单独采用小金胶囊治疗。屠雄彪等采用小金丸联合桂枝茯苓胶

囊治疗乳腺增生症，总有效率为95.8%。以上临床研究均表明：药物或针灸疗法联合小金胶囊治疗乳腺增生症的疗效确切，且安全可靠，值得临床推广运用。

**2. 小金丹治疗慢性盆腔炎的证候特点**

中医古代文献中无慢性盆腔炎病名，根据慢性盆腔炎患者有腹痛、盆腔包块、白带异常、月经失调、不孕等临床表现，中医多将其归于"妇人腹痛""癥瘕""带下病""月经不调""痛经""不孕"等范畴。盆腔炎高发于性活跃、有月经的女性，炎症可使局部防御功能减退，导致病情反复发作。《诸病源候论》中提到"因产后脏虚受寒，或因经水往来，取冷过度……多挟血气所成也""癥瘕病者，皆由久寒积冷，饮食不消所致也"，强调寒邪或久寒积冷伤中等的致病作用。卷三十八《八瘕候》中提出"妇人新产，未满十日起行，以浣洗太早……若居湿席……便化生青瘕"，强调湿邪是导致本病发生的另一因素。慢性盆腔炎的发病可因患者素体阳虚，下焦失于温煦，水湿不化，寒湿内结，或外感寒邪，与胞宫内余血浊液相合，寒湿凝结，或余毒留着冲任，气血运行不畅，瘀血阻滞，导致子宫脉络不通，冲任带脉功能失调；寒性收引，湿性黏着，寒湿瘀血阻滞胞宫，则慢性盆腔炎缠绵难愈，病情顽固，反复不愈。本病可致患者小腹疼痛，宫体出现囊性包块，活动受限，宫底韧带增粗、变硬，盆腔粘连，输卵管迂曲、阻塞且无明显充血等临床表现，实属瘀毒凝滞为患，此皆因寒、湿、瘀、毒阻于胞宫，胞脉不通，气血壅塞瘀滞，或日久耗气伤血，不荣则痛。王洪绪提到气血虚寒导致痰毒凝结所致病症为疽，慢性盆腔炎的临床表现与阴疽初起皮色不变、漫肿无头、硬肿作痛相似。法随证立，方从法出。小金丹具有解毒祛湿散结、活血祛瘀止痛的功效，针对本病病因病机属气滞血瘀、寒湿凝滞，表现为小腹疼痛，痛连腰骶，经行加重，或胞中结块等的病症具有良好的治疗作用。

现代药理学研究表明，小金丹能显著升高 $CD_8^+$ 淋巴细胞，促进细胞溶解，具有抗炎、抑制肉芽组织增生、镇痛等功效。小金丹中的中药成分可抑制盆腔炎性细胞浸润，改善因炎症刺激所导致的高血凝和微循环受损状态，提高疼痛阈值。小金丹治疗慢性盆腔炎可加速患者体内血液循环，促进炎症及增生组织吸收，并能抑制病菌繁殖，在治疗本病的同时，可改善预后，降低疾病的复发率。

**3. 小金丹治疗肿瘤的证候特点**

中医认为肿瘤的形成是内外各种致病因素长期作用的结果，这些因素包括先天禀赋不足，或饥饱、劳倦、情志失和、感受外邪等，致使机体气滞血瘀、痰湿凝聚、邪毒蕴结、正气虚弱等，久而久之则形成肿块，即肿瘤。因此，理气散结、活血化瘀、化痰软坚、清热解毒及扶助正气等是肿瘤中医辨证论治常用的治则。

小金丹方含白胶香、草乌、五灵脂、地龙、木鳖子、乳香、没药、当归、麝香、墨炭等。白胶香活血凉血，解毒止痛；草乌搜风胜湿、散寒止痛、开痰、消肿；五灵脂疏通血脉，散瘀止痛；地龙具有清热定惊、通络、平喘、利尿的功效；木鳖子消肿散结，祛毒；乳香活血行气止痛，消肿生肌；没药散瘀定痛，消肿生肌（现代医学研究证明，乳香、没药、木鳖子有抗肿瘤作用）；当归润肠通便、活血化瘀、调经止痛；麝香开窍通闭醒神；墨炭止血行瘀。诸药共用，共奏化瘀、解毒、止痛、行气、散结等功效，将其用于肿瘤的治疗，可以取得较好的临床疗效。

　　小金丹抗肿瘤的分子机制：体内试验部分采用了小鼠荷瘤造模的方法，模拟古方小金丹的配方、剂型和用药方法，基因芯片试验的结果提示小金丹同时影响抑制肿瘤生长和促进肿瘤生长的基因表达，在基因水平表现出同时具有促进和抑制肿瘤生长的作用。小金丹的部分分子机制，既与抑制肿瘤生长的因素相关，表现出抑制肿瘤效应，同时也与促进肿瘤生长的因素相关，表现出促进作用。在二因素的共同作用下，通过复杂的调控网络在细胞和整体水平表现出抑制肿瘤生长的效应。生物系统复杂的网络调控机制目前还不能完全被了解，所以二因素共同作用的机制还有待阐明。总之，小金丹可以对信号转导不同通路中的许多基因表达产生显著影响，从而影响肿瘤细胞的生物学特性。小金丹的这种多靶点作用机制不仅能部分阐明小金丹抗瘤活性的分子生物学机制，也为以后对该复方的进一步优化，甚至研发小金丹分子靶向中药，提供了理论依据。

## （五）小结

　　阴疽是多种致病因素侵袭人体引起的化脓性疾病总称，其性质属阴，常伴有漫肿无头、皮色不变、无热少痛等临床特性，其临床范围广泛，涉及多种外科及妇科疾病。在阴疽的治疗过程中需当辨别阴疽主要病理性质，及患者正气强弱，抓住寒、痰、血瘀这些主要病理因素，判断温里与攻伐的侧重是治疗阴疽的关键。小金丹是治疗阴疽的代表方剂之一，具有温通化瘀、祛痰解毒、通经散结的功效，主要针对正气尚存而邪气强盛的阴疽功效显著，全方治疗思路符合王洪绪"以消为贵，以托为畏"的经验总结："疗疽以开腠理，散寒凝为主，已溃者当温补排脓，兼通腠理，使毒得外解，勿轻用内托之法。"从异病同治角度出发，以乳腺增生症、慢性盆腔炎及癌症为例，发现小金丹治疗阴疽证治特点为正气未伤、邪气强盛并伴随寒、瘀、痰等病理产物，活血化瘀，消肿散结是其"异病同治"的作用基础。现代研究中，小金丹内含的药味提取活性成分也被证实具有抗炎、抗菌等作用，符合现代医学对阴疽类疾病病理的认识，所以进一步完善小金丹治疗阴疽的理论与实验研究有利于扩展小金丹临床应用，发展中医药治疗阴疽的优势。

## 六、从《伤寒论》探讨方证辨证的思路

"证"是中医学的一个特有概念，是中医治疗疾病的前提。"辨证"是中医诊断思维过程的核心。历代医家在长期的医疗实践中创造了如八纲辨证、病因辨证、气血津液辨证、脏腑辨证、六经辨证、卫气营血辨证、三焦辨证和经络辨证等传统辨证方法。这些传统辨证方法形成于不同的历史时期并经过后世医家的不断丰富与发展，具备各自不同的适用范围和特点，从不同角度总结了各种疾病的证候演变规律，至今仍对中医临床实践具有指导作用。

随着现代科学技术的进步以及多学科之间的融合发展，有学者在总结传统辨证方法的基础上提出了许多新的辨证方法，如"微观辨证""证素辨证"以及"方证辨证"等。这些新的辨证方法既体现了中医学的特点又充分运用现代文明的发展成果，具有时代的特征，与传统辨证方法互相补充，在一定程度上完善了中医辨证论治理论体系。方证辨证的思想最早可追溯到《五十二病方》。《伤寒杂病论》最早提出了"汤证"的概念，以"汤证"命名来表现方药与证候之间的相互对应关系。顾武军教授于1987年发表的"应重视方证辨证规律的研究"一文中首次提出"方证辨证"一词，并认为方证辨证是《伤寒论》辨证论治体系的重要组成部分。同时，也有许多学者提出如"方剂辨证""汤方辨证"以及"辨方证"等诸多相似的名词概念。这些名词概念的名称与内涵虽不尽相同，但从其主要内容和辨证思路而言，亦可归属于方证辨证的范畴。《伤寒论》中113方，证以方名、方由证立、方证一体，构成了《伤寒论》证治的主要内容。

### （一）方证之要病机为基

方证辨证的基础是对证候病机的准确把握。《内经》曰："谨守病机，各司其属。"方证辨证若离开了病机作为基础就如同无本之木，无源之水。通读《伤寒论》会发现其中的诸多条文中并非单纯罗列"方"和"证"，更不是机械地照着条文辨证而忽视其中的病机。"方"与"证"之间是以病机作为基础而联系在一起的。《伤寒论》113方是有限的，而疾病林林总总，徐灵胎说："医者之学问，全在明伤寒之理，则万病皆通。"因此，《伤寒论》条文中所蕴含的病机以及条文与条文之间所反映的病机变化值得深入研究，从而为方证辨证理清思路。

条文中所蕴含的病机往往通过以下几种方式表现出来：①直接阐明病机。如

《伤寒论》第 53 条："病常自汗出者，此为荣气和，荣气和者，外不谐，以卫气不共荣气谐和故尔，以荣行脉中，卫行脉外，复发其汗，荣卫和则愈，宜桂枝汤。"参考前后条文，此条中无"太阳病""伤寒"等描述可知，本条所论不局限于外感病，还包括内伤杂病。"荣"，即营。"荣气和者"表明营气相对调和，而"外不谐"表明卫外功能失调。此条直接阐明该自汗的病机为"卫气不共荣气谐和"，即卫气失于固护外表的功能而导致的营卫不和，营气外泄而致自汗出。基于此病机，方由证立，以桂枝汤治疗旨在"复发其汗"，从而发挥其调和营卫的作用，使得营卫和谐而止汗。②通过脉象提示病机。脉诊在《伤寒论》中占有非常重要的地位，贯穿着辨证论治的整个过程。张仲景在《伤寒论》中许多卷直接以"某某病脉证并治"命名，并提出了"观其脉证，知犯何逆，随证治之"的重要辨证原则。如《伤寒论》第 42 条："太阳病，外证未解，脉浮弱者，当以汗解，宜桂枝汤。"太阳病表证未解，"浮"提示表证未解，"弱"提示同时有正气虚弱。"脉浮弱"提示此条病机为表证未解，正气虚弱。因此，使用桂枝汤以解表兼能补益正气。③通过变证揭示病机。关于误治而产生变证的条文在《伤寒论》中有近 130 条，剖析误治而产生变证的思维过程也是分析病机的过程。《伤寒论》第 78 条："伤寒五六日，大下之后，身热不去，心中结痛者，未欲解也，栀子豉汤主之。"太阳病盲目使用大下之法后产生变证，邪气由表入里，无形邪热扰于胸膈，热扰胸膈证仍未解除，治以栀子豉汤清宣郁热。此处"大下之后"即提示表邪入里化热，扰于胸膈的病机。栀子豉汤证便是表邪入里化热过程中出现的一个方证。④通过症状区别病机。症状是中医诊断病证的基本依据之一。诊察某些关键症状的有无也是区别两种或多种病机的关键环节。如《伤寒论》第 73 条："伤寒，汗出而渴者，五苓散主之；不渴者，茯苓甘草汤主之。"此条文中，"渴"与"不渴"便是区别病机的关键症状。以方测证，此条"渴"的病机为水气内停，阻遏气机，气不化津，津不上润，"不渴"的病机为饮停于胃。因此，在进行方证辨证时要注意能区别病机的关键症状的有无，如"渴"与"不渴"，"汗出"与"无汗"，"小便不利"与"小便自利"等，从而正确辨识病机。

"方"与"证"之间的对应形式通过"一方对一证""一方对多证"和"多方对一证"表现出来。"一证一方"体现了具体方剂与证候之间的单一对应关系。一般来说，在方证辨证中"一方对一证"的情况比较普遍也相对容易把握。"一方对多证"和"多方对一证"则反映出多种证候所蕴含的相同病机以及证候病机的复杂性，其基础仍然是以病机为重点。因此，方证辨证需在明确基本病机的情况下进行，不能脱离病机而照搬条文机械地进行辨证。

## （二）圆机活法，不拘经方

清代医家高士宗曾批评"执一定不移之死法，治变化无方之伤寒"的错误方法。临床运用方证辨证当圆机活法，学伤寒之理而不固守其方。张仲景在《伤寒论》中处处示人以"活"法，随着病机、主证、兼证以及变证等的变化而改变主方、加减药物、增减剂量以及方剂合并运用。仅桂枝汤一方加减变化而成的合方、加方、变方就有30余首。

张仲景圆机活法的思维在《伤寒论》中主要体现在以下几个方面：①紧扣病机独具慧眼。《伤寒论》第25条："服桂枝汤，大汗出，脉洪大者，与桂枝汤，如前法。"第26条："服桂枝汤，大汗出后，大烦渴不结，脉洪大者，白虎加人参汤主之。"此两条十分相似，区别在于"口渴"与否。第25条无口渴，提示表证未解的病机仍在，故仍用桂枝汤解表。第26条中"大烦渴不解"提示病机已经发生了改变，邪气已入里化热，伤津耗气，故不再使用桂枝汤解表而使用白虎加人参汤清热、益气、生津。②厘清主次，灵活加减。辨治以主证为中心的不同兼夹证时，只要主证和主要病机无实质性的改变，可围绕主证灵活加减用药。如桂枝汤证根据兼夹证加减用药而成的桂枝加葛根汤证、桂枝加厚朴杏子汤证、桂枝加附子汤证、桂枝去芍药汤证等。这极大地丰富了桂枝汤证的适用范围，也是仲景圆机活法的具体体现。③大胆假设小心求证。仲景在《伤寒论》中多处运用大胆假设的思维，提出推断，然后细致分析辨证，小心求证。这种突破性的思维方式不拘泥于疾病的当前状态，使辨证更为细致深入，有骨有肉，也指导着治疗并能推测预后。条文中"若""设"等均能提示进行假设性推断。如《伤寒论》第76条："发汗后，水药不得入口为逆；若更发汗，必吐下不止。发汗、吐、下后，虚烦不得眠，若剧者，必反复颠倒，心中懊恼，栀子豉汤主之。若少气者，栀子甘草豉汤主之；若呕者，栀子生姜豉汤主之。"此条中即对可能出现的各种情况包括"若更发汗""若剧者""若少气者"以及"若呕者"进行假设性推断，并给出了治疗之方。④投石问路合理试探。对于一些病机较为复杂的疑难杂症，通过普通的方法往往难以准确辨证，此时可投石问路，进行合理性的试探，根据试探的结果明确病机从而正确辨证。这与现代医学"治疗性诊断"的概念比较接近，比如针对尚不明确是结核杆菌感染还是普通细菌感染的肺部感染病人，若使用抗结核治疗有效，则肺结核诊断成立。如《伤寒论》第209条："阳明病，潮热，大便微硬者，可与大承气汤；不硬者，不可与之。若不大便六七日，恐有燥屎，欲知之法，少与小承气汤，汤入腹中，转失气者，此有燥屎也，乃可攻之；若不转矢气者，此但初头硬，后必溏，不可攻之；攻之，必胀满不能食也；欲饮水者，与水则哕；其后发热者，必大便复硬而少也，以小承气汤和之；不转失气者，慎不可攻也。"此条没有明显的热或明显的寒，但病证表现偏于热，对此欲辨清病变证机属性，可选用小承气汤试探，但用量必须小于常规用量，随后根据试探的结果进行分析而辨证。应注意的是，试探并不是盲目使用方剂进行试探，一者试探选用的方应与所需进一步判断的病机相关，二者剂量也应小于常规，达到投石问路的效果即可，避免造成误治而使疾病变得更为复杂。此试探之法对后世医家也有重要的启发作用。明代医家张景岳所著《景岳全书》有言："探病之法，不可不知，如当局临证，或虚实有难明，寒热有难辨，病在疑似之间，补泻之意未定者，即当先用此法。"

《伤寒论》及《金匮要略》所载之方组方缜密，配伍严谨，药味少而配合奇，被后世奉为经方，固然是方证辨证的首选之方。时方与经方不可偏废，后世之时方中也不乏出类拔萃者，临证之时不可固执于经方而抛弃许多组方精妙的时方。如温病大家叶天士之方大多简洁清纯，结构严谨，深谙仲景之意，大有经方法度。程门雪曾评价云："选药味至精湛，一味之换，深意存焉。"

综上所述，方证辨证之理需从《伤寒论》中条分缕析，病机是方证辨证的基础，临证之时更要圆机活法，不局限于使用经方。明伤寒之理，学仲景之法，融会贯通并丰富方证辨证的内涵，将方证辨证与其他辨证方法互为补充，发挥其优势，以期临证之时胸有成竹。

## 七、方证辨证的三种境界

通过长期临床与文献研究发现，目前学界对方证辨证的内涵莫衷一是，既有理论与认知层面的问题，也有实际临床中辨证思维方面的问题。现从方证理论的渊源切入，基于对"证"不同的理解角度，提出方证辨证的三种境界。

### （一）方证理论的提出与发展

方证辨证又称"汤方辨证"，汉代张仲景在《伤寒杂病论》中首先提出了"汤证"的概念，如"麻黄汤证""桂枝汤证"，并在《伤寒论》第16条明确指出"观其脉证，知犯何逆，随证治之"的辨证论治法则，从而奠定了方证辨证的基础。随后唐代孙思邈在《千金翼方》中运用"方证同条，比类相附"的方法对方证进行了一定的总结。直到清代，柯韵伯将经方汤证分别隶属于六经脉证之下，认为伤寒六经是"分六区地面，所该者广，虽以脉为经络，而不专在经络上立说"，指出伤寒六经的要旨在于抽象的整体，而不仅仅局限于具体的经络；随后还在《伤寒来苏集》中提出"仲景之方，因证而设，见此证便用此方，是仲景活法"，并且分经阐述了本证主治、变治、随证治逆等方法。徐灵胎将《伤寒论》之113方归类于桂枝汤、麻黄汤、葛根汤等12类中，各类主证中先出主方，随后把用此方之证列于方后，形成以方类证、证从方治的"方证对应"学说。与徐灵胎同时代的日本古方派代表吉益东洞，对张仲景方证相应的思想也极为推崇，认为"医之学也，方焉耳""《伤寒论》唯方与证耳""医之方也，随证而变，其于证同也，万病一方，其于证变也，一病万方"，但其著作《类聚方》认为证是症状，强调方证相应的时候也近乎机械。至近代，曹颖甫《经方实验录》中所选75首方剂皆以汤证命名，将张仲景汤证的应用范围进一步扩大。现代经方名家胡希恕主张仲景的六经辨证不是脏腑经络辨证，而是八纲辨证，指出六经来自八纲；临床上倡导先辨六经，再辨方证，大力倡导方证对应法，并指出："方证辨证是辨证论治的尖端。"著名伤寒学者刘渡舟指出："认识疾病在于证，治疗疾病则在于方，方与证乃是伤寒学的关键。"南京中医药大学黄煌也指出，"方证识别、药证识别，它朴实而具体，是中医辨证论治的基本单位"，认为"方证"就是用方的指征与依据。这个证，是以人的外在表现为依据。

通过以上对方证辨证理论渊源的回顾发现，诸家对"证"的理解各不相同。我们认为，各家对"证"内涵以及方与证之间相关性的不同理解，是方证辨证出现不同的思想流派并呈现百家争鸣的重要原因。因此，我们根据对"证"三种不同的理解提出方证辨证的三种境界。

## （二）方证辨证的三种境界

### 1. 第一种境界——证是症状、方证相关

第一个提出"方证相对"中"证"是症状的医家系日本汉方医学家吉益东洞。他在1764年刊行的《方极·序》中说："仲景之为方也有法，方证相对也，不论因也。"之所以认为张仲景《伤寒论》制方用药之法是"方证相对"，乃因吉益东洞认为："医之学也，方焉耳""《伤寒论》唯方与证耳""医之处方也，随证以移，唯其于同也，万病一方；唯其于变也，一毒万方"。这种根据疾病外在表现的证候与方剂直接进行对应，不必审其病机的方法称为"方随证转""定证定方"，这就是吉益东洞提出的"方证相对"说的真实内涵。在这样思想的影响下，汉方派更关注的是经方对应的症状，而没有考虑包括理法方药在内的完整的中医诊疗体系，

因为日本当时的主流医学还是现代医学，汉方医学只是现代医学的辅助或补充治疗手段，从而导致日本医学界对中医学的整体辨证理论体系重视不够，临床治疗主要以"辨症状"为主，而不是"辨证"。这一现象，一方面表现为只注重方证而缺乏中医理论的支撑，导致临床上出现大量失治、误治的患者；另一方面，由于临床症状的多样性，同时也使得经方治疗疾病谱扩大，在一定程度上扩展了经方的使用范围。但是必须清楚地认识到，这与我们倡导在整体观指导下的方证辨证、辨证论治的中医学实质还有一段距离，我们认为汉方派的不足是失去了辨证用药的指导和约束，临床上很容易陷入凭症状用药的误区。

尽管日本汉方医学没有深层次地发掘张仲景方证辨证的实质，但是古汉方派在药证方面进行了一定的研究。吉益东洞在《药征》中以《伤寒论》《金匮要略》为依据，对古方中常用的 53 味药物的主治进行了系统的考证与归纳，而在随后的《皇汉医学》中汤本求真在每一条有方的原文下都单独讨论每一味中药的作用，这就为后世的临床药物加减提供了宝贵的经验。

总而言之，日本以古汉方为代表的方证辨证的体系虽然取得了一定成就，但是方与证的对应只停留在有一定相关性的阶段，方与证联系并不紧密。

**2. 第二种境界——证是证据、方证相应**

"证"在《说文解字》中训为"告也"，字义证据；有学者认为"证"专指证据、指征，是临床选方用药的依据。"证"是以人的外在症状与体征为依据，古代的方证辨证体系就是用望、闻、问、切的方法收集患者的症状与体征作为辨证论治的依据。方证的着眼点是"人"而不是"病"，临床诊疗的过程就是搜寻有效证据的过程。张文选认为，"证是对特征性症状做出的概括，指出临床患者的症状为客观事实，有一些特异性症状可以反映疾病的本质"。黄煌认为，"方证有主证、兼证、类证之分。主证就是反映方证本质的那些特异性的症状与体征"。如麻黄汤以恶寒发热无汗为主证，桂枝汤以恶寒发热有汗为主证；所谓兼证就是伴随主证出现的一系列症状与体征，如麻黄汤兼见鼻塞、身痛等症状，桂枝汤兼见鼻鸣、干呕症状。兼证依附于主证，没有主证兼证也不复存在。类证就是临床上表现相类似的方证，在临床上需要仔细鉴别，如同为太阳篇的麻黄汤证与桂枝汤证。王阶亦认为，"证"以证据为原始内涵，证据包括三方面内容，即症状、体征，疾病，体质；具体包括方证与药证两种形式，其中疾病和体质是对症状、体征的进一步扩展；并进一步归纳概括为以症状、体征为治疗靶向，以方证、药证为诊断单元，以直觉判断和跳跃性思维为表现的独特方证论治的体系。谢鸣也指出，方证相应的过程就是从症状、体征到证候再到方剂的过程，方证相应就是根据症状群－方剂的对应关系，确定所使用的方剂。通过以上分析，方与证之间存在着较为紧密的联系，方从法出，法随证立，证变则方亦随之变，证不变则效不更方。方是要解决一连串的矛盾而随证出现的。

该境界的辨证论治过程实际就是对临床搜集的舌诊、脉诊等临床证据加以整理之后，寻找与之最为对应的方剂的方法。研究的内容主要涉及已知与未知的方与证之间的规律，总结识证、组方、遣药方面的经验，使方与证之间达到最佳的匹配，从而产生最佳的疗效。因此，此种境界主要是根据经典条文与前人经验进行方与证之间的有机匹配，而《伤寒论》等经典著作无疑是这种方证对应的典范。临床上运用这种辨证诊疗体系往往有执简驭繁之效。

但是《伤寒论》为中医学辨证论治体系的开山之作，不仅包含简单的方证相应，更包含着辨证论治的灵魂。此种境界的方证辨证体系认为证是证据，方证之间要求有最优解的情况，但是现实情况并非如此简单，往往存在多个证并存的情况，常常需要合方，而合方时所选方剂以及每首方剂的具体比例则必须根据病因病机来最后确定。此外还要注意，随着疾病的变化与发展方与证之间不可能存在一一对应的关系。

### 3. 第三种境界——证是病机、方证相对

刘渡舟指出：“《伤寒论》的证又叫证候，乃是用以反映疾病痛痒的一个客观验证。证有客观的规律性，又有自己的特殊性，它可供人分析研究、综合归纳等诸多妙用……证的精微之处，古人则称之为机，凡事物初露的苗头都带有机义。”可见第三种境界把证理解归纳为病机。《中医诊断学》明确指出，“证”是疾病发生和演变过程中某一阶段本质的反映，它以一组相关的症状和体征为依据，不同程度地揭示当前的病因、病性、病位、病势等。王永炎院士也指出：“任一证候都是由若干证候要素和证候要素靶位组合而成，其中证候要素是对证候病因病机的表述，证候要素靶位是关于证候要素发生部位的厘定。”并且把证候要素分为三个层面，病因即疾病发生的原因，如外感、内伤、七情等致病因素，病性即疾病的性质，如寒证、热证等，病势即疾病的发展趋势；同时进一步指出同一界面中的证候要素或者证候要素靶位的个数称为维度，由不同证候要素组合成的证候个数称为阶度，进行证候规范化研究的目的就是在寻找降低维度与提高阶度之间的契合。辨证论治向规范化与系统化发展，其中很大程度上就是在寻找对病机的恰当提取与归纳。

通读《伤寒论》，约有 153 条条文涉及了揭示疾病病机的内容，如第 40 条“伤寒表不解，心下有水气”，第 173 条“胸中有热，胃中有邪气”，第 338 条“此

为脏厥，非蛔厥也……此为脏寒"等，这些条文足以说明张仲景在辨证论治之时不仅以单纯的某某脉证作为辨证论治的依据，而是在辨某某脉证的时候充分分析其中的病机，随后确立治疗准则，依据治则确立方药。所以临床中出现汗多、汗少的患者都用桂枝汤调和营卫，出现小便量多、量少的患者都用化气行水的五苓散治疗。可见，确立相同的治则、治法、遣方用药，很大程度上是由于相同的病机。

实际临床中疾病变化多端，然而方证却是静止的、相对稳定的，所以在临床中如何以不变的方证应对千变万化的疾病，往往需要病机作为桥梁。但因临床实际中的疾病的变化，往往也会出现病机复杂多变的情况，且就历代方与证进行的统计研究发现，方多证少的原因很大程度上是由于病机的复杂性。因此，需要综合前三种方法，充分发挥医者的智慧，圆机活法，最大程度上解决患者的问题。

《汉书·艺文志》《方技略》将"方技"分为医经、经方、房中、神仙四家，其中"医经"与"经方"在汉代之前各自发展，联系并不紧密。张仲景"勤求古训，博采众方"，全面理解与掌握《伤寒论》"证"的内涵，执简驭繁地提出了"方证辨证"的思想，在症状、方证与病机之间用"辨"字将三者巧妙连接，从此开启了中医学"方证辨证"的新时代。

## 八、方证辨证的发展前景

### （一）方证辨证的优越性

方证辨证是依据方与证之间的相关性及以疗效为前提来对疾病进行辨治的辨证体系。方证辨证强调汤证与病证的对应，是汤证与病证之间的辨识，即"有是证，用是方"，因此在临床辨证当中可以不经过其他辨证的层次分析，直接辨识患者病证及与之相对应的方剂。因此，可以说方证辨证更能体现辨证论治的内容，它集辨证与施治于一体，属于辨证论治各法中最直接的思维形式。经方大家胡希恕认为："方证辨证是六经、八纲辨证的继续，亦即辨证的尖端。中医治病有无疗效，其关键就是在于方证是否辨得正确。"

辨证的最终目的是为了寻求行之有效的治疗方法及与之相对应的方剂以期达到满意的治疗效果。因此，方证辨证是存在于一切辨证方法之中的。如八纲辨证，只辨患者所得疾病的表里、寒热、虚实、阴阳还不能说是辨证的结束，只有辨出其属于某一具体的方证之后，才能说明其病因、病机，也才能更好地指导临床处方用药，其他辨证方法如六经辨证、卫气营血辨证、三焦辨证，亦是如此。而方证辨证一旦准确地辨出主证及舌脉，就会有与之相应的方剂可用，如此更能体现出其自身的优越性。方证辨证是仅有的一种"以汤名证，以证言方"的辨证方法，方与证之间互为因果。

证候与方剂是中医临床诊断、治疗的核心。证候诊断决定临床合理选方用药，方剂是中医临床治疗的主要手段，方证辨证的准确性是提高临床疗效的重要保证。在临床辨证当中，我们在全面了解患者病情之后，有时会立即联想到属于某证，而直接使用某个方剂治疗从而收到非常满意的疗效，这就是方证与病证相对应的结果。但是基于证候病机的复杂性、临床辨证的个体化和证候间的主、次、兼差异，临床辨证当全面把握，切不可片面理解，只抓主证，忽略证与证之间细微病机的变化，以至于错失最佳方剂。

在中医临床诊疗思维中，方和证二者密不可分。因此，笔者认为：方证辨证，是医生根据患者的临床表现（症状、体征、舌脉象），在明确证候（病因、病机、病位、病性）诊断的基础上，选择相应的复方（药味、药量、剂型、用法）治疗的一种临床诊疗思维方法。由此可见，研究方证辨证相关的命题，是揭示中医辨证论治原理的关键科学问题。

为了在东方医学中推广循证医学，日本东洋医学会于 2001 年 6 月成立了循证医学特别委员会。这些报告涵盖了 1986 年实施的符合 Kampo 配方新标准的处方用 Kampo 配方的研究，从观察期开始到结束，至少有 10 名受试者使用同一处方，并于 1986 ～ 2002 年出版，不仅包括对照试验，还包括病例系列（包括学术或研究会议记录）。其目的是详尽地收集和审查关于 Kampo 制剂随机对照试验的报告，汇编其结构化摘要，并将其与第三方的评论一起以网站或书籍的形式发表。将若干常见中医经方（汉方）按 ICD-10 感染性疾病等 21 类的临床试验结果以摘要形式进行了公布（ http：//www.jsom.or.jp/medical/ebm/ere/index.html ）。

## （二）方证辨证的战略研讨会

方证相关是中医的重要研究领域，日益受到中医学者的重视。2019 年 12 月 1 日至 3 日，国家自然科学基金委员会战略研讨会在广州顺利召开。本次论坛由基金委医学科学部主办，主题为"中医方证相关前沿交叉领域"。笔者作为大会共同主席，与会专家畅所欲言、各抒己见，探讨了中医方证相关前沿交叉领域的现状、科学问题和未来发展趋势；总结我国在该领域的研究现状和优势研究基础，分析和凝练了我国在该研究方向上亟须关注和解决的重要基础科学问题。会议重点就中医方剂药效物质基础、中医证候生物学基础、中医方证相关学科交叉新技术新方法三个方面进行了精彩汇报和热烈讨论。

针对中医方证相关学科交叉新技术新方法研究的展望，我们认为未来中医方证相关学科交叉新技术新方法研究应从以下方向开展：①方证交叉应全面应用多种研究方式，在药代动力学、药效动力学、代谢组学、基因组学的基础上，建立方证的研究平台。②创新算法分析，利用生物网络衔接宏观与微观数据，借鉴中医整体观"取象比类"思想，探索结构与多成分互作的数学算法。③进一步建立相应信息采集系统，获得大量数据并进行分型，获得早期诊断指标、建立早期识别体系、形成早期预警模型，并探寻对应性的药物。④在中医方剂药效物质基础研究方面，重视中医药原创思维在中医方剂药效物质基础研究中的首要地位；中医方剂研究需要引入循证医学的方法，以保证方剂的安全、有效、稳定、可控和新颖的特点；应用系统生物学技术和分子生物网络等多学科技术，阐明方剂的整体多靶点精准个性化治疗优势和特点。⑤在中医证候生物学基础研究方面，明确中医证候生物学基础研究是扩大影响的重要环节，基于系统生物学的中医证候基础研究尚处于起步探索阶段，相关研究缺乏深入和系统性；应重视证候动物模型的标准和评价统一；对证候生物标志物群的多组学分析，还需要加强各种组学信息的整合、聚焦和验证；从基本证候到复合证候的叠加，不断深入推动中医证候研究。这次战略研讨会必将为今后中医方证相关理论的创新研究起到指引作用。

# 第二节　方证辨证与中医双向调节

方证辨证强调方证和病证的对应，即"有是证，用是方"。而其中的辨"证"则包括了机体在疾病发展过程中某一阶段的病因、病机、病位和病性等方面的内容。临床中证候复杂变化多源于病机的双向性，而这种双向特性并非病机中独有，它也体现在中医辨证论治思维及中药方剂治疗功效中。在方证辨证理论中，方证高度对应的论治基础可能与两者双向性的连通作用有关。双向调节理论在历代的医书、本草著作中均有体现，只是并未形成系统的理论体系。近年来双向调节作用在中医中的应用研究越来越多，对双向调节的本质挖掘也越来越深入。中医双向调节作为临床治疗疾病的手段，与中医诊断之间的联系是十分紧密的。同时在中医临床诊疗过程中常出现相同病机引发相反症状的现象，即病机的双向性，如"脾气虚"既可以导致消瘦，也可以导致肥胖，或肾阳虚导致多尿或少尿。不同疾病种类、不同体质类型和其他脏腑功能盛衰都是病机双向性的影响因素。在现阶段研究中，发现方剂或者单味药及其药效成分皆可具备双向调节作用，例如桂枝汤对体温的双向调节，或者姜黄素对血管生成的双向调节。从双向调节着手，针对证候病机的双向特性，研究其对应方剂的双向调控机制，可通过现代分子生物学技术明确具有双向调控作用的药效分子及调控机制，结合证候的生物学基础研究，可能很好地阐明方证的对应关系，解决现在研究存在的方证分离问题。

## 一、中医双向调节与中医诊断思维

### （一）中医双向调节的理论基础

双向调节作为中医临床治疗疾病的手段之一，是指在中医整体观念的指导下，通过调节机体的阴阳、气血、脏腑等的偏颇状态，从而使机体功能保持相对的平衡，恢复阴阳平衡、气血充盈的状态，纠正疾病机体的太过或不及的状态。正如《素问·六微旨大论》中所说："亢则害，承乃制，制则生化。"

**1. 整体观念**

整体观念是中医学关于人体自身的完整性及人与自然、社会环境的统一性的认识。整体观念源自中国古代"天人相应"的思想，认为人体自身是一个有机整体，在结构、功能上相互协调，联系紧密，在生理、病理上相互影响。人是一个有机整体这一观念贯穿于中医理论、中医诊断以及中医临床治疗的全过程，也是中医治疗区别于西医治疗的一个特点。在临床上，面对疾病时需要通过医者整体审察从而对疾病进行诊断，在得出诊断之后需要运用相应的治疗手段调节偏颇，运用双向调节理念以偏纠偏，在整体观念的指导下使机体达到阴平阳秘的自和稳定状态。

**2. 阴阳学说**

阴阳是中国古代的一对哲学范畴，用以概括自然界相互关联的某些事物和现象对立双方属性的相对概念。阴阳学说是用阴阳来分析相关事物的相对属性，以及某一事物内部矛盾双方的相互关系，从而认识和把握自然界错综复杂变化的本质及其基本规律的学说。《素问·生气通天论》说："阴平阳秘，精神乃治。"说明了阴阳平衡是人体健康的生理状态。当阴阳的平衡出现问题时，在人体就会表现出相应的疾病状态，此时则需要运用中医治疗的相应手段协调阴阳回到平衡状态，从而达到治疗疾病的目的，正如《素问·至真要大论》所说："谨察阴阳所在而调之，以平为期。"而双向调节作为治疗疾病的手段，在临床治疗时既可以采用从阴阳的对立制约着手调整阴阳，亦可从阴阳互根、转化、消长着手，以达到最终的治疗目的。在张仲景《伤寒论》全书 113 方中，大多蕴含着双向调节的用药配伍规律，体现了在疾病错综复杂的病机关系中谋求阴阳相对平衡的疾病治疗思路。

**3. 气血津液学说**

气、血、津液是构成和维持人体正常生命活动的物质基础，是脏腑、经络等组织器官进行生理活动的物质基础。虽然各自的生成、代谢、分布以及生理功能不同，可是相互之间存在着密切联系，在生理上相互依存、制约，病理上相互影响、累及，共同维持机体的正常生命活动。

气机失常是脏腑疾病发生的一个重要原因，尤其常见于肝与肺、脾与胃及心和肾。清·叶天士指出："肝从左而升，肺从右而降，升降得宜，则气机舒展。"（《临证指南医案》）一旦失去这种制约，则"左升太过，右降无权"（《医案释注》），会出现木火刑金之证。脾胃乃是气机上下升降的枢纽，脾气主升，胃气主降，若清阳不升，浊阴不降，则脾胃同病。心居上焦，肾居下焦，生理状态下心火下降于肾以温水，肾水上济于心以养心火，心肾相交，水火既济。若水亏于下，则心火偏亢，出现心肾不交之证。当出现气机失常导致的病机上升太过或下降太过，治疗时运用双向调节，调节气机恢复正常状态。任一脏腑的气机升或降，只是人体整体气机升降的一部分，单纯调节某一脏腑气机并不能取得最佳的治疗效果，只有遵循整体观念，从整体上调理升降气机的失常使之复归平衡，使各脏腑气机恢复相互联系、紧密配合、升降不息的状态，才能维持升降运动的相对平衡协调。

**4. 体质学说**

体质是人体在生命过程中由先天禀赋和后天调养所决定的表现在形态结构、生理功能和心理状态方面综合的相对稳定的固有特性，即是禀受于先天，调养于后天，在生长、发育和衰老过程中所形成的与自然、社会环境相适应的相对稳定的人体个性特征。《灵枢·寿夭刚柔》说："人之生也，有刚有柔，有强有弱，有短有长，有阴有阳。"说明了各人的体质是不同的。由于体质不同，在临床治疗中，同样的疾病可能会出现不一样的症状表现和证候，同样的方药、针刺、灸法在不同的病人身上可能会出现相反的效果，一定程度上反映了双向调节的作用。临证有时可以暂且不管某一个症状而从调整体质入手，当病理体质纠正以后，则其表现为有余或不及的某个症状往往可以随之而愈，至少可以得到改善。这就是所谓的双向调节作用。

## （二）中医双向调节的具体体现形式

方药以及针灸、推拿等方法的应用，其根本目的是为了调节人体的偏颇状态以最终达到阴平阳秘的平衡状态。由于疾病过程中会出现偏亢和不及两种失衡状态，因此在治疗过程中需要通过辨证采取相应的治疗方法。正如《素问·至真要大论》中所说："谨察阴阳所在而调之，以平为期。正者正治，反者反治。"在治疗过程中相应的方法也会产生补其不足和泻其有余两种不同的效果，即虚则补之，实则泻之，从而出现双向调节的效果。

### 1. 中药

四气五味、归经与升降浮沉等理论，是从不同角度来说明中药药性的，从不同的方面阐释了中药发挥治疗作用的理论基础。在古代的医学著作以及本草著作中，对于中药的双向调节作用有着大量的记载，对现代的临床用药有着很好的指导意义。其中《神农本草经》中首次明确记载具有双向性作用的药物，书中列上品之蒲黄能"止血，消瘀血"。瓜蒂"主大水，身面四肢浮肿，下水……咳逆上气及食诸果病在胸腹中，皆吐、下之"。可见古人很早就对中药双向调节作用有了一定的认识。

中药的双向调节作用主要有以下几方面的表现。一是药物本身具有两种相反的治疗效果，如三七，既可以止血，同时还可以化瘀活血；黄芪作为补气药，临床上对于气虚无汗者用之可发汗，对于表虚不固而汗多者可用之止汗。二是药物不同使用剂量产生相反的治疗效果，如桑叶小剂量能发汗，大剂量则止汗；枳实少用降气，多用升气；红花小量养血，大量破血。三是炮制方法不同，药物治疗效果不同。如蒲黄生用活血，炒用则止血；荆芥生用走表发汗，炒用则入血止血。在中药炮制的过程中所产生的不同的治疗效果，其原因也可能是由于炮制辅料自身的偏性所导致的，如生甘草清热解毒，蜜炙甘草补中益气。四是对于植物药而言，入药部位不同，药效不同。如麻黄，其来源及药用部位为麻黄科植物草麻黄、中麻黄或木贼麻黄的干燥草质茎，具有发汗散寒的作用，而麻黄根，其来源及药用部位为麻黄科植物草麻黄或木贼麻黄或中麻黄的根及根茎，作用为收敛止汗，二药来源相同，药用部位不同，导致产生了相反的药用效果。

现代药理研究对于中药双向调节作用的认识不再停留在药物本身的层面上，更深入地探讨药物中各个有效成分、有效部位的具体药理作用。实验研究发现中药的一些有效成分也具有双向调节的作用。如姜黄中提取得到的姜黄素，既可以抑制癌细胞中的血管生成从而达到抑制癌细胞生长的作用，同时也可以促进糖尿病伤口的血管生成，从而加快伤口愈合。

**2. 方剂**

方剂有单味药构成的单方，也有由君药、臣药、佐药、使药四部分组成的复方。方剂的组成并不是单纯地将具有相似疗效的中药堆积起来形成一首方子，而是在中医理论的指导下，根据组方原则、药物配伍规律、方剂组成变化等基础上形成的具有治疗效果的方剂，由于组方时药物用量、配伍等的不同，就会导致同一首方剂在疾病治疗过程中产生双向调节作用。

方剂本身具有双向调节作用，方剂作为治疗疾病的最主要手段，其目的是调节机体，使之达到阴平阳秘的平衡状态。同一方剂，本身就具有双向调节作用：机能低下的可使之提高，机能亢进的可使之降低，机能过度兴奋的可使之抑制，机能过度抑制的可使之兴奋，最终调节身体机能趋于正常。如金匮肾气丸，既可治尿少浮肿，又可治肾虚多尿；补中益气汤既可用于治疗中阳不振、气虚下陷，运化无权之泄泻，又可治中气虚衰、健运无权，大肠传导无力的便秘，这些双向调节作用与该方剂治疗的主证有关，由于同证不同病而产生对于同一证候的双向调节作用。防风通圣散合治表里寒热虚实药为一方，在治疗过程中产生多向调节作用，此种调节作用与方剂中药物的配伍有关。单方产生的双向调节作用多是由于组方的单味中药本身具有双向调节的作用，其双向调节作用主要体现在药物功效、剂量、用法、配伍、炮制等方面。如大黄活血用酒制，止血用炭炒；酒制升浮，生用沉降。又如生用或泡服大黄导泻，而久煎止泻；用量较大时攻下，用量较小时泄热。

方剂的配伍不同作用不同。中医辨证论治的过程中，立方遣药时要求发而不过散，收而不过敛，升而不过亢，降而不过沉，清而不过寒，温而不过热，补而不过滞，攻而不过脱，燥而不过枯，润而不过腻。张景岳《新方八略引》曰："善补阳者，必于阴中求阳，则阳得阴助而生化无穷；善补阴者，必于阳中求阴，则阴得阳升而泉源不竭。"这些论述都包含着动静结合的双向调节理论，也即是"侧重性双向调节"。如左归丸和右归丸，就是阳中求阴和阴中求阳的典型代表方剂，以阴阳学说为基础进行组方，从阴阳互根理论出发，调节阴阳。此外还有一些方剂，在古代医学著作中并未见其出现双向调节的作用，在现代药理学研究中发现具有双向调节作用，如桂枝汤，原方出自《伤寒论》，原书载此方用于解肌发表，调和营卫，治疗外感发热，现代研究发现桂枝汤及其有效部位 A（Fr.A）不仅可以降低酵母发热模型大鼠的体温，还可以拮抗注射安定痛导致的低体温现象，使体温上升，对体温调节呈现出双向调节作用。

### 3. 针灸

针灸双向调节作用是指用针刺或灸法作用于同一腧穴可使处于低下或亢进状态的机体机能调至正常范围。针灸的作用决不会矫枉过正而仅使其恢复正常，即中医所谓的由阴阳的偏盛偏衰恢复到"以平为期"。如泄泻时针刺天枢穴能止泻，便秘时针刺天枢能通便；针灸内关、合谷、足三里穴有双向调整血压的功能。对于灸法而言，《医学入门》所说"虚者灸之，使火气以助元气也；实者灸之，使实邪随火气而发散也；寒者灸之，使元气之复温也；热者灸之，引郁热之气外发"为灸法的双向调节作用提供了理论依据。灸法对血压有双向调节作用，可使血压保持相对稳定，灸后纤维蛋白原明显下降，使纤维蛋白的降解产物高值者下降、低值者上升。针灸的双向调节作用和免疫调节作用有很多相似之处，现代文献报道也发现针灸对免疫性疾病和与免疫相关的疾病有着不错的疗效。

#### 4. 推拿

推拿按摩的双向调节作用说到底就是医生通过有意识地控制其手法的方向、力度、频率并选择不同的推拿按摩手法刺激性质不同而作用各异和特定的治疗部位或穴位来改变机体的亢进或虚弱状态。"亢进"状态中医学多称为"实证","虚弱"状态中医学多称为"虚证"。实证多用"泻法",虚证多用"补法"。故中医学将上述作用归结为调整阴阳平衡或称之为"补""泻"作用,并积累了极其丰富的临床经验。如临床实践发现推拿对内脏功能有明显的调整阴阳平衡的作用。肠蠕动功能亢进的患者通过适当的推拿按摩可使其受到抑制而恢复正常蠕动;反之对于肠蠕动功能减退者推拿按摩后可加强其蠕动使之恢复正常。

### （三）双向调节与中医诊断思维

中医诊断,是在中医理论指导下,依据直观诊察和逻辑思维去辨识病证的过程,是具有中医特色的诊断方法,与西医诊断思维重视病理检验结果、重视定量指标、重视逻辑论证的特点相比较有着明显的区别。中医诊断思维是中医临床思维过程中的关键环节,也是中医认识疾病的必然过程。根据诊断过程思维发展的特点,可将其分为四诊中的思维和辨证中的思维两个发展阶段。中医在诊断过程中重视望闻问切四诊合参,通过病人的症状和体征司外揣内,综合所有信息运用逻辑思维进行疾病的诊断。中医诊断最突出的特点便是从整体出发诊察疾病,中医学认为人体是一个有机的统一整体,人体患病绝不是无缘无故的。根据唯物辩证法的认识,事物之间是普遍联系的,因此不能用孤立片面、静止不变的观点看待疾病的发生与发展,必须用普遍联系、整体动态的观点来指导临床诊断,才能获得对疾病本质的正确认识。

#### 1. 中医认识疾病的基本原理

中医在认识疾病的过程中常常遵循以下三条原理:一是司外揣内,古代哲学认为"有诸内者,必形诸外",古代医家在临床实践中将此观点运用到中医学中,认识到人体内部脏腑活动必然在人体外部以一定的形式表现出来,正如《灵枢·本脏》所说:"视其外应,以知其内脏,则知所病矣。"望诊、切诊便是这一原理在中医诊断中的具体应用;二是见微知著,即观察局部的、微小的变化,可以测知整体的、全身的病变,此原理是整体观的具体应用,如望诊的舌诊;三是以常达变,即以正常的状况为标准,就可以发现太过或者不及的异常变化,《素问·平人气象论》所说:"常以不病调病人,医不病,故为病人平息以调之为法。"

见微知著与以常达变这两个中医认识疾病的基本原理与双向调节联系紧密。

以常达变这一原理用于中医诊断，意在以健康人体的表现或状态为标准来衡量病人，从而发现病人的异常状态是太过抑或不及，从而为医家做出正确的诊断以及选择合适的治疗方法提供依据。同时由于人体是一个不可分割的有机整体，其中任何一部分都与整体或者其他部分有着密切的联系，因此局部的变化可以反映整个人体的生理、病理信息，而双向调节理论也是在整体观念的理论基础上形成的。在诊断过程中以常达变原理的指导下，以正常状态为标准来判断疾病，通过双向调节治疗调整机体的异常状态，亦可通过以常达变来判断是否达到治疗目的。此外在整体观念的指导下始终从整体上来认识局部病变，从整体上把握疾病，同时在治疗上也从整体出发，将整体观念贯穿诊断、治疗的全过程，最终通过双向调节达到"以平为期"的治疗目的。

### 2. 中医诊断疾病的基本原则

中医学的基本特点包括整体观念和辨证论治两方面，中医诊断疾病的基本法则也包括了整体审察、病证结合两方面。整体审察，是指在诊断疾病时，重视病人整体的病理联系，同时将患者所处的生活环境结合起来综合判断病情。因此，整体审察的基本原则，是"整体观念"在中医诊断学中的具体体现。在诊断疾病的过程中，不仅要将人体作为一个有机整体来进行辨证，同时还要重视自然、社会环境对人体疾病产生的影响。证作为中医学独有的概念，也贯穿了中医诊断的全过程。辨证是识别疾病某一阶段的主要病理症结（病位、病性等），抓住当前疾病的主要矛盾；而辨病则是探求病变全过程总的发展规律，认识贯穿疾病始终的基本矛盾，二者相辅相成，常常交织在中医诊断的全过程，既需要从纵向辨别疾病的规律和临床特点，即辨病，也需要从横向辨别患者现阶段的证候病机特征，即辨证。

整体观念作为中医学的基本特点之一，贯穿了中医学的全程，既是中医诊断的指导思想，形成了整体审察这一诊断疾病的基本法则，也为治疗疾病的双向调节理论奠定了理论基础。在辨证辨病的过程中，只有正确认识疾病的病机，才能为后续的治疗奠定基础，尤其是正确的辨证。证作为中医学的独特概念，是疾病发生和演变过程中某一阶段病理本质的反映，它以一组相关的症状和体征为依据，不同程度地揭示了当前阶段的病机。但是在临床中会出现同证异病的情况，例如同是脾虚证，由于脾虚健运失常而出现肥胖或消瘦两种不同的临床表现，同是肾阳虚证，由于肾阳虚衰、气化不利而出现尿少或尿多，这时在治疗的时候就需要在正确辨证的基础上根据证的具体表现从整体上双向调节治疗。正如《素问·至真要大论》所说："谨守病机，各司其属，有者求之，无者求之，盛者责之，虚者责之。必先五胜，疏其血气，令其调达，而致和平。"

**3. 中医辨证思维**

中医诊断学最主要的任务便是诊断疾病，得出疾病的病名、证型等信息以供临床治疗，而辨证乃是中医临床诊断的主体环节，其主要活动形式是理性思维。因此，辨证中的思维活动，是中医诊断思维的主体环节。辨证是在全面收集四诊信息的基础上，综合判断、分析后做出诊断的一个理性思维过程，在中医学的发展过程中，历代医家创造了许多辨证方法，其中最基本的方法是八纲辨证。近人祝味菊在《伤寒质难》中说："所谓'八纲'者，阴、阳、表、里、寒、热、虚、实是也。"《素问·阴阳应象大论》中说道："察色按脉，先辨阴阳。"提示阴阳是辨证的总纲。而阴阳学说作为双向调节理论的理论基础之一，指导了双向调节理论在临床治疗疾病中的应用。准确地在阴阳这对辨证纲领指导下对疾病进行正确的诊断认识，为后期运用双向调节理论从阴阳失衡角度进行治疗提供了诊断依据。气血津液辨证是八纲辨证在气、血、津液层面的深化和具体化，也是脏腑辨证的基础，在正确的对疾病的气、血、津液情况以及脏腑情况进行辨证之后，运用双向调节对机体的气、血、津液情况进行调节，如调节脏腑气机平衡，调节脏腑功能失衡状态，从而达到治疗目的。

## （四）讨论

在疾病诊疗过程中，中医诊断是发现疾病、正确诊断认识疾病的手段，即发现问题的过程。而双向调节则是治疗疾病的手段，即解决问题的过程。对于疾病而言，诊断与治疗是相辅相成的两个不可分割的部分，作为疾病诊治过程中最重要的两环，对疾病的正确诊断与合适诊治方法的选择才能为临床治疗的成功奠定基础。在临床诊治中，正确的诊断是选择合适治疗方法的前提，而不同的治疗方法也可通过后续疗效来反映诊断的正确与否。中医诊断与双向调节理论二者均是在中医理论的指导下形成的，源于共同的理论即整体观念。

双向调节理论是历代医家在临床治疗过程中从临床经验中提取出的具有中医学特色的理论，现在对于双向调节的研究已经形成了体系，对其理论基础、具体表现等都有研究。中医诊断的辨证方法在继承和发扬古代的辨证方法之外，还提出了证素辨证这一新的辨证方法，为中医辨证注入了新的血液。而现今西方医学的发展在对中医学提出了更高的要求和冲击的同时，也为中医诊断提供了便利，西医先进的诊断技术为中医临床诊断提供了大量的参考依据，为中医诊断的司外揣内提供了具体的数据和图像，在中医传统诊断的基础上结合西医诊断技术可以提高诊断的准确率；此外基础研究也对双向调节的机制取得了一定的成果，有助于临床治疗。在运用中医理论诊疗疾病的过程中，对于诊断与运用双向调节治疗的正确把握，不仅能体现中医特点，还能将诊断与治疗有机结合起来，在使用不同的辨证方法的基础上运用双向调节理论从相应的方面对机体的失衡状态进行调整，进而提高疾病诊疗的效果，发扬中医辨证论治的个体化诊疗特色。

## 二、中医证候病机的双向性

### （一）脾气虚导致消瘦、肥胖症状的机制

在中医临床诊疗过程中常出现相同病机引发相反症状的现象，从侧面反映了中医证候、病机的复杂性。而病机与证候在客观本质上具有一致性，在时空上虽有差异但更具重合性。二者在一定程度上可表达和概括同一阶段疾病的机制与内涵，所以脾气虚证在一定程度上概括了脾气虚这一病机复杂内涵。脾气虚证是对消化、吸收和营养障碍等系列症状和体征的综合概括，其病理生理和生化基础改变较为复杂。在全国中西医结合虚证与老年病研究委员会 1986 年制定脾虚证辨证标准中，将消瘦与肥胖两种相反症状同时列入脾气虚证的诊断内容中，而卫生部药政局 1987 年颁布的《中药治疗脾虚证的临床研究指导原则》制定的脾虚诸证诊断标准中也纳入了消瘦与肥胖两种临床表现作为脾气虚证临床诊断依据。可见"脾气虚证"在不同患者身上会出现消瘦、肥胖两种相反症状，本文就这一临床现象尝试从影响个体的多种因素出发，进行归纳、分析，望能理清头绪，为临床诊疗提供些许思路。

脾脏具有主运化、统血的生理功能，而主运化有两层含义，运化水谷精微与运化水液代谢。脾主运化概括了整个消化系统的生理功能，强调了脾在各个消化脏腑中的统领作用和基础地位。且中医有脾主四肢、脾在体合肉的说法，例如《素问·五脏生成》中提到："脾之合肉也。"是运用取象比类的思维联想到土的性质柔厚，肉体也是一样，又因脾脏五行应土，故脾合肉。人体胖瘦与脾脏这些特性相关，其中与脾主运化的功能关系最为密切。

"脾气"宏观指脾的生理功能，微观指脾的精气。当"脾气虚"时，可表现出脾的生理功能不足，则导致脾的精气亏虚，而脾的精气亏虚亦使脾的生理功能减弱，二者终将会体现出功能上的不足，所以笔者认为此处脾气虚应为脾生理功能不足或减弱。当脾运化水液代谢这一功能不足时，会导致水湿不蕴，泛溢肌肤，

可见形体肥胖或浮肿，正如《素问·至真要大论》中提到："诸湿肿满，皆属于脾。"而脾脏又有喜燥恶湿的特性，水湿停蕴困脾会进一步加重脾虚，出现恶性循环，使肥胖逐步加重。当脾运化水谷功能减弱，无法正常输布精微时，部分患者可见食欲不振，食入过少，同时因脾虚无力，水谷精微无以化生，不能充达肢体肌肉，就会出现形体消瘦。另一部分患者亦会出现食入过多的情况，但因脾虚无力运化，使精微物质不能环于周身、作用人体，而产生湿、痰、饮等病理产物的堆积从而出现形体肥胖的症状。

**1. 影响脾气虚病机导致消瘦、肥胖症状的因素**

（1）不同种类疾病对"脾气虚"的影响　不同种类疾病性质也不相同，即使表现出相同病机、证候，但不同的疾病性质会影响、作用于机体产生不同甚至相反的症状表现。例如，在儿科疾病中常见的"小儿疳病"与"儿童单纯性肥胖症"，同为儿科类疾病，同以脾气亏虚为病机，同样的脾气虚证型患者，但其在临床表现上前者以虚损、瘦弱为主，后者以过盛、肥胖为主，应是因为不同的疾病性质影响了其临床表现的发展方向。

西医学认为小儿营养不良或营养过剩都可以导致疳积。"疳者甘也"，是指小儿恣食肥甘厚腻，形成积滞，积久生热，热耗阴液，日久成疳的病机；"疳者干也"，是言其病机和症状，是指厌食日久、久吐久泻等多种疾病，导致阴液受损而干涸。可见疳病具有耗伤人体津液的性质，疳病分虚实，实者多为积滞日久生热，耗伤津液，虚者多由脾胃气虚导致纳差、吐泻日久而耗伤津液。宋·钱乙《小儿药证直诀》中提到："疳，皆脾胃病，亡津液之所作也。"同样指出疳病可耗伤津液这一特点。得其病者，脾主运化功能本就不足，再加上该病耗伤津液的特点，导致气血化生更加无源，不能充养四肢百骸，日久必渐消瘦，其因之本在于脾气亏虚，其因之标则归于疳病性质。

儿童单纯性肥胖症是由于能量摄入过多、活动量过少等因素导致体内脂肪过度积累、体重超过一定范围的一种营养障碍性疾病。肥胖病机主要有脾虚、肾虚、肝郁、胃热等，且与痰、湿、瘀等密切相关。元·朱丹溪提出："肥人多是痰饮。"而清·叶天士《临证指南医案》指出："湿从内生……其人色白而肥，肌肉柔软。"可见肥胖疾病的产生源于这些病理产物的堆积，而肥胖症伴有痰、湿、瘀，这一疾病性质是导致脾虚肥胖的关键，这些产物堆积使气血津液输布异常，脾气虚的患儿，本就无法正常运化过盛的水谷精微，而过度堆积的痰、湿、瘀等病理产物停于体内，又加重脾脏运化负担，日久必然形成肥胖。脾气虚无力运化虽是主要原因，但肥胖症伴随的特殊病理产物也是导致肥胖的关键因素。

在现代临床中医辨证论治的过程中，提出先辨病，后辨证的重要性。因为根据疾病的性质不同，即使是同种病机、病证仍会出现截然相反的临床表现，所以，在临床诊疗中不可忽视疾病本身特性对病机发展演变的影响力。

（2）不同体质类型对"脾气虚"的影响　体质是个体生命过程中，在先天遗传和后天获得的基础上形成的特质，这种特质决定着人体对某种致病因子的易感性及其病变类型的倾向性。体质因素对于疾病所呈现的证型、转归和预后均具有一定程度的影响。病机是阐释疾病变化的机制，体质可以影响疾病变化的前提是影响病机的变化。脾气虚证的不同体质类型患者因其生理特性的不同，在临床中可影响病机变化导致出现消瘦或肥胖两种相反临床症状，现就以阴虚质、气郁质、湿热质、痰湿质举例论述可影响脾气虚病机产生上述情况的原因。

阴虚质人群主要为阴液亏少，常表现出口干、咽干、便干等阴亏症状和面目潮红、手足心热等虚火症状。这一类人群患病易向阴亏燥热方向发展，因该类人群平素津液不足使气血无以化生，再加脾不健运，无法正常运化水谷生成精微物质，使全身得不到足够的气血充养，两者相互作用则表现出形体日渐消瘦。

气郁质人群主要为情志不畅、气机郁滞，常表现出胁肋疼痛、善太息、呃逆等气机郁闭症状。有研究表明肥胖与气郁质成负相关。气郁多归结于肝失条达，而气郁则逆，肝气横逆侵犯脾胃时就可表现出食欲不振，或食后腹胀不愿多食等。而全身气机不畅无疑使脾气虚患者的运化功能进一步减弱，再加上食入过少化生之源不足，患者必然日渐消瘦。

湿热质人群主要以湿热内蕴为主，常表现出大便黏腻、身体困重、心烦等湿热征象。此类人群通常喜食肥甘厚味或长期饮酒，这类饮食习惯本就容易导致肥胖，除此之外，脾气虚患者无力运化过多肥甘厚味，使其堆积在体内与体内湿热互结形成痰、瘀等产物引发肥胖。脾具有喜燥恶湿的特性，湿热质人群体内湿邪易困脾土，从而减弱了脾的运化功能，二者相互作用会使脾气虚患者向肥胖方向发展。

痰湿质人群体内多为水湿内停结为痰湿，具有体形肥胖、面油、多汗且黏、胸闷、痰多等表现。第一，痰湿质人群体内湿邪同样会围困脾土，造成脾的运化功能减弱。第二，脾无力运化的水谷精微物质再与体内痰湿相结形成瘀浊，日益堆积而形成肥胖。第三，此类人群本身体内水液代谢循环较差，当脾气亏虚时运化水液代谢功能进一步减弱导致水溢肌肤，则会产生水肿或肥胖。

（3）不同脏腑功能盛衰变化对"脾气虚"的影响　中医学认为人是一个有机整体，脏腑之间相互协调方可让机体处于阴平阳秘的健康状态。任何一个脏腑的病变不会是单一的，或多或少会累及其他脏腑气血盛衰变化，反之也会被其他脏腑所影响。所以不同脏腑功能的盛衰变化会影响脾脏，使脾气虚这一病机向相反方向发展，出现消瘦、肥胖两种临床表现。人体的体重变化与脾主运化的功能最为密切，在此前提的基础上胃是对脾脏影响最大的脏腑，其次肝、肾的功能变化也对脾主运化有所影响。

脾、胃以膜相连，互为表里，且同是"仓廪之官"，负责受纳运化水谷。胃能正常地受纳水谷，发挥"水谷之海"的功能，是脾能运化、转输水谷精气，化生气血的前提。金·李东垣《脾胃论》中提到："脾胃俱旺，则能食而肥。脾胃俱虚，则不能食而瘦。"可见中医理论中"胃"与食欲有直接关系，其功能的盛衰可以影响进食量的多少，当脾气虚患者胃的功能亢盛时，会导致食入过多水谷，不得运化而堆积，日渐肥胖；反之，食入过少，气血化生乏源就会出现日渐消瘦的临床表现。

肝和脾同居腹中膈下，二者功能上相互配合，在人体的消化吸收、气血运行及水液代谢过程中发挥重要作用。在中医治未病理论中提到肝与脾的传变关系："见肝之病，知肝传脾。"所以肝的功能失调必定会影响脾脏，当肝的功能太过时，例如肝气上逆，则会横向犯脾，使脾的运化功能进一步减弱。另外，肝主疏泄，可使气机条达，脾运化水谷精微后上输于肺，依赖于肝的疏泄功能，当肝疏泄功能不足，使气机升降失调，会影响脾的输布，精微物质无法达于全身。上述两种肝脏功能失调都会影响脾气虚患者，出现消瘦的临床表现。

脾为后天之本，肾为先天之本。人始生靠先天，人既生靠后天，先天与后天常密切联系，相辅相成，相互为用，共同完成人体复杂的生命活动。"脾"是体内能量转化机构的总称，"肾"是其调节者。宋·严用和《重订严氏济生方》中提到："真阳衰虚，坎火不温，不能上蒸脾土，冲和失布，中州不运，是致饮食不进，胸膈痞塞，或不食而胀满，或已食而不消。"说明了肾阳的温煦作用对脾运化功能的重要性，而肾主水对脾运化水液代谢也具有促进作用。当脾气虚患者肾阳虚衰不能温煦脾土时，还会进一步导致脾阳虚，出现泄泻的症状，使津液损伤，日久出现消瘦的临床表现。当肾调节水液代谢功能异常时，可使水液停聚困脾或泛溢肌肤，最终出现水肿、肥胖的临床表现。

### 2. 小结

中医病机具有复杂特性，不同人群即使出现相同病机、病证也会出现不同症状，甚至是相反症状表现，例如"脾气虚"既可以导致消瘦，也可以导致肥胖。本节以"脾气虚"为例，探讨了临床出现上述复杂情况的原因。首先脾主运化的生理功能与人体体态关系密切，但不同疾病种类、不同体质类型和其他脏腑功能盛衰都可影响脾气虚患者体态的变化方向。不同种类疾病的致病特点不同，而这些特性对病机的发展变化具有影响作用，例如温病具有耗伤津液的特点，在疾病初期患者多会由伤阴有热的临床表现转变为中后期的阴虚表现。疾病特性是影响病机变化的外因，体质类型和脏腑功能是内因。体质是人体内环境的体现，它影响了疾病传变、转归及预后，同样也可影响病机的发展，不同体质类型人群特点各不同，也间接解释说明"脾气虚"人群会出现消瘦和肥胖的原因。人是一个有机整体，需要脏腑间相互协调，不同脏腑功能的改变同样会累及脾脏，使脾气虚病机向不同方向发展产生不同临床表现。除上述原因外，"脾气虚"导致消瘦和肥胖应还与生活环境、饮食习惯、日常工作及日常作息有关。不同地域的自然环境，对居民身体和疾病有一定的影响，饮食、社会、生理结构及其他因素也与体质形成有关，故此处未多做说明。综上所述，"脾气虚"既可导致消瘦也可以导致肥胖归因于病机的复杂性，而病机的复杂性是多种影响因素联合作用下的结果，这也提示我们在临床辨证论治过程中要综合考虑、整体把握。

### （二）肾阳虚导致多尿、少尿的机制

"证"是由证候与病机组成的统一体，即证候是证之外候，是病机的证据，病机是证的内在本质，是证候的根源。在临床诊疗过程中，常出现相同病机引发相反症状的情况。肾阳虚病机的发展变化可以影响肾阳虚证出现不同症状，多尿与少尿就是其中一对相反的临床症状，但都可作为肾阳虚证的临床诊断依据。多尿可表现为尿量增多或排尿频次增多。少尿通常表现为尿量减少，而排尿困难、小便闭塞不通在肾阳虚证中都可以出现尿量减少，三者统称为小便不利，它概括了肾阳虚衰引发少尿的三种情况，故可以体现少尿含义。有学者运用定性评分计算肾阳虚证各辨证因子的出现频率，用定量评分进行分层聚类分析发现，夜尿增多、小便清长与小便不利同属于肾阳虚证辨证因子。严石林等根据肾阳虚病机发展趋势、病位、主症的不同将肾阳虚细化，细化后的肾阳虚水肿证及消渴证分别包括了小便不利及多尿的症状，可见肾阳虚证在不同患者身上会出现多尿、少尿两种相反临床表现，从侧面反映了中医学证候、病机的复杂特性。

肾具有主藏精、主水液、主纳气和温煦五脏六腑的生理功能，多尿与少尿症状出现的原因与肾主水液和肾温煦脏腑的生理功能密切相关。肾主水液是指肾依靠气化功能，输布排泄体内津液，维持体内水液代谢平衡，气化功能又赖于肾阳的蒸腾作用。当肾阳蒸腾气化体内水液，使水液中清者上升，浊者下降，下降的

浊液注入膀胱，就形成尿液。尿液的排泄通过膀胱的开阖作用完成，膀胱的开阖作用又依赖于肾的气化作用，肾的精气充盛，固摄有权，膀胱开阖有度，则排尿功能正常。如果肾精气亏虚，气化不利，膀胱开阖失司，则使水液代谢紊乱，出现多尿、少尿。多尿、少尿可体现两种生理含义，一种是指尿液生成的量，一种是指尿液排泄的次数。当肾阳虚衰，气化作用减弱，使水液代谢不能蒸腾于上，就会出现过多水液下注于膀胱，形成尿量增多。膀胱的气化功能可维持人体正常的贮尿和排尿，但其实际上隶属于肾的蒸腾气化。当肾阳虚衰，气化不利，同时又失于固摄，则导致膀胱过度开而少阖产生尿频症状。当肾阳虚衰，气化无力亦可使水液清浊不分，与体内污浊相结壅滞于三焦，清液不得上升、浊液不得下降影响尿液形成，导致尿量的减少。壅滞于三焦的污浊继而影响水液代谢，加重肾脏负担造成症状进一步加重，当污浊累于精关，就可出现排尿困难甚则小便闭塞不通等小便不利的症状。

**1. 影响肾阳虚病机导致多尿、少尿的因素**

（1）不同种类疾病对肾阳虚的影响　在中医"异病同证"治疗思路中，提倡一证一方的同时更要善于运用同证异治的原则。因为不同种类疾病性质也不相同，即使表现出相同证候，但不同的疾病性质会影响、作用于机体产生不同甚至相反的症状表现。例如，常见的"消渴"与"癃闭"，可以同时出现肾阳虚衰病机，但其在临床表现上前者以多尿为主，后者以少尿为主，应是因为不同的疾病性质影响了其临床表现的发展方向。消渴病是以多尿为临床主症的典型代表，其病因是津液的耗伤，其病根为阴虚津亏血少，而生内热。中医学认为，消渴病主要有阴虚火旺、气阴耗伤的证候特点，火旺津伤则多饮，胃阴亏燥热而多食，肾阴耗伤，虚热内生造成气随阴亏，气虚失于固摄就会出现多尿。肾阳虚衰消渴病患者，由于阴虚火旺导致多饮，过多水饮入内，肾阳不足，气化无力，使水液不能上蒸却下疏于膀胱形成过多尿液。再结合消渴病患者气阴不足的特点，使膀胱失于固摄，排尿频次也会增多。如此循环往复，消渴病致病特点就会影响肾阳虚衰病机向多尿方向发展变化。

明代李中梓《医宗必读》曰："新病为溺闭，盖滴点难通也；久病为溺癃，盖屡出而短少也。"指出癃闭是以小便不利等为主症的一类疾病。其病机为本虚标实，强调肾阳虚衰，气化不利，导致水液内停而尿少；标实以膀胱蓄热，湿热互结为主。癃闭初期患者多有湿热瘀结等特点，瘀滞使水液代谢不通，甚则堵塞尿道，可表现为尿点滴而出或不通，在《医宗必读》中对此描述为"溺孔之端也"。癃闭疾病本身具有郁滞、阻塞的特点，而肾阳虚衰患者自身气化不利，容易使水液代谢停聚于体内，结合癃闭疾病阻塞、瘀滞的特性，更易让瘀、水互结。导致过多水液不能顺利下疏膀胱，影响尿液的形成，同时瘀水互结造成过多病理产物的堆积，继而累及尿道、阻塞尿道，加重小便不利症状，则产生尿少甚至无尿的临床表现。综上所述，即使是同种病机、病证仍会出现截然相反的临床表现，这与疾病本身的致病特点对证候病机的影响密切相关，所以在临床诊疗中不可忽视疾病本身特性对病机发展演变的影响力。

（2）不同体质类型对肾阳虚的影响　在发病学和病理学中，人类个体对某些致病因子的易感性和疾病发展的倾向性具有差异，原因归结为人类个体体质差异。可见体质因素对于疾病所呈现的证型、转归和预后均具有一定程度的影响。体质可以影响病机变化，从而影响疾病、证候的发展方向，不同体质的生理特性会影响肾阳虚证患者病机出现不同的变化，导致多尿或少尿两种相反症状的产生。现以阳虚质、气虚质、瘀血质、湿热质举例论述可影响肾阳虚病机产生多尿或少尿情况的原因。

阳虚质人群由于体内阳气不足，因此常以虚寒表现为主要特征，例如多见畏寒肢冷、面色苍白、大便溏薄、小便清长、脉沉微无力等，阳虚质患者发病也多为寒证，或易从寒化。这类人群阳气本身不足，当肾阳进一步虚衰，导致气化无力，尿液生成量增多，随之膀胱气化功能减弱使开阖失调，形成尿频。阳虚质患者发病易寒化的特性也促使体内肾阳日益衰微，加重多尿症状。

气虚质人群主要为气不足，以疲乏、气短、自汗等气虚表现为主要特征。这类人群患病易向虚损方向发展加重，或是伴有气虚损耗，逐渐累及其他脏腑，使脏器下垂或功能失调等。气虚质人群本身元气不足失于固摄，容易导致尿频，当肾阳虚衰时，气化无力使水液下疏膀胱导致尿量生成增多，就会出现多尿。

瘀血质人群多有瘀血停滞，或血行不畅的症状表现，瘀血又会导致气虚、气郁、津停等病理状态。瘀血质人群本就有"瘀"，而气郁、津停都会加重瘀这一病理产物堆积，结合肾阳虚衰会导致水液停聚，瘀水互结就会出现尿少的表现。其中气虚可能会导致膀胱失于固摄，但肾阳虚衰时水液与瘀互结，使尿液生成受阻，在根源上尿量已经减少，所以当瘀血质人群肾阳虚时可能会出现尿少的病理状态。

湿热质人群因体内多有湿、热，两者互结可出现面垢油光、口干口苦、眼睛红赤、身重困倦、小便短赤等症状。这类人群因体内有热，所以口渴多饮，但湿邪易困脾土导致水湿不蕴，湿热蕴结形成痰、瘀等病理产物。当肾阳虚衰时，水液停聚与湿热相结，困于三焦更加阻碍了水湿运化，同时湿热质人群的"内热"也会耗伤阴液，使尿液生成乏源最终导致少尿的病理状态。

（3）不同脏腑盛衰变化对肾阳虚的影响　中医基础理论强调，五行学说相应的五脏也有相互影响、关联、制约的关系，所以单一脏腑的病变必然会累及其他脏腑，同样也会被其他脏腑影响。同时人体生理功能具有复杂性，并非单一脏腑能独立完成，例如，尿液的生成与排泄就涉及水液代谢及水液运化的生理功能，除了肾脏以外，与膀胱、脾脏及肺脏都密切相关。这些脏腑的功能强弱同样会影响肾阳虚病机的变化向多尿、少尿两个相反方向发展。膀胱与肾相表里，膀胱为储尿之器，司开阖，主尿液排泄，故尿液的多少与膀胱关系密切。《素问·灵兰秘典论》曰："膀胱者，州都之官，津液藏焉，气化则能出矣。"当膀胱气化功能失常，导致津液无法气化而出，则表现为小便不利、汗出异常；津液蒸腾输布受阻，津不上承则表现口渴。当肾阳虚患者气化无力，使膀胱气化无权，就会导致少尿，同时膀胱气化失司导致小便不利，反作用于肾脏，依靠肾阳蒸腾气化，加重肾脏负担，日久必然耗伤肾阳导致肾阳虚衰，二者相互影响逐渐加重小便不利症状，出现少尿表现。《素问·经脉别论》曰："饮入于胃，游溢精气，上输于脾，脾气散精，上归于肺，通调水道，下输膀胱。"指出肺为水之上源，肺主通调水道，肺的宣发和肃降对体内水液的输布、运行和排泄起疏通和调节的作用。当肺气失宣，津液不能营养周身，则导致水液下行注入膀胱形成多尿症状，正如《素问·气厥论》所言："肺消者，饮一溲二。"肺肾两脏在生理上相互为用，金水相生；病理上互为影响，母病及子，子盗母气。肾阳虚衰患者本就气化无力使过多水液下注膀胱，子盗母气导致肺气虚失于宣肃，则大量水液不得气化向上而下注形成尿液；相反肺气虚母病及子，使肾气虚进一步演变为肾阳虚，出现多尿表现。脾具有运化水液的功能，脾运化功能失常就会导致水湿停聚，部分水液形成湿、痰病理产物，另一部分水液泛溢肌肤形成肿满。《脾胃论》曰："脾病则下流乘肾。"脾病不能制水则下流乘肾，致肾失开阖而出现水肿。二者相互影响，使体内水液不能下注膀胱而外溢肌肤形成少尿。《素问·至真要大论》曰："脾脉者土也……其不及则令人九窍不通。"提示脾主运化功能失常会导致尿道不通，排尿困难甚至尿闭，所以脾功能失常也会影响肾阳虚病机朝少尿的方向发展。

**2. 从温肾阳角度治疗多尿、少尿的代表方剂**

《金匮要略》曰："男子消渴，小便反多……肾气丸主之。"《丹溪心法》记载小便不禁，内里虚寒者用秘元方、暖肾丸、《三因方》家韭子丸，温肾阳以固摄。《伤寒论》曰："少阴病，下利，白通汤主之。"都是从温补肾阳角度治疗多尿表现的代表方剂。岳美中曾用温化肾阳法成功治疗慢性肾炎水肿，其主要临床表现为尿少、浮肿。《伤寒论》曰："少阴病，二三日不已……小便不利……真武汤主之";"少阴病，四逆，其人或咳，或悸，或小便不利，……四逆散主之"。《金匮要略三家注》中赵以德提出肾气丸可有效治疗虚劳中的腰痛、小便不利症状，《医学心语》记载用桂附八味汤温肾阳可治疗妊娠小便不通。在古今众多医家学术典籍中不乏用温补肾阳之法治疗多尿少尿症状的代表方，从侧面印证了肾阳虚衰可导致多尿、少尿两种相反临床表现，体现了中医病机演变的复杂特性。

**3. 小结**

中医病机的变化发展具有复杂特性，常出现相同病机引发相反症状，例如肾阳虚病机既可以导致多尿也可导致少尿。影响这一变化的因素多样，本节从"肾阳虚"出发，探讨分析影响病机复杂变化的因素。肾脏与尿液的形成、排泄密切相关，但人的生理功能需要多个脏腑协调配合方能正常运行，膀胱、脾、肺都参与了水液代谢，这些脏腑功能盛衰都可以影响肾阳虚病机发生不同变化。当前提倡个体化医疗，因为不同人群体质特点不同，而这些差异可以对病机发展产生不同影响，所患疾病自身特性同样会影响病机演变，所以病机的复杂变化是通过疾病、体质、脏腑盛衰等多重因素共同影响作用的结果，这提示在临床辨证论治中要综合四诊信息分析，谨守病机。

## 三、中医药双向调节作用的研究进展

### （一）桂枝汤对体温双向调节作用的研究进展

桂枝汤出自《伤寒论·辨太阳病脉证并治上第一》，原书曰："太阳中风，阳浮而阴弱，阳浮者，热自发；阴弱者，汗自出。啬啬恶寒，淅淅恶风，翕翕发热，鼻鸣干呕者，桂枝汤主之。方一。桂枝（去皮，三两）芍药（三两）甘草（炙，二两）生姜（切，三两）大枣（擘，十二枚）。"桂枝汤的主要功效是解肌发表，调和营卫，对于外感发热有不错的治疗效果。现代药理研究发现，桂枝汤除了原书记载可降低体温治疗发热的作用之外，还能升高体温，对体温调节具有双向作用。

**1. 桂枝汤双向调节体温作用机制**

对前列腺素 $E_2$ 及相关酶的作用。前列腺素（prostaglandin，PG）是花生四烯酸在环氧化酶作用下产生的代谢产物，根据其结构的不同，可分为 14 个不同的天然前列腺素。大量实验证明，在这些不同的天然前列腺素中，前列腺素 $E_2$（$PGE_2$）与发热的产生关系最为密切，是人体内最重要的中枢发热介质之一。富杭育等通过实验证明桂枝汤可使注射酵母所致发热大鼠的体温下降，同时使注射安痛定所致低体温大鼠的体温升高，提前恢复到正常水平，对于体温具有双向调节作用。同时实验测得实验组大鼠下丘脑及血浆 $PGE_2$ 水平亦出现双向性变化：桂枝汤能使发热大鼠下丘脑与血浆中的 $PGE_2$ 含量下降，而使低体温大鼠下丘脑与血浆中的 $PGE_2$ 含量升高。实验结果表明桂枝汤对体温的调节作用可能与 $PGE_2$ 水平有关。谭余庆等研究桂枝汤有效部位 A（Fr.A）对体温的双向调节作用实验发现，给予注射酵母所致发热大鼠灌胃 Fr.A 后可使大鼠的体温降低，体内升高的 $PGE_2$ 降低；使注射安定痛所致低体温大鼠的体温升高，体内降低的 $PGE_2$ 升高，最终两组模型大鼠体内的 $PGE_2$ 含量均趋向正常，表明桂枝汤对体温调节作用机制与前列腺素 $E_2$ 有关，同时桂枝汤对体温双向调节的物质基础可能是 Fr.A。

在 $PGE_2$ 生成过程中，最重要的限速酶是环加氧酶（COX）。齐云等研究桂枝汤对体温双向调节作用与下丘脑 $PGE_2$ 含量及 COX 活性的关系实验表明，桂枝汤对酵母诱导大鼠体温升高有显著的降低作用，对安痛定诱致大鼠体温降低有显著的回升作用，表明桂枝汤对体温调节有着双向作用；对酵母诱导发热大鼠下丘脑中异常增高的 $PGE_2$ 含量有显著的降低作用，而对安痛定诱致的低体温大鼠下丘脑中异常降低的 $PGE_2$ 含量又有显著升高的作用。但桂枝汤对两组模型大鼠下丘脑细胞中 COX 活性影响并不明显，提示桂枝汤对体温的调节作用机制与 $PGE_2$ 有关，但与环加氧酶的关联不大。15- 羟基前列腺素脱氢酶（15-hydroxyprostaglandindehydrogenase，15-PGDH）是 $PGE_2$ 生物转化或生物转运环节中的一种代谢 / 转运酶，对体内的 $PGE_2$ 含量有影响。李沧海等在研究桂枝汤对发热和低体温大鼠下丘脑组织内 15-PGDH 活性的影响实验中，发现注射酵母后大鼠下丘脑 15-PGDH 较之正常组活性下降，桂枝汤灌胃可加速模型大鼠体温恢复正常，并使其下丘脑部位降低的 15-PGDH 活性也趋向恢复，提示桂枝汤可能通过升高该区 15-PGDH 活性参与了解热作用。在加速安定痛诱导的低体温大鼠体温升高的同时，发现其下丘脑部位 15-PGDH 活性有上升趋势，然桂枝汤虽抑制 15-PGDH 活性，但该酶活性的改变与体温变化呈弱相关，提示桂枝汤对体温的调节作用机制与下丘脑 15-PGDH 关系不紧密。

一氧化氮（NO）是生物体细胞内及细胞间的重要信号分子，由不同类型的一氧化氮合酶（NOS）催化生成，并可通过与中枢环氧合酶 – 前列腺素 E（COX-PGE）系统的相互作用，不仅能参与酵母诱导的发热和安痛定诱导的低体温的调节，也可参与正常体温的调节。李沧海等研究表明皮下注射酵母后发热大鼠下丘脑组织内 NOS 活性显著升高，而腹腔注射安痛定可导致低体温大鼠该部位 NOS 活性明显降低，且与体温变化呈正相关；同时桂枝汤可剂量依赖性地对抗酵母诱导的大鼠下丘脑 NOS 活性升高，与其解热作用呈现平行关系；但在低体温模型大鼠上可进一步降低下丘脑 NOS 活性，该作用与抗低体温作用呈负相关。实验结果表明桂枝汤抑制酵母诱导的下丘脑 NOS 活性升高可能是其解热作用机制之一，但其抗低体温作用可能与该区 NOS 变化无关。

对腺苷酸环化酶、磷酸二酯酶以及环磷酸腺苷的作用。之前的实验研究表明环磷酸腺苷（cAMP）是人体内一种重要的中枢发热介质，cAMP 含量受腺苷酸环化酶（AC）和磷酸二酯酶（PDE）两种酶活性的影响。齐云等研究桂枝汤对发热和低体温模型大鼠下丘脑中腺苷酸环化酶（AC）和磷酸二酯酶（PDE）活性的影响，实验结果表明在酵母诱导的发热模型大鼠组，桂枝汤可使模型大鼠下丘脑中 AC 活性明显降低，同时降低异常升高的 cAMP 含量；而在安痛定诱导的低体温模型大鼠中，桂枝汤又能使模型大鼠下丘脑中 AC 活性明显增强，同时增加异常降低的 cAMP 含量。然而在两种模型中，桂枝汤对 PDE 活性的影响均不明显。这提示桂枝汤对体温的双向调节作用可能是部分通过影响下丘脑中 AC 活性从而改变 cAMP 含量来实现的。富杭育等的实验表明，使用酵母诱致发热模型大鼠下丘脑组织的 cAMP 含量明显上升，血浆 cAMP 含量增加，cGMP 含量降低，cAMP/cGMP 比值显著上升；在安痛定诱致体温低下的模型大鼠，其下丘脑组织中的 cAMP 含量减少，血浆中 cAMP 含量下降，cGMP 含量上升，cAMP/cGMP 比值显著下降，实验结果表明桂枝汤对体温的双向调节作用可能是部分通过影响体温中枢中环核苷酸实现的。

对神经递质的作用。霍海如等研究桂枝汤有效部位 A（Fr.A）对神经递质 5 羟色胺（5-HT）、去甲肾上腺素（NE）、多巴胺（DA）的影响，实验结果表明对酵母致大鼠体温升高有显著的降低作用，对安痛定诱致的体温降低有显著的升高作用，实验结果表明 Fr.A 是桂枝汤双向调节体温的有效部位。酵母组大鼠灌胃给予 Fr.A 可使下丘脑组织中 NE 和 DA 含量降低，安痛定组大鼠灌胃给予 Fr.A 后 NE 和 DA 含量无明显变化；酵母组大鼠 5-HT 含量升高，安痛定组 5-HT 含量降低，而在灌胃给予 Fr.A 后，酵母组大鼠下丘脑中 5-HT 含量降低，安定痛组大鼠下丘脑中 5-HT 含量升高。这提示桂枝汤对体温双向调节机制之一是通过影响中枢神经递质 5-HT 的水平实现的，其解热作用与影响中枢神经递质 NE 和 DA 的含量有关。富杭育等研究表明桂枝汤在一定程度上能拮抗脑室注射过量 NE 引起的降温作用，能抑制下丘脑性乙酰胆碱所致的体温升高。这提示桂枝汤对体温双向调节作用机制可能是通过促进含量过高的中枢神经递质或调质的灭活，从而拮抗或部分拮抗它们的降温或发热作用。

对铃蟾素的影响。铃蟾素是从蟾蜍皮肤中分离出的一种多肽，后发现它也存在于脑内，属于神经调质，能参与体温的调节，是影响体温最有效的物质之一。实验表明桂枝汤能抑制铃蟾素对冷环境中大鼠的体温下降，但并不影响等效价铃蟾素及其受体拮抗剂 D– 苯丙 12– 蛙皮素合并脑室注射引起的大鼠体温改变，亦能翻转 D– 苯丙 12– 铃蟾素在发热大鼠上的体温上升作用，提示桂枝汤对体温的双向调节作用可能部分通过对下丘脑体温调节中枢中铃蟾素受体的调节起作用。

对精氨酸加压素和神经降压素的作用。精氨酸加压素（AVP）是一种由下丘脑合成的神经肽，近年来 AVP 作为一种内源性降温物质受到广泛关注与研究。神经降压素（NT）是一种多肽，向多种动物的脑内注射 NT 可引起体温下降，因此现今认为 NT 是一种内源性的降温多肽。霍海如等通过实验表明在酵母诱导的发热模型大鼠中，桂枝汤有效部位 A（Fr.A）能降低隔区 AVP 和下丘脑 NT 含量，但对下丘脑 AVP 含量无影响；在安痛定诱导的低体温模型大鼠中，桂枝汤有效部位 A（Fr.A）能提高下丘脑、隔区的 AVP 含量以及下丘脑 NT 含量。这表明桂枝汤有效部位 A（Fr.A）对发热动物的解热作用与其影响下丘脑 NT 和隔区 AVP 的释放有关；同时其对于中枢 AVP 和 NT 的释放的抑制作用也许参与了 Fr.A 对低体温的调节过程。

**2. 桂枝汤中单味药对体温的影响**

在研究桂枝汤对于体温的双向调节作用的实验中，多选用桂枝汤水煎液或是桂枝汤有效部位 A（Fr.A）研究其对体温的双向调节作用，结果表明桂枝汤中有效部位 A（Fr.A）是桂枝汤体温双向调节的有效部位。陈红等对桂枝汤进行拆方研究，探讨桂枝汤中单味药对体温是否也具有双向调节作用。实验结果表明不同剂量的桂枝、芍药均可使酵母所致发热大鼠体温降低，同时也促使安痛定所致低体温大鼠体温回升，提示桂枝汤中桂枝、芍药两味药对体温有明显的双向调节作用；生姜对酵母所致发热大鼠的体温升高并无明显抑制作用，而大剂量生姜可明显促进安痛定所致低体温大鼠的体温回升，表明生姜仅具有单向促进体温升高的作用；大剂量的大枣对酵母所致发热大鼠体温的升高有抑制作用，但对低体温大鼠的体温回升无明显作用，提示大枣仅具有一定的单向解热作用。炙甘草大、中剂量对酵母所致发热大鼠体温升高有抑制作用，小剂量未呈现解热作用，小剂量对安痛定所致低体温大鼠体温降低有抑制作用，提示炙甘草对体温呈现一定的双向调节作用，其调节作用与炙甘草的使用剂量有相关性。

### 3. 结语

桂枝汤作为临床常用经方，其现代药理研究已取得许多成就，尤其是在桂枝汤的双向调节方面，如对汗腺分泌、免疫功能、胃肠运动以及血压的双向调节作用，以及本节所探讨的桂枝汤对体温的双向调节作用，这些现代药理研究成果不仅明确了桂枝汤的作用机制、物质基础，同时还扩大了桂枝汤的临床使用范围，对临床使用有巨大的指导意义，同时桂枝汤在双向调节方面的研究可为其他方剂研究提供一个新思路。近年来对于桂枝汤对体温的双向调节作用的研究已基本明确其调节体温的相关作用机制以及物质基础，但对于桂枝汤双向调节体温的有效部位 A（Fr.A）中具体的成分尚不清楚，还未能明确有效部位 A 中的主要单体成分，而且桂枝汤调节体温的某些作用机制尚未完全阐释明白，有待今后进一步研究，以期明确作用机制，确定有效单体成分，为今后新药的研发提供依据，使桂枝汤这一经方在临床发挥更大的作用。

## （二）姜黄素对血管生成的双向作用研究进展

姜黄素，是姜黄中的主要多酚化合物，具有对称化学结构 L，是较有前途的天然化合物之一。它自 1815 年由 Vogel 和 Pelletier 首次分离出，并于 1910 年和 1913 年确定了它的化学结构和合成工艺，1937 年姜黄素首次应用于治疗人类疾病。过去的半个世纪，学界在广泛研究中明确了姜黄素的药理和生物学作用，包括抗增殖、抗炎、抗氧化剂、抗艾滋病毒、抗菌、抗真菌、杀线虫、抗痉挛、抗寄生虫、抗突变、抗纤溶、抗血栓、辐射防护和抗癌、愈合伤口、降脂、以及免疫调节。临床研究表明，姜黄素在治疗癌症、糖尿病和其他疾病具有良好的应用前景。癌症是近年来的研究热点之一，作为一种无毒、有前途的天然化合物，在肿瘤治疗方面，姜黄素已引起人们的重视。血管生成是新血管形成的过程，是肿瘤进展的标志，这是肿瘤生长和扩张至关重要的过程。据报道实体瘤的生长离不开血液供应。根据癌症治疗血管生成这一热点，研究发现姜黄素的抗癌作用是通过抑制部分血管生成实现。同时，血管生成代表姜黄素在创面修复中的作用，因为新血管起到了输送血液中氧气和营养物质抵达伤口处细胞的作用，表明姜黄素对血管生成具有双向作用。

### 1. 姜黄素的传统用途

在传统的中印医学中，姜黄素是生姜家族的一员。在中医学中，姜黄能行气破瘀，通经止痛。主治胸腹胀痛，肩臂痹痛，心痛难忍，产后血痛，疮癣初发，月经不调，闭经，跌打损伤。在印度医学中，姜黄作为印度次大陆的一种香料，同时用于健康护理及治疗各种呼吸道疾病。另外，姜黄制剂可用于治疗新鲜伤口，姜黄的抗癌作用也被记录在印度医学文献中。

### 2. 姜黄素的化学结构

化学上，姜黄素是一种双不饱和二酮。基于其 β- 二酮部分，姜黄素存在于酮 – 烯醇互变异构体中，这种互变异构有利于与多种酶的相互作用和结合。一些研究人员报告说核因子 NF-kappaB（NF-κB）的抑制作用在姜黄素类化合物中有所不同，表明甲氧基姜黄素中的苯环很重要。同时，4，4'– 游离酚在姜黄素中，是另一个重要的基团结构，研究证实了 4，4'– 游离酚基团与姜黄素活性有关，这些发现引起了人们对合成姜黄素类似物的关注。

### 3. 姜黄素的生物活性

过去 30 年的研究表明，姜黄素的生物利用度低主要是由于吸收不良和快速代谢所致；代谢被认为是生物利用度低的主要原因。在过去的几十年里，不同类型的姜黄素纳米载体研究提高了姜黄素的生物利用度系统，已达到临床评估和应用水平，这些成就有助于更好地利用姜黄素。

### 4. 姜黄素与血管生成

在成人中，血管生成是伤口愈合和女性生殖器官活动的必要环节。一般来说血管生成过程被诸如碱性成纤维细胞生长因子（bFGF）、血管内皮生长因子（VEGF）或胎盘生长因子激活。这些进程仅在严格定义的条件下进行，因为血管的过度生成和血管发育不全可能导致严重疾病，如神经系统疾病和肿瘤。血管生成有三个阶段：第一阶段，一些内皮细胞，即毛细血管内的"尖端细胞"对血管生成因子 VEGF-A 有反应，被选为血管扩张开始的起点；第二阶段，叶尖细胞仅在引导下对 VEGF-A 有反应，在芽茎中出现 VEGF-A，这两种细胞反应都是通过激活 VEGFR-2 上的 VEGF-A 介导；第三阶段，新生血管的成熟包括内皮细胞增殖抑制，新生毛细血管迁移，以及已经稳定下来的新生血管。在血管生成过程中，各种信号传导途径、相关因素和受体都参与其中。血管内皮生长因子是其中最重要的配体之一。表皮生长因子（TGF）、成纤维细胞生长因子（FGF）、血管生成素 –1 和 2、基质金属蛋白酶（MMPs）也在血管生成过程中起作用。事实证明，病理性血管生成是癌症、缺血性疾病和炎症性疾病的标志。

血管生成抑制剂可以分为两类。第一类，也称为直接血管生成抑制剂，是指那些对内皮细胞比肿瘤细胞敏感的物质；另一类是间接抑制剂，它对内皮细胞没有直接作用，但可能通过下调血管生成刺激因子实现抑制血管生成。姜黄素是血管生成的直接抑制剂；同时，它还可以下调多种促血管生成因子，如 VEGF、 bFGF 和 MMPs。成纤维细胞生长因子（bFGF）被称为高度血管生成因子，其在正常和恶性组织中广泛表达。bFGF 诱导血管生成对平滑肌细胞和内皮细胞均有影响，以及作为化学引诱剂可以促进成纤维细胞和上皮细胞的增殖。除了血管生成活性外，FGFs 对于伤口愈合同样有作用。因为 bFGF 是启动血管生成过程必要的先决条件，现阶段研究集中在姜黄素对 bFGF 有调节作用。结果表明，姜黄素对 bFGF 和 FGF 的诱导有抑制作用，从而抑制体内血管生成。之前的一项研究显示姜黄素能抑制 FGF 诱导的新生血管形成，表明姜黄素具有抑制血管生成的作用。内皮细胞释放的 MMPs 代表新生血管形成的关键过程。在所有 MMP 中，MMP-9 在血管生成中起调节作用，不仅是通过蛋白水解酶活性，也通过其他下游血管生成因子；研究显示 MMP-9 通过提高肿瘤血管生成有效因子 VEGF 的表达，参与血管生成。现阶段研究已经确定姜黄素干预的前列腺癌和乳腺癌细胞，MMP-2 和 MMP-9 水平可以显著降低。关于姜黄素对胶质母细胞瘤移植瘤血管生成的抑制作用结果表明，姜黄素抗血管生成的活性至少部分通过基质金属蛋白酶 -9 来实现。这些结果表明 MMP-9 的抑制是去甲氧基姜黄素抑制血管生成的关键。目前可观察到姜黄素及其合成类似物下调血管生成相关基因的表达，并上调其他血管生成因子，如 VEGF 和 MMP-9。

**5. 姜黄素的促血管生成作用**

尽管姜黄素的抗血管生成作用已被广泛讨论，但学界又发现姜黄素具有促血管生成作用。研究发现姜黄素预处理增加了脂肪来源的干细胞产生血管内皮生长因子，这有助于新生血管的形成和提高细胞存活率。先前的一项研究发现，姜黄素可以增加 MMP-2、转化生长因子（TGF）-β 和 VEGF 的表达，这些是消炎痛诱导的模型中促血管生成和加速血管生成的因子。姜黄素增强内皮祖细胞（EPCs）的功能，即血管生成、迁移和增殖能力，上调血管生成因子 VEGF-A 和 Ang-1 的表达。姜黄素可促进鼻黏膜损伤大鼠模型的新生血管和小毛细血管形成，并改善链脲佐菌素和基因诱导的糖尿病模型的新生血管。

同时，新生血管是伤口愈合的重要组成部分，血管生成从皮肤损伤后开始一直影响到伤口重塑结束的整个愈合过程。姜黄素已被证明是促进伤口愈合的有效天然产物，作为印度次大陆的一种家庭疗法，自古以来就用于治疗皮肤病、伤口、昆虫咬伤和其他炎症性疾病。相关研究已经探索了姜黄素在伤口愈合中的促血管生成作用，抗炎活性可能是姜黄素促进伤口愈合的主要机制。姜黄素是一种很有前途的促血管生成药物，通过诱导 TGF-β 在创伤修复的整个重塑阶段诱导血管生成和细胞外基质的积累。Ken V 和他的同事发现姜黄素可以通过增加多种因子的表达，如 VEGF 和 TGF-β1 的表达，促进糖尿病大鼠的新血管生成，加速伤口愈合，从而导致血管形成良好，微血管密度增加。姜黄素对大鼠和豚鼠伤口愈合的体内作用研究表明，姜黄素可治疗伤口中广泛的新生血管，分子生物学分析也显示 TGF-β1 的 mRNA 转录增加。这些结果揭示了姜黄素的促血管生成作用。

除姜黄素本身外，姜黄素醇质体还具有促进大鼠Ⅱ度烧伤新生血管生成的作用，姜黄素交联胶原气凝胶还具有促血管生成的作用。姜黄油也显示出显著的促血管生成活性。总之，姜黄素通过调节促血管生成因子促进血管生成。

**6. 姜黄素对血管生成的双重作用**

如前所述，我们发现姜黄素对血管生成有双重作用，研究证实了姜黄素在不同微环境中有不同的作用。具体地说，当细胞处于缺乏外源性刺激的微环境中，暴露于生长因子如 FGF 中时，姜黄素可能具有抗血管生成作用，而姜黄素的促血管生成作用是通过不同微环境中的 VEGF 和 PI3K-Akt 途径介导的，这解释了姜黄素对血管生成的相反作用的潜在机制。同时，体外研究表明，姜黄素对人脐静脉内皮细胞和鸡绒毛尿囊膜的血管生成作用与剂量成反比。此外，姜黄素的剂量可能是解释姜黄素具有促血管生成和抗血管生成活性的另一个因素，姜黄素可以根据用于显示促血管生成或抗血管生成作用的剂量来治疗不同症状，姜黄素的促血管生成作用在较低剂量下可观察到，而抗血管生成作用在较高剂量下能观察到。研究发现姜黄素在低剂量（20mg/kg/ 天）下具有促血管生成作用，而在高剂量（100 ～ 300mg/kg/ 天）下抑制 C57BL/6 小鼠的肿瘤进展，表明姜黄素的双重作用是根据剂量调节的。

**7. 讨论**

姜黄素对血管生成具有双重作用，姜黄素不仅能抑制肿瘤等病理条件下的血管生成，还能促进新鲜创面和糖尿病大鼠的血管生成，拓宽了其临床应用、药理意义，以及姜黄素的治疗适用性，为姜黄素的研究提供了新的方向。

尽管姜黄素的双重作用在多年的研究中已经被发现，其双重作用的分子机制已经有了一些详细的研究，但这种血管生成与姜黄素双重作用之间联系的潜在机制仍不清楚。有研究提出姜黄素的双重效应是剂量效应或取决于微环境的观点，也有其他假说认为姜黄素的化学结构可能与此有关，但尚未得出确切的结论，还需要基于化学基因组学等方法的进一步研究。

有研究表明 microRNAs 是细胞通信的一部分。研究发现，姜黄素单独上调 miR-122 的表达，下调 miR-221 的表达；同时，姜黄素影响微血管计数、血管生成和 microRNAs 的表达。另一项研究表明，姜黄素可能通过调节 VEGF 信号调节

miRNAs 抑制血管生成而发挥抗肿瘤作用。姜黄素通过改善血管生成在非糖尿病性外周动脉疾病中发挥了积极作用，这可能是通过促进 miR-93 的表达来实现的。这些结果表明，microRNAs 可能是姜黄素在细胞内的主要调节因子。

近年来的研究主要集中在姜黄素对血管生成的单侧作用上，姜黄素的抗血管生成作用研究表明，姜黄素作为一种安全、低毒的天然产物，在抗癌治疗中具有巨大的潜力。应进一步开展姜黄素的临床前和临床研究，通过抑制血管生成，挖掘姜黄素的抗癌作用，促进新药研发。新型姜黄素给药系统已被广泛研究以提高体内外的生物利用度，同时姜黄素已在传统医学中应用多年，疗效确切，在治疗疑难疾病方面具有巨大的潜力。无论是循证研究还是临床研究都需要更深入的探讨，为更好地评价姜黄素的药用潜力和了解其药理作用机制而努力，并将姜黄素的研究从实验室转化为临床。

# 第三节　从一证多方的演变探讨证候病机的复杂性

"一证多方"作为新的概念被提出后，因其与传统中医辨证论治中的"一证一方""方证对应"观点有差异，受到了很大质疑。"同证异治"是指病机大体相似的同一证候，不局限于同证同治，一法一方，而是具有多种具体治法和多方，或一种具体治法和多个不同处方，均可获得疗效。对此笔者有两种不同的理解：一种是同病同证异治，另一种是异病同证异治。相同的疾病，所表现的证也相同，采用不同的治法或方药，同样可以达到治愈疾病的效果，此即同病"同证异治"；不同的疾病，表现的证相同，采用不同的治法和方药，也可使疾病达到痊愈的目的，即所谓异病"同证异治"。同证异治不仅在传统中医演变中广泛存在，在现代中医药发展中亦有体现。例如"西病中治"是指西医类疾病用中医的思路方法进行治疗，该模式中的专病专方，主要通过辨病论治针对贯穿全病程的疾病特性来用药组方，把握疾病治疗的大方向，再参考辨证论治思维对方药加以调整以提高临床疗效。从侧面佐证了同证异治理论，归属于异病的同证异治范畴。探究同证异治的原因在于证候病机的复杂性和疾病的主、次、兼症差异，从而使治法做出相应的改变。

## 一、同证异治、一证多方的源流

虽然在中医古籍里没有明确提出"同证异治"这一概念，但是不难发现，这类理论在古代医籍中却有大量记载。尤其在宋代以前，许多方书均是按照一证多方的体例编撰的。《伤寒论》《金匮要略》中有很多条文是关于"同证异治"的论述。如《伤寒论》第100条："伤寒，阳脉涩，阴脉弦，法当腹中急痛，先与小建中汤；不差者，小柴胡汤主之。"第277条："自利不渴者，属太阴，以其脏有寒故也，当温之，宜四逆辈。"又如《伤寒论》第106条与124条，均论蓄血证表里同病，而有先表后里和急则攻其里的不同治疗思路。《金匮要略》第 5 条："胸痹心中痞，留气结在胸，胸满，胁下逆抢心，枳实薤白桂枝汤主之；人参汤亦主之。"第 6 条："胸痹，胸中气塞，短气，茯苓杏仁甘草汤主之；橘枳姜汤亦主之。"第 17 条："夫短气，有微饮，当从小便去之，苓桂术甘汤主之；肾气丸亦主之。"第 23 条："病溢饮者，当发其汗，大青龙汤主之；小青龙汤亦主之。"宋代《圣济总录》中治疗"风头眩"的方子共有 19 首，均以"风头眩"为主症，根据兼证和次证的不同，而在选方上各有侧重。《太平圣惠方·治肾气不足诸方》中治疗肾气虚证分别采用磁石散、熟干地黄散、肉苁蓉散、天雄丸和石龙芮丸 5 个不同的处方治疗。程指明认为《金匮要略》所记载的肝虚证，可以用补肝法治疗，也可以用补脾益肝法治疗，这正是"同证异治"灵活运用的范例。以上可知，古人已将"同证异治，一证多方"的思路灵活运用于临床实践当中，同时也说明同证异治广泛地应用于临床具有其合理性。

## 二、从方证对应的角度，分析一证多方

### （一）方证对应的含义

"方证对应"，是指一个方剂内的药味及其配伍关系与其针对的病证病机或病理环节之间具有高度相关性或针对性。"方证对应"是经方临床以方证治病过程中产生的愈病理念，是历代医家创立的经验传承体系。《伤寒论》作为一部六经辨证论治的专著，书中就有众多"一证多方""方随证变""方证对应"的相关内容，如《伤寒论》第 311 条："少阴病二三日，咽痛者，可与甘草汤；不差，与桔梗汤。""方证相应"以"有是证用是方，用是方治是证"为原则，探讨中医临床处方药物应用规律，强调了方药与病证之间的内在关系。有学者认为"方证对应"必须是方剂与主证相对应，是方证间病势、病位、病情、病性相对应，证不变则方不变，方随证变，随证加减。但中医方与证之间的关系并不是简单的"一证一方"的锁定关系，中医一个证可以用许多方进行治疗，均可达到一定的疗效。

### （二）关于一证多方中"证"和"方"的统计

笔者就古今记载方证相关的文献及书籍进行初步的数据统计发现，宋代流传较广、影响较大的《太平惠民和剂局方》收录了 788 条方剂，然其所涉及的病种仅有 22 种，由此不难推测，该书所列的方剂数量要远多于其病种所涉及的证的数

量。北宋王怀隐等奉敕编纂的《太平圣惠方》按其证候划分为1670门，然细数其经验方却有万余首。清·柯琴《伤寒来苏集》中所列麻黄、桂枝、柴胡、黄连等方（汤）证仅30种，却统辖仲景113首方。在当代的中医证候研究中，陈家旭、邹小娟主编的《中医诊断学》（第二版）一书重点讲述了161个证候；邓铁涛的《实用中医诊断学》中列有证200余种；冷方南《中医证候辨治轨范》中从规范化的角度将中医常见证候列为300余条；中医临床诊疗术语国家标准（证候部分）将证细化分为800余种。我国第一部中医全科医案专著《名医类案》收录了205门证候，辑录明代以前历代名医临床验案2400余首。清代《续名医类案》补充了《名医类案》的缺漏，将证列为345门。相比较而言，作为中医权威的方剂工具书《中医大辞典》中共载方7500条；《中国医学百科全书》中医学部分列有方剂2000余首。以上例证皆能说明，历代中医辨证论治中实有方多证少的现象。至今为止，中医的各科方剂加起来足有10万余首之多，然而证候却没有明显增多，仅有几百种，比起方剂的数量，实属九牛一毛，然而原因何在？

### （三）一证多方的原因

随着时代的改变，同一种证由于不同程度的受时间、气候、地理、环境等外界因素的影响，加之患者自身体质的差异和疾病自身性质的演变，使得证候和病机的复杂性表现变得棘手。医之难在于识证，在临床诊疗的过程中，面对复杂的病机，医者很难精确地把握疾病的主、次、兼症，若仅从"一证一方""方证对应"的角度处方用药，难收到满意的效果，因为"方证对应"要求处方与病证病机之间具有高度的针对性和相关性，医者应在基本病机或主证相同的情况下，根据细微病机的变化和兼症的不同，灵活处方用药方能达到疗效。当然，医者在面对复杂的证候和病机时，诊疗思路会有所差异，治疗的出发点不同，处方用药也会不同，所以存在"一证多方"。

## 三、从一证一方的角度，分析一证多方

### （一）一证一方的内涵

"一证一方"是指不同或者相同的疾病，在其发展过程中，由于出现了相同的主证和病机，就可采用同一方剂治疗。中医治病的原则，不是着眼于病的异同，而是着眼于证候及病机的区别。"一证一方"要求方证对应，一证之所以一方，关

键在于辨识不同疾病有无相同的病机。不同疾病，只要证相同，病机相同，用方就可相同，法因证立，方随法出。"一证一方"是临床辨证论治最基本的要求。

### （二）一证一方与一证多方的区别和联系

"一证一方"属于方证对应的范畴，它主要强调方证关系中方对于证的针对性和证对于方的响应性，即具体方剂与证候之间的单一对应关系，有是证则用是方。而"一证多方"则属于方证相关的范畴，即现有的方药证治体系中的任何一个方或证均可能涉及与多个证或方的关联。"一证多方"是由"一证一方"根据临证的具体情况变化发展而来，方随证变，随证加减。通过历代医家的临床实践证明，一成不变的固守"一证一法一方"，临床上很难取得满意的效果。"一证多方"是在基本病机及主证相同的情况下，细微病机和证候的主、次、兼症发生了变化。由于这种证中附有细证的关系和证候病机的复杂性表现以及证候间的微妙变化使得临床诊疗疾病不得不灵活变通。"一证多方"强调临床医生在诊病处方的过程中辨细微证的重要性。

### 四、古今同证异治，一证多方的应用举隅

### （一）眩晕病风痰阻络证中的"同证异治"

《太平圣惠方》中认为眩晕的病机多是由血气虚、风邪所伤，风邪入脑，牵引目系，目系若急则导致眩晕。治疗都是主要针对外风而设，如防风散、杜若散、前胡散、汉防己散、赤茯苓散、天雄散等，但针对细证和兼证的不同各种侧重。外风偏于头重昏蒙者，选用的大多数药物祛风的同时兼有除湿的功效；外风偏于呕吐痰涎、胸闷恶心者，祛风的同时注重选用具有通降性质的化痰利水湿的药。《圣济总录》认为眩晕是"风邪鼓于上，脑转而目系急，使真气不能上达，故虚则眩而心闷"。均以风头眩为主症，兼有其他的不同症状表现，方剂组成上各有侧重，分别选用枳实汤、人参汤、犀角汤、独活汤、独活白术散、菊花汤、前胡汤、芍药汤、附子散、山芋散、防风汤等诸方治疗。李东垣《脾胃论》中认为眩晕源于脾湿生痰，湿痰壅遏，引动肝风，风痰上扰清空所致。治疗上主张化痰息风，健脾祛湿，方以半夏白术天麻汤。以上各方基础证均为风头眩，由于证候的复杂性导致细微病机及主、次、兼症的变化，因而在选方用药上各有侧重，此正是所谓的同病"同证异治"。

## （二）阳痿病肾阳虚证中的"同证异治"

于宏波总结男科阳痿病肾阳虚证方药时发现，同为肾阳虚证，临床上却采用不同的方剂治疗。对于肾阳虚证较重患者，方用《景岳全书》赞育丹加减以达温补肾阳、兴阳起痿之效；肾阳虚证兼有气血亏虚时，治当温肾壮阳，补益气血，方用《摄生众妙方》中的五子衍宗丸加阳起石、锁阳、黄芪、当归等补益气血之品。而当肾阳虚出现命门火衰，肾精亏损时，其治当温肾壮阳，填精补火，方用《陈士铎医学全书》中的扶命生火丹使气旺精生，火有根而生生不息。以上情况其基础证均为肾阳虚证，由于证候的复杂性导致细微病机及主、次、兼症的变化，因而在选方用药上各有侧重，这也体现了中医同病"同证异治"的辨证思想。

## （三）肝气郁滞证的"同证异治"

临床实践发现，肝气郁滞可以导致不同的疾病，用方上不都是用柴胡疏肝散治疗，还应根据主、次、兼证的差异随证立法处方。对于少阳病气机郁滞者，治以和解少阳，方用《伤寒论》中的小柴胡汤；而当肝郁证出现阳郁厥逆、肝脾气郁时，治当用《伤寒论》中的四逆散以透邪解郁，疏肝理脾；针对肝郁证兼有血虚脾弱者，治当疏肝解郁，养血健脾，方用《太平惠民和剂局方》中的逍遥散以达调肝养血之效；当肝郁证出现脾虚肝旺之痛泻时，则当选用《丹溪心法》中的痛泻要方以补脾柔肝，祛湿止泻。以上各方基础证均为肝气郁滞，由于证候的复杂性导致细微病机及主、次、兼症的变化，因而在选方用药上各有侧重，此正是所谓的异病"同证异治"。

## 五、同证异治在"西病中治"模式中的应用

## （一）"西病中治"模式的形成因素

"西病中治"指西医类疾病用中医的思路方法进行治疗。最初在临床中通过中医理论对西医类疾病患者辨病求因，从而制定理法方药，随后国内学者在临床与实验室中对中医药治疗西医疾病的疗效及机制进行相关研究，发展成以西医疾病为出发点，研究中医机制并运用于临床的"西病中治"模式。促使其产生、发展的原因有二：中医病名规范化因素，中医辨证论治体系的影响。

中国传统语言文化传承及历史更替都给中医病名规范化研究增加难度。朱文

锋教授总结中医病名规范存在三个问题：病、证、症概念混淆；一病多名，多病同名；病名内涵与外延不够明确。这些问题主要存在于规范中医病名体系本身，但现今中医发展不仅要规范中医各学科所涉及内容体系，同时也需要将规范的中医概念同西医概念相对应。此处中西病名相应并非是强行将中医病名西化，而是可以在西医疾病诊断同时给出相应中医疾病诊断，这个诊断是规范且统一的。将中医病名同西医病名相联系加以规范统一，有利于中医临床及理论的发展，能够更好地进行学术交流，可与西医的理论进行交融和沟通。但是规范中医病名工作涉及面广，需要国内学者做大量文献研究，同时也需要权威学者进行商榷、肯定，在短时期内完成有一定困难。在此基础上，部分中医学者提出可以直接对西医做出规范化诊断的疾病进行辨病用方，继而开展临床、实验室研究，以减少中医病名不规范所带来的影响，笔者认为这是"西病中治"思路的产生之源，立意之本。

　　"西病中治"模式的产生目的是为解决传统中医研究中出现诊断差异及诊断欠规范的问题。在《中医诊断学》教材中提到中医诊断学是由四诊、辨证、辨病、病案书写四部分组成，其中以四诊和辨证为重点，以辨证为诊断核心。可见辨证论治在中医学中占有重要地位，但"西病中治"模式以辨病为主，辨证为辅，其原因有以下三点：第一，证候分型的复杂化，针对同一疾病的证候分型研究，方法不同其结果不同。例如，王万卷对100例反流性食管炎患者的临床资料进行问卷调查，应用频数和因子分析方法分析，结果发现反流性食管炎中医临床证候常见3个类型，分布特点为类肝胃不和证（65例）＞类肝郁脾虚证（25例）＞类脾虚气滞证（20例）。而占新辉通过文献分析发现，反流性食管炎主要证型有9个，其中4个证型在临床上较常见，分别是肝胃郁热证、脾胃虚弱证、痰气交阻证及肝胃不和证。证候分型研究没有统一化标准，针对疾病辨证论治也会随之出现差异，各有不同。第二，辨证论治趋于个体化，但个体体质、饮食、环境都会影响证候病机发展变化，而证候又具时相性及双向性，在诸多因素影响下，病患个体证候表现各有不同，难以复制同一疗法。第三，理法方药的多样化，纵观古代医籍，在同一证候的前提下会出现一证多方的现象。"一证多方"是在基本病机及主证相同的情况下，证候的主、次、兼症发生了变化，是临床疾病诊疗灵活变通的结果。一证多方现象提高了临床疗效，同时丰富了理法方药，但结合中药配伍的加减变化就会导致一证多方，一方多变。"西病中治"模式从辨病着手以避免上述问题所带来的研究差异，传统辨证论治体系的复杂多样性也是影响"西病中治"模式产生发展的主要因素。

## （二）"西病中治"用方思路

"西病中治"模式在方药应用中强调方病相应，以病定方，所确立的方药可以广泛应用于临床，以促进中医药规范化医疗模式的发展。中医学古今文献中也多有记载，例如汉代张仲景《金匮要略·妇人杂病脉证并治第二十二》："妇人脏躁，喜悲伤欲哭，象如神灵所作，数欠伸，甘麦大枣汤主治。"宋代《太平惠民和剂局方》："缠金丹治大人、小儿一切泻痢，无问冷热赤白，连绵不瘥，愈而复发，腹中疼痛者，宜服之。"房定亚在诊治风湿免疫病时主张中西医结合，善用专病专方，在免疫相关皮肤血管炎的诊治中，也将中西医病理、药理融会贯通，筛选出3首治疗免疫相关皮肤血管炎的专病专方。朱明章对中医专病专方联合化疗治疗Ⅲ～Ⅳ期非小细胞肺癌患者的疗效和安全性进行 Meta 分析，共纳入17项随机对照研究，患者共计1163例。结果表明与单纯化疗相比，中医专病专方联合化疗治疗Ⅲ～Ⅳ期非小细胞肺癌患者可提高治疗有效率，改善生活质量，减少不良反应。这些例证体现了针对疾病特性确立方药，便于某一疾病的系统、规范化治疗。同时，中药医籍中不乏单味药材主病的记载，或经过临床长期反复验证筛选出治疗某一疾病症状的有效药对，综合运用，以病定方可以使方药更具特异性，有利于把握疾病规律且研发新药物。

有学者提出专方组方理论有待完善，且病有深浅，证有寒热虚实，断不能执一病之总名，而以一药统治。认为专方具有局限性，运用专方治疗可能出现失治、误治现象，增加中医药临床乱象。首先，我们在"西病中治"过程中要明确把握辨病论治体系，抓住疾病特性及致病主要矛盾，这个矛盾必定贯穿疾病整个过程，在严格把控下立法定方，所成方药必然针对单一疾病各类证型皆有效。但专病专方导致临床治疗对号入座的问题也不可忽视，虽然通过辨病论治确立方药对疾病的各个证候均具治疗效果，但当具体实施于患者个体时无法避免疗效不一的现象，因为虽然抓住疾病主要矛盾，致病共性，但患者个体特性对病情同样具有影响力。这提示我们在临床中，需要酌情运用专病专方，在此基础上辨证用方，随证加减。

不同疾病的致病特性不同，导致在"西病中治"模式中必然出现异病异方，在大方向的指导下，即使异病同证也会出现不同方药治疗方案。从侧面印证了中医方证理论中的一证多方思想。"西病中治"是中医现代化发展的产物，也是中医多元化发展的方向之一，一证多方的辨证思维同样适应于该模式，提示中医一证多方对辨证分型的细化和辨证论治体系的完善和补充有着十分重要的意义。

## 六、结论

"一证多方"理论的提出是基于证候病机的复杂性、临床辨证的个体化差异以及证候间主、次、兼证差异的特点。"一证多方"是在"一证一方""方证对应"基础上的加减应用和灵活变通,它丰富和发展了临床辨治思维,使辨证论治理论在形式和内容上得以补充和完善。

"同证异治"的提出为临床诊治提供了更宽阔的治疗思路,也奠定了证候客观细化分型的基础。当面对复杂的疑难病症,不能只停留在"一证一法一方"的认识水平上,要深入了解证候内部的复杂性,识别细微病机的变化及个体化差异,即便在临床上面对再错综复杂的病证,也能游刃有余,制定出针对性较强的治疗措施。"同证异治"对于提高医者的理论素养和临证应变能力具有指导性的意义。不断完善证候的客观细化分型,使之取得理论上的突破,将推动整个辨证论治理论体系的发展与升华。

# 第七章

## 中医常见证候研究进展

辨证论治理论是中医学的核心内容，也是中医学的特色之所在。证候作为『辨证』的基础，是中医诊断和治疗的基本依据。因而，证候分类原理研究是辨证论治原理研究的重要内容。辨证论治主要根据望闻问切四诊收集到的症状或体征进行证候判断，但随着对疾病研究的深入，越来越多与疾病相关的表型信息被发现，为疾病的诊断与治疗提供了更为特异的参考，也为中医临床辨证提供了更多的证候分类依据，病证结合的临床诊疗模式，对于临床的精准诊断、精确治疗、疗效提高都具有重要的现实和指导意义。

对于其典型证候（比如寒证和热证）采集组学数据，构建疾病证候的分子网络，并通过与中药及中药组合的药理网络的对比分析，探索中药治疗该种疾病相应寒、热证候的药理分子机制。藏象学说以五脏为中心，配合六腑，以精气血津液为物质基础，通过经络联络形体官窍，形成人体五大功能系统：在功能上相互协调，在物质代谢上互相联系，在病理变化上相互影响。同时这五个功能系统在生理病理方面体现出五脏证候，受四时阴阳的影响，与外界环境相通，从而体现了人体的结构与功能、局部与整体、物质与代谢、能量与信息，内外合一、形神合一，以及人与自然环境的天人合一。

# 第一节　寒热证候研究进展

寒热是指疾病的两种不同属性，是中医药临床治疗的重要依据。《素问·调经论》指出："阳虚则外寒，阴虚则内热，阳盛则外热，阴盛则内寒。"由寒邪侵袭或阳气不足引起的机能衰退、阴气偏盛，具有寒象症状的证候即为寒证。由热邪或其他病理变化所产生的机能亢奋、阳气过盛，表现出热象的证候即为热证。若同时出现寒证和热证，呈现寒热交错的现象，则被称为寒热错杂证。寒热证是中医最基本的证候类型，一直是中医药研究的关键内容，现从寒热证诊断标准和证候特点，以及寒热证动物实验和临床研究等方面的进展加以论述。

## 一、寒热证诊断及其证候特点

### （一）寒证的诊断与特点

寒证指的是疾病属性为寒性的证候，可以由感受寒邪而致，也可以由机体自身阳虚阴盛而致，其常见的症状：恶寒喜暖、面色㿠白、肢冷蜷卧、口淡不渴、痰涎、涕清稀、小便清长、大便稀溏、舌淡苔白润滑，脉迟或紧等。病因与病位不同，寒证又可进一步分为表寒、里寒、实寒、虚寒这几种不同的证型，其中表寒证的主要证候表现：恶寒重、发热轻、头身疼痛、无汗、苔薄白润，脉浮紧；里寒证的主要证候表现：形寒肢冷、面色苍白、口淡不渴、喜热饮、小便清长、大便溏泻、舌淡苔白润，脉沉迟；实寒证的主要证候表现：畏寒喜暖、面色苍白、四肢欠温或疼痛、肠鸣腹泻、痰鸣喘嗽、口淡多涎、舌苔白润，脉沉弦；虚寒证的主要证候表现：精神不振、面色淡白、畏寒肢冷、腹痛喜温喜按、大便溏薄、小便清长、少气乏力、舌质淡嫩，脉微沉迟无力。

## （二）热证的诊断与特点

热证指的是疾病属性为热性的证候，可以由感受热邪而致，也可以由机体自身阴虚阳亢而致，其常见的症状：恶热喜冷、口渴喜冷饮、面红目赤、烦躁不宁、痰涕黄稠、吐血衄血、小便短赤、大便干结、舌红苔黄而干燥，脉数等。根据其病因与病位的不同，可分为表热、里热、实热、虚热这几种不同的证型，其中表热证的主要证候表现：发热、微恶风寒、头痛、口干、微渴或有汗、舌边尖红，脉浮数；里热证的主要证候表现有：面红身热、口渴喜冷饮、烦躁多言、小便短赤、大便干结、舌质红、苔黄，脉数；实热证的主要证候表现：壮热喜凉、口渴喜冷饮、面红目赤、烦躁或神错谵语、腹胀满痛拒按、大便秘结、小便短赤、舌红苔黄而干，脉洪滑数实；虚热证的主要证候表现：两颧红赤、形体消瘦、潮热盗汗、五心烦热、咽干口燥、舌红少苔，脉细数。

## （三）寒热错杂证的诊断与特点

寒证热证虽本质不同却又相互联系，在同一患者身上同时出现寒证和热证，表现出寒热交错的现象，称为寒热错杂证。根据患者物理上的寒热性质不同可分为上寒下热与上热下寒，上寒下热表现为患者一方面寒邪感于上而出现如恶寒、恶心呕吐、苔白等寒证表现，同时热邪结于下出现腹胀便秘、尿频尿痛、小便赤涩等热证表现；上热下寒则表现为患者同时表现出机体上部的热证表现和下部的寒证表现，如外感误用攻下，引致大泻不止，津液损伤，使热邪上升而咽喉痛，甚则咯黄痰或血痰，寒盛于下则泄泻、肢冷、脉沉迟等。根据患者表里同病而寒热性质不同又可分为表寒里热和表热里寒，表寒里热常见于患者本有内热又外感风寒，或外邪传里化热而表寒未解，多见恶寒发热、无汗身痛又伴见烦躁口渴、便秘等；里寒表热常见于素有里寒而复感风热，或表热证未解又误下以致脾胃阳气损伤等病证，症见发热无汗、头痛咳嗽、大便溏泄、小便清长，舌淡胖，微黄浊苔，脉浮缓等。此外，寒热证之间存在相互转化，往往反映了机体邪正盛衰的情况，如遇寒证转化为热证，是人体正气尚盛的表现，因而寒邪郁而化热；若热证转化为寒证，多属邪盛正虚，正不胜邪。

## （四）寒热真假的诊断与特点

在疾病发展过程中，尤其是危重阶段，有时会由于阴阳格拒而出现与疾病本质相反的寒热表现，包括真寒假热、真热假寒等。真寒假热症见身热但喜衣被，口渴而不多饮，手足躁扰但神情萎疲，苔黑但滑润，脉洪大而无力等，多见于素禀虚寒而感外邪，或劳倦、内伤所致虚阳外露，里寒格阳等证；真热假寒症见恶寒但不欲盖衣被，手足冰冷但胸腹灼热，下利纯水但夹燥粪或矢气极臭，脉沉但重按弦滑有力，并见烦渴、咽干、口臭、舌苔白干、小便黄等，多因外感邪气化热传里，阳盛格阴所致。

## 二、寒热证动物模型及评价

动物模型是证候研究的一个重要方法，通过现代科学的造模手段，包括激素、理化刺激、中药或手术等方法建立寒热证动物模型，或将实寒证候的要素与其他病因相结合造模，采用现代医学技术和评价手段进行模型评价，然后通过病理形态、生化免疫指标、电生理、细胞功能等科学方法深层次研究和阐述寒热证候的形成机制，这对寒热证候实质研究和中医证候标准化以及中医药现代化具有十分重要的意义。

### （一）实寒证模型研究

在早期研究中，把正常饲养 6 日的小鼠放入冰箱中，使其骤然遭受寒冷应激，温差在 15±3℃，时间 3 ~ 4 小时，之后通过观察可见明显的充血、水肿等病理改变，这提示物理上的寒冷刺激是造成实寒证病理损伤的有效致病因素。黎敬波等通过灌服冰水或辣椒汁白酒混合液，结合微量注射醋酸的方法对大鼠进行实寒、实热证胃溃疡造模，并初步通过对经穴的辐射热、pH 及氧分压的检测评价并验证了寒热证动物模型。梁月华等采用清热方剂三黄汤和知石汤建立大鼠的寒证模型，并观察方剂所致寒证大鼠的神经－内分泌功能的改变情况，为其临床应用提供了理论基础。叶福媛等对大鼠进行寒热体质筛选，通过研究发现微量元素及与之有关的能量代谢激素、DNA 修复能力等改变可能是寒、热体质动物机体功能差异的物质基础。陈艳芳等建立病证结合的寒、热型急性胃黏膜损伤大鼠模型，采用 NaOH 或冰水 +NaOH 灌胃造成胃寒模型，同时采用无水乙醇或辣椒＋乙醇灌胃造成胃热模型，通过对模型大鼠的一般状况、胃黏膜的病理组织形态、微观指标变化等进行观察，并以温性药为主的反左金丸反证了寒证模型的成功。刘红艳等通过冰水浸泡加冰水灌胃复制大鼠胃实寒证模型，并观察檀香对胃实寒证大鼠物质代谢的影响。黄丽贞等为了观察八角茴香水提取物对实寒证大鼠的影响，采用生石膏、龙胆草、黄柏和知母水煎液灌胃的方法复制大鼠实寒证模型，发现八角茴香水提物具有很好的温阳散寒作用。常新林等选取知母—石膏—黄柏—龙胆草制备寒性造模药，通过对 SD 大鼠连续灌胃 21 天复制寒证模型，从多角度系统评价和验证了寒证模型大鼠 CYP450 亚酶的表征特点及热性中药的调控效果。成秀梅等为了探索寒凝血瘀证动物模型的制作方法，采用连续 2 周冰水浴的方法建立寒凝血瘀大鼠模型，运用温经汤进行方药反证，并以大鼠血液流变学、微循环、血凝、血栓素、血流量等指标作为模型评价依据。有研究为了优化寒凝血瘀证的造模方法，进行了不同冷冻刺激时间的探索，结果发现寒凝血瘀证大鼠模型的最佳冷冻时间为 14 天，这样既可保证血瘀证模型成功，同时也符合寒证所具有的机体功能活动衰减的特点。

### （二）虚寒证模型研究

虚寒证动物模型在中医药研究领域有很多应用，其造模方法有化学药物、中药、物理刺激等多种手段。目前国内较为公认的理化造模方法是选用糖皮质激素氢化可的松作为造模剂对模型动物的虚寒状态进行诱导。徐丁洁等采用延长冰箱冷冻加冰水浸泡时间的方法制作妇科虚寒证大鼠模型，发现该模型符合妇科虚寒证的临床特征。邱赛红等分别采用冰食醋和氢氧化钠给大鼠灌胃建立寒证模型，认为食醋法造模所制备的脾胃虚寒模型比氢氧化钠所制备的模型较稳定，并与中医证候更接近。刘茜等采用 14 天饮食失节法建立脾胃虚寒大鼠模型。周灿平等采用控制饮食 + 游泳的方法复制出体虚小鼠模型，结果显示体虚小鼠呈现倦怠、萎靡、皮毛枯槁、聚集成团、体重显著下降、饮水量减少、游泳时间缩短、四肢和尾巴冰凉、对高温趋向性增加等典型"虚寒证"特点。中医病因学认为味苦、性寒凉中药易伤阳气，阳虚则内寒，长期大量灌胃寒凉药物可呈现出虚寒证的某些特征。陈小野等用黄柏、知母、生石膏、龙胆草（1.5 ：2 ：1 ：1.2）制成 200%煎剂进行灌胃并造模，用药天数为 28 天，通过对大鼠宏观状态、血浆 cGMP 含量、乳酸脱氢酶活性、肾脏指数、脾脏指数、肝脏指数、肾上腺指数等指标来评价模型，结果表明该模型有程度较强的寒证表现并出现虚证，但虚证的深度和稳定性仍有进一步改进的余地。高娜等为了观察附子对虚寒证动物模型能量代谢的影响，采用三黄汤灌胃 14 天复制大鼠虚寒证模型。有学者通过复合刺激方法，应用寒凉中药（三黄汤、知石汤、薄荷油）及寒冷刺激诱导虚寒状态，通过多系统的生理生化指标，并结合临床阳虚患者验证、虚热模型佐证、药物干预反证等多种手段来综合判断评价虚寒动物模型，为虚寒动物模型特点评价提供了实验依据。

## （三）实热证模型研究

中医实热证的造模方法主要根据"物极必反"原则，"气有余便是火"，气过盛则易出现火象，表现为实火、实热证，因此补气药可用于实热证造模。陈群等用党参、黄芪制成水溶液对实验大鼠进行 2 周灌胃，以此成功建立大鼠实热证模型。徐志伟等通过灌服党参、黄芪水煎剂 2 周后，继续灌服生理盐水 2 周同样制成了大鼠实热证模型。宋建平等采用附子、干姜、肉桂、党参、黄芪、辣椒制成水煎剂进行灌胃，制备了大鼠热盛模型。黎敬波等将化学刺激与中医热病病因因素结合，并以客观指标为根据，建立了实热证胃溃疡大鼠模型，其通过 20% 醋酸微量注射导致胃溃疡，后灌饲辣椒汁、白酒混合液施以热性病因刺激造成胃实热证模型，于造模第 7 日开始检测指标，结果表明胃溃疡实热证模型组造模成功。山丽梅等通过两周辣椒汁加白酒灌胃，并在最后 3 日进行夹尾刺激的方法成功建立了大鼠胃热证模型。田在善等通过化学刺激方法进行造模，在给大鼠尾静脉注醋酸铅、5- 羟色胺后，经胃内灌注脂多糖建立大鼠肠源性内毒素肠热证模型，通过指标检测并结合大承气汤的药物反证，发现其造模结果与中医肠热腑实证基本吻合。梁月华等选用雌性大鼠建立实热证模型，首先饲喂党参、黄芪 1 周以提高模型动物交感神经与内分泌的机能活动，随后皮下注射松节油 2mL 引起发热，持续 3 日后恢复，此种联合用药造模的方法克服了单纯用党参或单纯用松节油只引起发热而交感神经和内分泌变化不大的缺点，更符合临床实热证病人的表现。此外，细菌、病毒、内毒素等可作为热性病因的致毒物质，通过给动物体内注入大肠杆菌、巴氏杆菌、肺炎双球菌产生内毒素而发热，或直接注入内毒素建立实热证模型。延自强使用 F_Ⅲ 痢疾杆菌制成的生理盐水混悬液向猕猴灌胃制备了大肠湿热证模型。孙建实等向小鼠膀胱内注入大肠埃希菌悬液制备了膀胱湿热证模型。李建生等先对大鼠采用气管插管肺炎克雷伯杆菌滴注法制备细菌性肺炎模型，之后给予热环境，通过风热刺激建立大鼠细菌性肺炎痰热证模型。

## （四）虚热证模型研究

虚热与实热虽然在证候的表象上一致，但是其病理和热象程度的表现并不一致，"阴液亏虚，虚热内生"，因而"虚"和"热"是虚热证造模的关键因素。施天华等以热甚耗伤阴液为病机，用附子、干姜（1∶1）制成水煎剂对大鼠进行 3 周灌胃制成虚热证模型。周永生等通过加大造模剂量，延长灌胃时间对虚热证动物模型进行改进，用熟附子、肉桂、干姜（1∶1∶1）制成 200% 水煎剂每日灌胃 1 次，再以肉桂、干姜（1：1）制成 200% 水煎剂每日灌胃 2 次，并从实验第 17 天起变为每日 3 次，用药 28 天后发现模型大鼠不但有热证表现且有一定的虚证表现。陈小野等用熟附子、肉桂、干姜、女贞子制成水煎剂灌喂大鼠 26 周，通过胃黏膜检测和舌象观察显示，模型大致与中医阴虚热盛证的临床表现相吻合。汪文娟等用附子、干姜、肉桂水煎剂对小鼠灌胃，同时以 5% 乙醇代水随意饮用，3 周后成功建立了胃阴虚热证模型。高振将肉桂、仙茅、淫羊藿、附子等份制成水煎液连续灌喂 7 天，小鼠出现了体重减轻、心率增加、少动、竖毛、尿量减少、精神萎靡等相关虚热症状的临床表现。王秋选用家兔建立模型，通过禁水禁食和两次注射速尿注射液造成利尿脱水的状态，再以注射大肠杆菌内毒素来营造"热盛"状态，最终让家兔形成了阴虚内热的症状表现。仲玉山等以急性化脓性胆管炎患者的胆汁为材料进行培养，将所得培养物中大肠杆菌分离出来制备悬液并注入家犬腹腔内引发急性腹腔炎，同时对其进行禁水禁食，通过速尿脱水等处理，实验发现该方式能建立患有热病伤阴红舌证的动物模型。有研究发现，虚热证大鼠血清甲状腺激素的浓度和甲状腺滤泡上皮细胞的超微结构都发生了显著的变化，虚热证时线粒体会呈现出肿胀现象，平均体积和面积增加、面密度增加、数密度比表面减少，基质变浅甚至部分嵴稀疏，糖原含量会减少。蒋小丽等对虚热证模型的多项宏观和微观指标进行了相关性分析，结果发现虚热证指标的相关性具有一定的特点，如游泳时间与 T3 含量呈负相关，与脾脏重量和指数、脾脏小动脉周围淋巴鞘直径呈负相关；LDH 活性与多个指标有相关关系。其中，与肾上腺重量和指数、木糖吸收率、cAMP/cGMP 比值、脾脏淋巴滤泡直径、胃体腺腺底厚度呈负相关，与 cGMP 含量、胃体部胃黏膜固有层厚度呈正相关；胃体部胃黏膜固有层厚度，胃小凹相对长度，胃体腺腺底相对长度三者与更多的指标有相关关系；胸腺皮质厚度、脾脏小动脉周围淋巴鞘直径、脾脏淋巴滤泡直径三者与更多的指标有相关关系；E2 含量与肾脏有较明显的相关关系，其中，与肾脏重量和指数呈负相关，与肾脏皮质厚度呈正相关，这些生物学特性的相关性对虚热证的发生机制研究与模型评价具有一定的指导意义。

### （五）寒热错杂证模型研究

很多时候临床上患者所表现出的证候表现不能单纯以寒或热进行区分，中医治疗寒热错杂需"寒热并用"，如治疗上热下寒证之乌梅丸、治寒热互结中焦证之半夏泻心汤、治表寒里热证之大青龙汤、治少阳经寒热夹杂证之小柴胡汤等。目前动物模型的研究中有关寒热错杂证动物模型报道仍不多见，宋捷民等首先采用灌胃丙硫氧嘧啶和知母石膏水煎液，并结合冰水游泳的多因素复合造模法制造了虚寒证大鼠模型，在此基础上皮下注射干酵母混悬液致大鼠发热，造成约一半的"寒热证并见"动物模型。此动物模型虚寒为本，表热为标，表热难以影响虚寒之本，寒热因素相互抵消较少，较成功地研究复制出中医寒热错杂证。廖志成以夹尾引发打斗法复制功能性消化不良模型，结合不规则进食及冷热水交替喂养的方法成功复制了寒热错杂型功能性消化不良大鼠模型。寒热错杂证的动物模型研究尚处在探索的阶段，为了进一步科学阐释"寒热并用"的配伍机制，探索寒热药性，研究"寒热并用"方剂和治法，对寒热错杂证模型的探索是不可或缺的。

## 三、寒热证临床研究

疾病的发生往往伴随有寒热证候因素，寒热证候表现的研究是探索临床多种疾病发病机制与治疗方法的关键内容。何春晓等通过研究探讨类风湿关节炎寒热证候与维生素 D 的关系，发现类风湿关节炎患者普遍存在维生素 D 的不足或缺乏，其浓度与患者寒热证候有关。王舒婷则运用 LncRNA 基因芯片技术研究老年患者类风湿关节炎的寒热证候情况，从整体基因表达的水平阐明证候的本质。王玉光等运用红外热成像技术研究了艾滋病患者寒热证的红外热图，对其督脉、任脉、神阙、肾、命门、三焦、五脏六腑的热态数据进行对比分析，以此说明了寒热证候与热态数据的相关性，为艾滋病中医证候研究提供了潜在的客观化指标。王智先等将慢性心力衰竭分为加重期和缓解期进行分期辨证论治，其中加重期以标实证分类，寒热分治（寒瘀水结、热瘀水结），以此为纲进行用药，使慢性心力衰竭的临床辨证思路简单明了且易于掌握。李果刚等探讨慢性胃炎脾胃虚寒证与胃阴亏虚证患者体表温度、湿度及舌中温度变化，发现慢性胃炎的虚寒证与虚热证患者体表温度及湿度存在一定的差异性，通过检测其定量值可能对慢性胃炎虚寒证与虚热证的诊断有一定的参考价值。崔鼎为了探讨原发性开角型青光眼患者对降眼压药物存在着明显个体差异的原因，将患者按照疾病的寒热进行划分，以此观察比较寒证、热证两组患者间眼压与疗效的差异。王晓松等通过观察温经汤对月经病实寒证患者卵巢、子宫血流动力学的影响，探讨了月经病实寒证的病理表现及温经汤的作用机制。吴小秦等通过观察中 – 重度持续性变应性鼻炎（肺气虚寒证）患者鼻腔分泌物 P 物质和外周血促炎因子的表达情况，探讨了温肺健脾汤对肺气虚寒型中 – 重度持续性变应性鼻炎的治疗作用。杨国红等通过观察大承气汤、大柴胡汤对胃肠实热和肝胆湿热证早期急性胰腺炎的临床疗效，发现维持

促炎 / 抑炎因子之间的动态平衡可能是中医辨证四联疗法治疗胃肠实热和肝胆湿热证早期急性胰腺炎的重要作用机制之一。另外，临床上单纯性的虚实寒热证候并不多见，更多见的是虚实寒热夹杂证，如何从虚证中找出"实"，从实证中找出"虚"，或从寒证中找出"热"，从热证中找出"寒"，并从中找出其相应的比例关系，然后有针对性地处方用药是寒热证临床研究的关键所在。刘胜芳采用寒热并用的方法治疗"寒热错杂型"儿童支气管哮喘急性发作期患者，研究发现同时应用解表清里、化痰平喘法治疗疗效显著，可更快地控制哮喘，减轻或消除患儿的相关临床症状。高博通过文献及临床研究探讨了寒热错杂理论在治疗慢性胃炎中的运用，证实了"苦辛养中汤"是治疗寒热错杂型慢性胃炎的有效方剂，配合西药使用时在改善慢性胃炎临床症状上明显优于仅使用西药的对照组。李富龙等观察了乌梅丸加减联合穴位贴敷治疗寒热错杂型慢性腹泻的临床疗效，发现该联合疗法可明显改善寒热错杂型慢性腹泻患者的临床症状，提高其生活质量。陈勇华等通过研究发现，和胃镇逆汤治疗胆汁反流性胃炎寒热错杂证具有显著的临床疗效，可以降低病情复发率，提高患者远期疗效，并且可以改善患者的焦虑和抑郁状态。郑丽红等发现温针灸配合愈肠栓治疗寒热错杂型溃疡性结肠炎（直肠和乙状结肠病变）能显著改善患者的临床症状，促进肠黏膜愈合，且无明显不良反应。

## 四、总结与展望

寒热是中医的核心问题，无论是探讨阴阳理论还是研究脏腑功能、临床用药等，均直接或间接涉及寒热证实质的问题。目前围绕着寒热证的诊断标准、模型研制、证候机制、治疗方法已经进行了许多研究，很多疾病的寒热证候的诊断标准得到了制定或修改，大大提高了中医证候临床诊断的科学性和规范性。有关寒热证动物模型的研究报道中不乏一些具有创造性的造模方法，并且观察指标也趋于多样化，从各方面验证了所建动物模型与证候本质的一致性。而临床研究中对于疾病的寒热属性和用药规律的探索同样仍在继续，并取得了一定成果，为临床各类疾病提供了重要的治疗思路和方法。目前，寒热证候相关的疾病诊断标准仍有很大的研究空间，如何使寒热证的诊断更加精准化、系统化，依然是今后研究的重中之重。有关寒热证动物模型的制备缺少可控性、系统性和标准化，尚不足以为中医整体观念和辨证论治的思想体系提供完善的实验依据；临床上相关疾病的寒热属性与对应治疗方法的探索也需要更大样本量的支持和更深层次的探索。因此，今后在对寒热证的研究中需要从宏观层面厘清思路，开展更广泛与深入的研究设想，为研究寒热证提供一个比较清晰全面的认识，从微观的角度找到可供观察的寒热证特异性客观指标，深度挖掘寒热证候的生物学机制，跨学科、多角度进行证候的研究，吸收相关学科的研究技术和思路。此外，由于体质与证候既相互区别，又密切联系，且环境和遗传因素在一定程度上制约并影响着体质的形成与发展，体质因素对证候研究具有重要的参考价值，因而可以更全面地展开证候与体质的相关研究，以期能够为寒热证甚至中医证候的研究带来新的突破。

# 第二节 气血证候研究进展

气血理论是中医学的核心理论之一。中医学认为，"气"是构成及维持人体生命活动最基本的物质，血为维持生命活动的重要营养物质。气与血各有其不同作用而又相互依存。气属阳，血属阴，"气主煦之"，"血主濡之"；气为血之帅，血为气之母。两者是相互协调，相互为用的。气对血的作用体现为气能生血、气能行血、气能摄血；血对气的作用体现为血能生气、血能载气。气与血在生理上相互协调，病理上常可相互影响，或为同时发病，或为先后因果，形成多种兼病证候。临床最常见的气血同病证候有气血两虚证、气虚血瘀证、气滞血瘀证。

## 一、气血证诊断及其证候特点

### （一）气血两虚证的诊断与特点

气血两虚证是指气虚证和血虚证同时存在的证候。临床表现为面色淡白无华或萎黄、神疲乏力、少气懒言或自汗，头晕眼花、动则加剧，唇甲色淡、心悸多梦、形体消瘦、肢体麻木，或月经量少色淡甚或闭经，舌质淡白，脉细无力。本证多由久病不愈，气血两伤；或先有血虚，气失生化之源而随之匮乏；或先因气虚，不能生化而继见血少；或失血，气随血耗，均可导致气血两虚。气虚，脏腑功能活动减退，形神失养，故神疲乏力、少气懒言、动则加剧；血不能充盈脉络，则唇甲色淡、舌淡白、脉细无力；血虚，心神失养，故心悸多梦；气血亏虚，不能上荣于头面、外养肌肉四肢，则面色淡白或萎黄、头晕眼花、形体消瘦、肢体麻木；血海空虚，冲任失养，故月经量少色淡甚或闭经。

气血两虚证以面色淡白或萎黄、神疲乏力、头晕心悸等气虚证与血虚证的表现共见为辨证要点。

## （二）气虚血瘀证的诊断与特点

气虚血瘀证是指气虚运血无力，而致血行瘀滞所表现的证候。临床表现为面色淡白或晦滞或青灰、神疲乏力、少气懒言，或胸胁或其他部位刺痛、痛处不移而拒按，或见青紫，或可触及肿块而质硬，舌淡紫或淡暗，或有瘀点瘀斑，脉细涩无力。本证多因素体气虚，或病久气虚，或年高体虚，气虚推动无力，血行不畅而瘀滞，形成气虚血瘀证。本证气虚多在先、为因、为本，血瘀在后、为果、为标，为虚中夹实、本虚标实之证。元气不足，脏腑功能减退，故神疲乏力，少气懒言，脉细无力；气虚推动血行无力，血不上荣于面、舌，则面色淡白，舌淡；气虚运血无力，血行迟缓，脉络瘀滞，故亦可见面色晦暗或青灰，舌淡紫或淡暗，或有瘀点瘀斑，或局部青紫；瘀血内阻，经络不通，不通则痛，则胸胁或其他部位刺痛，痛处不移而拒按，脉涩；血瘀日久，结聚日深，可逐渐形成肿块而质硬。

气虚血瘀证以神疲乏力，局部刺痛等气虚证与血瘀证的表现共见为辨证要点。

## （三）气滞血瘀证的诊断与特点

气滞血瘀证是指由于气机郁滞而致血行瘀阻，或由于血瘀而致气机郁滞所表现的证候。临床表现为胸胁、脘腹等局部胀满疼痛，或窜痛，或刺痛，疼痛固定、拒按；或肿块坚硬，局部青紫肿胀；情志抑郁，或急躁易怒，或面色晦暗；或女子乳房胀痛，或痛经，经血紫暗夹血块，甚或闭经；舌质紫暗或有瘀点瘀斑，脉弦涩。本证多由情志不遂，或跌仆闪挫，或外邪侵袭，使气机郁滞，血行不畅而成。气机郁滞，气血运行不畅，则胸胁、脘腹等局部胀闷疼痛，或窜痛；瘀血内停，则刺痛，疼痛固定、拒按；瘀血内阻，积滞成块，则肿块坚硬，局部青紫肿胀；情志不遂，肝失疏泄条达，则情志抑郁，或急躁易怒；气血不畅，脉络阻滞，瘀血之征外现，则面色紫暗，皮肤青筋暴露；肝郁气滞，瘀血阻滞胞脉，气血不畅，则女子乳房胀痛，或痛经，经血紫暗或夹血块，甚或闭经；舌质紫暗或有瘀点瘀斑，脉弦涩，均为气滞血瘀之象。

气滞血瘀证以胸胁等局部胀满疼痛或刺痛，情志抑郁或易怒，舌紫暗等气滞证与血瘀证的表现共见为辨证要点。

## 二、气血证动物模型及评价

### （一）气血两虚证模型研究

气血两虚证以气虚证与血虚证的表现共见为辨证要点。因此常见的气血两虚证的造模方法主要为气虚＋血虚的多因素造模法。

气虚证的造模方法主要有限制日摄食量法和疲劳法。如段永强等选用 Wistar 大鼠限制饮食摄入量喂养，建立气虚证动物模型。每日上午 8：00 给予定量饲料，晚上 8：00 撤去饲料并称量剩余量，隔日再给予定量饲料，自由饮水。造模结果显示实验动物生存能力明显下降，表现为怠动少食、消瘦弓背、毛发枯槁稀疏、肛周污秽，部分大鼠眯眼蜷缩，反应迟钝，体重增长明显减缓。故认为在通过饥饱失常的方法中，在大鼠身上成功模拟出脾气虚的模型。黄萍等通过限制饮食和灌胃大黄水煎液，造成小鼠"气虚"模型，发现小鼠游泳时间降低，红细胞计数、血红蛋白含量降低，成功模拟出气虚证动物模型。甘加宽等将小鼠分为正常对照组、睡眠剥夺组、力竭游泳组、睡眠剥夺＋力竭游泳（简称"复合组"），每组 12 只，睡眠剥夺组采用多平台水环境法进行睡眠剥夺，每天 10 小时；力竭游泳组采用负重 10% 进行力竭游泳，每天 1 次；复合组两种方法联合使用，连续 28 天。结果与正常对照组比较，3 组模型小鼠活动能力均降低，呈现疲劳特性，体重、抓力显著降低。气虚证模型配合其他造模方法，即可建立气血两虚证模型，如潘志强等以控食法复制气虚证模型，以乙酰苯肼复制血虚证模型。

血虚证的造模方法主要有综合放血法。此法是通过放血同时配合限制摄食量的方法，使实验动物表现失血性血虚证，从而成功制造出血虚动物模型。霍超等采用放血加适当限食方法制备小鼠的血虚动物模型。隔天对小鼠放血，每日限制摄食量，同时强迫游泳 20 分钟，持续 10 天，制成血虚证模型。此法不需要特殊设备，且造模更接近临床中医血虚证。

血虚证模型配合其他造模方法，即可建立气血两虚证模型，如王栩芮等采用皮下注射利血平及乙酰苯肼制作动物气血两虚模型。苗明三等以放血与环磷酰胺并用制作大鼠气血双虚模型，探讨大枣多糖对气血双虚模型大鼠组织形态的影响，周期 14 天，结果与空白对照组比，模型组胸腺、脾脏显著萎缩，骨髓有核细胞增生显著减弱。马文建等通过眼眶后静脉慢性放血、饥饿、疲劳的综合法复制气血两虚证小鼠模型，再通过左侧颈外静脉注射乌头碱，进而制成气血两虚型心律失常小鼠模型。结果显示气血两虚小鼠表现出倦怠、毛枯蓬松、倦卧少动、拱背消瘦、睑结膜苍白、唇色淡白、体质量减轻、食欲下降；并且伴随着超敏C反应蛋白（hs-CRP）、肿瘤坏死因子-α（TNF-α）、白细胞介素-2（IL-2）、IL-6等血清炎症因子水平的降低以及心肌酶肌酸激酶（CK）和乳酸脱氢酶（LDH）水平的升高。陈兰英等在放血和环磷酰胺并用致使大鼠气血两虚的基础上舌下静脉注射适量乌头碱，复制大鼠气血两虚证心律失常模型，观察模型大鼠心电图，血清心肌酶及血清炎症因子超敏C反应蛋白（hs-CRP）、肿瘤坏死因子α（TNF-α）、白介素-2（IL-2）、白介素-6（IL-6）水平的影响。结果显示模型组大鼠出现心律失常的潜伏期缩短、维持期延长，模型大鼠的hs-CRP、TNF-α、IL-2以及IL-6水平明显降低，心肌酶CK和LDH的水平显著升高。

### （二）气虚血瘀证模型研究

气虚血瘀证动物模型的建立既可作为气虚血瘀证病理生理的研究对象，也可用于探讨益气活血治则机制和筛选有效方药。目前，对于气虚血瘀证实验动物模型制作方法不一，但多采用复合造模法，并通过多项指标建立该模型的综合评价体系。

黄婷婷等采用睡眠剥夺法建立大鼠气虚血瘀证模型，每天睡眠剥夺16小时，连续睡眠剥夺6周；进行一般状态的观察，并分别检测各组大鼠体重、脉搏幅度、抓力、痛阈值用来评价气虚的指标；分别测定大鼠舌面色彩分析R、G、B值，血液流变学、凝血四项、超声用来评价血瘀指标。结果表明气虚血瘀组大鼠精神萎靡、困倦，自主活动降低，喜欢聚拢在一起，嗜睡，对外界刺激反应迟钝，毛发粗糙、晦暗、枯黄、失去光泽，体形消瘦。与对照组比较，体重、脉搏幅度、抓力显著降低，痛阈值显著升高；舌面图像色彩分析的R、G、B值降低；左室舒张末内径、左室舒张末容积、每搏输出量、每分输出量显著降低。全血黏度（高切、中切）显著增高；活化部分凝血活酶时间显著降低。罗泽飞等以环磷酰胺腹腔注射和生理盐水饲养制作大鼠气虚血瘀证模型。结果显示模型组在各切变率下的全血黏度、血沉（ESR）、血浆黏度、红细胞压积（HCT）、凝血酶原时间（PT）、活化部分凝血活酶时间（APTT）及血清内皮缩血管肽（ET-1）明显高于空白组，说明造模成功。杨洪雁等采用"饥饿+高脂+肾上腺素"复合多因素制备气虚血瘀证家兔模型。结果显示模型组家兔表现为蜷缩少动、精神不振、爪尾部紫暗等症状，血清中总胆固醇（TC）、甘油三酯（TG）、低密度脂蛋白胆固醇（LDL-C）显著升高、血浆内皮素（ET）升高，血管紧张素Ⅱ（Ang Ⅱ）升高。说明此因素造模法符合中医证候特点，具有一定的理论和实践意义。任建勋等应用不可预知的慢性睡眠剥夺以及半高脂高糖饮食复合刺激复制大鼠气虚血瘀证动物模型，检测血液流变学、血脂变化、血管活性分子改变以及血压和心室内压等客观指标方面变化。结果显示模型大鼠在血瘀证的客观体征上有明显的改变，其中低切变率下的全血黏度明显升高，血浆 Ang Ⅱ 和 ET 含量明显升高，血压和室内压有一定下降，表明该模型基本符合目前临床气虚血瘀证候客观变化特点。邓礼娟等采用饥饿、疲劳、寒湿、惊恐和高脂饮食相结合的方法复制气虚血瘀证模型，结果显示模型大鼠凝血时间（CT）、出血时间（BT）、凝血酶原时间（PT）、活化部分凝血活酶（APTT）和凝血酶时间（TT）显著降低。

因气虚血瘀证在心脑血管疾病中最为常见，所以目前最常见的动物模型为病证结合模型。如赵爱梅等采用多发脑梗复合睡眠剥夺的方法制备卒中后抑郁气虚血瘀证大鼠模型。结果显示与对照组比较，模型组大鼠体重减少、旷场实验水平活动与直立活动减少、糖水消耗率降低、悬尾不动时间延长、神经功能缺损加重、舌面 RGB 值减小、脉搏幅度降低。谭辉等用线栓法结合多因素（老龄、饥饿、疲劳、高脂饮食、低氧等）方法复合模拟制备气虚血瘀证脑缺血再灌注（MCAO–R）模型，结果与正常组比较，模型组大鼠神经功能缺损评分、气虚血瘀证评分、脑梗死体积明显升高；凝血酶原时间（PT）、活化部位凝血活酶时间（APTT）和凝血酶时间（TT）均明显缩短，纤维蛋白原（FBG）含量升高；纤维蛋白原降解产物（FDP）和 D– 二聚体（D–D）水平升高。说明通过线栓法结合多因素复合模拟制备的大鼠模型出现了脑缺血的病理表现，同时具备中医气虚血瘀证的生物学特征，说明脑缺血再灌注气虚血瘀证模型是较为理想的病证结合模型。金永兰等采用游泳、高脂饲料饥饿饲养及腹腔注射垂体后叶素建立冠心病气虚血瘀证动物模型，结果建立的动物模型中医证候评分符合气虚血瘀"证"的特征，心电图检测符合冠心病"病"的特征。黄烁等分别采用单纯结扎冠状动脉、控制饮食复合结扎冠状动脉、疲劳跑步复合结扎冠状动脉、控制饮食＋疲劳跑步双因素复合结扎冠状动脉 4 种方法建立冠心病气虚血瘀证病证结合大鼠模型。结果显示术后 4 周，通过疲劳跑步复合结扎冠状动脉方法建立的模型与其他 3 种方法建立的模型比较，此种方法与临床病因学基础以及与中医相关理论体系的联系更密切，在完整体现中医证候的特征方面具有一定的优势，更符合临床实际发病的原因与特征，是一种条件可控、重复性好的冠心病气虚血瘀证病证结合大鼠模型。张聪等采用多因素复制慢性心肌缺血气虚血瘀大鼠模型，结果显示模型大鼠血清中肌酸激酶（CK）、乳酸脱氢酶（LDH）、丙二醛（MDA）的含量升高，心肌超氧化物歧化酶（SOD）含量降低。黄烁等应用疲劳跑步运动复合左冠状动脉前降支高位结扎的方法建立冠心病气虚血瘀证病证结合大鼠模型。结果显示，术后第28天开始，模型组大鼠主症、兼症、舌象、脉象均符合冠心病气虚血瘀证证候表现，结合相关病理性检测结果证明以疲劳跑步运动复合左冠状动脉前降支高位结扎的方法在大鼠体内可以成功建立冠心病气虚血瘀证病证结合模型。王健等采用大黄泻下法复合改良线栓法建立气虚血瘀证脑缺血再灌注大鼠模型。结果显示模型组大鼠被毛黯淡、枯燥、杂乱，爪甲颜色浅淡，双眼浅红、微睁、无神，精神萎靡，自主活动少，对外界刺激反应迟钝，体质量增长缓慢，舌质由淡红转为紫暗。

### （三）气滞血瘀证模型研究

气滞血瘀是一个漫长的病理过程，短时间之内造模可信度较弱，且缺乏量化标准。将中医的气滞血瘀证通过造模表现在实验动物模型身上，对于研究气滞血瘀证的实质有里程碑的意义。因气滞血瘀证病变机制一般有三种：气机运行不畅，致血行瘀滞，先气滞后血瘀；离经之血等瘀血阻滞，影响气的运行，先血瘀后气滞；脉络自身病变，气滞与血瘀同时形成。根据以上理论，常见的气滞血瘀证的造模方法有单一因素造模法和多因素造模法。单一因素造模主要以肾上腺素注射液为主，多因素主要以化学药物肾上腺素为主联合其他方法，如物理因素（夹尾、冰水浴、束缚、声光电等）、饮食因素（高脂高糖等）、环境因素（昼夜颠倒及改变照明等）。模型成功与否的验证指标主要为血液流变学，其次还有旷场试验、微循环、体重、神经递质、血管内皮因子等方面的检测。

#### 1. 单一因素造模

章正祥采用注射肾上腺素的方法造模。肾上腺素由肾上腺分泌，通过增加心输出量，供养机体超负运转。当人兴奋、恐惧时，这种激素分泌增加。注射肾上腺素是为了模仿动物激怒、恐惧状态，从而实现气滞血瘀证模型。

黄婷婷等采用睡眠剥夺法建立大鼠气滞血瘀证模型，每天睡眠剥夺16小时，连续睡眠剥夺3周，进行一般状态的观察，并分别检测各组大鼠体重、脉搏幅度、抓力、痛阈值用来评价气滞的指标；分别测定大鼠舌面色彩分析R、G、B值，血液流变学、凝血四项、超声用来评价血瘀指标。结果表明气滞血瘀组大鼠出现亢奋、急躁、易怒，互相撕咬、饮食饮水减少等情况，毛发无光泽。和正常组相比，体重、痛阈值显著降低，脉搏幅度、抓力显著升高；舌面图像色彩分析的R、G、B值降低；左室舒张末容积，每搏输出量显著降低；全血黏度（高切、中切）显著增高。

## 2. 多因素造模

多因素造模方法除注射肾上腺素、睡眠剥夺以外，还使用物理因素（包括声、光、电）、环境因素等。王婷婷等采用正交设计实验，考察声光电、冰水浴、夹尾等多种联合刺激对造模结果的影响。结果显示声光电刺激、夹尾、束缚、冰水浴4种因素对造模结果影响显著。陈辉等指出，声光电、夹尾、束缚、冰水浴等物理因素刺激动物，可促进其交感神经活动增强，出现微循环障碍等血瘀表现。而环境因素作为治病因素在"整体观念"中也有体现。唐也笑等对大鼠连续14天腹腔注射盐酸肾上腺素、4小时后接受1～2种不可预见性物理刺激以制作气滞血瘀证动物模型，2周后，取血检测全血黏度（低切、中切及高切）、血浆黏度及血细胞比容，检测凝血酶时间（TT）、部分活化凝血活酶时间（APTT）、凝血酶原时间（PT）及纤维蛋白原（FIB），结果与空白组相比，模型组大鼠血液黏度、血细胞比容都明显升高，TT和APTT明显缩短。李炜等选用SD雌性大鼠，采用2周皮下注射盐酸肾上腺素及随机昼夜颠倒、冰水游泳、烘箱热烘、噪音刺激、悬尾慢性不可预见性刺激方法复制模型，以血液流变学、凝血4项指标，四诊信息（爪、尾、舌数码拍照，体温检测，体重，摄食量，心电图采集，旷场自主活动）和证候积分综合评价模型。王文丽采用高脂饮食复合夹尾刺激制作大鼠气滞血瘀证模型，高脂饮食配方为6%蔗糖、1%谷氨酸钠、5%蛋黄粉、8%花生油、1.5%胆固醇、0.4%甲基硫氧嘧啶、78.1%基础饲料，夹尾频率为每次30分钟，每天4次。王家历采用多因素造模法，分别为夹尾、束缚、冰水浴、倾斜鼠笼、昼夜颠倒、悬尾、禁食、皮下注射肾上腺素，每日给予上述刺激中的一种。Wang等采用注射肾上腺素及冰水浴的方法造模，肾上腺素0.8mg/kg，两次注射间隔4小时，第一次注射2小时后冰水浴5分钟。陈嘉斌等分别采用电针刺激、中药灌胃、注射肾上腺素等方法联合造模，电刺激方法如下：把小鼠固定板上对足底进行电针刺激，频率2Hz，刺激3小时/天，固定3小时/天，共计处理20天。中药灌胃造模方法如下：给小鼠灌胃黄连、石膏水煎剂，给药剂量15g/kg，灌胃2次/天，每次2mL，共计处理15天。肾上腺素造模方法如下：皮下注射0.1%肾上腺素，每只0.2mL，每天1次，共计处理7天。贾丹兵等采用肾上腺素加冰水浴复合低温冷冻法建立大鼠寒凝气滞血瘀证模型，并与低温冷冻法、肾上腺素加冰水浴法造模进行相关指标的比较。结果显示模型组出现明显的唇周发黑、耳色暗红等瘀血体征；体温明显降低，血液流变学异常，与正常组及对照组比较有显著性差异。普遍认为此法建立的寒凝气滞血瘀证大鼠模型，符合中医证候特点，可以确定该模型成立。

### 3. 病证结合模型

随着模型研究的发展和临床研究的需要，衍生出了几种气滞血瘀证病证结合模型，陈嘉斌等采用针刺及高脂高糖饮食建立气滞血瘀证模型大鼠，后给予大鼠日照并灌胃脂肪乳 10 天后一次性向尾静脉注射四氧嘧啶（80mg/kg）建立 2 型糖尿病模型。通过血液流变学、血糖等客观指标分析，模型建立可靠，说明使用针刺及高脂高糖喂食建立模型可为将来 2 型糖尿病中医研究提供实验基础。郭娜等采用肌内注射苯甲酸雌二醇、黄体酮，联合慢性不可预见性刺激建立气滞血瘀证乳腺增生病大鼠模型。刘丹彤等采用多因素整合方法建立子宫内膜异位症气滞血瘀证大鼠模型，在自体内膜移植法建立子宫内膜异位症疾病模型的基础上，采用药物加情志刺激等多因素干预方法造成气滞血瘀证候模型，观察模型大鼠的外部体征和行为学表现、在位和异位内膜的组织形态学表现、血管内皮因子、单胺类神经递质等的变化，对子宫内膜异位症气滞血瘀证大鼠模型进行评价。结果大鼠建模成功率为 78%，多因素整合方法建立的子宫内膜异位症气滞血瘀证大鼠模型基本符合子宫内膜异位症的病理特征和中医证候特点。

气滞血瘀证动物模型模仿人类气滞血瘀状态，患者临床往往出现心烦气躁，易激惹的情感状态，血液黏稠、易凝，流速降低，血管易痉挛等。模型制作成功的依据主要是通过检测模型大鼠的血液流变学、微循环、体重、行为学等指标或通过药物反证法验证。造模成功的动物往往精神抑郁或烦躁不安，易激惹，活动减少，白昼异常兴奋或夜晚嗜睡，毛发变黄、干枯，目赤，唇色白发黑，舌紫暗，舌下络脉瘀紫，耳色变深有瘀斑，爪甲色黄开裂，进食量少，排泄物少，饮水少，体质量减轻，血液流变学检测各项凝血指标等均可支持气滞血瘀证造模成功。

综上，尽管在气血证动物模型的造模研究中还存在着很多问题，但是今后在中医理论指导下，加强对中医病因、病机机制研究，从多方面、多病因、多指标、规范的客观量化等方面综合考虑研究气血证的本质，避免过多的干扰因素。在"病"的基础上贴近中医"证"的表现，建立病证结合的高效用价值动物模型。同时重视将中医理论、证候表现与现代医学的病理、生理检测有机结合，在研究中不断创新，在实践中不断提高，必将进一步推进气血证模型及证候的研究。


## 三、气血证的生物学基础


### （一）气血两虚证的生物学基础

气血两虚为气虚和血虚的综合，因此有关气血两虚证的生物学基础多见于气虚证和血虚证的相关研究中。刘博等选取老年胃癌术后气血两虚证患者 70 例，按照随机数字表法分为治疗组与对照组，每组 35 例。治疗组使用加味十全大补汤联合瑞素肠内营养支持治疗，对照组仅使用瑞素治疗。治疗 10 天后观察并比较两组患者治疗前后中医证候积分、免疫指标、炎症指标水平，比较治疗后两组患者每日氮平衡、总蛋白（TP）、前白蛋白（PA）指标水平，并比较两组临床疗效。结果发现两组患者治疗后气血两虚相关证候均较治疗前改善，治疗组改善程度明显优于对照组；治疗组每日氮平衡、TP、PA 水平随时间增长的趋势明显优于对照组；相关免疫指标、炎症指标水平的改善也是治疗组优于对照组。提示加味十全大补汤联合瑞素肠内营养支持治疗老年胃癌术后气血两虚证能减轻中医证候，改善营养状况，提高免疫功能，减轻炎症反应，临床疗效确切。

## （二）气虚血瘀证的生物学基础

有关气虚血瘀证的生物学基础多见于心脑血管疾病的相关研究中。舒宇等采用补阳还五汤加减治疗缺血性中风气虚血瘀证患者，发现病例组治疗前的全血表观黏度、血浆黏度、红细胞聚集指数、红细胞压积、血沉均高于正常对照组，病例组治疗后的各指标（除血沉外）均有显著下降，从正反两方面反映出气虚血瘀证的血液流变学改变。廖慧玲等通过分析 200 名急性期脑梗死患者各证型的血浆血栓素 B2（TXB2）、6-酮-前列腺素 F1α（6-keto-PGF1α）值，发现二者呈明显直线回归关系，而气虚血瘀组 TXB2/6-keto-PGF1α 比值失常，导致血小板凝集、血管收缩痉挛，形成血栓，这可能是气虚血瘀证脑梗死的病理基础之一。李文星等将 124 例急性脑梗死患者分型，结果显示气虚血瘀型超氧化物歧化酶含量最高，而肿瘤坏死因子含量则反之，说明气虚血瘀型在病理上表现为缺血、缺氧及脑水肿的出现较慢，炎症反应较低。刘旭强研究发现，缺血性脑卒中患者气虚血瘀证血清 hs-CRP 含量最高，提示炎症反应相对较轻。刘璐等采集了 175 例急性脑梗死患者，研究发现热休克蛋白 70、细胞间黏附分子 1 及金属基质蛋白酶 9 与血瘀证密切相关，热休克蛋白 70 与气虚证关系密切，提示相关生物学指标可作为这两个证候要素的微观指标。黄立武等将 150 例急性脑梗死患者进行辨证分型，研究发现痰瘀阻络型、气虚血瘀型的血浆同型半胱氨酸水平升高，与其他证型比较，差异有统计学意义。王守运等选取缺血性中风患者 172 例，分析各中医证型与 DSA 检查结果的相关性，结果发现气虚血瘀型在脑血管狭窄组中所占比重高于脑血管正常组，且随着狭窄程度的增加，气虚血瘀证所占的比重明显增高，故脑血管狭窄可认为是气虚血瘀证常见的病理学基础。陆晖等分析 108 例急性期脑梗死患者中医各型的 TCD、颈动脉彩超结果，发现气虚血瘀证患者 TCD 特点为颅内、颈部血流速度均最慢，PI、RI 值最低；颈动脉彩超特点为颈动脉粥样斑块的面积较大，颈动脉内径缩小较明显。提示 TCD 与颈动脉彩超表现可以作为急性期脑梗死气虚血瘀证的客观辨证依据。朱明丹等对心肌梗死恢复期气虚血瘀证进行代谢组学研究。通过心肌梗死恢复期气虚血瘀证代谢组学特征谱的研究，从系统生物学角度探讨心肌梗死恢复期气虚血瘀证的微观基础。结果显示心肌梗死恢复期气虚血瘀证较健康对照组溶血磷脂酰胆碱、亚油酸、花生四烯酸、鞘氨醇类物质的代谢水平均下调。

### （三）气滞血瘀证的生物学基础

气滞血瘀证是中医临床常见证候之一，它的形成与饮食、情绪、环境等因素有关。据研究显示，气滞血瘀证涉及心血管疾病、消化系统疾病、妇科疾病等至少 76 种疾病。现有研究已发现气滞血瘀证与微循环障碍、血液流变学改变、炎症、凝血 – 纤溶系统失衡、内皮功能障碍、血脂异常、免疫功能紊乱等病理改变相关。李炜等采用 UPLC–Q–TOF–MS 技术，结合主成分分析和正交偏最小二乘判别分析法等技术探讨采用皮下注射肾上腺素附加慢性不可预见性刺激复制的气滞血瘀证大鼠的代谢扰动规律。筛选出模型组与其他各组有统计学意义的差异化合物，正离子条件下，血浆中存在 4 个标志性代谢物，尿液中存在 4 个标志性代谢物；负离子条件下，血浆中存在 3 个标志性代谢物，尿液中存在 7 个标志性代谢物。分析生物代谢通路时，初步筛选出 6 条代谢通路作为潜在的气滞血瘀模型通路，分别是 Taurine and hypotaurine metabolism（牛磺酸和亚牛磺酸代谢）、Glycerolipid metabolism（甘油酯代谢）、Starch and sucrose metabolism（淀粉和蔗糖代谢）、Inositol phosphate metabolism（磷酸肌醇代谢）、Glycerophospholipid metabolism（甘油磷脂代谢）、Steroid hormone biosynthesis（甾体激素类代谢）。何浩强等运用生物信息学方法分析气滞血瘀证 RNA 差异表达谱，筛查可能成为气滞血瘀证诊断生物标志物的目标 RNA，并通过实时荧光定量聚合酶链式反应技术与诊断效能分析，探索潜在的气滞血瘀证诊断生物标志物，结果显示气滞血瘀证相关 RNA 涉及多功能、多通路，其中炎症反应与肿瘤坏死因子信号通路联系最为紧密；UCHL5 是潜在的气滞血瘀证 RNA 层面诊断生物标志物，具有较高的诊断准确性、敏感度以及特异度。另外，气滞血瘀证研究在组学层面也有一定进展，但仍未完全阐明气滞血瘀证发生的机制，尚缺少可用于气滞血瘀证临床诊断的生物标志物。

# 第三节　五脏证候研究进展

## 一、肝证候

脏象理论中，肝脏不再是解剖学概念中的独一器官，而是具有一些特定功能的概念总称。肝在五行属木，为阴中之阳，通于春气。木曰曲直，故肝的功能为木舒畅条达的特性表现，肝主疏泄是指肝具有疏通、调畅全身气机的生理作用。气机的调畅与否，又影响着血液和津液的运行、脾胃的运化、情志的变化以及生殖功能等诸多方面。肝脏象理论中肝功能正常运行是维持、保障机体多种生理功能正常发挥的重要条件。目前，国内学者针对脏象理论中肝所体现出的疏泄、藏血、应春功能进行临床、实验、理论等多方面的研究，发现肝疏泄、藏血、应春功能异常与应激、情志、认知类疾病的发生密切相关，涉及神经内分泌免疫调节网络、传统四轴等，而调肝药物可进行多靶点的干预，深入发掘中医肝脏象理论的微观机制。

### （一）"肝主疏泄"的现代研究

肝主疏泄功能包括疏调气血、调节情志、促进消化、通利水道、调理生殖。中医学认为，任何形式的病邪首先是影响了机体正常的气机，进而造成气血津液及脏腑功能失调，机体正气受到损害。研究表明肝藏血、主疏泄的中枢调控部位主要集中于脑中枢，其脑区定位涉及边缘叶、海马、下丘脑等区域。有学者从生物学角度研究，认为肝主疏泄功能同现代心理应激理论相应，现代心理应激理论以神经内分泌免疫调节（NIM）网络为核心。神经内分泌与免疫系统之间，存在着多种神经递质、神经肽、激素以及免疫因子所介导的相互调节作用，完成对内环境稳态及循环、呼吸、消化、泌尿、造血、生殖等系统的整合。NIM 网络是维持机体内环境及生理功能平衡和稳定的根本基础。这与中医学强调的阴阳气血、脏腑协调平衡的整体观是高度一致的。应激可以反复作用于神经系统，可能使神经网络中的突触连接结构变化，出现相应的神经递质传递效率改变，以致功能受抑制，降低调节情绪功能。中枢神经递质是一类在神经突触传递中担当"信使"的特定化学物质，其正常表达对维持机体内环境的稳态起重要作用，从作用机制可分为抑制性神经递质和兴奋性神经递质。中医学认为肝主疏泄可以调节情志，当人受到外界刺激使肝气不调，失于疏泄，则会出现情志异常的表现，而神经递质功能的相应改变可能成为肝失疏泄的生物学机制之一。有研究表明，GABA 是抑制性递质，维持脑内兴奋和抑制的平衡，功能低下会导致脑内抑制功能不足，引起头痛、焦虑、紧张不安、暴躁易怒等情况。5- 羟色胺是一种兴奋性神经递质，主要分布在中缝脑桥和上脑干中，并延伸到前脑区域的神经元，用来调节睡眠和清醒。5- 羟色胺能结合许多受体，包括 5-HT3 受体。低于正常水平的 5- 羟色胺活动已被证实和许多症状，尤其是抑郁症有关。

### 1."肝主疏泄"与情绪

《素问·阴阳应象大论》曰："东方生风、风生木。"中医以风、木来概括和比喻肝的自然属性。风性轻扬，善行数变；木性柔和，舒畅条达。《血证论》指出："木之性主与疏泄。"肝气疏泄畅达，木气条达，周身气平血和，则情志愉悦；若肝失疏泄，气机郁结不畅，则或因气郁而情志抑郁，多愁善感，或因气郁化火而急躁易怒，失眠惊悸。肝主疏泄，调畅情志的过程是神经 – 内分泌 – 免疫网络调节机体的过程，涉及中枢、外周的多个层次、靶点及环节的变化。中医肝脏象调节情志的过程类似于机体生理状态下的应激过程。因此，从"应激医学"作为切入点，开展对"肝主疏泄，调畅情志"的生物学机制特别是中枢神经生物学机制的研究，成为目前研究的热点。应激是生物体抵御外界生存环境的不良刺激所做出的一种生理性防御反应。然而不良应激源的持续存在，会对机体产生躯体和心理两方面的不良影响。通常可分为两个时相：面临急性应激时，表现出焦虑、烦躁易怒、失眠惊悸，头晕、多汗等症状，契合"肝木不达，气郁化火"的机制；面临慢性应激时，表现出情绪低落，郁郁寡欢，多愁善感，契合"肝失疏泄，气机郁滞"的机制。

急性应激时，机体表现出的烦躁易怒、头晕、失眠、多汗等，与自主神经系统紊乱密切相关。早期对肝主疏泄与自主神经系统紊乱的研究发现，肝之虚实两类证候出现截然相反的自主神经系统紊乱现象，肝实证包括肝火上炎证、肝阳上亢证等，血浆去甲肾上腺素、肾上腺素含量增高，出现以交感偏亢的自主神经功能紊乱；而肝虚证包括肝血虚证、肝阴虚证等，血浆去甲肾上腺素、肾上腺素含量降低，出现以副交感偏亢的自主神经功能紊乱。近年来，从急性应激时交感神经亢进作为切入点，系统阐释了"肝失疏泄，气郁化火"的一系列机体反应。具体来说，肝郁化火证出现血浆去甲肾上腺素、肾上腺素、多巴胺升高，T3、T4降低，促甲状腺素升高等交感肾上腺髓质和肾上腺皮质亢进的指标变化。从而引起胃肠胀气而见"胁痛"，雌孕激素水平异常而"月经不调"，血管平滑肌收缩而见"紧张、心悸和脉弦"。然而，肝失疏泄、情志抑郁所见的以"抑郁"为焦点的情志变化，以及肝郁化火所见的以"焦虑"为焦点的情志变化，可能更多侧重于中枢神经生物学机制的失调。

肝失疏泄出现"抑郁"样的情绪变化，主要涉及中枢皮层、边缘系统及下丘脑—垂体—肾上腺轴等部位。现代研究集中在以下几大方面：①单胺类神经递质：肝郁证大鼠在海马、下丘脑、前额叶皮质、脑脊液及全脑部位出现单胺类神经递质5-羟色胺、多巴胺、去甲肾上腺素及其代谢产物显著下降。②中枢氨基酸水平：研究发现海马、杏仁核、皮层的兴奋性氨基酸，以谷氨酸及其受体（离子性受体N-甲基-D-天冬氨酸受体（NMDAR）、α-氨基-3羟基-5甲基-4异恶唑受体（AMPAR）；代谢性受体GluRs）为代表，其产生的兴奋性神经毒性作用，可能是肝失疏泄，引起"抑郁"样精神行为的生物学机制之一。而研究也发现肝失疏泄导致的谷氨酸过量释放的病理过程中，中枢神经特别是海马和皮层糖皮质激素的异常升高扮演着至关重要的角色。③神经肽及神经营养因子：神经肽是一类作用于神经元之间，从而影响机体摄食、代谢、社会行为、学习记忆等活动的神经元信号分子，扮演着神经肽激素、神经递质和细胞因子等角色。在众多神经肽中，神经肽Y（NPY）是肝失疏泄、情绪抑郁生物学机制的热点研究对象。这是因为广泛分布于神经系统的NPY是调节情感及行为的关键因子，同时NPY作为下丘脑食欲调节网络中重要的促进食欲因子，在"肝失疏泄—情志不畅—食欲下降"的过程中起着重要的作用。脑源性神经营养因子（BDNF）及其受体是肝郁情绪抑郁研究的重点。BDNF能够刺激新生神经元发育、生长和成熟，又可调节谷氨酸的释放，因此在中枢神经的结构可塑性和功能可塑性上起着重要的作用。大量研究论证了中枢皮层、海马及杏仁核内BDNF的异常表达，也可能是肝失疏泄、情绪抑郁的生物学机制之一。④中枢神经免疫：近年来，细胞因子特别是中枢细胞因子也是肝失疏泄所致情绪抑郁的研究中的重点。中枢细胞因子一方面影响糖皮质激素受体，影响丘脑下部和垂体对皮质醇升高的敏感性，导致HPA轴的负反馈减少，最终引起HPA轴的多度激活，参与情绪活动。另一方面影响单胺类神经递质 5-HT 的合成及再摄取。此外，细胞因子持续激活，使得星形胶质细胞、少突胶质细胞等相关神经元细胞发生凋亡受损、胶质细胞与神经元交互作用出现障碍，参与情绪行为活动。⑤下丘脑—垂体—肾上腺轴轴体亢进：持续遭受不良应激源刺激的大鼠，出现下丘脑、血浆促肾上腺皮质激素及促肾上腺皮质激素释放激素、血浆皮质酮明显升高，HPA 轴下游靶器官肾上腺微观结构受损，这些 HPA 轴亢进现象在应用疏肝方剂后得以改善。

肝郁化火出现"焦虑"样的情绪变化，主要涉及中枢蓝斑—边缘系统及边缘系统部位的变化。蓝斑是中枢神经系统对应激最为敏感的部位，其中的去甲肾上腺素能神经元具有广泛的上、下行纤维联系，其上行纤维主要投射至杏仁核、海马、边缘皮质等，是应激时情绪变化的结构基础。当各种致病因素引起蓝斑扰动杏仁核、海马边缘系统时，出现心烦易怒、焦虑不安等精神变化。在肝失疏泄所致焦虑情绪研究中，着重研究了蓝斑—CRF 系统和蓝斑—去甲肾上腺素系统，从应激高位中枢蓝斑投射的信号，可以通过 CRF 能神经元或去甲肾上腺素能神经递质，作用于边缘系统以及下丘脑，从而引起精神活动异常。"肝郁化火出现焦虑烦躁"的研究与"肝失疏泄，情绪抑郁"的生物学研究相近，目前从中枢单胺类神经递质、氨基酸水平、神经营养因子、神经免疫以及 HPA 轴等不同层次均进行过研究，主要涉及皮层和边缘系统的中枢部位。

**2. "肝主疏泄"与消化**

《内经》记载："木之性主疏泄，食气入胃，全赖肝木之气以疏泄之，而水谷乃化。"强调了肝主疏泄对脾胃运化功能的重要影响，肝主升发，胃主沉降，若肝失疏泄，则肝气郁结，肝木乘脾土，导致脾的运化功能失调，常出现脘腹胀满、胁痛、脘痛、喜太息、食少纳呆、恶心、嗳气、呕吐等消化不良等症状。

现阶段，国内学者从胃肠动力学角度对"肝主疏泄可助脾胃运化"这一脏象理论进行研究，着重对与消化密切相关的胃肠的激素调节进行研究。随着神经胃肠免疫理论的建立，人们进一步认识到精神神经功能障碍可通过自主神经和体液途径导致免疫功能改变，从而影响胃肠动力和感觉功能。现已证实胃肠激素可作为胃肠道肽能神经释放的神经传递介质或调节介质而起作用，也可以直接作用于胃肠道的感觉神经末梢或平滑肌细胞的相应受体而调节胃肠道感觉和运动。此外，胃肠肽在中枢神经系统也能影响胃肠运动。例如 MTL（胃动素）是由双个氨基酸组成的直链多肽，主要由分布于十二指肠近端空肠黏膜隐窝及小肠上部的 Mo 细胞分泌，可刺激胃蛋白酶分泌，使胃黏膜血流量增加，对胃体、胃窦及幽门不同区域的肌细胞有明显的收缩作用，促进胃排空。有研究表明肝郁脾虚证大鼠血浆

MTL及胃蛋白酶升高，可能是其胃肠功能减弱的发病机制。胃肠道是人类最大的"情绪器官"，其功能易受到环境应激和情绪变化的影响，中医学认为七情致病最易伤肝，首先肝失疏泄不能助脾胃运化，其次肝郁而横逆可犯脾胃，两者皆影响脾胃功能，导致脘腹胀满、胁痛、脘痛、喜太息、食少纳呆、恶心、嗳气、呕吐等消化不良等症状。

肝主疏泄影响消化可涉及脑肠轴，其中脑肠肽发挥重要生物学效应，可能成为药物治疗肝失疏泄影响脾胃运化的靶点。连接胃肠道与脑之间的主要神经干（迷走神经、内脏神经及骶神经）在消化功能的调节中具有传入和输出的双重功能。情绪变化伴有胃肠道功能的改变，愤怒及愉快的刺激可引起充血、运动增强、胃液分泌；抑郁性情绪可使胃运动及分泌减弱、胃黏膜苍白。而情绪是大脑的功能活动，这些都表明脑与消化功能间的内在联系。肠神经系统是胃肠调节机制中的决定环节，肠神经系统是由胃肠道、胆道及胰腺中所含的神经节及节间的神经纤维组成，控制着胃肠道的运动、分泌、血流及物质的转运功能，并把胃肠与中枢神经系统及自主神经系统联系起来。中枢神经系统对胃肠运动的调节主要是通过反射和释放神经递质来调节交感神经、副交感神经和肠神经系统，或者调节位于下丘脑的胃肠运动中枢。脑肠肽是发挥胃肠功能调节的重要物质，它们不仅通过体液途径或作为肠道神经系统的递质在外周对胃肠运动功能进行调节，还可通过影响迷走神经环路在中枢水平发挥作用。研究表明肝失疏泄导致脑肠肽表达出现差异，例如肝郁脾虚大鼠模型的血浆Ghrelin（胃饥饿素）浓度降低，而Ghrelin是在下丘脑和胃皆可表达作用的肽类物质，具有增加食欲、调节能量代谢平衡以及促进胃酸分泌等生物学功能，肝郁失于疏泄可通过影响Ghrelin表达继而影响胃肠消化功能。此类研究表明在体内内分泌和神经两个调节系统，可能作为一个统一的整合系统——神经内分泌系统而起作用。中医认为机体物质与能量的产生有赖于脾胃的运化功能，脾胃为气血生化之源。但肝主疏泄、调节气机是脾胃正常升降的前提，肝在五行属木，主升，主动，人体脏腑的功能活动需要依赖肝气的升发鼓动。肝主疏泄，具有调理气机、调畅情志、通利气血的作用，这相当于西医的神经—内分泌—免疫系统、血液系统、消化系统等部分的功能集合。

### 3. "肝主疏泄"与生殖

人类的生殖活动是一个非常复杂的过程，肝藏血，肾藏精，精血可互滋互化，肝主疏泄，肾主封藏，二者相辅相成，共同维持人体生殖系统的正常功能。肝气条达，肝血充足则气机得以调畅，气血得以调和，冲任得以协调，精气得以疏泄，宗筋得以荣养，女子则能胎孕，男子则能生育，从而调节和维持人的生殖机能。

当肝失于疏泄，则肝肾二者相互影响，冲任不调、肾精不得疏泄从而影响机体的生殖功能。

从肝—情志—内分泌的关系，以及生殖系统男女有别的角度出发，现代医学研究发现女性肝失疏泄可影响生殖，主要通过下丘脑—垂体—卵巢—性腺轴，男性则与下丘脑—垂体—睾丸—性腺轴功能异常有关。《傅青主女科》认为："舒肝之郁，即开肾之郁，补肝、肾之精，则肝肾之气舒而精通，肝肾之精旺而水利。"当机体长期处于精神紧张或压力状态下，会导致肝气郁结不畅，研究发现情绪紧张会抑制下丘脑分泌 GNRH，使垂体分泌 FSH、LH 减少，可引发卵泡发育不良或不发育，导致闭经甚至不孕。由于外界的刺激，直接作用于大脑皮层，经神经传导影响下丘脑、垂体，进而影响机体的内分泌系统，使生殖内分泌系功能失常，分泌的相关激素紊乱，引起月经失调、妊娠病及产后病等多种疾病。又或者直接或间接经末梢效应激素作用于免疫系统，通过上述作用使机体处于失衡状态，形成瘀血、痰饮等病理产物，继而影响女性的生殖系统健康。这一过程符合中医理论，肝气不舒，失于条达，使气血不畅，精气不得上疏于肺、下注于肾，继而影响生殖系统。

男子生殖功能与肝相关，肝统前阴，为宗筋之主，阴茎以筋为体，故阴器不用所致诸症亦多责之于足厥阴肝经。现代研究表明男性生殖功能需要神经系统、血管系统、内分泌系统及生殖器官的协同作用，而且还需要健全的精神心理状态才能正常进行。男性生殖内分泌疾病主要表现为下丘脑—垂体—睾丸轴的异常，睾丸是这一病变的中心环节，具有合成雄激素和精子发生的功能。中医学认为"肾藏精，主生殖""肝主疏泄"，脏象理论对生殖功能中肝肾相关的认识与现代生殖内分泌的理论相类似。情志活动的异常可以影响到下丘脑—垂体—睾丸轴，导致男性神经、内分泌功能紊乱，出现男性睾丸生精功能紊乱，影响生殖功能，这与肝调畅情志切合。例如血清泌乳素（PRL）升高与情感变化相关，而血清泌乳素（PRL）持续升高可导致下丘脑—垂体—性腺轴功能紊乱，引发男性性功能障碍，反面印证肝主疏泄可参与生殖功能调控，中医学认为情志不畅，肝失疏泄，气机郁滞，经络不畅，甚至气滞血瘀，肝血不足等，可导致精室亏虚，宗筋失养，阳痿难举。

### （二）"肝藏血"的现代研究

《素问·调经论》云："肝藏血。"唐·王冰注《素问·五脏生成》记载："肝藏血，心行之，人动则血运于诸经，人静则血归于肝脏。何者？肝主血海故也。"

肝藏血包含调节血量、贮藏血液、收摄血液的生理功能。《灵枢·营卫生会》云："中焦亦并胃中，出上焦之后，此所受气者，泌糟粕，蒸津液，化其精微，上注于肺脉，乃化而为血，以奉生身，莫贵于此……"这里所讲脾胃运化水谷精微，继而精微化血，而脾胃的运化同样依赖于肝的疏泄。《血证论·脏腑病机论》云："木之性主于疏泄，食气入胃，全赖肝木之气以疏泄之，而水谷乃化。"归藏于肝脏的血液来自水谷精微的化生和肾之精，《素问·经脉别论》云："食气入胃，散精于肝，淫气于筋。"清·张璐《张氏医通·诸血门》云："气不耗，归精于肾而为精，精不泄，归精于肝而化清血。"故肝藏血功能的正常运行与脾胃、肺、肾关系密切。

在现代医学研究中，从肝脏的凝血因子产生不足，或门静脉血液的调节、分布异常研究阐释中医之"肝不藏血"。肝脏本身为体内重要的储血器官，人静卧时肝脏可增加血流量25%，整个肝脏系统包括静脉系统可储存全身血容量的55%，肝脏的血流量受神经、激素的调节。肝脏还具有调节血液凝固的功能，主要表现在肝细胞可合成凝血因子：Ⅰ（纤维蛋白原）、Ⅱ（凝血酶原）、Ⅲ（组织凝血质）、Ⅳ（钙离子）。这些凝血因子使凝血的生化反应，按连锁状态进行，从而达到血液凝固的目的，同时为了保证凝血的顺利进行，可对抗凝血及纤维蛋白溶解等不利因素予以控制。此外肝脏又能对已经活化的凝血因子及时适当地清除，避免了不正常的过度凝血，这些肝脏生理功能都与中医脏象理论"肝藏血"中调节血量、收摄血液相呼应，同时"肝藏血"功能与促红细胞生成素（EPO）通路相关，人体中的促红细胞生成素是由肾脏和肝脏分泌的一种激素样物质，能够促进红细胞生成，有研究表明运用疏肝调血方剂可以调节辐射后小鼠血清中血小板生成素（TPO）、促红细胞生成素（EPO）的表达，促进骨髓抑制小鼠造血功能的恢复。体现了中医理论中肝参与血液生成的理念，同时也体现了肝藏血中肾精化血归于肝的思想。

"肝藏血"主要功能是储藏血液、调节血量及防止出血。如果由于某些原因，导致肝藏血功能异常，如肝郁气滞、肝调节血量的功能不能正常发挥，血量调节势必受到影响，就可能使血量分布不均，导致门脉高压、出血等一系列病变的发生。肝藏血功能失常根据临床表现可分为两类：①肝藏血不足，肝血亏虚，肝之经脉、组织失养，血虚目失所养则出现两目干涩，头晕眼花甚者夜盲；血不舍魂则失眠多梦，血不养筋则见肢体麻木，手足拘挛，屈伸不利；血海空虚胞宫失养，则见月经后期，量少色淡，甚者经停。肝阴虚证患者全血比黏度、血浆比黏度、红细胞硬化指数增高，血沉增快。全血比黏度、血浆比黏度增高，说明肝阴虚证患者的血液流变性处于浓、黏、聚的状态，因为血黏度增高，则血流相对缓慢，组织血液灌注下降，可造成微循环障碍，表现出肝血不藏，调节血量功能失常。②肝不能正常收摄血液，即肝不藏血，临床可见吐血、衄血或崩漏等症状。肝纤维化肝气郁证大鼠，肝超声检测结果示门静脉血液回流受阻，由门静脉流入肝的血供会减少，肝动脉血流量代偿性增加，临床常出现蜘蛛痣、鼻衄、牙龈出血、皮肤和黏膜有紫斑或出血点，女性常有月经过多等肝不藏血的表现。同样，乙肝肝硬化患者出现神疲乏力、目涩、肝掌、蜘蛛痣等肝失藏血的证候特点时，其对应血液中凝血酶原时间、凝血酶及活化部分凝血活酶时间均有明显延长，体现出不同程度的凝血功能障碍。

现阶段大都基于"肝—血管"的角度对肝凝血系统、EPO 通路及肝相关血液流变学的研究，发现"肝藏血"功能失常可引发出血、贫血、微循环障碍等。而肝主藏血功能同样依赖于肝主疏泄功能的正常运行，故"肝藏血"功能的生物学效应是否同样从高级司令部脑边缘叶、海马、下丘脑、丘脑等，到下游的神经、递质、激素、血管受体，肝脏血管，肝脏非实质细胞系统等整体调节而发挥作用。故今后可从"脑—肝—血管"轴的角度，基于肝血管和生理、神经支配等方面，探讨"肝藏血"的机制。

### （三）"肝应春"的现代研究

"肝应春"出自《素问·六节藏象论》："肝者，罢极之本，魂之居也……此为阳中之少阳，通于春气。"指中医肝脏的生理功能与春季的气候变化具有同步相通和协同的关系。近年来国内学者针对"肝应春"进行了理论探讨研究，有学者指出"肝应春"的实质是指肝在春季起主要调节作用的时间调节系统。在当旺的春季，肝的疏泄功能增强，而肝的藏血功能相对较弱。当肝主疏泄与肝藏血的功能不能顺应春季的时序变化，则多发疾病。这体现了中医肝生理功能的季节性变化节律，因其与现代医学昼夜节律的"生物钟"规律极为相似，即衍生出肝应时而变的生物钟作用机制，其实质亦是指"肝藏血""主疏泄"自稳调节在不同季节应时而变的体现。

从生物学角度分析这种季节性改变，应是体内神经—内分泌—免疫调节网络在四季变化的综合体现。人体的脑—血管轴、脑—内分泌轴、脑—肠轴的微观分子指标也存在着应时而变的规律，这些可能都与高位调节器——松果体密切相关。松果腺分泌的主要激素——褪黑素是"授时因子"，在协调机体内外同步共振的效应方面发挥着重要的高位调节作用。松果腺具有光输入和内分泌输出通路的特性，成为自然界季节变化和人体五脏功能变化之间联系的桥梁和纽带，使自然界四时与人体脏腑的功能活动相通应。研究表明褪黑素合成限速酶 AANAT 的 mRNA 表达可出现季节性差异，与四季中肝主疏泄的功能的高低趋势正好相反。由此可以理解为"肝应春"的调控机制也就是肝藏血主疏泄的功能在不同时序变化时所表现出来对自身肝系统及其他四脏重要的调控作用。5-HT 作为一种重要的中枢神经递质，与睡眠、警觉、情绪、记忆、丘脑下部内分泌调节等机能有关，其变化反映了神经中枢的活动状态，春秋两季海马中 5-HT 含量具有一定的变化。这一变化的产生可能是由于肝的疏泄和藏血功能要顺应季节时序的变化而改变，或成为肝应春的中枢调控作用点。褪黑素是一个重要的时间生物学调节器，可以调节昼夜节律相位、睡眠，具有保护神经细胞，免疫调节和能量代谢等功能。临床和流行病学研究中均已证实，生物节律改变和睡眠障碍可以作为精神疾病的预测因子，长期睡眠中断和慢性失眠可能导致抑郁症，中医学认为，肝失疏泄，肝部藏血可能会导致气滞或气逆，两种气机变化均会引发情志异常改变，侧面印证了"肝应春"功能与机体内神经—内分泌—免疫调节网络有关，而松果体可能为其功能最高调控位点。

## （四）"肝开窍于目"的现代研究

《素问·金匮真言论》云："东方色青，入通于肝，开窍于目，藏精于肝。"《素问·五脏生成》："诸脉者皆属于目……肝受血而能视。"《灵枢·脉经》："肝足厥阴之脉……上贯膈，布胁肋，循喉咙之后，上入颃颡，连目系。"《灵枢·脉度》曰："肝气通于目，肝和则目能辨五色矣。"肝与目在生理上由经络直接连属，肝可藏血，而目受血能视，肝主疏泄而肝和目能辨色，所以目视物辨色功能正常运行与肝疏泄藏血功能密切相关。

针对目与肝的关系，现代研究从与视觉相关的微量元素、代谢途径和肝脏相关性阐发肝开窍于目的生理病理基础。肝藏血，血液中富含多种维生素及微量元素，其中维生素 A 被称为抗眼病维生素，在体内的活性形式包括视黄醇（retinol）、视黄醛（retinal）和视黄酸（retinocacid）。肝脏是人体内含维生素 A 最多的器官，视黄醇结合蛋白也由肝脏合成，肝细胞疾病、锌缺乏、蛋白营养不良均可导致该蛋白合成减少，造成血浆维生素 A 水平降低，必然引起视黄醛的补充不足，视紫红质合成下降，导致对弱光敏感性下降，严重时发生夜盲。维生素 A 的合成及相关活性物质可能是目受血能视与肝藏血生物网络的链接物质。在肝与眼之间，人体某些微量元素发挥生物效应具有直接联系，例如：眼是含锌量较多的器官之一，而锌主要在肝脏吸收，肝部疾病可使锌的吸收减少导致锌缺乏，同时使血浆蛋白减少锌结合量，进一步加重锌缺乏，损害视力。人体内这些维生素及微量元素从肝发挥作用于眼都以血液为载体，体现了中医肝脏象中目受血而能视的理论。肝脏除可合成或吸收与眼功能相关的微量元素外，其还可分泌合成影响眼功能的蛋白物质，例如：肝细胞生长因子（hepatocyte growth factor，HGF）最初是从血浆和血小板中纯化获得，是一种刺激肝细胞增生的因子。在肝脏，HGF主要由间质细胞分泌刺激肝细胞生长的。当肝细胞发生病变，如肝细胞纤维化或肝硬化等，都会使间质细胞增生，血清中HGF明显升高。HGF刺激视网膜微血管内皮细胞生长，抑制细胞凋亡，使视网膜微血管数量不断增多，可能与眼色素层的黑色素瘤的肿瘤细胞转移及肿瘤血管通道的形成有关，是非新生血管增殖性玻璃体视网膜病变的关键因素。

眼功能与肝的相关性除一些人体微量元素外，肝脏本身的相关代谢途径也与之密切相关。有研究表明，眼功能与肝脂代谢相关，肝脂代谢异常，则肝内的甘油三酯就不能以脂蛋白的形式运出肝脏，造成其在肝内的堆积，同时甘油三酯可在眼睑沉着引起扁平状黄色瘤。而高脂血症患者眼部也可出现视网膜小动脉粥样硬变、视盘水肿、眼球运动神经麻痹及角膜环等病变。由此可见肝脏的代谢功能可影响眼功能变化，当肝失疏泄，肝不藏血引起肝功能异常，其相关代谢途径或可能构成肝开窍于目的生物学网络，而与眼功能相关的微量元素或成为影响两者的效应靶点。

### （五）"肝主筋、其华在爪"的现代研究

《素问·五脏生成》曰："肝主筋，其荣爪也。"筋即筋膜，是一种联络关节、肌肉，主司运动的组织，具有维持肢体伸、屈、展、旋等活动的作用。肝血充盈，使肢体的筋膜得到充分的濡养，从而维持其正常的运动，若肝血不足，血不养筋，即可出现手足震颤，肢体麻木，甚则屈伸不利等症，同时肝血不足的患者多出现爪甲变软、变薄和爪甲内部色泽淡白的现象。

现代研究多从肝主筋论治，包括软骨、椎间盘、韧带等软组织变性或退化引起的相关病变和以手足震颤、肢体麻木为主要临床表现的一类疾病。其中肝硬化引发肝性脑病的扑翼样震颤与血中微量元素含量降低有关。《素问·痿论》云："肝主身之筋膜。"筋和肌肉的收缩和弛张、关节运动的屈伸都有赖于肝血的充分滋养，才能正常发挥功能。《素问·六节脏象论》云：肝为"罢极之本。"可见肝血充足是肢体关节运动的能量来源，如果肝血虚少，血不养筋，则可见肢体麻木，

屈伸不利，甚则拘挛震颤之象。现代研究发现肝细胞生长因子可参与软骨再生，促进软骨细胞增殖，符合肝脏象理论中"肝主筋"的论述，肝血濡养筋脉功能，可能与肝相关细胞促进软骨细胞合成有关。

### （六）评述与展望

肝脏象包含多个生理功能，这些功能涉及的体内神经调节网络庞大而复杂，所以目前研究采取以疾病发病机制与肝功能失调的相关性为基础，结合中药以方测证为切入点，从基因、蛋白等层面观测指标表达变化是较为可行的方法。在临床研究中，大部分成果都是针对调肝方药的疗效进行研究分析，以临床验证药物疗效为准，未见有进一步探索。在今后临床研究中，可以综合运用组学方法，深入观察肝功能失调人群体内生理病理变化，从基因、蛋白、代谢等多个层面进行研究期许可以了解肝脏象生物学机制。在实验室研究中，多数研究报道为特定指标的表达变化与病证模型及药物组的比对研究，研究成果多为散乱的点，缺乏系统性，同时在指标的选取中存在非特异性指标问题。其次，近年来少见关于肝脏象功能与组织结构的相关报道，可能因脏象本质是功能的综合表现，若单从形态学角度对单一脏器或结构进行研究难有突破，但我们可在病证结合研究中参考疾病病灶和特异性指标表达涉及的相关组织，并进行形态学观察，可能会在组织结构上发现肝脏象功能的效应器。总览肝脏象研究我们多从不同疾病与肝脏功能失调关系开展研究，亦是对异病同治的生物学机制进行补充，同时我们可以加入对同一疾病不同证候的研究，运用同病异治与异病同治的研究思路，既可以排除疾病本身对肝功能的影响，又可以找到相同脏象功能的共同生理基础，有利于完善脏象理论的生物学网络。

## 二、心证候

心居胸中，为君主之官，五脏之主，开窍于舌，在体合脉，其华在面，主血脉而藏神。心的病变主要反映在两方面：一是心脉本身及其心主血脉功能的异常，多表现为心悸、怔忡、心痛、心烦、脉结代促等；二是心藏神的异常，即意识思维活动等精神活动的异常，多表现为失眠、多梦、健忘、神昏、神识错乱等。此外，舌象的变化通常也应归属于心。心病证候有虚实之分，虚证有阴、阳、气、血亏虚，实证多由寒凝、气滞、血瘀、痰阻等引起，而心气虚、心血瘀阻是临床常见证型之一。中医学对心脏的研究主要定位于现代医学心血管系统疾病，因此主要借助现代医学心功能检测、冠脉造影、血液循环、内分泌、免疫、代谢组学、基因组学等方面开展中医心病证候的研究。此外，也开展了心病中医证候的诊断标准、动物模型研制的工作，尤其在中医证候的客观化方面，以临床和实验为手段，定性和定量相结合，反映了中医辨证的客观化、规范化、定量化的研究方向。

## （一）诊断标准

### 1. 心气虚证

心气虚主要由心脏及全身机能活动衰弱引起，而心气虚证是中医临床常见证候之一，可见于冠心病、高血压病、心肌病、病毒性心肌炎等多种疾病发生、发展的过程中。从古代典籍记载至近现代研究均表明，心气虚证是冠心病—胸痹、真心痛最重要的证候之一，研究心气虚证对于诊断和治疗冠心病—心病、心痛病有实际意义。曲淼、张雪明等研究发现冠心病病位证素"心"和病性证素"气虚"乃为病之本及证之要，"心气虚"在冠心病各个阶段持续存在，在冠心病全程中起重要作用，并有其理论基础和科学依据。但冠心病心气虚证的诊断标准经历了一个漫长、反复修订的过程。

1980 年，全国冠心病辨证论治研究座谈会制定了冠心病（心绞痛、心肌梗死）心气虚证的中医试行诊断标准，具体表现为心悸、心慌，气短乏力，舌质淡胖或有齿印，脉濡或沉细结代。

1986 年，全国中西医结合虚证与老年病研究专业委员会规定了心气虚证的临床表现为：心虚＋气虚。心气虚证：神疲乏力，少气或懒言，自汗，舌胖或有齿印，脉虚无力（弱、软、濡等）；具备三项。心虚证：①心悸、胸闷；②失眠或多梦；③健忘；④脉结代或细弱，具备两条，其中第一条为必备。本证常与气、血、阴或阳虚证同存，应分别为心气虚、心血虚、心阴虚或心阳虚证，以下类推，其中有心气虚证患者常有 PEP/LVET 比值增大。

1990 年，中国中西医结合学会心血管学会修订后的诊断标准为：气虚兼有心悸者。气虚的共性表现为：疲乏、气短、舌质淡胖嫩或有齿痕，脉沉细。现多沿用此标准。

毕颖斐等通过对冠心病中医证候特征性条目进行专家调查，结果：①气虚证的特征性条目为气短，乏力，动则尤甚，神疲懒言，淡白舌，弱脉；②冠心病气虚证的判断条目按特征性或代表性由强到弱依次为气短＞乏力＞动则尤甚＞弱脉＞神疲懒言＝淡白舌＞自汗＞喘息＞身体困重。

### 2. 心血虚证

毕颖斐等经过专家调查分析得出：①冠心病血虚证的特征性条目为心悸、头晕、面色萎黄、唇甲色淡、淡白舌，细脉；②冠心病血虚证的特征性条目按照特征性或代表性由强到弱依次为唇甲色淡＞细脉＞心悸＝淡白舌＞头晕＞面色萎黄＞手足麻木＞双目干涩＞视物模糊。心血虚证以心悸、失眠、健忘与血虚见症为辨证要点。

### 3. 心阴虚证

常艳鹏等认为"心阴虚"作为冠心病的证候要素之一，与冠心病的发病密切相关，存在于冠心病发生及发展的全过程。中医证候诊断标准为：心悸怔忡、少寐多梦、虚烦、盗汗、手足心热、颧红、口干咽燥、舌红少苔，脉细数。以心血虚和阴虚内热并见。

1986 年 5 月，全国中西医结合虚证与老年病研究专业委员会会议对 1982 年制定的虚证辨证标准进行了深入的讨论，并做了适当修改，拟心阴虚证标准为：阴虚证主症，五心烦热、口燥咽干、舌红或少苔、无苔，脉细数；次症，午后升火、便结而尿短赤、盗汗。具备主症三项，次症一项。心虚证：①心悸、胸闷；②失眠或多梦；③健忘；④脉结代或细弱。具备两项，其中第一项为必具。

### 4. 心阳虚证

李炜弘等参照《中医诊断学》《中医临床诊疗术语证候部分》《中医内科学》《中药新药临床指导原则》等文献，在既往制定的虚寒证辨证要素的基础上，结合虚寒证量表临床应用中积累的经验，确定了心阳虚证 25 个辨证要素：四肢怕冷、身体蜷卧、胃寒怕冷、喜温喜暖、心悸怔忡、胸闷气短、胸痛、脉无力、面色淡白、面唇青黑、口淡无味、口渴饮热、痰白清晰、下肢水肿、身出冷汗、头晕目眩、神疲乏力、小便清长、夜尿频多、大便溏稀、舌质胖嫩、苔白、苔滑、脉迟、腰膝酸软。心阳虚证辨证要点：①阳虚证主症，四肢发冷、身体蜷卧、畏寒怕冷、喜温喜暖；②心阳虚证定位诊断主症：心悸怔忡、胸闷气短、胸痛、脉无力，其余症状为心阳虚证兼症。在排除兼夹热证的基础上，分别具备阳虚证主症和心阳虚证定位诊断主症各两项以上者，可诊断为心阳虚证。

### 5. 气阴两虚证

冠心病气阴两虚证主要通过《中医内科疾病诊疗常规》拟定的标准来辨证，根据胸闷、胸痛、心悸、气短、倦怠懒言、面色少华、失眠多梦、舌红少苔、脉细数等中医症状体征判断患者是否符合气阴两虚证。

### 6. 心血瘀阻证

根据中国中西医结合研究会 1986 年修订的《血瘀证诊断标准》《中医虚证辨证参考标准》，参考四诊资料符合全国高等中医院校第五版教材《中医诊断学》《中医内科学》心血瘀阻证的诊断，将心血瘀阻证的诊断标准定为：胸部疼痛、痛有定处，入夜加重、胸闷、心悸不宁、气短、喘息、面部眼周暗黑、口唇周端紫暗、面部眼周暗黑、口唇肢端紫绀、舌质紫暗、或有瘀斑瘀点，舌底脉络曲张瘀血、脉弦涩或结代。

魏巍等通过调查全国 20 位专家对心血瘀阻证的诊断经验来筛选心血瘀阻证的诊断指标：胸痛、疼痛如刺、疼痛部位相对固定，舌有瘀斑或瘀点、心胸憋闷、痛引肩背内侧、舌下脉络迂曲、脉涩、口唇紫黯、舌隐青、疼痛时间、脉结或代、心胸憋闷持续时间、面色晦暗等信息条目，可作为心血瘀阻证的诊断指标。

### 7. 痰阻心脉证

参照《中华人民共和国中医药行业标准中医病证诊断疗效标准》，痰凝心脉证定义：胸闷或如物压，心胸作痛，脘痞，心悸，恶心欲呕，口黏，纳少或咳嗽吐痰，体胖，肢体沉重，倦怠乏力，喘促，唇色淡，苔白腻，脉沉滑或弦滑。

卢永屹等在研究冠心病稳定型心绞痛痰阻心脉证时提出，主症：胸闷如窒而痛，或痛引肩背；次症：气喘短促，体胖、痰多、肢体困重；舌脉：舌苔白腻、脉滑。符合以上主症及舌脉表现两项或以上次症可诊断为痰阻心脉证型。

### 8. 寒凝心脉证

毕颖斐等通过专家调查明确了冠心病寒凝证的特征性条目：胸痛，畏寒肢冷，遇寒痛增，得温痛减，脉紧。并对其判断条目按照特征性或代表性由强到弱依次为遇寒痛增＞得温痛减＞肢冷＞畏寒＞胸痛＞沉脉＞白苔＞无（少）汗。

李东涛等对冠心病中医证候规范研究，最终形成寒凝证的定性诊断规范为：主症，胸痛，痛如缩窄，遇寒即发，或感寒痛甚。次症，形寒肢冷；面白唇青；舌质淡润；脉迟 / 紧。以上主症有一项，兼次症一项，即可诊断。冠心病脏腑定位诊断为心的规范为：心胸疼痛；心悸；失眠 / 多梦 / 心胸烦乱；脉结 / 代 / 促。上症一项即可。

### 9. 计量诊断

袁肇凯等应用心功能、血脂、血液流变学、脉图、面部血流容积图、舌微循环等方法对冠心病临床常见的 7 类证候，临床试验检测指标计量诊断研究发现，从 6 类实验检测的 32 项指标中筛选出动脉顺应性、三酰甘油、全血黏度高切变率、快速充盈系数、外周阻力系数、血管硬度系数、舌蕈状乳头横径和舌微血流速度 8 项实验指标建立了冠心病 7 类证候的 Fisher 判别函数：

①心血瘀阻 $Y_1 = 823.520 + 8.930X_6 + 86.036X_8 + 115.206X_{11} - 4.696X_{23} + 502.296X_{24} - 222.986X_{26} + 777.809X_{28} - 0.00132X_{32}$；

②痰阻心脉 $Y_2 = -750.674 + 98.909X_6 + 71.7706X_8 + 98.268X1_1 + 6.536X_{23} + 157.995X_{24} - 636.790X_{26} + 364.262X_{28} + 0.130X_{32}$；

③寒凝心脉 $Y_2 = -550.484 + 54.559X_6 + 34.854X_8 + 71.651X_{11} + 1.461X_{23} + 420.010X_{24} - 24.002X_{26} + 425.340X_{28} + 0.194X_{32}$；

④气滞心脉 $Y_4 = -650.846 + 32.740X_6 + 36.696X_8 + 61.972X_{11} + 0.921X_{23} + 545.408X_{24} + 227.660X_{26} + 472.546X_{28} + 0.262X_{32}$；

⑤心气亏虚 $Y_5 = -721.165 - 16.248X_6 + 69.848X_8 + 94.109X_{11} - 4.906X_{23} + 525.446X_{24} + 333.898X_{26} + 723.152X_{28} + 0.218X_{32}$；

⑥心阴亏虚 $Y_6 = -541.158 + 41.546X_6 + 36.495X_8 + 88.831X_{11} - 0.323X_{23} + 325.170X_{24} - 154.564X_{26} + 412.652X_{28} + 0.336X_{32}$；

⑦心阳亏虚 $Y_7 = -683.382 - 20.085X_6 + 64.551X_8 + 103.730X_{11} - 4.965X_{23} + 483.301X_{24} + 266.548X_{26} + 662.090X_{28} + 0.192X_{32}$

$X_6$（Ac，动脉顺应性）、$X_8$（TG，三酰甘油）、$X_{11}$（RBV—H，全血黏度高切变率）、$X_{23}$（Hb/Tab，快速充盈系数）、$X_{24}$（He/Hb，外周阻力系数）、$X_{26}$（Tw/Tag，血管硬度系数）、$X_{28}$（DFN，舌蕈状乳头横径）和 $X_{32}$（BFV，舌微血流速度），经检验本组判别函数的回代符合率为 93.07%，前瞻性检验总符合率为 87.5%。提示所建立的 Fisher 判别函数能较准确地做出冠心病 7 类证候的诊断和鉴别诊断，所入选的指标对深入研究冠心病证候形成机制有启发意义。

潘毅等用 Fisher 判别分析法建立了心气虚证诊断的判别函数，得出心气虚证与正常人的判别式（简称 1 式）：$Z=11.6X_1-0.29X_2-0.0019X_3$；心气虚证与非心气虚证的判别式（简称 2 式）：$Z=13.3X_1-0.15X_2-0.0011X_3$（$X_1$：射血前期与心室射血时间比值；$X_2$：心脏收缩力指数，X3：每分心排血量）。其中 1 式的判别符合率、敏感度、特异度分别是 90%、86.16%、93%，2 式分别为 85%、86.6%、83%。

朱炎等通过检测冠心病心气虚证、非心气虚证及正常人各 30 例的脉搏图，并运用 Bayes 逐步判别分析法，建立了脉图的冠心病心气虚证、非心气虚证和正常人的判别函数，结果总判别符合率 88.9%，心气虚证与正常人的差别结果：符合率 94.6%，敏感度 96%，特异率 92%；冠心病心气虚证与非心气虚证的判别结果：符合率 87.5%，敏感度 89.2%，特异度 88.9%。

李艳娟等通过对近 20 年冠心病心绞痛相关文献分析，结果显示：①冠心病心绞痛心气亏虚证的中医证候量化诊断相关因素为胸闷、心胸隐痛、气短、神疲乏力、自汗、倦怠懒言、舌淡、苔薄白、脉细，赋分为 2 ～ 13 分；心气亏虚证的诊断阈值为 28 分；经进行回顾性检验，敏感度、特异度、准确度、阳性预测值、阴性预测值分别为 71.25%、87.14%、83.37%、63.32%、90.68%。②心血瘀阻证是冠心病心绞痛最常见证型之一，其中医证候量化诊断相关因素为心胸刺痛、固定不移、心悸、情绪诱发、两胁不适、舌紫暗、脉细，赋分为 7 ～ 17 分，心血瘀阻证的诊断阈值为 24 分；经进行回顾性检验，敏感度、特异度、准确度、阳性预测值、阴性预测值分别为 78.73%、88.76%、86.41%、68.18%、93.17%。由此得出结论：以症状出现频次为基础，建立冠心病心绞痛中医证候量化标准的方法是可行的。

### （二）动物模型的建立与评价

#### 1. 心气虚证

　　方法 1：睡眠剥夺法。孙福立等用睡眠剥夺的小站台法，通过剥夺睡眠时间，控制心率、血压等，模拟中医理论"惊"和"劳"等原因，建立心气虚证模型。于成瑶等采用水环境站台睡眠剥夺法，剥夺大鼠快速动眼（REM）睡眠复制心气虚模型，研究采用小站台直径为 4.5cm，大站台直径为 13.5cm，水面低于台面 1 ～ 2cm，水槽上方装有料斗及水瓶，实验期间大鼠可自由饮食，水温 30 ～ 32℃，室温 22 ～ 25℃，持续剥夺睡眠 192 小时。龙子江等在采用小站台水环境技术剥夺小鼠 REM 睡眠的基础上，于末次剥夺睡眠的同时腹腔注射垂体后叶素复制心气虚小鼠模型。

　　方法 2：基础进食＋强迫负重游泳＋灌服心得安法。程志清等分别选用魏 - 凯二氏大鼠、BALB/C 小鼠、SD 大鼠应用基础进食复合负重游泳的方法制作心气虚动物模型，造模组动物单笼饲养，实验全过程连续按基础进食量（即成龄大鼠静息状态下日采食量）进食 16 天，每只大鼠每日喂大鼠精饲料 5g/100g，在 25 ～ 27℃水温的游泳缸中，每日强迫负重（按大鼠自身体质量的 5% 计）游泳至力竭为止。力竭采用两次游泳法，前后相差 10 分钟，以最大限度地耗竭动物的体能。力竭标准为动物明显失调、慌张，鼻部在水面上下浮动，头没入 10 秒不能上浮为力竭标准。实验第 13 天，在每日游泳的基础上和功能基础上每日灌服心得安 0.5mL/100g（即 2.4mg/100g），连续 4 天。该研究使动物在基础进食量的情况下尽可能增加消耗量以达到"饥则损气"和"劳则耗气"的目的。

方法 3：控食＋强迫跑步＋灌服心得安。依据《素问·刺志论》"谷盛气盛，谷虚气虚"理论，程志清等选取了不同品系的大鼠，采用强迫跑步、控食及大剂量心得安等复合因素，连续 4 天，建立心气虚证动物模型。李绍芝等用 NIH 小白鼠采用连续控食、强迫负重游泳、大剂量灌服心得安和注射垂体后叶素导致心气耗损等综合方法制造心气虚证动物模型，该研究同样以"饥则损气"作为造模依据。

方法 4：冠状动脉结扎法。刘元章、王振涛等认为，心气虚是心衰最常见和最早出现的证候，采用结扎大鼠左冠状动脉造成慢性心衰模型，以心率、呼吸、力竭性游泳时间、心功能参数等模拟心气虚证证候学特点，成功制作了心衰大鼠心气虚证病证结合模型。

方法 5：衰老法。人在 40 岁开始逐渐衰老，40 岁前后的两个时间点，35 岁和 50 岁，可作为研究衰老动态变化的时间窗。依此于成瑶等选用约 12 月龄（约相当于人 33.7 岁）和约 18 月龄（约相当于人 50.5 岁）的雄性 SD 大鼠，模拟人类生理性衰老的心气虚证。研究认为实验动物衰老和随着年龄增长所观察的指标均呈阴证表现，属虚证、里证，并有寒证表现，老龄大鼠力竭性游泳时间缩短、少动多睡，有神疲乏力—气虚证必备条件；呼吸频率变慢，可能有胸闷—心虚证必备条件；心脏指数下降，为心气虚证的重要表现；耳温下降、色淡毛衰说明还有其他证候，表明自然衰老 SD 大鼠模型有心气虚等证的表现。

方法 6：心脏手术法。王振涛等选用体重 230～260g 的雄性 Wistar 大鼠，麻醉后开胸结扎大鼠左冠状动脉造成急性心肌梗死，常规喂养 1 个月后经心阻抗法检测心功能，CI 值 ≤ 180mL/（min·kg）者列入观察对象，并开始干预实验。假手术组手术方法同上，但在冠状动脉下穿线后打一松结。

方法 7：腹主动脉—腔静脉穿刺法。吴齐雁等将体重 250～300g 的雄性 Wistar 大鼠 30 只随机分为假手术组、动静脉瘘（AVF）手术 –HF(HF–γ，气虚组)组，每组 15 只，参照 Carcia 等方法，以 18G 针头进行腹主动脉—腔静脉穿刺建立动脉瘘（AVF）—心力衰竭（HF）—心气虚模型。术后常规饲养，自由饮水，室内照明 12 小时明暗交替。

方法 8：腹主动脉缩窄法。

方式 8–1 实验动物：大鼠；造模方法：腹腔注射戊巴比妥钠麻醉，除毛，消毒，于剑突下腹打开腹腔，于肾动脉分支以上钝性分离腹主动脉，用 4 号手术丝线将腹主动脉结扎，使腹主动脉直径缩窄为 0.7mm。

方式 8–2 实验动物：兔；造模方法：戊巴比妥钠麻醉，腹部正中切口，分离出腹主动脉，再根据超声测量的腹主动脉内径值，选择相应型号的导管与腹主动脉共结扎，使其狭窄 40%～50%。

方式 8-3 实验动物：小鼠；造模方法：腹腔注射麻醉，将小鼠固定于手术台上，剪毛，消毒，剑突下腹正中切口，打开腹腔，钝性分离腹主动脉，将腹主动脉与 7 号注射器针头平行放置一同结扎，然后缓慢撤出注射器，关腹，分层缝合。

方式 8-4 实验动物：兔；造模方法：耳缘静脉注射戊巴比妥钠麻醉，固定，消毒，无菌开腹，于左肾动脉以上钝性分离腹主动脉，将腹主动脉用金属环（直径 1.6～1.8mm）套住，调节金属环直径，使腹主动脉横截面积狭窄为原横截面积的 30% 左右。

方法 9：胸下腔静脉缩窄法。实验动物：比格犬；造模方法：静脉注射戊巴比妥钠麻醉，接呼吸机，腹正中线切开，沿左侧第 4 肋间隙打开胸腔，暴露心脏并打开心包，于心尖处做荷包缝合，左心室置入心室压力导管并固定，缝合心包。从心包外缘钝性分离胸下腔静脉，将下腔静脉直径缩窄为原来的 50%。

方法 10：主动脉瓣穿刺法。实验动物：兔；造模方法：将兔耳缘静脉麻醉，固定，消毒，分离右颈总动脉，细线结扎近心端，夹住远心端，剪开动脉血管插入 4F 或 5F 导管鞘管，埋管扎线固定，鞘管中插入静脉穿刺管，插至主动脉瓣附近，用 7F 引导钢丝一次性用力捅穿瓣膜。

**2. 心血虚证**

心肌缺血再灌注法：李言明等选取 80 只成年 SD 大鼠（8～10 周龄；体重控制在 250～300mg），给予戊巴比妥钠溶液 50mg/kg 腹腔麻醉。在经气管插管接呼吸机辅助呼吸条件下，离断第 2～3 肋间肌肉，充分暴露心脏，迅速定位结扎左冠状动脉前降支动脉 1 小时，松开结扎线后 48 小时建立心肌缺血再灌注模型。同时在术前、术中及术后 1 小时及 48 小时行心电图检查。术后 48 小时在相同部位再次结扎，行 Evans-TTC 双染，以显示心肌缺血及梗死面积大小。

**3. 心阳虚证**

曾代文等用盐酸普罗帕酮注射液静脉注射建立大鼠急性心力衰竭心阳虚衰证动物模型，用 BL－420E 生物机能实验系统记录急性心力衰竭心阳虚衰证大鼠血流动力学的变化。

**4. 血瘀证**

（1）心血瘀阻证　袁肇凯等采用冠脉结扎法复制心血瘀阻证动物模型。使用盐酸氯胺酮 20% 进行腹腔麻醉（80kg/kg），将背位固定，颈部去毛。然后将上皮组织剪开，颈前肌分离，让气管外露，用 20 号穿刺针头经口插入气管穿刺，另一端口连接微型人工呼吸机。将胸部脱毛，消毒，纵向切开皮肤约2厘米，做钝性分离（第4或第5肋间），剪断左侧胸廓第4肋。打开胸腔，剪开心包膜。然后以3/8不锈钢小圆针和6/0号丝线穿过肺动脉圆锥于左心耳交界下1～2毫米处，结扎左冠状动脉左前降支，结扎前后需记录Ⅱ导联心电图。若结扎部位以下出现心肌苍白，脉搏微弱，ST段弓背向上显著则表明模型的构造成功。然后快速地将胸腔缝合，待动物可以自主呼吸，即停止人工呼吸。造模成功后观察3小时，处死动物，进行采血随后取出心肌组织，对以下指标进行测定：MDA的测定、SOD、TXB、6-keto-PGF含量等。

谷万里等采取反复间断冷应激与垂体后叶素造模方法联合造模。将实验大鼠随机分为正常组、硝酸甘油治疗组和生理盐水对照组，每组各8只。治疗组和对照组每日8：30于–（5±1）℃低温环境中将大鼠分别置于笼内，连续3小时（采用可调温冰箱，透过玻璃盖可进行观察），使大鼠全身暴露于低温环境。然后再恢复与室内温度相同的温度（20±1）℃，并连续3天于腹腔注射垂体后叶素20U/（kg·d），3组按照相同的常规方法喂养。于造模成功后当天，连续3天，给予治疗组大鼠硝酸甘油0.45mg/（kg·d）；对照组大鼠给予0.9%生理盐水7mL/（kg·d）；最后一次给药30分钟，观察大鼠的一般情况。结果：治疗组和对照组中实验大鼠出现烦躁、多动的现象，随后出现反应迟钝、耳色暗红、蜷缩懒动、爪尾部发紫、饮水量明显减少等血瘀的症状。

简维维分3阶段复制大鼠模型，"血瘀证前期"大鼠模型的建立：依照文献首先复制动脉粥样硬化大鼠模型。"亚血瘀证期"大鼠模型的建立：将第一阶段成模大鼠在第12周时取主动脉进行HE染色检测，以大鼠主动脉斑块形成、血液流变学指标持续增高为模型成功标志。"心血瘀阻证期"大鼠模型的建立：在"亚血瘀证期"的基础之上参照文献方法造模，大鼠用10%水合氯醛腹腔麻醉（0.4～0.6mL/100g），即时记录标准Ⅱ导联心电图；气管切开后接人工呼吸机辅助呼吸（呼吸机的潮气量为8～12mL，频率80次/分钟，呼吸比为1：2）；在距胸骨左缘0.5cm，第3～4肋骨间作一约3cm的纵向切口，从左侧第四肋间钝性分离皮肤、胸大肌、前锯肌，打开胸腔，用自制小拉钩拉开3、4肋，显示约1.2cm的手术视野，暴露心脏，剪开心包，在肺动脉圆锥与左心耳交界稍下1～2mm处用无创性缝线穿线，即时记录标准Ⅱ导联心电图；结扎冠状动脉左前降支，即时记录标准Ⅱ导联心电图；以穿线而未结扎者作为假手术大鼠；以结扎部位以下心肌变白、搏动减弱且心电图出现ST段弓背向上明显抬高大鼠为造模成功。

（2）寒凝血瘀证　赵珊珊等将48只大鼠随机分为正常对照组、寒凝血瘀证组 3 天组、7 天组、14 天组、20 天组；预热互结证组 6 组各 8 只，寒凝证组大鼠在 −20℃持续受冻 1 小时左右，每天 1 次，持续时间分别为 3/7/14/20 天；瘀热组大鼠采用角叉菜胶联合干酵母悬液造模。结果：与正常对照组比较，寒凝 3 天组 TSH（促甲状腺素）、ADR（肾上腺素）显著增加，寒凝 7 天组部分血流变学指标、ET（内皮素）显著增加，NO（一氧化氮）显著降低；寒凝 14 天组血流变学指标、ET 显著增加，NO、TSH、ADR 显著降低；寒凝 20 天组血流变学指标、ET、NO 趋于正常；TSH、ADR 显著降低。寒凝血瘀证大鼠最佳冷冻时间为 14 天，这样既可以保证血瘀证模型成功，同时也符合寒证所具有的机体功能活动衰减的特点。

周华妙等选用 BALB/C 雌性小鼠采用肾上腺皮下注射加冰浴法进行造模，对造模前后小鼠进行症状和体征的评价，测定耳温及血液流变学变化等，结果模型组小鼠出现寒战、蜷缩少动、爪尾部紫癜等症状，并且耳温下降、全血黏度增高，与空白对照组比较差异有统计学意义，建立了符合中医证候特点的寒凝血瘀证模型。

王朋等采用垂体后叶素单一因素大剂量静脉注射的方法建立冠心病心绞痛寒凝血瘀证动物模型，通过观察大鼠一般情况、心电图和心肌微循环等指标变化，对模型的证候属性进行评价。结果：与正常组比较，模型组大鼠出现唇周、爪子颜色紫暗、体温下降等体征；心电图显示 ST 段显著抬高、心率减慢；心肌活体微循环检测显示，心肌微静脉收缩，红细胞流速明显减慢，血浆中 $TXB_2$/6-Keto-$PGF_{1\alpha}$ 值显著升高等。

（3）气虚血瘀证　黄烁等选用 Wistar 雄性大鼠，将它们随机分为假手术组（JSS）、单纯结扎冠脉组（DZ）、疲劳跑步运动复合结扎冠脉组（PZ）。DZ 组进行单纯冠脉结扎；PZ 组利用小动物跑台进行为期 2 周的跑步运动造成疲劳模型，在此基础上进行冠脉结扎，术后以 1 次 /2 天的频率维持 28 天的力竭跑步；于术后 28 ～ 31 天观察大鼠宏观体征，分别采集大鼠超声心动检测指标、呼吸幅度对大鼠冠心病气虚血瘀证的主症进行评价；采集空场实验相关指标、力竭运动时间、足底图像色彩饱和度对兼症进行评价；采集舌面色彩饱和度对舌象进行评价；采集脉搏搏动幅度对脉象进行评价。同时对血液流变学、凝血功能等指标进行检测。结果显示，术后第 28 天开始，PZ 组大鼠主症、兼症、舌象、脉象均符合冠心病气虚血瘀证证候表现，结合相关病理性检测结果证明以疲劳跑步运动复合左冠状动脉前降支高位结扎的方法在大鼠体内可以成功建立冠心病气虚血瘀证病证结合模型。

（4）痰浊瘀阻证　痰浊是体内水谷精微运化失常导致的，从西医学的角度出发认为与脂代谢紊乱有一定相关性。

刘涛等运用高脂饮食的方法建立痰湿证大鼠模型，高脂喂养10周，然后通过观察正常组和模型组大鼠的体重、饮食量和运动状态以及检测肝脏组织的病理切片、血糖、血脂、葡萄糖耐量试验（OGTT）和胰岛素耐量试验（ITT）等指标，对模型动物的痰湿证指标属性进行判断。

章忱等采用给大鼠喂饲高脂饮食（4% 胆固醇、10% 猪油、0.4% 丙基硫氧嘧啶、85.6% 基础饲料）喂养3周，然后用20% 乌拉坦（1.2g/kg 体重）腹腔注射麻醉动物，仰卧固定。分离左颈外静脉，并注入垂体后叶素制备了胸痹痰浊瘀阻证模型。

（5）阳虚血瘀证　张明雪等将高脂喂养的大鼠冷藏于 –4 ～ –2℃冰柜中，持续6周，在第35日皮下多点注射垂体后叶素。结果：模型组大鼠心肌损伤心功能减退程度严重高于正常组，其中血脂、心肌酶升高，左心舒张功能下降，心电图示心肌缺血，心肝肺出现心力衰竭、附壁血栓的组织形态学变化、背温下降等特异性改变，基本符合冠心病阳虚血瘀证临床特点。

李汇博等将大耳白兔麻醉后，以20% 的甲醛注射浸润窦房结区从而导致白兔慢性病窦综合征，认为以这种方法所建立的慢性病窦综合征所表现出的一系列阳虚血瘀症状符合中医临床阳虚血瘀证的诊断标准，认为造模成功。

廖家葳等用基因工程技术对包括清道夫受体和一氧化氮合酶等基因进行修饰而制作冠心病模型。在 ApoE KO 小鼠体内敲除 PDZK1，观察到粥样硬化斑块沉积，管腔狭窄，心悸纤维化，结果表明心功能基本正常，实验期内未观察到小鼠死亡，成功研发出若干个基于冠状动脉硬化的自发性与诱导性冠心病小鼠模型，其病变特点与人类冠心病类似。

### （三）临床与实验研究进展

#### 1. 中医证型与心功能

（1）心气虚与心功能　许多研究资料均表明心气虚证患者的左心功能异常。廖家桢等提出冠心病心绞痛伴心气虚患者多有不同程度的潜在性的心功能不全。程伟等研究发现，心气虚证患者与正常人比较，左室舒张和收缩功能均低下，而肺、脾胃、肾气虚证与正常人比较，左室舒张功能参数无显著差别；左室舒张性能指标舒张时间振幅指数（DATI）较收缩性能指标左室射血前期 / 左室射血期（PEP/LVET）更为敏感，DATI 和 PEP/LVET 异常率无显著差别，但两者正常、异常间有交叉，说明心气虚证有单纯心收缩或舒张功能异常。王硕仁等认为左室舒张功能评价对心气虚证诊断有高敏感性（87%），左室收缩功能则有高特异性（88%）。文旺秀等对心气虚证患者心功能检查分析提出：心气虚证患者心脏的泵血功能、左心室收缩功能均明显下降，外周阻力增加，后负荷加重，心脏的舒张功能也受到一定程度影响。宋一亭等研究发现心气虚衰程度与左心室收缩功能（PEP/LVET、HI），心脏舒张功能（TARTI和DAT）以及血流动力学指标（CI）减退幅度具有明显关系，以气虚与CI相关明显，同时发现冠心病的气虚患者心脏收缩功能和舒张功能均异常。李燕等对心气虚证与心功能的文献研究发现，心脏指数的SMD、每分输出量的SMD、每搏出量的SMD、射血分数的WMD和心气虚证不仅有统计学意义上的关联，而且具有明显的趋势关系，即随着指标程度的改变，患心气虚证的危险也增大（$P < 0.001$）。

（2）心血虚证与心功能　孙鹏涛等对121例左室射血分数正常的心力衰竭患者左室舒张功能与心虚证分型关系的研究发现，按心血虚、心气虚、气阴两虚、心阳虚的顺序，二尖瓣环舒张早期峰值速度（Ea）呈递减趋势，二尖瓣舒张早期峰值速度（E）/Ea、TDI-Tei指数、左室质量指数及血浆B型利钠肽（BNP）水平呈递增趋势。说明Ea、E/Ea、TDI-Tei指数、左室质量指数及BNP水平等指标反映了舒张功能的变化，可作为HFNEF患者心虚证辨证的量化指标。李十红等对心虚证分型与左室舒张功能的研究发现，除心血虚组外，均有不同程度的左室舒张功能异常，随着舒张早期血流速度（E）的减低及舒张早期血流速度（A）、A/E比值、等容舒张期（IVRT）的增高，心虚证程度加重的规律为：心血虚＜心气虚＜心阳虚＜气阴两虚。研究提示舒张功能各项指标的改变，可作为临床心虚证诊断的重要依据及评价心虚证疗效的客观定量指标。杨振平等对95例心血虚患者负荷STI研究发现，心血虚患者具有潜在的左心功能低下的情况。黄碧群等采用心脏切面超声和M型心脏超声心动图对86例心病主证患者的心脏结构和功能进行观测，其超声心动图的异常程度呈心脉瘀证＞心气虚＞心血虚趋势，心血虚患者左房内径、左室后壁厚度、室间隔厚度、主动脉内径均较肝血虚患者显著升高，故超声心动图指标的改变是鉴别心肝血虚证的主要依据。

（3）心阴虚证与心功能　毛秉豫等观察到心阴虚证患者代表迷走神经活性的参数SDNN、rMSDD、PNN50降低，与正常对照组比较有显著差异（$P < 0.05$），心阴虚冠心病患者HRV降低。林琪等对124例心脏病患者进行心电图检查发现，心阴虚证组的左心室肥厚率低于心气虚证组，而快速心律失常发生率、Q-T间期延长和ST-T段异常的发生率均高于心气虚证组，提示心肌肥厚和快速心律失常发生率可以作为初步判别二者的依据，而Q-T间期和ST-T的改变以及心律失常的类型尚需进一步探索。吴美平等对83例心力衰竭患者的研究发现，心功能分级

第七章　中医常见证候研究进展

第七章　中医常见证候研究进展

第七章　中医常见证候研究进展

- 281 -

与证型相关性明显，心阴虚为主的患者心功能分级低于心阳虚为主的患者，NT-proBNP 水平明显低于阳虚证患者。提示 NT-proBNP 分级可作为心功能分级一项参考指标，心阴虚证患者病情轻于心阳虚证患者。

（4）心阳虚证与心功能　褚田明等通过对 262 例冠心病患者的研究发现，冠心病阳虚证患者的射血分数较非阳虚证患者明显降低，提示其心功能受损严重，不能维持其正常的泵血功能。赵淑杰等通过对 47 例心阳虚患者的研究发现，心阳虚患者心室收缩功能与舒张功能与正常人相比均有不同程度的减弱，认为心功能检查可作为临床诊断心阳虚证的重要依据及评价心阳虚证疗效的客观定量指标。芪苈心胶囊等针对心阳虚的中成药能够极大地改善左室射血分数及其他收缩舒张功能指标，从以方测证的角度反映了心阳虚证往往伴随左室射血分数的降低。

（5）心血瘀阻证与心功能　谢氏等对 95 例冠心病患者，按中医辨证分为 3 个实证组（心血瘀阻型、痰浊内阻型和阴寒凝滞型），3 个虚证型（阳气虚衰型、心肾阴虚型和气阴两虚型）。检测心电图 $QRS_d$、$QRS_{max}$、$QRS_{min}$ 指标，发现冠心病中医辨证分型中实证型组 $QRS_d$、$QRS_{max}$、$QRS_{min}$ 大于虚证型组，提示实证型组比虚证型组患者心肌缺血重，易发生心律失常；心血瘀阻型患者的 $QRS_d$、$QRS_{max}$、$QRS_{min}$ 最大，表明此型患者缺血程度较重，易发生心律失常，属中医辨证分型中应密切留意的高危人群。刘雪梅等选取 316 例确诊冠心病患者，研究发现，其中 56.01% 的冠心病患者心电图表现为心肌缺血，共 117 例，这其中又有 67.07% 的患者中医辨证为心血瘀阻型，比例最高。赵亚莉等研究也发现，在收集的 ECG 示心肌存在缺血的患者中，瘀血阻滞型所占比例最大，心肾阴虚型最低。

**2. 中医证型与冠脉造影**

冠心病病变支数主要包括单支病变、双支病变、三支病变等，学者们对其与冠心病中医证候的中医证型的相关性做了大量研究。张鹏对 368 例冠心病患者冠脉病变特点与中医证型的相关性研究，结果显示心血瘀阻证患者冠脉以多支病变为主，痰瘀相兼证、痰浊证、阴虚证、阳虚证等患者主要为多支病变。徐莺选取 250 例冠脉造影患者进行中医辨证分型，记录冠脉病变支数、狭窄程度，并采用 Gensini 法计算冠脉病变积分。结果显示心血瘀阻型以多支病变、闭塞性病变为主，病变积分高。提示冠心病中医证型与冠脉病变有一定相关性，冠脉病变可以为冠心病中医辨证提供客观依据。

**3. 中医证型与血液循环**

（1）血液流变学　马丽红等报道心气虚血瘀证患者全血黏度、红细胞压积增高、微循环障碍积分上升。谭氏等观察了 28 例心阴虚患者的血液流变学改变，得出心阴虚患者的血黏度具有普遍升高的特点，增高的水平可能与阴虚发热的程度呈平行关系的结论。吴氏观察陈旧性心肌梗死阴虚者全血比黏度高低切速、全血还原比黏度低切速、血浆比黏度的血球压积、纤维蛋白原含量等均高于正常人和阳虚患者（$P < 0.05$ 或 $P < 0.01$）。郭慧军等对虚瘀患者进行血液流变学检查，虚瘀组全血黏度、血浆比黏度、红细胞压积明显增高，同时检测了患者的甲皱微循环变化，虚瘀组的流态、综合积分与对照组比较有显著性差异。

（2）血液动力学　周英等通过对 98 例心虚证患者的血流动力学变化的测定，并与健康对照组、肺虚组、脾虚组、肾虚组的对比研究，观察到只有心虚证组有不同程度的血液动力学改变，其变化程度气阴两虚＞心阳虚＞心气虚＞心阴虚。当 SV、CO、CI、SI、HI、C、EF 降低及 TPR 增加时，临床可见心虚证的证候，所测参数可作为心虚证诊断的重要依据及评价心虚证疗效的客观定量指标。王金荣等进行无创性血液动力学检查，心虚组每搏出量（SV）、每分排血量（CO）、心搏指数（SI）、心脏指数（CI）、左心有效泵力（VPE）低于对照组，总周阻力（TPR）高于对照组。李绍芝等观测了心气虚、心阴虚、心脉痹阻患者左心舒缩功能，发现在收缩功能方面，心气虚组＞心脉痹阻组，而心阴虚组无收缩功能受损；在舒张功能方面，心气虚组＞心脉痹阻组＞心阴虚组，提示血液动力学的不同改变是形成 3 种病位在心证候的内在本质。

（3）甲皱微循环　李氏报道心阴虚患者的甲皱微循环管袢多为纤细状，微血流流态多表现为线流，血流速度快。孙世道等观察了 87 例患者甲皱微循环变化，发现气虚者管袢数目减少、变短，张力差，异性管袢明显增多。雷健等研究发现冠脉通胶囊能明显改善甲皱微循环状态，治疗冠心病心绞痛疗效显著。

#### 4. 中医证型与内分泌功能

邝氏测试了 16 例 AMI 心阴虚患者血浆中雌二醇（$E_2$）、睾酮（T）的含量，结果显示患者发病 1～3 周时（$E_2/T$）的比值明显低于正常，推测 T 值下降与机体应激有关。屈松柏等对 33 例不同心血管疾病心阴虚证患者肾素—血管紧张素—醛固酮系统（RAAS）的功能状态进行了观察，结果发现心阴虚证 RAAS 活性增高，表现为 3 种激素水平均比正常人高（$P < 0.05$ 或 $P < 0.01$），提示心阴虚证存在明显的神经–体液调节功能紊乱。展海霞等也认为血浆肾上腺素（E）、血管紧张素 II（Ang II）、醛固酮（ALD）及内皮素（ET）关系密切。唐巍等检测 50 例冠心病患者和 40 例健康人空腹血糖、血脂、血清胰岛素、胰高血糖素，并对冠心病患者进行中医辨证分型，分为气虚组、阴虚组、阳虚组、气滞血瘀组、寒凝痰浊组。结果：各项检测指标冠心病组均明显高于正常对照组，冠心病虚证组明

显高于实证组，其中气虚组＞阴虚组＞阳虚组＞气滞血瘀组＞寒凝痰浊组。冠心病虚证组以血糖、血脂、胰岛素升高为主，其中气虚组＞阴虚组＞阳虚组，冠心病中医证型与血糖、血脂、胰岛素、胰高血糖素等检测指标有相关性，可作为中医辨证分型的客观指标，有临床诊断价值。张友计等通过研究认为心钠素（ANP）可能成为评估心力衰竭心阳虚证心功能水平的指标之一。

### 5. 中医证型与免疫

刘明怀等认为临床上对慢性心衰进行微观辨证时，除了以往的 E/A、EF 值等，还可以通过 TNF-α、IL-6 及 IL-10 等免疫学的相关指标协助诊断，以提高中医辨证的准确性。朱氏等对 100 例经冠状动脉造影诊断为冠心病心绞痛患者参照一定的标准进行证候要素（气虚、痰浊、血瘀及夹杂）提取，并测定 IL-6、ET-1 水平，作相关性分析。证型分布以本虚标实证居多；证候分布中气虚、痰浊、血瘀 3 型所占比例较大，关系为血瘀＞痰浊＞气虚；实证较虚实夹杂证 IL-6 水平明显升高（$P < 0.005$）；夹痰夹瘀证较夹痰证和夹瘀证 ET-1 水平明显升高（$P < 0.05$）。提示冠心病心绞痛中医证型以本虚标实证居多，冠心病心绞痛的基本证候是血瘀、痰浊、气虚；IL-6、ET-1 与中医证型分布具有相关性。孙氏等对 131 例冠状动脉造影者进行中医辨证分型，并根据造影结果对冠状动脉病变程度进行分组。用 ELISA 法测定血浆 IL-6 及 hs-CRP 水平。心血瘀阻证、痰浊内阻证及寒凝心脉证 IL-6、hs-CRP 水平显著高于其他证型，其中心血瘀阻证＞痰浊内阻证＞寒凝心脉证，而心气虚弱、心肾阴虚及心肾阳虚证型间 IL-6、hs-CRP 水平无统计学差异。提示 IL-6、hs-CRP 水平与冠心病中医证型之间存在相关性。

### 6. 中医证型与代谢组学

程鹏等运用代谢组学的方法探讨冠心病痰浊证与气虚证的中医分型与其代谢产物之间的关系，结果显示痰浊证与气虚证患者可被有效区分开，鉴别这两种证型贡献值最大的化合物为丝氨酸，其次为缬氨酸、2 羟基丙酸等，痰浊证丝氨酸、2- 羟基丙酸显著高于气虚证组。提示代谢组学技术可能成为中医辨证分型的新的技术手段。陆璇等对心气虚与能量代谢的研究认为，心肌能量物质代谢障碍是慢性心力衰竭心气虚证的病理生理物质基础，心气虚与线粒体能量代谢具有一定的相关性。张氏等对 12 例冠心病心绞痛痰浊证患者和 12 例冠心病心绞痛血瘀证患者的尿液样本进行氢核磁共振（$^1$H-NMR）检测，通过偏最小二乘法判别分析方法研究冠心病心绞痛痰浊证患者与血瘀证患者之间尿液代谢产物谱的差异。结果提示尿液代谢物变化能在一定程度上区分冠心病心绞痛的不同中医证型。

### 7. 中医证型与基因组学

邵静等通过不稳定型心绞痛患者血管紧张素转换酶基因多态性与中医证型及冠状动脉斑块性质的关系的研究，发现 ACE 基因 DD 基因型及 D 等位基因可能是冠心病不稳定心绞痛的易感基因，且在气虚血瘀证、痰阻心脉证、心血瘀阻证患者中分布较多，ACE-DD 基因型在软斑块及中等密度斑块患者中分布较多。

### 8. 中医证型与体质、舌象

田松等通过研究冠心病患者中医体质的分布特点及其与证候的关系，得出结论：瘀血质、气虚质、痰湿质为冠心病患者常见的体质类型，冠心病患者的体质类型与中医证候密切相关。史琦等通过对冠心病患者舌下络脉征象与中医辨证关系的研究，得出结论：舌下络脉长短、粗细、迂曲程度及颜色方面的特点有利于区分冠心病患者证型的虚实、虚实夹杂、寒热情况及实证要素的类型、严重程度等，对冠心病临床辨证分型具有一定的辅助判断作用及参考价值。

### 9. 中医证型与理化指标

（1）脂联素（APN） 胡节惠等通过临床随机选择经冠脉造影（CAG）确诊为冠心病的患者，根据患者的舌脉证进行中医的辨证分型。另外选择了 18 例门诊考虑冠心病，但 CAG 未见冠脉狭窄的非冠心病患者作为对照组，检测上述所有患者血清 APN 含量，比较冠心病患者与非冠心病患者、冠心病不同中医证型组患者的血清 APN 含量变化。得出结论：①冠心病患者组血清脂联素含量显著低于非冠心病患者组血清脂联素含量，冠心病各证型组血清 APN 含量显著低于对照组，不同中医证型之间血清 APN 含量存在差异，提示 APN 有可能成为冠心病中医分型的客观指标之一；②冠心病不同中医证型组冠脉病变程度分布存在差异，将血清 APN 与 CGA 结果相结合更有利于冠心病的中医临床分型。

（2）血脂、C- 反应蛋白（CRP）、同型半胱氨酸（Hcy） 张华等通过对老年冠心病中医证型与血脂水平的相关性研究，得出结论：老年冠心病中医证型以痰阻心脉证和心血瘀阻证多见，痰浊与血脂异常存在一定的相关性，且痰阻心脉证中血脂最显著。王恒和等通过对冠心病中医证型与血脂、C- 反应蛋白及同型半胱氨酸相关性研究，得出结论：血清脂质、CRP、Hcy 水平与冠心病中医证型存在相关性，可作为冠心病中医辨证分型辅助诊断的客观指标。陈敏娜等通过对冠心病各中医证型与多种心血管危险因素的相关性分析，得出结论：①冠心病中医证型以心血瘀阻证和痰阻心脉证为主；②吸烟、血压、空腹血糖及血脂与冠心病中医证型存在相关性，可作为冠心病中医辨证分型辅助诊断的客观指标。

（3）动态动脉硬化指数（AASI） 叶焕文等通过对不同证型冠心病实证患者

动态动脉硬化指数（AASI）分布规律临床研究，得出结论：在不同证型冠心病实证患者中，AASI及SAASI（对称动脉硬化指数）具有一定的分布规律，此两项指标的检测可为冠心病实证辨证分型提供参考。

### （四）分析与评价

以上可以看出，近年来中医对心系疾病证候的研究有了很大突破。研究手段上采用了现代医学与科学技术相结合的方法（如冠脉造影、心功能、免疫、内分泌、代谢组学、蛋白组学等）；研究着眼点上主要集中于从心血管疾病中左心室的舒缩功能这一病理角度去阐发中医心主血脉的生理功能，以及冠心病中医证候的分类标准及其关联理化指标研究方面。在研究思路与方法上仍有待于突破，如中医的心脏除了主血脉外，还具有主神明的功能，如何开展心脏主神明及心与脑关系的的研究将是今后研究的重点与难点。这些研究不仅从不同侧面证实了心病各中医证候确有其物质基础和科学依据，推进了中医对心脏本质的研究，还提高了心病的疗效，但依然面临不少问题。

模型复制方面：①心气虚证模型：睡眠剥夺法造模周期短，但证候表现多样复杂，如模型大鼠表现出乏力、精神萎靡与反抗凶、心功能升高并存，变化不稳定。高脂饮食、免疫损伤加慢性放血法有动脉粥样硬化及血瘀的兼症。限食、力竭加大剂量心得安复合因素法中游泳法常伴有寒症的兼症，跑步法各动物适应能力不同，易出现四肢抓伤或出血，造成血虚证或其他感染，引入不可控实验因素，同时造模器械复杂。心气虚血瘀冠状动脉结扎法死亡率高，且有心脏及其他脏器的器质性改变。自然衰老法造模周期过长，并且各个动物衰老的时间难以准确把握。因此，心气虚证动物模型的研究如何遵循自愿理论，用更简单的方法，复制更为合理的无夹杂证的心气虚证动物模型值得探索。②心阳虚证动物模型：制作方法较为单一，重复性较差，与一般阳虚证动物模型制作方法有大量重复之处，阳虚的程度与脏腑定位尚欠标准。现有的慢性心衰动物模型多为疾病动物模型，虽有部分反映慢性心衰的某些特定的中医证型的相关研究，但仍在探索阶段。③心阴虚证：目前阴虚证的造模方式多样，但仍然缺乏明确脏腑定位的心阴虚证的动物模型的建立。④心血瘀阻证动物模型：证的兼症很多，如心血瘀阻证动物模型主要有气虚血瘀、阳虚血瘀、寒凝血瘀、痰浊血瘀，故要积极排除干扰，在建立动物模型时考虑内因、不内外因等中医因素，复制出针对性更强的病证结合的动物模型。

动物模型的评价方面：药物反证体现了中医的精髓——辨证论治，因此在今

中医证候研究

后可广泛作为动物模型初步评估的方法，但在具体方药的处方、对证方面应进行进一步的统一。总结建立心病动物模型的各种方法与思路，大多采取以中医病因病机理论为指导，结合西医病理机制的方法，建模过程中在参考中医证候动物模型评价内容的同时，也逐渐形成了以西医理化指标等为标准来评价动物模型。但对动物模型评价统一的量化指标还是研究的空白点，而动物模型规范化、标准化是保证中医药现代化研究结果的可靠性、重现性、创新性、先进性及科学性的基本前提。因此，目前对动物模型诊断标准化、证候量化、客观化的要求更加迫切。

客观诊断指标研究方面：尽管随着科学技术的发展，客观诊断指标已逐步与动物模型的评价建立起联系，但客观诊断指标复杂多样，对某个单一证候缺乏特异性、敏感性，难以对相应中医证候进行具体客观指标的定位、定量分析及规范。如心气虚证的诊断指标，除 PEP/LVET 比值外，其他的实验室指标皆缺乏特异性和敏感性，并不能用来特异地诊断心气虚证。如何借鉴和利用现代科学技术成果，如基因组学与蛋白组学的理论和方法、生物芯片技术的使用，使中医证候的特异性指标的研究取得突破性进展值得探讨。

治疗方面：大多心病中医证候治疗的有效性基于临床观察或病例报告，或以动物实验结论按逻辑推理方法作为临床证据，重复性差，今后引入循证医学，遵循大样本随机对照研究的 3 个基本原则（随机、对照、盲法），发展心病中医证候中医药疗法的大样本随机对照实验、筛选和评价有效方法和疗法，同时重视整体机能调节，充分利用临床治疗手段多样的优势，进行心理、饮食、针灸、功能锻炼等综合治疗，追求系统治疗的最佳质量，最大限度地实现患者的自身价值和愿望，将是今后应该重视的环节。

### （五）展望

今后，对中医心脏本质的研究可以集中在以下几个方面：①中医证候诊断方面：中医证候的诊断历来具有一定程度的主观性，有的症状缺乏统一的、量化的判断标准。近年来出现了很多心系疾病中医证候的规范化、标准化及证候类型与客观指标关系的研究，因此可以引入循证医学，利用现代科学技术在宏观诊断的基础上结合微观指标进一步诊断为某病某证。尽管如此，但对中医证候客观指标的量化研究及具有特异性的中医症状和微观指标的研究仍是一大空白点，今后可将其作为研究方向之一。②动物模型建立方面，现今模型动物的选择更多样化，除了小鼠、大鼠、兔子，狗、小型猪等已被研究者们作为选择对象，也出现了药物致病、机械损伤、手术等新的造模方法。尽管如此，仍缺乏既能模拟临床发病情况，又重复性好，发病率高的模型。因此应该从中医整体角度出发，寻找更贴近临床的造模方法和更具有特异性的客观指标来评价模型成功与否，从而制作出与临床联系较为紧密的病证结合动物模型。③模型评价方面：寻找特异性客观指标来评价造模成功与否，减少人为干扰等主观因素，这仍是研究的重点。④中医证候与生物学基础方面：从整体、器官、细胞、分子乃至基因角度，进一步研究心主血脉的生理功能及心病中医证候的生物学基础和发病机制，如心开窍于舌，开展舌象的变化与心血管疾病的早期诊断及预后判断的相关性研究，可以为未病先防、既病防变及疾病的预后提供依据。心主神明，心与脑关系密切，如今精神疾病已成为影响人类健康的重要因素。探讨心主神明的物质基础、心肾相交的生理病理机制及心脑之间的关系已成为研究者们不可忽视的方面。⑤治疗方面：中医的生命力在于临床，基础研究和临床研究均是为临床疗效服务的。因此某种方药及其剂量对某种证候的特异性疗效的研究也是今后研究的一个方面。

## 三、脾证候

"脾乃后天之本。"中医尤其重视脾脏，近年来，我国学者在已有成果基础上开展了大量相关课题的研究，其中不乏新的突破，极大地丰富和发展了脾胃学说。脾病证型分虚实两端，在脾脏的研究方面，以脾虚证为主，包括脾气虚证、脾阳虚证、脾阴虚证和脾不统血证；同时，对湿热蕴脾证、寒湿困脾证两大实证的研究也取得了一定的进展。

### （一）研究进展

#### 1. 诊断标准

普适性脾虚证证候诊断标准主要以 1988 年卫生部（现国家卫生健康委员会）药政局颁布《中药治疗脾虚证的临床研究指导原则》，和 2002 年国家药品监督管理局修订发布《中药新药临床研究指导原则（试行）》为主，如前者以气虚症状、脾虚症状及次症的不同组合诊断脾气虚证，再以脾气虚为基础来诊断其他证候，比如脾虚中气下陷诊断标准为脾气虚诊断标准＋内脏下垂或久泻不止、或滑精等一项。后者脾虚诊断标准改为主症和次症的形式，不再单列脾虚症状和气虚症状，内容也进行了精简，更便于研究操作。

除上述外，还有以疾病为依托的某种疾病特异性诊断标准。1994 年国家中医药管理局发布《中医病证诊断疗效标准》，包括中医内、外、妇、儿、眼、耳鼻喉、肛肠、皮肤、骨伤9科406个痛证，均涉及脾脏相关证的诊断与疗效标准。《中药新药临床研究指导原则（试行）》、大部分《中医内科学》类出版物也采用以疾病为纲的模式。此外，亦有个人结合自己研究情况提出的一系列诊断标准。赵平等对近25年脾虚证诊断标准文献进行研究，提炼出脾虚证临床症状、舌象、脉象，排序前10位依次为：食欲减退、舌淡、乏力、舌胖嫩/胖大、大便溏泄、舌边有齿痕、脉细、消瘦、面色萎黄、食后腹胀，但与国家标准、学会标准存在差异。

郑洁中在以往脾气虚证计量诊断研究工作的基础上，病证结合，初步建立慢性浅表性胃炎脾气虚证的计量诊断方法，促进了脾气虚证计量诊断的细化。共收集病例150人，其中脾气虚组73人，非脾气虚组77人。分别运用统计学方法和中医理论各筛选出8项指标与12项指标作为判别分析指标。运用经典判别分析建立判别函数，运用最大似然判别分析建立计量诊断表，并转换为诊断计分表。判别函数与诊断计分表对原始病例的诊断准确率均在90%以上，McNemar检验及一致性检验均提示与原诊断标准较为一致。根据12项指标建立的判别函数诊断准确率最高，为93.3%。其敏感度为90.4%，特异度为96.1%；阳性预测值为95.7%，阴性预测值为91.4%；阳性似然比为23.21，阴性似然比为0.10。采用Microsoft Visual Basic2010进行编程，根据诊断计分表编写出了"慢性浅表性胃炎脾气虚证诊断程序"。

**2. 动物模型**

（1）脾气虚证 毛飞寅等用腹腔注射80mg/kg的环磷酰胺（将CTX溶解于25mL0.9%NS中，振荡、混匀数次，配制成8mg/mLCXT溶液。）连续3天，制备免疫抑制脾虚型小鼠模型。林丽珠等以小承气汤泻下法加隔日游泳配合高脂饮食建立脾虚小鼠模型——小承气汤（生大黄、枳实、厚朴按2∶1∶1配比）7.5g/kg灌胃，每天1次，隔日禁食加高脂饮食（在基础饲料的基础上添加0.5%胆固醇、10%蛋黄粉、5%猪油）、过度疲劳（隔日游泳至力竭，力竭标准：小鼠鼻尖没入水下7秒）。小鼠均出现体重明显减轻，食量减少，大便次数增多，游泳时间缩短，少动，四肢无力，毛发枯涩，畏寒等"脾虚"症状与体征。苗兰英等连续10天采用饮食不节、过度疲劳和苦寒泄下等多种因素共同作用建立脾虚大鼠模型。具体方法包括单日只喂甘蓝10～15g/只，双日以猪油3mL/只灌胃，自由进食，饮水；每日1次在27℃温水中游泳至耐力极限（指无力游动，经驱赶仍不能继续，身体出现向腹侧曲、发抖、欲溺水等征象）；单日以质量分数为100%大黄灌胃2mL/只。动物出现消瘦、进食量减少、进水量增多、便溏、次数增多、倦怠少动、皮毛光泽度下降、肛温升高等变化，提示造模成功。郭延生等通过连续14天每天对大鼠皮下注射利血平1mg/kg，每只灌胃蒸馏水2mL造脾虚证模型，选用四君子汤对模型进行评价，实验至第4天时，脾虚模型组动物出现相关脾虚症状。张卫平等通过苦寒泻下法如番泻叶灌胃复制大鼠脾虚模型。刘艳阳通过实验研究证明碘乙酰胺加小平台组动物模型是合格的功能性消化不良脾虚证动物模型。潘爱珍等通过连续12周迫使大鼠在冷水（10±1）℃中游泳至"力竭"并联合单日禁食、双日高脂饮食以复制大鼠脾虚模型。模型组大鼠体质量、胸腺指数、脾脏指数显著降低（$P < 0.01$ 或 $P < 0.05$），血清IL-2、IL-6、TNF-α含量显著降低（$P < 0.01$ 或 $P < 0.05$）。李锦灵等通过测定不同造模方法（番泻叶苦寒泻下、游泳劳倦过度、番泻叶苦寒泻下加游泳劳倦过度3种）复制脾气虚证模型的血常规指标并进行比较，认为以苦寒泻下加劳倦过度加限食法三因素复合的方法建立的脾气虚模型稳定性良好，表现出的免疫功能下降、贫血等症状符合中医证候，且白细胞计数（WBC）、淋巴细胞计数（LY#）、红细胞比容（HCT）、红细胞血红蛋白含量（MCH）具有潜能成为评价脾气虚证的稳定性指标。李晨等比较了利血平、甘蓝猪油、小承气汤3种造模方法，结合一般情况及光镜下结果评价，认为小承气汤组造模方法较好。李斌等通过饮食不节加劳倦过度法制作大鼠脾虚模型，通过测定血浆中D-木糖、环磷酸腺苷（cAMP）、环磷酸鸟苷（cGMP）、cAMP/cGMP、甲状腺激素T3、17羟皮质类固醇（17-OHCS）检验了此模型非肾虚模型，同时通过测定水液代谢相关指标——白蛋白（ALB）、抗利尿激素（ADH）及红细胞膜 $Na^+$-$K^+$-ATP 酶水平验证了脾虚后水液代谢紊乱，与临床症状相符。

（2）脾阳虚证 吴云起等从棕色脂肪组织（BAT）和解偶联蛋白1（UCP1）改变来探讨脾阳虚，用高脂饲料（83%普通饲料，15%甘油三酯，2%胆固醇），在19℃环境喂养，手术切除肩胛间棕色脂肪组织，检测UCP1的相对表达量。并用附子理中汤反证了该动物模型属脾阳虚证型。同理，韦祎等采用BAT切除术，而后采用高脂饮食加较低温度环境，使脾虚和阳虚症状同时具备，从而制备了脾阳虚大鼠模型。王颖等以三因素复合法——大黄泻下、负重游泳（水温28℃时造脾气虚、水温4℃造脾阳虚）、饥饿，分别建立脾气虚证、脾阳虚证两种动物模型，对模型动物的宏观证候、血清胃泌素、血浆胃动素进行比较研究，同时对模型动物以健脾中药反证，结果显示造模成功。同时在二证的微观指标鉴别上，认为血清胃泌素（GAS）降低可作为两证的微观辨证指标，血浆胃动素（MTL）可用以鉴别该二证。蒋鹤飞造模为期约3周，在饮食失节（喂饲甘蓝、猪油脂）、劳倦过度（游泳）的同时加苦寒泻下的因素损伤脾阳，每只大鼠每日加灌100%的番泻叶水浸液1mL/100g。通过造模，大鼠出现神疲、倦怠、体温、肛温下降，不能持续游泳，毛发枯槁易脱落，腹泻、下肢伸展伴蠕行、肛周秽浊，扭体反应等脾阳虚现象，表明模型制作成功。

（3）脾阴虚证　丛培玮等采用"饮食不节＋疲劳过度"复合方法造模14天后，继而给大鼠以温热伤阴药（附子、肉桂、吴茱萸水煎液）灌10天复制脾阴虚大鼠模型。

（4）脾不统血证　张文亮等通过给大鼠以小承气汤＋阿司匹林灌胃法建立大鼠脾不统血模型，实验大鼠出现食少、便溏、肢体倦怠、四肢不温、大便隐血试验阳性等症状。游艳婷等采用游泳、限制饮食同时（43天）施加于大鼠，塑造脾气虚模型后，每日连续给予大鼠腹部皮下注射低分子肝素钠（2000U·kg$^{-1}$·d$^{-1}$）塑造脾不统血模型，检测大鼠的血常规、凝血功能以及血液流变学功能。造模第58～63天，脾不统血模型组大鼠逐渐出现便潜血阳性反应且稳定表达，造模成功。

（5）湿热蕴脾证　翁一洁等通过比较正常组、模型Ⅰ组（高脂饮食＋白酒灌服10天）、模型Ⅱ组（高脂饮食＋白酒灌服20天），模型Ⅲ组（高脂饮食＋白酒灌服30天）MTL、GAS指标的变化，认为高脂高糖饮食和白酒灌服20天是脾胃湿热证病理模型内因造模中较合适的时间。周凡等采用高温高湿环境、高脂高糖饮食加免疫法构建脾胃湿热证溃疡性结肠炎（UC）大鼠模型，造模后，各模型大鼠均出现典型的湿热证症状及病理表现，其中"高脂高糖饮食＋湿热环境＋免疫法"模型与正常大鼠差异性最大。李合国等以2%水杨酸钠连续灌胃20天，建立慢性胃炎模型；同时饲以高脂高糖饮食，即20%蜂蜜水自由饮用，隔日以10mL/kg·d标准灌服油脂；15天后放入人工气候箱中，温度（32±2）℃，相对湿度95%，每天12小时，共5天，建立慢性胃炎脾胃湿热证SPF级SD大鼠模型。王小娟等采用复合因素（高温高湿环境加高脂饮食）建立BALB/c小鼠幽门螺杆菌（Hp）相关性胃炎脾胃湿热证模型，实验造模方法成功使模型组小鼠表现出食少纳呆、少饮、大便溏、肢体困重等脾胃湿热证症状。柴华以每日蜂蜜水（自由选择）200g/L，按15g/kg标准灌服油脂，按20mL/kg标准灌服白酒，两者交替进行，共20天，建立SD大鼠胃溃疡湿热证模型。

（6）寒湿困脾证　王常松等采取寒湿环境＋寒凉饮食＋高脂鼠料饲养的复合因素法造模21天，然后采用胃苓汤干预治疗14天，从造模病因、模型鼠外观行为表现、微观指标及药物反证4个方面证明该证动物模型的可靠性。李蓉采用将小鼠置于低温高湿的环境加生理盐水灌胃制造小鼠外因寒湿模型。

（7）病证结合　夏旭婷等采用番泻叶、限制水、控制饮食制备慢传输型便秘（STC）小鼠模型，与便秘临床症状相似，首粒黑便传出时间明显延长、6小时排便数量和粪便质量明显减少、血清D-木糖值显著降低、结肠黏膜无器质性病变，符合临床上脾虚型慢传输型便秘的客观标准。龙惠珍采用限制饮食、过度劳倦法和腹腔注射氨甲蝶呤（MTX）成功制备小鼠脾虚型口腔溃疡模型，小鼠口腔黏膜色苍白，无光泽，溃疡面多呈圆形或椭圆形。郭姗姗在制备脾虚模型的同时进行银屑病造模，将大黄和己烯雌酚注射液作为小鼠的选择用药，结果小鼠血清褪黑激素（MT）水平低于空白组，脾虚造模成功。李姿慧等联用疲劳、控制饮食、潮湿环境、三硝基苯磺酸（TNBS）诱导法制备脾虚湿困溃疡性结肠炎（UC）动物模型。

在病理模型中，杜中平等采用腹腔注射利血平的方法制作脾虚动物模型，14天后采用胶原诱导性关节炎（CIA），成功建立类风湿性关节炎（RA）脾虚证病证结合动物模型。陈桦等采用肩胛骨间棕色脂肪组织（BAT）切除术，加上寒冷环境刺激，高脂饲料喂养制备了脾阳虚大鼠模型。第22日开始皮下注射垂体后叶素，结果大鼠出现类似于冠心病血脂升高、心肌缺血损伤、心功能不全以及脾阳虚证表现。此外，大鼠胆碱酯酶（CHE）水平显著降低，为脾阳虚定性和定位提供了参考依据。

### 3. 临床与实验研究

脾脏的临床与实验研究围绕脾的生理功能展开，涉及各大系统（包括消化、内分泌、神经、免疫、物质代谢、血液、肌肉运动及组织的病理形态等），试图揭示脾的生理功能失常与某种或某些客观化指标的相关性。

（1）脾主运化　有研究资料表明脾虚时消化系统的功能处于紊乱状态。战立彬等通过分析血浆小分子代谢组成分，发现脾气虚证代谢综合征组不同于其他组的血浆代谢图谱，并发现脾气虚证代谢综合征的生物标志物——carnitineC8：0、GPCho（38：6）和分子量341.282的未知化合物，从而揭示中医脾气虚证本质，为临床诊断和治疗脾气虚证提供客观依据和指导。邹忠杰等首次采用基于NMR的代谢组学方法研究了利血平所致脾虚大鼠血清和尿液代谢表型的变化，并在血清和尿液中分别鉴定了与脾虚相关的12种和10种生物标志物，为探讨脾虚证的本质、诊断的客观化和脾虚证动物模型的评价提供了一种新方法。王棉娟选取80例辨证为脾阴虚证功能性的厌食症患儿，随机分为治疗组和对照组。对照组选用葡萄糖酸锌颗粒，治疗组采用吴澄的理脾阴正方（太子参、紫河车、白芍、山药、扁豆、茯苓、橘红、甘草、莲肉、陈米、荷叶蒂）为基础的中汤药。两组均治疗

4周观察近期疗效。其结果为：治疗组总有效率95%（$P < 0.05$）明显优于锌剂的疗效；治疗组用药后症状明显减轻或消失优于对照组；治疗组体重增加也优于对照组。梁丽娜等通过实验研究发现滋补脾阴方药可能通过影响内质网应激PERK信号传导改善脾阴虚糖尿病大鼠学习记忆障碍。吕凌认为脾失健运可表现出血清淀粉酶、钠钾ATP酶、琥珀酸脱氢酶活力下降和血清胃泌素含量升高，提示脾失健运与消化吸收功能减弱以及能量的合成代谢能力下降关系密切。

（2）脾主统血　丛培玮等采用经典的复合因素造模法建立脾气虚证小鼠模型和采用苯皮下注射造模法建立再障贫血模型，运用血细胞计数板镜下计数外周全血细胞数，运用直接免疫荧光标记法检测骨髓$CD_{34}^+$及ELISA法检测血清干细胞因子（SCF）含量，发现脾气虚证小鼠骨髓$CD_{34}^+$与血清SCF的含量明显降低，为脾为气血生化之源提供了现代生物学依据。丁连翠通过实验观察脾气虚模型组大鼠全血高、中、低切黏度和血浆黏度（PV）、TXB2/6-keto-PGF1α均显著升高，有显著性差异（$P < 0.01$）；气虚证大鼠存在心肌组织受损、血液高黏及易形成血栓状态，自拟药膳益脾饮干预，对其有改善作用，有利气血的调节。姜晓琳通过观察脾气虚证模型大鼠心功能变化——模型大鼠心肌组织与血清中B型脑钠肽（BNP）含量增加，其心肌细胞BNP受体表达上调；心肌组织cAMP含量升高、PKA及bFGF mRNA表达上调。认为脾气虚证"脾主统血"功能可能属于"脾主运化"功能的一部分，其可能机制之一是由于心肌组织BNP及其受体表达上调，激动了cAMP-PKA通路并通过bFGF mRNA过度表达，从而改变心肌组织形态学，影响其左心室射血功能。

（3）脾主肌肉　①能源物质的改变。彭艳等探讨了艾灸对ATP生成与膜蛋白含量的影响，分析艾灸可以温补脾胃从而改善脾虚证的作用机制。其认为艾灸能显著增加脾虚大鼠血清D-木糖含量，增加脾虚大鼠小肠组织ATP含量、ATP酶活性，提示艾灸可促进脾虚模型大鼠小肠上皮细胞ATP的生成，增加细胞膜蛋白的含量，改善物质跨膜转运，从而改善小肠吸收功能，促进脾虚症状恢复。李燕舞等采用高效液相色谱法检测大黄所致脾虚大鼠ATP、AMP的变化，荧光定量PCR方法检测AMPK-α基因的表达。结果脾虚大鼠静息状态下ATP、AMP及AMPK在不同组织中表达不同，肝组织能量需求大于肌肉组织，补中益气丸可以调整脾虚状态下紊乱的能量物质。②磷酸原供能系统的改变。王颖等采用核磁共振（NMR）代谢组学技术检测模型大鼠血浆代谢组学特征，发现脾气虚模型组、脾阳虚模型组血清D-木糖浓度、血清磷酸肌酸激酶（CPK）、血清GAS、血浆MTL等均出现异常，提示上述微观指标可作为脾虚证的客观鉴定指标，并从微观指标上证实了从脾气虚证到脾阳虚证的递进关系。脾气虚、脾阳虚主要存在能量代谢、脂代谢和糖代谢等异常。赵成文通过测定血液中 CPK 活性的高低来判定骨骼肌细胞损伤的程度，且实验结果发现，大鼠骨骼肌缺血再灌注损伤模型组 CPK 活性与假手术组相比明显增加，$P$ 值小于 0.05。黄芪甲苷中剂量组和大剂量组与模型组相比，CPK 活性则显著减少，$P$ 值均小于 0.05。而小剂量组 CPK 活性虽减少但并无统计学意义。表明中剂量和大剂量的黄芪甲苷可以增强细胞的抗氧化能力，且效果较好。③糖酵解供能系统。于滢等经过大鼠递增负荷游泳训练 6 周实验观察：健脾补糖运动组与运动对照组相比，D- 木糖和肌糖原差异具高度显著性。同时，采用健脾和补糖相结合的方法，能增加运动后机体的糖储备，加快机体恢复，进而防止了递增负荷游泳大鼠过度训练和脾虚的发生。④有氧代谢供能系统。杨泽民认为脾虚证患者与其他气虚证不同，主要通过代谢相关基因，尤其是酶基因的表达下调，从而出现营养代谢障碍，具体表现为：脾虚证患者胃肠道组织糖原合成降低，分解增强，并且还存在聚糖合成障碍。这些结果描绘出了脾虚证患者宏观物质能量代谢草图，支持《内经》中脾病理生理涉及物质能量代谢的论述，为脾藏象科学本质的现代研究和诠释提供了线索。B3GNT1、ST、RAB、CYP、SLC39A、SNX、FUT、SLC2A、GCNT、ACAD、LDH、RP、PPP1、S100 和 PTPR 可能与脾虚证密切相关，而 RP、PTP 和 UBE2 可能与气虚证密切相关，这些基因为脾虚证的进一步研究提供了线索。张巧全等认为骨骼肌线粒体功能障碍在肌萎缩性侧索硬化症（ALS）自身存在。丛培玮等研究发现，脾阴虚模型组大鼠体内存在着明显的自由基攻击和氧化损伤——血清和脑皮质中 SOD 活性、GSH-Px 活性、T-AOC 和 MDA 含量与正常组相比均有显著差异，模型组尿样中 8-OHd G 含量也有明显上调趋势（$P < 0.05$）。孙莹等结合有关神经肌肉病与线粒体功能相关性的临床与实验研究结果，探讨中医"脾主肌肉"与线粒体功能的相关性，从而揭示中医药从脾论治重症肌无力等神经肌肉病的作用机制。程岩岩等利用 PCRarray 的技术检测脾虚痰浊动脉粥样硬化（AS）巴马小型猪心肌线粒体能量代谢信号通路相关基因 mRNA 的表达，认为脾虚痰浊 AS 对心肌线粒体能量代谢的影响可能涉及氢离子转运，与琥珀酸脱氢酶亚基、NDUF 脱氢酶亚基相关基因表达改变有关。⑤骨骼肌形态变化。党凯等通过实验观察到脾虚小鼠一般健康状况下降；小鼠的体重减轻、体温下降；肌纤维形态发生变化，包括肌纤维变细、松散。朱立君运用补脾益气药膳干预 D- 半乳糖致衰老模型大鼠，在细胞凋亡层面上探索肌肉衰减综合征（Sarcopenia）发生的可能归因，实验结果表明药膳干预能够改善衰老模型大鼠的外观表现及骨骼肌病理组织学形态，使之接近正常；

同时能够升高大鼠血清及骨骼肌中 SOD 活性，进而提高骨骼肌抗氧化能力，减轻氧化损伤；药膳干预能够下调骨骼肌细胞凋亡程序中 Caspase-3、Caspase-8 活性/表达，进而弱化细胞凋亡，延缓骨骼肌衰老。盛彤等从环境因素方面入手，探讨了脾虚在骨质疏松发生和发展中的关键作用。许亚培通过对临床收集的 400 例病例进行问卷调查、骨密度检查及与脾的相关因素的测定，例如肌肉含量及肌肉力量的大小等，利用统计软件进行上述因素与骨密度的相关关系分析。结论：脾虚对骨质疏松的发生有相关关系，脾虚程度重，骨密度低，认为脾虚在一定程度上能促使骨质疏松的发生发展。段永强等研究选取 $Ca^{2+}$–$Mg^{2+}$–ATPase、$Na^+$–$K^+$–ATPase 活性评判脾虚大鼠骨骼肌基本生理功能，认为红芪提取物、四君子汤可能通过提高骨骼肌组织［$Ca^{2+}$］i 浓度，恢复骨骼肌组织 $Ca^{2+}$/Ca M–Ca MK Ⅱ 信号通路关键分子 Ca M、Ca MK Ⅱ、p-Ca MK Ⅱ 蛋白正常表达而维持骨骼肌组织细胞生理功能的正常发挥，且以四君子汤作用为优。郭俊杰等研究发现，益气化浊胶囊（黄芪、女贞子、苍术、丹参、蚕茧、鬼箭羽）能够增强 KKay 糖尿病小鼠GLUT4 的表达，增加骨骼肌对胰岛素的敏感性。徐隽斐等运用"脾主肌肉"理论，认为骨骼肌可能是中医健脾方药改善 2 型糖尿病胰岛素抵抗的重要作用靶点。脾虚生湿，痰湿潴留于肌肉之中，可能导致肌间脂肪组织（IMAT）增加、骨骼肌功能下降、胰岛素敏感性下降，而健脾助运或有助于改善这种脂肪的异位沉积。

（4）"四季脾旺不受邪" 罗莉采用豚鼠抗鼠血小板血清建立小鼠原发免疫性血小板减少症（ITP）中医分型的免疫性动物模型，观察该方对 ITP 模型造血细胞、T 淋巴细胞亚群作用。加减归脾汤对 APS 引起的小鼠外周血血小板和血红蛋白有明显提升作用，改善 T 淋巴细胞亚群，说明该方具有调节细胞免疫作用。王坤芳等用多因素干预法（室温水游泳＋夹尾＋饮食限制等因素）制备脾气虚型亚健康状态大鼠模型，分为亚健康状态 1、2、3 组，分别给予 1、2、3 周的多因素干预，观察大鼠外观特征，计算脾脏指数与胸腺指数，采用免疫荧光流式细胞术检测 T 淋巴细胞及亚群的表达。结果与正常组比较，脾气虚型亚健康状态各组大鼠脾脏指数与胸腺指数降低，$CD_4^+$、$CD_{45}RA^+T$ 细胞表达率及 $CD_{45}R^+$/$CD_{45}RO^+$ 降低，$CD_4^+CD_{45}RO^+$、$CD_8^+$、$CD_8^+CD_{45}RO^+$、$CD_{45}RO^+T$ 细胞表达率升高，差异有统计学意义（$P < 0.05$）。提示 T 淋巴细胞亚群数目与比值的改变参与了脾气虚型亚健康状态大鼠的生理变化过程。何昊等研究健脾益气摄血方对 ITP 小鼠血清中 SIg A（分泌型免疫球蛋白 A）、β-EP（β- 内啡肽）的影响，认为健脾益气摄血方治疗 ITP 效应机制与调控 β-EP 含量、影响免疫问答有一定关系。Li 等研究

发现健脾益气摄血中药能够对 ITP 模型小鼠血清 VIP、5-HT、NE 含量有一定影响。赵琳等认为加味归脾合剂可以调节慢性 ITP 患者异常 T 细胞免疫功能，增加 $CD_4^+CD_{25}^+$Tregs 的数量，增强 $CD_4^+CD_{25}^+$Tregs 的免疫抑制功能。刘庆认为健脾益气摄血方对脾气虚型 ITP 患者的治疗机制，可能与其改善患者免疫功能状态、升高肽类神经递质——血管活性肠肽有关。

（5）脾在液为涎　张杰成功规范了柠檬酸滤纸刺激采集唾液的方法，即选择 0.4molL/1cm×1cm 柠檬酸滤纸刺激 1 分钟，收集刺激后 2 分钟全唾液；确立了测定唾液淀粉酶（sAA）活性更稳定的 EPS-G7 速率法；成功建立了 WesternBlot 测定 sAA 含量及糖基化含量的方法，为 sAA 活性改变机制的研究提供了方法学的参考。陈玉龙等认为脾虚证大鼠唾液淀粉酶分泌障碍与 cAMP-PKA 信号通路的改变密切相关，包括 PKA 活性和 SNAP-23 表达降低。陈玉龙等通过实验观察认为四君子汤对利血平脾虚大鼠唾液淀粉酶分泌障碍有一定疗效，并猜想其机制可能通过恢复脾虚大鼠腮腺细胞 VIP-cAMP 信号通路改变起到治疗作用，包括提高 VIP 含量和提高 SNAP-23 和 VAMP-8 蛋白表达。林静等通过脾虚证患者存在 sAA 含量及其糖基化程度异常和自主神经系统失调的事实，然而导致不同疾病间脾虚证患者基础状态下 sAA 活性异常且研究结果不一致，酸刺激前后 sAA 活性比值下降及该比值临床应用重现性和准确性不高，这都与 sAA 基因表达和分泌调控密切相关，并建议着手对脾虚证患者唾液 α 淀粉酶基因（AMY1）基因复制数、sAA 含量和 β-AR 表达调控的研究，提高对脾虚证 sAA 活性改变机制的认识。王丽辉采集 101 例慢性浅表性胃炎（CSG）和 60 例重症肌无力（MG）患者酸刺激前和酸刺激后的唾液，根据中医理论"脾主涎"证实了 CSG 和 MG 脾气虚证患者不仅表现在 sAA 活性异常这个单一的指标上，还表现在 sAA 总活性、唾液流率、pH、总蛋白浓度、$Ca^{2+}$ 和 $Cl^-$ 浓度这些指标改变上，将 sAA 活性、唾液流率和 pH 进行合参后，在脾气虚证的检出率相较以往单用 sAA 活性指标提高了约 11.00%。杨龙从 N 糖基化及其亚型结构角度深入探讨脾气虚证患者 sAA 活性改变的分子机制及影响因素，发现重症肌无力及慢性浅表性胃炎脾气虚证（虚证）与脾虚湿热证（虚实夹杂）患者在酸负荷后均表现为 sAA 活性下降，sAA 活性比值降低（＜1），N- 糖基化蛋白缺失及 N- 糖链构成比的改变可能是影响 sAA 活性变化的主要因素之一。考虑 WGA、LEL、STL 所结合的糖蛋白可区分健康者与 MG 脾虚湿热者，可用于进一步深入研究 sAA 糖链结构类型。王丽辉等比较采集唾液样品的 3 种方法（EP 管自然流取法、口中转动棉柱法和口中咀嚼棉柱法）对唾液分泌的影响，建议在研究酸刺激前后唾液分泌改变时，选用口中转动棉柱法。

林静认为脾虚患者对酸刺激的敏感性降低是脾虚患者酸刺激前后 sAA 活性比值下降的原因。脾虚患者酸刺激后 sAA 活性低下与 sAA 含量有关，且具有 AMY1 复制数变异的遗传学基础。脾虚大鼠受体表达障碍，引起分泌调控通路的障碍，据此得出脾虚患者存在急性分泌功能低下。周贤玲探讨了"唾液淀粉酶活性比值"与脾虚患者的临床表现特点的关系，提出唾液淀粉酶活性比值改变与单一脾虚症状的关系并不很密切，而与脾虚症状中的脘腹胀满或食后饱胀、胃脘疼痛、形寒肢冷这一症状组合具有一定的相关性，且在唾液淀粉酶活性比值低下时相关更显著。唾液淀粉酶活性比值降低反映的是脾虚证中以虚为主的症状，尤其是脾阳亏虚时下降更明显。

## （二）分析与评价

### 1. 动物模型

脾气虚证的造模方法虽多，但较多的评价标准存在主观单一，模型重复性差、病证达不到中医理论的要求等缺点。值得一提的是，多因素复合模式的造模方法得到更多学者重视。但施加造模因素的量如何把握，难以量化，缺乏系统研究，需要更多的规范。且造模动物选择范围较少，主要是大小鼠、家兔等。病证症结合模型的研究大多以实验动物为准，实验结果放之于人还是存在一定的差距。有些学者造模时仅观察实验动物毛发、排泄物等外在表现，并未使用方剂反证或者检测相关理化指标等。

### 2. 临床与实验研究

关于脾脏相关证候本质的研究广而泛，相关特异性临床指标研究较少。其检测指标较多，近年来已逐渐缩小，有学者通过统计检索 1980~2013 年有关研究脾虚证患者临床试验类文献，提取出研究脾虚本质临床指标前 10 位的是胃肠激素、T 细胞亚群、免疫球蛋白、唾液淀粉酶、免疫细胞因子、D- 木糖排泄率、微量元素、淋巴细胞转化率、胃肠电及分泌性免疫球蛋白。大多数指标主要处于动物实验研究上，尚未在临床患者中推广应用，且同属脾虚证的不同病种间的客观化指标缺乏关联性。对脾虚证实质的研究也相对较少，还不够明晰。

### 3. 方药研究

涉及脾脏相关证候的方剂主要是古方，如四君子汤、香砂六君子汤、补中益气汤、理中丸等，药如黄芪、附子、白术等，方药研究也主要集中于此。现已有新方如唐旭东教授改进的脾虚一号方（在香砂六君子汤的基础上加入延胡索、枳壳等组成），主要针对脾虚气滞证功能性消化不良（FD）患者，具有很好的临床疗效）等，但研究相对较少。临床或研究应拓宽思路，逐步丰富脾脏相关证候方药的研究。

### （三）展望

对脾脏的研究，首先要统一诊断标准，做到广为学者接受，结合临床流行病学、数理统计学和电子计算机等多学科的方法和手段，将代谢组学、蛋白组学等运用到脾脏的研究中，相信将逐步实现脾脏证候诊断的科学化、客观化和定量化；其次，完善动物模型的建立方法、评价手段，进行长期、动态、对比的研究，向模型的特征化、稳定化、标准化方向发展。有学者认为小型猪具有体重轻、品种纯、生长慢、生理生化指标与人类相似等优点，实验人员可借助中兽医学的"四诊"方法对其疾病、证候进行研究。小型猪已应用于中医证候模型、病证结合模型等的建立与评价及中医药疗效机制的研究中。建议今后脾虚模型的动物选择上应考虑应用小型猪进行研究。最后，实验研究要结合临床，多投入临床进行验证。

## 四、肺证候

肺位于胸腔，左右各一，覆盖于心之上。肺居于胸中，上连气道、喉咙，开窍于鼻，合称肺系。肺在体合皮，其华在毛。其经脉起于中焦，下络大肠，肺与大肠互为表里。肺主气、司呼吸，吸清呼浊，吐故纳新，生成宗气，营运全身，贯注心脉，助心行血；肺又主宣发、肃降，通调水道，输布津液，宣散卫气，滋润皮毛，并主嗅觉和发声。对中医肺脏本质的研究主要定位于现代医学肺系疾病，因此主要借助现代医学肺功能检测，肺血流图、神经内分泌、免疫功能等方面开展中医肺虚证的研究；此外，亦开展了肺虚证诊断标准、动物模型研制的工作。

### （一）肺脏证候诊断标准研究

《中医诊断学》教材中目前收录的肺脏相关证候类型包括：肺气虚证、肺阴虚证、风寒犯肺证、风热犯肺证、燥邪犯肺证、肺热炽盛证、痰热壅肺证、寒痰阻肺证、饮停胸胁证、风水相搏证、脏腑兼证、心肺气虚证、肺脾气虚证、肺肾气虚证、肺肾阴虚证、肝火犯肺证。目前，围绕肺脏相关证候的诊断标准研究主要集中在建立肺基础证的诊断标准。例如，肺气虚诊断标准：①主症：病发时以咳为主，咳声清朗，多为单咳或间咳，白天多于夜晚，痰量不多。②次症：易汗、恶风、易感冒。③体征：舌症正常或稍淡，舌苔薄白，脉弦细或缓细；肺部无肺气肿征。④其他检查：X线正常，或纹理稍粗，无肺气肿征象；肺功能基本正常，或轻度减退；心电图正常。肺阳虚证诊断标准的建立：主症：①久咳、声低气怯、痰涎清稀、日咳痰量在100mL以上、或夜间及清晨咳痰50mL以上；②喘息、气短；③背畏寒；④舌质淡、舌体胖边有齿痕、或舌质暗淡、苔薄白或白润；④脉虚弱无力、或沉迟无力、或迟缓。次症：①反复感冒、祛寒、自汗；②面色㿠白或颜面虚浮；③胸部憋闷。诊断条件：主症中①和③项为必备，加上一项主症或两项次症即可诊断为肺阳虚证。

然而，单纯围绕肺脏相关证候的诊断标准的研究和报道并不多，目前以呼吸系统疾病为核心，探索该疾病的中医证候诊断标准研究更为多见。例如，研究报道支气管哮喘常见证候：外寒内饮证、痰浊阻肺证、痰热壅肺证、风痰阻肺证、血瘀证、肺气虚证、肺肾气虚证、肺肾阳虚证、阳气暴脱证。弥漫性间质性肺疾病常见的虚证：肺气虚证、阴虚内热证、肺肾气虚证、肺肾气阴两虚证；实证：痰热壅肺证、痰浊阻肺证。慢性阻塞性肺疾病常见的虚证：肺气虚证、肺脾气虚证、肺肾气虚证、肺肾气阴两虚证；实证：风寒袭肺证、外寒内饮证、痰热壅肺证、痰浊阻肺证、痰蒙神窍证。急性气管支气管炎常见证候：风寒袭肺证、风热犯肺证、燥邪犯肺证、痰热壅肺证、痰湿阻肺证、肺气虚证、气阴两虚证。慢性阻塞性肺病稳定期常见证候有4个，兼证有2个，即肺气虚证、肺肾气虚证、肺肾气阴两虚证，兼证痰湿证与血瘀证。慢性阻塞性肺病急性加重期常见证候：风寒束肺证、外寒内饮证、痰热壅肺证、痰湿阻肺证、肺脾气虚证、肺肾气虚证、肺肾气阴两虚证和血瘀证。肺炎常见证型及变证类型：风热袭肺证、外寒内热证、痰热壅肺证、痰湿壅肺证、肺脾气虚证、气阴两虚证6个常见证，热入心包、邪陷正脱2个变证。

扫描二维码
获取相关中医
证候诊断标准

## （二）肺脏证候的动物模型

中医动物模型的研制是在中医学整体观念及辨证论治思想指导下，运用藏象学说和病因病机理论，把人类病证原型的某些特征在动物身上加以模拟而成。标准化中医动物模型的复制是推动中医药现代化的重要环节，对中医药事业的发展具有重要的意义。

目前，肺脏证候动物模型研究较为成熟的有：肺气虚证模型和肺阴虚证模型。肺气虚动物模型造模方法包括：脂多糖（LPS）气管内滴注加烟熏造模法、单纯烟熏造模法、烟熏加木瓜蛋白酶刺激造模法、博来霉素气管内注造模法、烟熏加冰水游泳法。相应的肺气虚证动物模型评价方法：①宏观表征：食量、活动量、体质量、呼吸、咳嗽、毛发、大便、呼吸道分泌物、痰鸣音等；②微观指标：血清细胞因子变化、血气分析、肺功能、肺病理等。肺阴虚动物模型造模方法先后包括：1976 年山西中医研究所内科呼吸组建立甲状腺功能亢进加二氧化硫熏法制备肺肾阴虚证模型；1981 年天津市和平医院病理科建立氢化可的松、利血平和甲状腺素应用加烟熏法制备肺阴阳两虚动物模型；陈小野的灌胃甲状腺粉、利血平联合二氧化硫熏法。相应的肺阴虚证动物模型评价方法包括宏观表征、微观指标（肺功能、肺病理改变）。此外，围绕呼吸系统疾病建立了多种病证结合动物模型，例如慢性阻塞性肺疾病寒饮蕴肺证病证结合动物模型：采用烟熏加气管内滴 LPS，联合寒凉刺激。评价宏观表征、肺功能吸气阻力和呼气阻力、肺顺应性及肺病理肺组织炎性损伤和肺纤维化改变。慢性阻塞性肺疾病痰热郁肺证模型采用香烟、硫黄熏烟联合肺炎双球菌滴鼻造模。评价慢性阻塞性肺疾病大鼠肺泡灌洗液中中性粒细胞、巨噬细胞数及肺功能中气道吸气阻力、肺动态顺应性、呼气峰流速值。

### （三）肺脏证候的临床与实验研究

肺脏证候的临床与实验研究致力于寻找到相应的标志物，目前肺气虚的证候实质研究集中在：①肺气虚证与免疫系统；②肺气虚证与内分泌系统，肺气虚患者常有内分泌激素分泌功能的异常；③肺气虚证与血液系统，肺气虚患者存在血液流变学、血液组成成分、血液内的分子平衡系统等变化；④肺气虚证与微量元素，肺气虚患者存在锌、铜、锰、铁、镁等微量元素变化；⑤肺气虚证与代谢组学，研究发现慢性阻塞性肺疾病肺气虚证患者十六烷酸、辛酰甘氨酸、二十碳烯酸等 15 种物质改变。此外，肺气虚证还存在肺功能、肺部影像学变化、血清细胞因子变化、T 细胞亚群、NK 细胞变化，神经 – 内分泌系统等变化。

### （四）述评与展望

通过以上内容可以看出，对中医肺脏本质的研究主要采用现代医学与科学的技术，如肺功能检测、肺血流图、血气分析、血液流变学、神经内分泌、免疫功能等检测方法，主要集中于从肺系疾病角度去阐发中医肺主气的生理功能，并通过实验表明肺气虚者肺功能异常，且免疫功能低下；此外，在肺虚证诊断标准、动物模型方面亦进行了有益的探索。但是，总体来看，相对于其他四脏而言，肺本质的研究进展不大，尤其是将其定位在肺系疾病的思路上有一定的局限性，因肺虚实际上是多方面症状组成的一个多器官多系统功能障碍的概念。

今后，对中医肺脏本质的研究可集中在以下几个方面：①从整体、器官、细胞乃至分子水平。多角度、多层次进一步研究肺主气的生理功能；②探讨肺主气的物质基础及其与心主血脉二者之间的关系，同时从藏象相关角度探讨肺与其他脏腑的生理与病理联系；③通过大样本流行病学调查提高研究可信度，力争建立完善肺气虚证诊断标准；④肺系证本质的研究，应该继续沿用病证结合的模式，以证统病，借助系统生物研究方法以及深化其他临床研究方法来研究。

## 五、肾证候

肾为先天之本，藏精主生殖、主水而内寄元阴元阳。新中国成立以来，国内学者对肾脏本质进行了大量和系统的研究，取得了阶段性成果。近 10 年来，随着高通量检测技术的应用及组学技术的发展，以下丘脑—垂体—靶腺轴为研究切入点，在分子水平上进行了大量的研究，而且从系统、整体角度研究也取得了一定的进展，部分揭示了肾虚证候的本质，促进了临床肾脏证候诊疗技术的进步。

### （一）研究进展

#### 1. 肾阳虚证诊断标准

2019 年 10 月中华中医药学会公示的肾阳虚的诊断标准见表 7-3-1。

表 7-3-1　肾阳虚证的诊断依据

| 条目类型 | 条目内容 | 权重分值 |
|---|---|---|
| 定位条目 | 1. 夜尿频多<br>2. 腰部酸痛<br>3. 五更泻<br>4. 性欲低下（仅适用于 18 周岁以上的人群） | 6<br>6<br>6<br>4 |
| 定性条目 | 1. 畏寒 / 畏寒肢冷<br>2. 水肿<br>3. 面色㿠白 | 6<br>4<br>4 |
| 舌象 | 舌质淡嫩 | 4 |
| 脉象 | 脉沉无力，尺部尤甚 | 4 |

肾阳虚证的诊断原则：定位条目至少具备 1 条，定性条目至少具备 1 条，同时具备舌象或脉象其中 1 条（权重分值可作为证候轻、中、重分级参考依据）。

## 2. 肾虚证动物模型

肾虚证动物模型总体分为中医病因模型和西医病理模型两个大类，涉及中医病因学，西医病理、分子生物学等多个领域。

中医病因模型主要根据衰老伴随着肾气渐衰、房劳和惊恐过度可以伤肾的原理，利用自然因素而诱发。自然衰老的 26～28 月龄雄性 SD 大鼠精神不振、蜷卧、嗜睡懒动等症状，血清皮质醇及三碘甲状腺原氨酸（T3）、甲状腺素（T4）含量明显降低，5 小时、24 小时尿量明显增多，尿液中 $Na^+$、$Cl^-$ 浓度增加，$K^+$ 浓度降低。沈雁等利用"猫吓鼠"的方法，以猫笼置鼠笼之上，每天吃 1～2 只小鼠进行恐吓，21 天后发现惊恐对模型动物的睾丸、脑垂体、肾上腺皮质等内分泌腺和部分脏器均具有不同程度的损伤。谢玲玲等通过小鼠频繁交配因素诱发肾虚模型，发现 12 周小鼠精子质量、母鼠怀孕胚胎数、睾丸病理改变、睾丸乳酸脱氢酶 X 同工酶（LDH-X）相对活性等指标接近。李震利用小鼠频繁交配加强迫游泳 28 天诱发"劳倦过度，房室不节"肾虚模型。

病理模型主要依据下丘脑—垂体—靶腺轴的功能紊乱，用药物影响靶腺轴，或通过手术操作影响靶腺轴的功能，诱导出肾阳虚动物模型。最常用的模型有氢化可的松模型、腺嘌呤模型、去势模型、甲巯咪唑模型。氢化可的松模型为最常采用的方法，能够抑制 HPA 轴（下丘脑—垂体—肾上腺轴），造模时间为 2～3 周；腺嘌呤饲喂法可抑制 HPG 轴，（下丘脑—垂体—性腺轴），造模时间为 4 周；雷公藤总苷能够抑制性腺功能。手术方法有去势造模，去掉雄性大鼠的睾丸和雌性大鼠的卵巢，抑制 HPG 轴，造模时间为 4 周；甲状腺切除模型可抑制甲状腺功能，连续 7 天；肾上腺切除模型使肾上腺功能受抑，造模时间为 5 周。

肾阴虚证有虚热内扰的特征，较多采用灌胃甲状腺素片 3～4 周，形成 HPT 轴（下丘脑—垂体—甲状腺轴）功能和代谢的亢奋状态。

采用"维生素 D 缺乏"法，干扰维生素 D 合成的两个途径（避光及饮食），连续 20 天，可出现雌二醇、黄体生成素等类似肾虚的变化。

## 3. 肾虚证的临床与实验研究

（1）肾虚证候疾病谱　肾虚证本证多在肾主生殖、主骨生髓功能有关的病症中或肾本脏病症多见。刘树春等通过主题词共词分析，发现肾虚证候与不孕不育、阳痿、更年期综合征、腰痛、哮喘、月经失调、遗尿、痹证、崩漏、功血等中医病症关系密切；与不孕不育、骨质疏松、糖尿病、贫血、肾衰、肾炎、哮喘、高血压、前列腺炎、骨关节炎等西医疾病存在密切联系。肾阴虚证相关疾病出现频次前几位依次为糖尿病、更年期综合征、失眠、高血压、中风、不孕、卵巢早衰、多囊卵巢综合征、月经不调、不育、眩晕、糖尿病肾病、冠心病、痤疮、抑郁症、骨质疏松症、慢性肾功能衰竭、干燥综合征。有学者对 1238 例 60 岁以上（含 60 岁）的老年人进行随机流行病学调查，肾虚排前 10 位的症状分别是肢软、腰酸、齿摇、发脱、夜尿频多、健忘、发白、失眠、老舌、尺脉不足；在重度患者中，排前 10 位的症状有健忘、夜尿频多、腰酸、肢软、失眠、尺脉不足、行动不便、发白、齿摇、发脱。亚健康状态肾虚证的主要证候特点有腰部酸痛、腿膝酸软、疲倦乏力、失眠、脱发、手足心热、头晕、咽干、性欲减退、大便干、盗汗、畏寒、手足冷、夜尿多、耳鸣等；舌象以舌质红为多见，其次为舌质淡红、舌质淡、舌质暗红；脉象以脉细为多见，其次为脉弦细、脉细弱。

（2）肾虚证与下丘脑—垂体—靶腺轴及其他功能　关于肾阳虚证的近代研究，最早可追溯到 20 世纪 50 年代，最近 40 年中，有关肾阳虚证的课题研究取得了巨大的进展。临床观察发现，支气管哮喘、妊娠中毒症、冠心病等 6 种疾病的临床辨证论治具有规律性：当病变发展至某一阶段，都会出现肾虚，这时用补肾调节阴阳进行中医药治疗都能提高疗效。肾阳虚证患者 24 小时尿 17 羟类固醇排泄量显著降低，通过促肾上腺皮质激素（ACTH）静脉滴注试验出现延迟反应，明确肾上腺皮质功能低下继发于垂体。正常人血 11 羟类固醇水平昼夜变化曲线呈 U 型、V 型或 W 型，但肾阳虚患者超半数呈现 M 型异常节律，说明肾阳虚患者在 HPA 轴的不同层次都有功能障碍。另外，肾阳虚证不仅存在肾上腺皮质轴功能紊乱，而且在下丘脑所调节的各个靶腺（甲状腺轴、性腺轴）都有不同环节、不同程度的功能紊乱。主要表现为总 $T_3$ 水平低下，TRH 兴奋实验约半数呈延迟反应；$E_2$ 及 LH 增高，且半数患者 LRH 兴奋试验呈延迟反应。从非关联情报学工具 Arrowsmith 分析，中医肾虚证与内分泌方面肾上腺皮质功能、维生素 D 轴功能以及性腺功能均有关系。

（3）肾虚证的系统生物学研究　在肾虚证的基因组学研究方面，沈自尹等探讨了淫羊藿总黄酮（EF）延缓衰老的机制，绘制出了肾虚证的神经—内分泌—免疫及神经—内分泌—骨代谢两大基因网络调控路线图谱。CYP19（TTTA）n 基因型、AR（CAG）基因型、VDR（Fok Ⅰ）基因型在骨质疏松症肾虚证患者和骨质正常人群中存在显著的分布差异。

韩翠宁等利用表达谱芯片检测出肾阳虚证患者 642 个差异基因，功能主要集中在糖代谢、酶活性功能和免疫代谢通路上。丁维俊等从"恐伤肾"行为遗传学研究开始，到"肾阳虚的基因表达谱"，再到"肾阳虚家族能量代谢重要信号转导通路 Ras-MAPK 研究"，初步建立了"肾阳虚证候 – 功能基因组"研究的技术平台。发现肾阳虚证的差异基因表达谱频率较多，集中出现于免疫和代谢相关的两类基因。杨飞等筛选出 48 条肾阳虚证患者外周血差异表达 miRNAs，主要参与了免疫、信号通路、蛋白翻译合成等调节。

肾阳虚证血浆蛋白质表达谱的变化涉及生长发育生殖能力、免疫应答、细胞凋亡等，与中医肾阳虚证所表现的腰膝酸软、耳鸣耳聋、发脱齿松、性欲减退等症状相符。毕建璐等研究发现肾阳虚证血浆蛋白质表达谱上调的蛋白共 14 个，涉及生长发育生殖能力的有 Csk、FZD-1，FZD-4、BDNF、ActR Ⅱ A、BMP-5、LTBP-1、FGFRL1，免疫系统相关的有 CXCR3、IL-27Rα、LBP、IL-13Rα2、CSF-1、PECAM-1、Act R Ⅱ A。李颖祺借助 iTRAQ 技术联合 LC-MS/MS 对BPA（双酚 A）染毒和肾虚小鼠睾丸进行蛋白质组学研究，筛选出差异蛋白 Svs1、Svs2、Svs3a、Svs4、Svs6 及 Apoa1 表达下调，与雄激素特异诱导和胆固醇生成代谢有关；Orm1 表达上调，与鞘膜稳态紊乱有关。在自然衰老大鼠中，肾虚证与海马神经细胞因子 NGF、FGF-2、GDNF 的蛋白表达降低有一定的相关性。

高嘉应用 $^1$H-NMR 代谢组学研究技术，对围绝经期肾虚患者血代谢物谱进行分析，代谢生物标志物可能是 β- 葡萄糖、胆碱、肌酸、TMAO、甘油磷酸胆碱、N- 乙酰糖蛋白、α- 葡萄糖（AUC > 0.85），与丙酮酸代谢，丁丙氨酸和谷氨酸代谢，谷氨酸和谷氨酰胺代谢有关。周宁等采用"阿霉素 + 氢化可的松"复合造模法建立肾阳虚水肿模型后，UPLC-Q/TOF-MS 法检测大鼠尿液代谢物，共鉴定了 40 个生物标志物，发现有 3 条显著相关的代谢通路（苯丙氨酸代谢、色氨酸代谢、嘧啶代谢）。氢化可的松诱导的肾虚证大鼠尿液成分谱发生显著变化，出现乳酸代谢发生堆积，二甲胺的含量增加（肾功能异常），天冬氨酸、牛磺酸、马尿酸、肌氨酸等明显下降（预示肾上腺皮质分泌功能损害），琥珀酸和柠檬酸含量降低（线粒体功能紊乱）。陈烁等通过文献分析认为，肾阳虚证是一种以酪氨酸升高的代谢紊乱为主，还涉及其他代谢通路变化的一种特定代谢轮廓状态。

肾虚证的信号转导网络研究也取得一定的成就。沈自尹采用淫羊藿总黄酮（EF）治疗皮质酮肾阳虚证大鼠模型，发现其对于核因子 NF-κB 信号转导通路具有显著调节作用。海马区 MEK/ERK/CREB 信号通路与肾虚质学习记忆减退有关，TLR 家族基因介导的信号转导异常可能是肾阳虚证免疫功能失调发生发展的信号转导机制之一。另外还涉及的信号通路有 TGF-β1/Smads（弱精症、排卵障碍）、wnt 通路（肾病）、成骨细胞 ERK1/2、Wnt/β-catenin 信号通路和 β-Catenin 信号传导通路（骨质疏松），以及子宫内膜细胞 PI3K/Akt 信号通路（月经失调）等。

（4）肾虚证生物标志物　辛文瀚等通过采集血清进行指标检测，发现肾阳虚证组与肾阴虚证组血清补体 C3、$CD_4^+/CD_8^+$、IgM、ACTH、Mg、Cu、Zn、Fe 均显著降低，肾阳虚证组多巴胺、肾上腺素显著降低，肾阴虚证 IgG 水平显著增高。肾阳虚与肾阴虚患者均在中性粒细胞、淋巴细胞、嗜酸性粒细胞、嗜碱性粒细胞、中性粒细胞淋巴细胞比值（NLR）、嗜酸性粒细胞嗜碱性粒细胞比值（EBR）和血红蛋白方面与健康组呈显著性差异，肾阳虚与肾阴虚患者在嗜酸性粒细胞、NLR、EBR 和血红蛋白方面均有显著性差异。血维生素 D 水平，因与肾上腺皮质的类固醇化合物合成相关，可能通过对下丘脑—垂体—肾上腺皮质轴产生作用来对肾虚证产生影响。"正常体质—肾虚体质—肾虚证候"唾液生化指标存在着动态演变过程中的变化。肾虚体质、肾虚证候唾液 pH 升高，肾虚证候 CK、ALT、AST、ALP、乳酸脱氢酶（LDH）降低，K、P、TP、AMY 升高。与体质组比较，肾虚证候组大鼠唾液 LDH 活性下降。30 ～ 60 岁肾阳虚伴有夜尿频多、尿频、尿急、尿失禁等排尿异常疾病人群中微量元素锌、铁、镁、铜测量值低于正常人水平。

## （二）分析与评价

在肾虚证兼证研究较多的为脾肾阳虚证、肝肾阴虚证和心肾阳虚证。由于兼证多与其他系统病症相联系，混杂因素较多，故本节肾虚证候进展的内容未涉及肾虚证兼证的研究进展。

自 2010 年以来，业界逐渐重视病症对证候的影响，单纯的证候研究相对减少，而病证结合方面的研究大量涌现。在肾虚证候标准方面，肾阳虚证诊断标准已由中华中医药学会公示。在病证结合标准大量涌现的今天，这个诊断标准难能可贵，是近 40 余年大量学者在此领域辛勤工作的结晶。如今单纯的证候诊断标准需要建立在大量的病证研究之上，进一步提炼，难度较大，肾阴虚证、肾精不足证诊断标准仍需业界继续努力研究。相关的动物模型，除肾阳虚证、肾阴虚证相对比较明确外，如较为普遍应用泼尼松注射方法，肾阴虚证用甲状腺素片灌服方法，其余证候动物模型界限不清晰。自然衰老模型、房室不节模型均一出多歧，有肾虚证、肾精不足证、肾气虚证动物模型之说，亟待进一步明确。

随着组学技术的飞速发展，促进了肾脏证候学的深入研究，大大突破了以下丘脑—垂体—靶腺轴及神经—内分泌—免疫网络的研究范式，用高通量检测手段发现了新的与肾虚证相关的基因、物质或通路，涉及的功能有免疫、能量代谢、生长发育等，同时对检测部位除了肾脏本身、肾上腺、生殖器官、骨和髓、血、尿等，还有唾液、下丘脑上层中枢海马组织，并产生了大量的数据。这些大量的数据间存在着广泛的相互关联，如维生素 D 和促红细胞生成素等对全身多项功能均有调节和影响，且与肾虚发展密切相关。这些研究工作一方面促进了肾虚证候内在机制阐释，另一方面促进了肾虚证候临床客观诊断的发展。

## （三）展望

近10年来，肾虚证的文献量迅速增加，且出现大量病证结合、肾虚兼证研究的文献，这些文献并没有在传统的神经—内分泌—免疫网络的框架内，多根据临床实际进行设计和研究，有较高的实用价值和参考价值，需要进一步总结和挖掘。如能将不同病症的课题组联合起来，开展异病同证研究，比较、筛选出共同点，将会促进肾虚证候的进一步发展。另一方面肾虚证在不同疾病中出现，在不同患者出现的主症也不尽相同，需要进一步对分证的进行研究细化。

动物模型研究应从自然诱发因素（后天消耗）、体质（先天因素）、动态阶段上综合考虑，药物的因素虽大部分模拟了肾虚证内寒内热的症状，但与实际肾虚主生殖发育、主水等方面的功能还有一段距离。现在得到共识的是，无论什么因素诱发肾虚证候，均有一定的成功率，而如何评判模型成功与否，动物模型评价又是当今急需解决的问题。

大量研究文献的出现需要在更高层次上进行整合和提炼，需要其他技术力量的参与和合作，提出理论构架和数学模型，才能使肾虚证候的研究得到质的提升。在肾虚证本身问题上，也需从现代科学上阐释肾虚证、肾阳虚证、肾阴虚证、肾精不足证的相同点和不同点。

中
医
证
候
研
究

# 第四节　肠道菌群在中医证候研究中的进展

肠道菌群已成为全球系统生物学（生命科学的新领域）中热门的话题之一，它们以互利共生的方式定植在人体的胃肠道中，与人类的健康和疾病密切相关。中医药拥有着数千年的历史和丰富的治病经验，因其强大的治疗作用和较少的副作用将会在未来疾病防治中发挥重要作用。目前，肠道菌群已成为了解疾病发展和进展的新领域，越来越多的中医药研究开始关注肠道菌群，研究证明了中医药可以影响肠道菌群的组成及菌群代谢物的含量，反过来，肠道菌群也介导了中药成分的代谢转化。

## 一、肠道菌群在健康和疾病中的作用

人或动物等宿主胃肠道内定植着大量微生物群落，构成一个复杂的微生物区系，称肠道微生物群，该群落包含了约 100 万亿个古细菌和细菌细胞及 1000 多种物种，90% 以上的物种属于拟杆菌门（Bacteroidetes）、厚壁菌门（Firmicutes）和放线菌门（Actinobacteria）三个菌门，人类肠道菌群以 Bacteroidetes 和 Firmicutes 两个菌门为主。肠道菌群在出生后便立即定居，一般到 3 岁左右基本稳定，其结构受宿主遗传、饮食、环境和药物的影响。人类和啮齿动物实验充分（尽管不是完全）证明了肠道菌群是宿主健康维持中"不可或缺的器官"。肠道菌群可通过多种途径影响宿主，从而发挥重要的生理功能，例如肠肝轴、脑肠轴、肌肉肠轴等。根据最新的研究报道，肠道菌群的主要生理功能可以概括为以下几点。

### （一）塑造系统免疫

肠道菌群可以通过增强淋巴样结构和上皮屏障功能的形成来塑造先天性和适应性免疫反应。在无菌鼠模型中观察到多方面免疫缺陷以及肠道菌群定植后的病理学改善直接证实了这一点，多项研究也进一步揭示了肠道菌群参与宿主系统免疫的形成，其作用机制包括细胞免疫和淋巴器官发生。例如，给无菌小鼠单一移植脆弱类杆菌后，产生一种被树突状细胞识别的细菌多糖，导致 $CD_4^+T$ 细胞增殖，并恢复含淋巴细胞脾白髓的发育。另一项研究表明通过定植人类肠道菌群，无菌小鼠 PLZF 固有淋巴细胞的胸腺发育受损得到了恢复，受微生物的影响，浆细胞样树突状细胞在早期从结肠迁移到胸腺以调节 PLZF 细胞的稳态。

### （二）参与宿主代谢

肠道微生物组比宿主基因组含有更多的代谢酶，因此具有更强大的代谢能力。许多饮食和宿主衍生的底物，如多糖、胆汁酸和胆碱，可由肠道微生物群独立代谢，也可在哺乳动物宿主的帮助下共同代谢。肠道微生物群产生的代谢产物在系统和局部上都是必需的、有益的。经研究发现肠道菌群代谢物包括短链脂肪酸（SCFAs）、胆汁酸、胆碱代谢物、有机酸、吲哚衍生物、多胺、维生素、脂质等，这些代谢物既可作为宿主必需的营养物质，也可作为信号分子调节机体的生理反应，如食欲、能量吸收和消耗。

### （三）维持胃肠道的稳态

除全身免疫外，肠道微生物群也参与了黏膜免疫的塑造，这是维持肠道生态系统平衡的必要条件。一方面，肠道微生物群通过调节肠道树突状细胞的耐受表型，诱导宿主 T 细胞分化为 Th17 型辅助 T 细胞和调节性 T（Treg）细胞亚群，防止过度的免疫反应，以保护自身。另一方面，肠道微生物群还可以通过激活驻留的树突状细胞来刺激免疫球蛋白 A（IgA）的产生，从而抑制细菌种群的过度生长。此外，肠道菌群可以通过调节紧密连接蛋白来影响上皮屏障的完整性，这对于防止细菌和脂多糖（LPS）易位引发炎症反应很重要。

### （四）影响脑功能和行为

肠道菌群可通过脑—肠—微生物轴与中枢神经系统进行双向沟通，涉及神经、内分泌和免疫途径等过程，从而影响脑功能和宿主行为。肠道菌群在下丘脑—垂体—肾上腺轴的发育中具有关键性的作用，与正常的无特定病原体小鼠相比，无菌小鼠的促肾上腺皮质激素和皮质酮的过度释放证明了此点。肠道菌群还可以通过调节色氨酸代谢，产生神经活性代谢物（如 SCFAs）和神经代谢物（神经递质和神经调节剂）影响大脑功能和行为。

肠道菌群的重要性不仅与维持宿主的体内稳态有关，而且与宿主的某些疾病也有关。临床和动物研究证明，帕金森病、高血压、溃疡性结肠炎、2 型糖尿病和非酒精性脂肪肝等疾病与肠道菌群的破坏密切相关。尽管这些关联已经被明确证明，我们仍然不清楚肠道微生物群失调与病理状况之间的确切联系机制。然而，即使没有深入了解其原因和方式，这些证据也支持了新的临床细菌学治疗策略，即使用特定益生元、益生菌的外源性干预，以及合生元和粪便移植，以恢复肠道微生物群落的平衡，从而预防和治疗相关疾病。

## 二、肠道菌群与中医证候研究的相关性

近年来，肠道菌群已成为中医药学研究的热点。检索近 5 年的国家自然科学基金委中医学科（H27）面上项目、青年和地区科学基金项目资助情况，可以发现与肠道菌群相关的资助项目数逐年大幅增加，此趋势更进一步反映了肠道菌群在中医药研究中的重要地位。以下将主要从中医诊断与治疗两方面对肠道菌群在中医药学中的研究做一概述。

中医证候是在中医理论指导下，基于"望、闻、问、切"四诊收集到的舌、脉、形、色、神等症状、体征，综合分析后得出的诊断性结论。证候是中医临床辨证论治的关键，是疾病在某一阶段病因、病机及病位等整体状态的高度概括，疾病不同阶段表现在外的症状和体征都是不同的，因此，证候具有"不确定性"或"人为因素"的复杂性特征，这使得目前的证候研究缺乏共同的研究基础及统一规范。中医证候客观化的研究是目前中医基础和临床研究的重点和难点，而肠道菌群的相关研究可能会给中医辨证提供一些客观化证据。现将近年来中医证候与肠道微生态的研究进展总结如下。

证候表型如脾虚证、湿热证、肾阳虚证、胃肠积热证等的发生存在着肠道菌群的失调，即菌群结构的改变，采用健脾、清热化湿等治疗后，证候得到改善的同时，肠道菌群的结构亦得到了恢复。

### （一）脾虚证与肠道菌群失调

脾虚证是临床常见的一类中医证候，一般表现为便溏、纳少、神疲乏力、面色萎黄等，其包括脾气虚、脾阳虚、中气下陷、脾不统血等证型。脾虚证既是慢性消化系统疾病的主要证型，也是其他多种非消化系统疾病的常见证型，如各种慢性出血性疾病、功能性子宫出血、慢性支气管炎等，因此脾虚证一直是临床研

究的热点。有学者提出中医"脾"的生理功能与肠道菌群密切相关，脾失健运与肠道菌群失调互为因果。临床上脾虚证以脾气虚、脾阳虚证候最为常见，研究表明，与正常人相比，脾气虚患者肠道的蓝藻菌门、蓝藻菌属细菌含量增加，而Fusicatenibacter和反刍梭菌属细菌含量下降；脾阳虚患者肠道的硬壁菌门细菌含量较高，而梭杆菌门及拟杆菌属细菌含量降低。刘小溪等研究发现脾虚证2型糖尿病患者肠道的拟杆菌属、乳酸杆菌属、双歧杆菌属数量降低，肠球菌属、肠杆菌、酵母菌数量升高，经益气健脾法治疗后，不仅缓解了脾虚症状，也纠正了肠道菌群的失调状态。动物实验表明，番泻叶与大黄煎剂致大鼠脾虚后肠道菌群多样性指数显著降低，大黄煎汁制备的脾虚小鼠模型也出现肠道乳酸杆菌和双歧杆菌含量的下降，肠杆菌、肠球菌、产气荚膜梭菌含量的增加，番泻叶诱导的脾虚腹泻小鼠模型肠道总细菌数减少，但大肠埃希菌、乳杆菌、双歧杆菌和真菌总数变化均不明显。在使用中药治疗脾虚证相关的研究报道中，四君子汤、健脾止泻颗粒、运脾止泻汤等在缓解脾虚症状的同时调整了菌群的组成，更进一步证明脾虚证与肠道微生态间密切相关。

### （二）湿热证与肠道菌群失调

湿热证也是常见的重要证候之一，其证候体系主要包括温病湿热证、脾胃湿热证、肝胆湿热证、大肠湿热证等，现代医学研究发现湿热之邪致病常与肠道微生物紧密相关。王婷等在模拟"外感湿热"致温病湿热证模型时发现，模型小鼠存在肠道菌群结构失调，条件致病菌（大肠杆菌属、肠球菌属、梭菌属等）过度增长；而益生菌（双歧杆菌属、乳杆菌属等）含量会因受湿热发病机制的不同而出现差异。陈孝银课题组也发现小鼠在湿热环境下感染流感病毒后，与常湿型病毒模型组相比，肠道乳酸杆菌和厌氧总菌有明显下降。因此可推测湿热的环境会引起肠道菌群的失调。脾胃湿热证也存在肠道菌群的改变，临床常见于脾胃疾病。脾胃湿热证腹泻型肠易激综合征患者的肠杆菌、肠球菌含量增多，双歧杆菌、乳杆菌、消化球菌含量减少，酵母菌、拟杆菌无明显改变；溃疡性结肠炎脾胃湿热证患者粪便中的双歧杆菌减少，大肠杆菌含量及 B/E 值二者无差别。大肠湿热证同样常见于溃疡性结肠炎，丁庞华等基于高通量测序技术发现，与健康人群相比，溃疡性结肠炎大肠湿热证人群的肠道菌群多样性和菌群结构上存在显著差异。芦煜硕士课题研究结果也显示溃疡性结肠炎大肠湿热证患者的肠道菌群多样性和菌群组成发生了显著的改变。姚万玲博士课题发现大肠湿热证大鼠模型的肠道菌群结构有变化，拟杆菌和变形菌的丰度显著升高，而厚壁菌的丰度显著降低。

## （三）阳虚证与肠道菌群失调

王均衡硕士课题发现阳虚体质者存在能量代谢、氨基酸代谢及糖代谢的改变，阳虚体质者肠道的明串珠菌属（Leuconostoc）、罗氏菌属（Rothia）、Defluviitaleaceae_incertae_sedis、Butyric imonas 等含量偏高，这些特征功能菌群与阳虚质典型代谢标志物相关且影响宿主共代谢。李英帅等也提出阳虚质代谢功能的改变可能是受肠道菌群结构的影响，并存在调节代谢相关的特征功能菌群。黄腾杰等采用 Illumina 高通量测序技术分析阳虚质粪便样品中所有菌群的结构，发现短波单胞菌属（Brevundimonas）、明串珠菌属（Leuconostoc）、Turicibacter、Defluviitaleaceae_incertae_sedis、罗氏菌属（Rothia）、Butyricimonas 等在阳虚质中含量偏高。丁维俊等也发现肾阳虚证患者存在较明显的肠道菌群失调，肠道需氧菌异常增加，而益生菌显著下降，这可能与肾阳虚证患者常伴有脾胃功能受损有关。

## （四）其他中医证候及其发生、发展与肠道微菌群关系

甄建华硕士课题发现以正常幼鼠为对照，胃肠积热幼鼠模型的肠道菌群结构和多样性都发生了显著改变，并且 Lachnospiraceae 的减少与胃肠积热具有明显的相关性。吴波明等发现肝郁脾虚型慢性乙型肝炎患者存在肠道菌群失调，在常规西医治疗基础上联合疏肝理气方治疗后，患者的双歧杆菌、乳酸杆菌水平明显增高，大肠杆菌、肠球菌明显降低。非酒精性脂肪性肝炎肝郁脾虚证患者也存在肠道菌群失调现象。

肠道菌群在正常状态下维持着动态平衡，当机体自身状态发生改变或疾病发生时，肠道菌群的动态平衡被打破，其结构会发生相应的变化。证候是疾病发生和演变过程中某阶段病理状态的高度概括；是机体病理生理变化整体反应状态的概括；是一种综合性的功能态。有学者假定中医的"证"或"症"就是人体肠内微生态变化产生的某些继发反应导致的"表观现象"，通过药物调理肠内菌群的平衡，对"证"施以影响，对证下药，达到治疗疾病的目的，因此肠道微生态的微小变化都可以对"证"产生深远的影响。将中医证候发生、发展与肠道菌群的变化联系到一起，有助于从整体动态变化的角度去理解证候的科学内涵。

田金洲课题组根据帕金森（PD）证候要素量表（PD-PES-13），对随机纳入的 18 例 PD 患者进行中医证候辨别，采用 16SrDNA 高通量测序分析患者粪便菌群结构，结合 Pearson，Spearman 相关性分析方法探讨 PD 菌群和证候之间

的相关性，相关性分析结果表明：在门水平上，PD 中医内热证与拟杆菌门正相关（r=0.534，P=0.022），和厚壁菌门负相关（r=-0.480，P=0.044），痰浊证与厚壁菌门呈负相关（r=-0.470，P=0.049），阴虚证与软壁菌门呈负相关（r=-0.572，P=0.013）。冯宝约硕士课题拟探究中医证候变化与肠道菌群结构的关系，以 7 名结直肠癌（CRC）术后脾肾阳虚型患者为研究对象，给予 2 周温阳健脾方治疗，治疗结束后通过中医症状积分法比较患者用药前后中医证候的变化情况，并采用 16SrDNA 测序技术分析比较治疗前后患者肠道菌群结构的变化。研究表明，经温阳健脾方治疗后，患者脾肾阳虚的症状得到了改善，增加了患者肠道菌群的丰富度和多样性，使益生菌双歧杆菌科（Bifidobacteriaceae）的相对丰富度增加，而条件致病菌拟杆菌科（Bacteroidaceae）的相对丰富度减少。王一浩硕士课题纳入 15 例肝郁脾虚型和 15 例肝胆湿热型抑郁伴较明显的消化道症状患者，采用 16SrRNA 基因测序方法，比较肝郁脾虚证与肝胆湿热证患者粪便中肠道微生物群落的组成，总结得出不同证候的抑郁伴消化道症状患者的肠道菌群的 α 多样性无差异，但 β 多样性存在明显差异；不同证型患者肠道菌群的主要菌门改变趋势大致相同，但改变程度不同。李文艳硕士课题收集 34 例非酒精性脂肪性肝炎（NASH）患者（肝郁脾虚证和湿热内蕴证）及 26 例健康志愿者，采用 16SrDNA 技术对 NASH 患者菌群进行分析，结果发现与正常受试者相比，NASH 患者的肠道菌群发生了变化，且不同中医证候下发生改变的菌群有其独特性。

李舒硕士课题以溃疡性结肠炎（UC）患者与健康志愿者为研究对象，建立中医证候诊断、纳入和排除标准，分为湿热内蕴证组、脾胃气虚证组、脾虚湿热证组和健康对照组，基于 16SrDNA 指纹图谱和 16SV3+V4 区生物信息学数据，分析 UC 不同虚实证候组患者与健康人群肠道菌群结构的差异性，研究证实 UC 三类虚实证候患者与健康人比较，肠道菌群的相似性、多样性均存在差异；UC 三类虚实证候患者之间肠道菌群差异性可能存在于厚壁菌门和变形菌门的构成比。魏世超等选择 65 例原发性失眠患者，按中医证型分为心脾两虚组 17 例、肝郁化火组 22 例、阴虚火旺组 26 例，健康体检者 47 例为对照组，通过高通量 16SrDNA 测序检测各组样本粪便肠道微生物信息，探讨不同中医证型原发性失眠患者肠道菌群差异，结果分析表明原发性失眠患者的肠道菌群多样性增加，并且肠道菌群多样性与失眠不同证型高度相关。综合上述研究成果，同一疾病存在多种证型可能与肠道菌群的结构特征密切相关，肠道菌群的改变可能影响着不同中医证候的发生、发展及结局。

## 三、展望

证候是中医学诊断的核心，是中医立法处方的依据，认清证候的实质对阐明中医学的科学内涵至关重要。过去人们对证候的认识主要是通过四诊收集到的症状和体征，如今随着科学技术的发展，我们深化了对机体结构、功能、代谢等特点的认识，因此诞生了微观辨证方法，即用微观指标变化识别证候。近来的高通量测序技术拉开了肠道微生态研究的帷幕，将肠道微生态作为微观变化的指标融入中医证候的研究，有望为证候的实质找到新的生物学指标，为证候的生物学基础研究开拓一条新思路。不同的证候表型或同一疾病的不同证候表型，肠道菌群的组成也会有所不同，这为传统中医学主张的以辨证论治为基础的个体化治疗及"同病异治"提供了科学依据。目前多数研究成果仅阐述了证候与肠道菌群的相关性，但证候演变与肠道菌群的因果关系尚未有研究报道，有待进一步研究。考虑到证候的客观化、规范化研究最终是为中医临床诊断服务的，因此这方面的研究应以临床研究为主。

# 第五节　生物信息在中医证候研究中的应用

　　生物信息学是在生命科学的研究中，以计算机为工具对生物信息进行储存、检索和分析的一门科学。20世纪80年代中期，随着美国科学家率先提出开展人类基因组计划的相关研究，包括美国、英国、法国和中国等在内的世界多个国家和地区的科学家共同启动了这一人类历史上规模空前的跨国家、跨学科、具有"里程碑"意义的人类染色体核苷酸序列的研究工作，旨在绘制人类基因组图谱并破译人类遗传信息。该研究项目被誉为生命科学领域的"阿波罗登月计划"，共历时13年完成，于2003年4月14日宣布完成人类基因组计划的全部测序工作。

　　在人类基因组计划项目的实施过程中，研究人员获得了浩如烟海的人类基因组的生物学数据。然而，研究人员仅通过生物学这一门学科的知识和技术无法有效处理、分析和揭示这些庞杂的生物学数据背后所蕴藏的生物学的新规律、新发现，科学家们只能是望洋兴叹。为了着力解决这一现实问题，项目中各研究领域的科学家互相沟通、合作，生命科学、计算机与信息科学、物理学、数学等多学科的知识相互交叉、融合，应运而生了一门新兴的具有重要意义的学科——生物信息学。生物信息学作为生命科学和计算机与信息科学相互结合而形成的一门学科，它的诞生为储存、检索和分析这些人类基因组的生物学数据提供了新的思路与方法。

　　随着21世纪生命科学与自然科学发生的日新月异的变化，生物信息学也取得了突飞猛进的发展，并且日臻成熟、完善，形成了以基因组学和蛋白质组学等为主要研究内容，涉及分子生物学、细胞生物学、生物物理学、医学、药学、农林渔牧学以及分子和生态进化等多个研究领域，并开发和构建了多种类型的生物信息学数据库以及开展序列分析等多项应用服务，已经成为生命科学和自然科学领域备受瞩目的重大前沿交叉和核心领域之一。

# 一、生物信息学的发展概况

## （一）国外生物信息学发展概况

生物信息学的发展与生命科学和计算机科学的发展密切相关。欧洲和美洲等地的发达国家和地区的科研机构和高等院校很早就关注并重视生物信息学的发展，也取得了备受瞩目的成绩。早在 1988 年，位于美国马里兰州贝塞斯达的隶属于美国国家医学图书馆的美国国家生物技术信息中心就已宣告建成，其主要任务是负责保管 GenBank 数据库中的基因测序数据和生物医学文献数据库 Medline（https：//www.medline.com/）中的生物医学研究论文索引。随后，位于英国剑桥南部的欧洲生物信息研究所也于 1993 年获准成立，并于 1994 年建成后投入使用。欧洲生物信息研究所隶属于欧洲分子生物学实验室，面向全球科学界提供免费的生物信息资源和服务，以推动生命科学发展，促进科技进步。同时，欧洲生物信息研究所还管理和维护着众多世界知名、科研人员广泛使用的分子生物数据库，如 ArrayExpress、ENA、Ensembl、UniProtKB 以及 InterPro 等，致力于以信息学手段帮助科研人员分析和解答生命科学问题。不久之后，日本信息生物学中心也于 1995 年 4 月建成并投入使用。美国、欧洲和日本率先成立的生物信息学专业研究机构为生物信息学的发展奠定了坚实的基础，也引领了国际生物信息学专业高速、高质量发展的浪潮。直到如今，世界上绝大部分的蛋白质和核酸数据库都来源于美国、欧洲和日本的上述三家生物信息学中心，它们共同构成了 GenBank/EMBL/DDBJ 国际核酸序列数据库，并实现了数据资源共享、变化动态实时更新，为科研工作者的使用提供了及时、准确和高效的数据。除此之外，其他国家和地区如德国、法国、澳大利亚和瑞士等也相继建立起各自生物信息学研究机构以及各具特色的生物信息学数据库和分析工具，主要用于服务本国或本地区的科研人员，也有部分数据信息面向世界范围公开。

随着生物信息学的迅速发展和科研人员的深入研究，应用生物信息学技术取得的科研成果逐年攀升，各类生物信息学数据库和分析工具逐渐发挥作用，其中也不乏高质量的学术研究论文。包括电子期刊和纸质期刊在内的生物信息学专业期刊琳琅满目。由于生物信息学涉及的研究领域十分广泛，一些综合类期刊也开始接收生物信息学相关的学术论文。目前国际有较高影响力的生物信息学专业期刊包括 *Bioinformatics*、*Briefings in Bioinformatics*、*BMC Bioinformatics*、*PLoS*

*Computational Biology*、*Nucleic Acids Research* 以及 *Nature Method* 等，为生物信息学相关学术成果的发表、交流和共享提供了良好的平台。

## （二）我国生物信息学发展概况

相对于欧洲和美洲等发达国家与地区，我国生物信息学的起步相对较晚，发展相对较缓。近年以来，随着生命科学和自然科学等领域对生物信息学技术和方法的依赖与需求逐渐增大，生物信息学受到了国内学者的关注和重视，呈现出蓬勃发展的势头。

我国首家生物信息学专门研究机构——北京大学生物信息中心于 1997 年成立，作为欧洲分子生物学网络组织 EMBnet 的中国国家节点，该中心与欧洲、德国、英国、荷兰、澳大利亚和新加坡等多个国家和地区的生物信息学研究机构保持着良好的交流合作关系，是目前国内建成的拥有数据库种类最多、数据量最大的生物信息站点之一。用户可以使用该平台提供的大量自主研发的数据库及软件工具开展研究工作，如分泌蛋白数据库、突触数据库、转运底物数据库、自闭症证据基础知识库、PlantRegMap 软件、CPC2 软件、PathLocdb 软件和 GSDS 软件等，也可以通过该平台提供的镜像获取国外知名的生物信息学习资源，涵盖了单基因表达与调控、基因组研究、DNA 序列研究以及蛋白质结构与功能等生物信息学的主要内容，同时还可以使用文献检索服务和网络教学资源用于生物信息学相关文献和知识的自主学习。2000 年 6 月，上海生命科学研究院也宣布成立生物信息学中心，主要面向上海生命科学研究院内部课题组提供生物信息学相关的支持服务和开展相关的生物信息学研究工作。

如今，包括北京大学、清华大学、浙江大学以及中国科学院大学在内的国内知名高等院校和科研机构均已开展生物信息学的教学与科研工作。许多高等院校也十分重视生物信息学专业人才的培养，例如，哈尔滨医科大学专门成立生物信息科学与技术学院，在重大疾病的生物信息学与计算系统生物学研究领域独具特色，占有领先地位。华中农业大学信息学院也专门设置生物信息学系，主要培养农业方面的生物信息学专业人才，成果颇丰。此外，国内的许多生物科技公司和机构如华大基因等也相继成立生物信息学专业相关的部门，在进行常规实验服务的同时让研究者获得更加丰富全面的实验数据，指导研究者进行生物信息学分析或提供生物信息学分析方案和服务。

生物信息学以人类基因组计划的实施为契机得到了迅猛的发展，在如今"大数据"时代的背景之下，生物信息学早已不再局限应用于人类基因组计划的研究工作，而是深入到生命科学和医学等多学科研究领域的各个方面，尤其是在基因组学、蛋白质组学、比较基因组学、宏基因组学、基因和蛋白质的表达与分析、生物芯片表达谱分析、蛋白质相互作用网络、生物系统模拟、系统生物学以及网络生物学研究等方面，生物信息学从分子生物学水平以系统观、信息化和复杂性的角度研究疾病与健康相关的前沿和热点问题，推动着生命科学乃至自然科学的发展。

## 二、生物信息学给中医药发展的启示

### （一）中医药发展迈入新时代

凝聚着深邃的哲学智慧和中华民族几千年的健康养生理念及实践经验的中医学传承至今，绵延不断，不断发展，是中华民族的瑰宝，是中国面向国际社会展示的一张靓丽名片，为维护中华民族乃至世界人民的健康发挥着重要的作用。

21世纪以来，包括针灸、推拿等在内的中医药学在全球范围内日益受到关注和应用。海外许多国家和地区设立中医药科研基金会，成立中医药研究机构和实验室以及中医药学教育机构，例如美国斯坦福大学中药科学研究中心、全美补充和替代医学中心、美国中医研究所、德国中医传统医学研究院以及日本富山医科药科大学设立的和汉医药学研究所，等等。著名的 *Science* 杂志于2014年年末专门开辟专刊，刊发了一系列中医药学方面的学术论文。时任世界卫生组织总干事陈冯富珍女士在专刊的开篇中就强调："要促进传统医学的整合和现代化发展。"她认为，在天然药物的发现与创新研究中要善于向传统医学比如中医药学寻求帮助以获取灵感，"现代药物中有接近四分之一的药物来源于天然药物，其中的许多药物都是在中医药中首次使用"。专刊中的一系列文章对中医药学中的传统概念赋予了新的内涵和认识，给中医药现代化研究带来了新的思路与方法，具有很强的指导和借鉴意义。

其中，北京中医药大学徐安龙教授等从系统生物学的角度对中医药学中的一个重要概念"证"进行了阐述和解释，认为"证"是一种系统生物学的诊疗方法，构想将"证"以分子细胞学的联系为依据联结在一起，建立综合的证候图谱，还创造性地提出建立"证候组学"这一全新的组学新领域，以便以网状结构为基础从分子和系统水平来研究人体的层次结构。在现代药物研发方面，徐安龙教授提出在系统药理学框架中构建"从证到中医药"和"从中医药到证"的现代药物研究新模式，旨在以证候为导向推进现代药物研发水平。

除此之外，"整合网络医学"这一新颖概念也由澳门科技大学中医药学专家刘良教授等在专刊中首次提出。刘良教授等对"整合网络医学"的整体构思与框架进行了概述，认为中医药学将在"整合网络医学"的发展中发挥重要的作用。中药及中药复方具有化学成分多样、作用靶点多样和作用机制多样的特点，这些特点又与复杂性疾病患者所存在的多靶标、多组织、多器官的网络失衡状态相契合。

因此，中药及中药复方可能具有网络整合调节的整体治疗效果。如今的系统生物学、计算机科学与技术以及生物信息学等前沿交叉新兴学科与技术的应用为研究中药及中药复方"多成分、多途径、多靶点"的特征及其分子网络调控机制提供了新的思路和科学依据，有利于构建和优化中医药网络调节的治疗新模式。

2015 年 10 月，屠呦呦教授及其研究团队因发现抗疟新药——青蒿素而荣获诺贝尔生理学或医学奖。回顾艰辛的科研历程，她采用低沸点溶剂提取青蒿抗疟组分的思路正是源于我国东晋时期著名医药学家葛洪所著的《肘后备急方》中对青蒿具有截疟功效的一句记载："青蒿一握，以水二升渍，绞取汁，尽服之。"她也曾这样评价青蒿素的发现："青蒿素是人类征服疟疾进程中的一小步，也是中国传统医药献给人类的一份礼物。"近年来，随着《中医药发展战略规划纲要（2016—2030 年）》《"健康中国 2030"规划纲要》和《中华人民共和国中医药法》等一系列与中医药行业密切相关的利好文件、政策和法律的相继出台，中医药的发展也迈入了新时代，中医药学已经被我国政府上升为国家战略的层面，进行重点发展。

2019 年 5 月，第 72 届世界卫生大会在瑞士日内瓦隆重召开，修改并讨论通过了第十一版国际疾病分类标准。正是在此次会议上，经过张伯礼院士、严世芸教授以及上海中医药大学传统医学国际疾病分类研究与服务评价中心等多位中医药学者数十年的辛勤工作和努力付出，中医药正式纳入国际主流医学这一分类体系之中，打破了我国传统医学在信息服务、资源状况等方面存在"信息孤岛"的现状，是中医药走向世界过程中具有里程碑意义的成果。

2019 年 12 月底至 2020 年年初，湖北省武汉市暴发新型冠状病毒肺炎（COVID-19）疫情，国家有关部门迅速组织中医药医疗专家确定中医药诊疗方案，并迅速推广，全国很多地区新冠肺炎确诊病例的中医药使用覆盖率达到了90% 以上，且越早介入效果越好。在"未病先防、已病防变和瘥后防复"这种极具中医特色的理念指导下，对于轻症和普通患者，第一时间给予中药治疗，对重症和危重症患者，坚持中西医结合治疗，对于恢复期人群采用中医、针灸和按摩等多种方式促进康复，实践证明，中医药治疗新冠肺炎疗效明确，尤其在减轻患者临床症状、缩短病程和提高临床治愈率等方面起到了重要的作用，一些协定方如清肺排毒汤和肺炎一号方等中药方剂的使用取得了良好的临床疗效，中国工程院院士张伯礼教授在接受电视台采访时就发出了感叹："中医的身份变了！"

由此可见，随着中医药在国内以及国际范围内认可程度的提高，信赖中医和愿意接受中医药治疗的人群越来越广，中医药在防治疾病中发挥的作用越来越重要，中医药事业的发展已经迈入了一个新时代。

### （二）中医证候和中药及其复方研究面临的挑战与机遇

整体观念、恒动观念和辨证论治是中医药学理论体系的重要特点。清华大学生物信息中心的李梢教授认为，中医药学理论体系具有系统大规模、开放于环境和重视相互作用等特点。相对于其他医学理论体系而言，中医药学更倾向于基于整体、活体和动态的层面对个体对象进行观察。中医药学理论体系在指导临床医疗实践中一切从客观实际出发，以客观世界为依据，所谓"病万变药亦万变"。中医药学的临床思维是生动活泼的，而并非"刻舟求剑"和"守株待兔"的机械观。因此，中医药研究面临的主要挑战与中医学理论体系自身的复杂性密切相关，中医药学中的许多关键概念的科学基础也缺乏完善的科学体系和适宜的研究方法进行研究，对疾病本质的揭示作用尚显不足。

山东中医药大学祝世讷教授从自然辩证法的角度把现代系统科学的理论和方法与中医药科学研究结合起来，认为中医是一门复杂性科学，与现代系统论和复杂性科学之间有着共同的语言。北京中医药大学陈家旭教授认为，"证候"也可以理解为中医师用来辨识确定患者系统状态（证）的"状态变量"。基于系统科学的理论和视角，辨证论治中所辨之"证"可以认为是人体对各种致病因子做出的一种整体反应状态，而每个个体又是一个开放复杂的巨系统。

中医的证实质研究和证候生物学基础研究一直都是中医药现代化研究中的重点和难点课题。近年以来，中医药学者针对肾本质、脾气虚证实质以及血瘀证实质进行了科学地探索并取得了一定突破，但仍然存在一些急需解决的问题：①在关于证实质的相关指标的研究中，非特异性的指标较多而特异性的指标较少，且研究的指标存在一定的局限性和缺乏整体性；②基于还原论的思维开展的证的相关研究使得在研究中过于强调证的客观化和微观性指标，忽视了中医药学理论体系中存在的整体观、恒动观以及联系性和系统性等特征，导致研究结果很难与中医学的基本理论相联系；③中医证候的诊断标准和评价体系尚不完善，某一微观指标的变化是证的特征性结果还是疾病的普遍性影响尚难以辨别区分；④除中医证候的临床研究存在的问题之外，中医证候的动物实验研究也一直受到证候动物模型的限制，证候动物模型在其与人体证候之间的相似性以及模型的重复性和可靠性等方面存在质疑，影响着证候动物模型的建立、复制以及评价，同时也制约着中医药发展的进程。

使用中药及其复方是中医临床处方用药的广泛形式之一，也是中医药在治疗方面优势与特色的集中体现。相对于中医证候的研究而言，中药复方的研究则更具有挑战性。仅从数量上而言，上至秦汉时期，下到公元 1986 年年底，散载于历代中医药和有关文献中的有方名的方剂均汇编在《中医方剂大辞典》之中，共计96592 首。每一首复方中包含有多味药物，每一味药物又具有多种化学成分，若仅从药物化学的角度去研究近 10 万首方剂中的化学成分及功效，往往只能涉及中药复方作用机制的某一方面或某一环节，也很难使用科学的语言阐明中药复方配伍中蕴藏的"君臣佐使"的配伍原则、"四气五味"的药性关系、药物剂量比例规律等科学内涵。鉴于目前中药复方研究中存在的问题，研究者应着力借助生物信息学、系统生物学以及网络药理学等前沿交叉学科的方法和技术，从中药复方所含物质的整体轮廓和整体效应的层次探索复方中的化学组分对疾病网络调控的综合效应，揭示中药复方具有"多成分、多途径、多靶点"作用机制的科学内涵以及从复方中各味中药的配伍规律探寻化学组分分子的有效组合方式。

中医药学传承发展至今，可谓历久弥新，文献著作汗牛充栋，其中蕴藏着大量的宝贵经验和用药规律等中医药隐性知识和信息，如此海量的信息潜藏着无穷的价值，若不加以挖掘、整理和利用实属中医药学的损失。如今，生物信息学等学科的兴起正好给中医药学的发展启发了新的思路，提供了新的技术，带来了新的机遇，有利于加快中医药发展的步伐，带领中医药研究走向更高层次，具有很大的研究价值和广阔的应用前景。

## 三、生物信息学在中医证候研究中的应用概况

证候是中医学的特有概念之一，从信息学的角度而言，证候是一个复杂系统，概括了当前状态下机体对疾病病理生理变化的整体反应，具有多维、多阶和多变量的特征。国家和中医药行业已经制定了涉及中医内科、中医骨伤科、中医妇科和中医儿科等临床各科的中医证候诊断疗效标准，并将部分现代医学的检测指标纳入证候诊断和疗效标准之中，推进了中医辨证规范化的进程。这种基于病证结

合模式下制定的行业标准给单一疾病下的证候分型诊治和疗效评价提供了准绳，具有很大的参考意义。

结合临床工作中实际情况的复杂性，除患有单纯一种疾病的情况以外，同时兼有多种复杂疑难疾病的患者也并不少见，他们的临床表现可能并不局限在诊疗规范所列出的几个证型之中，这种情况下中医师往往只能凭借自己主观经验进行辨证论治，呈现出"横看成岭侧成峰"的现象。另外，还有一些疾病的前期或早期以及无症状阶段均可能出现"无证可辨"的情况，而患者体内实际上已出现了指标的异常，若中医师缺乏经验或者思维局限则会贻误治疗时机，给患者造成不良影响。由于目前中医临床疗效评价仍然主要以临床症状的改善情况为主，苦于无法用具象的、可视的、客观的手段去阐明证的内涵，因此中医药的疗效在步入循证医学之路和受到国际社会认可等方面存在很大的困难。为了解决这些困难，中医药学者围绕证候为主题进行思考和探索，对证的实质、证候的微观指标和客观化以及证候生物学基础等方向展开深入的研究，既往研究主要基于现代医学研究模式从整体细分到器官、组织，再继续深入到细胞甚至分子层面，期望探寻到能够反映证候的生理、生化指标。

如今，随着人类基因组计划的完成，生命科学研究已步入了后基因组学和多层组学整合时代，研究对象从单个基因或蛋白质转向同时研究多个基因或蛋白质，从单一层次分子转为基因组学、转录组学、蛋白质组学、代谢组学以及宏基因组学等多层次组学整合进行综合分析，对生物系统进行全面的解读。生物信息学为包括多组学数据在内的研究提供分子机制建模、多层统计分析、标志物筛选以及功能分析等强有力的科学分析和计算方法，使多层次组学数据得到了有效的整合，便于研究者进行后续深入实验与应用。在生命科学领域广泛应用生物信息学技术的大背景之下，中医药学研究者们也正在探索应用生物信息学技术从新视角解读中医证候的生物学基础，从寻找反映证候特征的单一指标拓展为探索证候特征性标志物谱的筛选、聚焦和验证以及证候相关生物网络的构建，从证候的实质研究到探讨证候与生物网络之间的动态平衡，并用科学的方法揭示中医证候生物学基础，阐释中医证候的复杂内涵，是中医证候生物学基础研究的重要突破口。

### （一）生物信息学在中医证候相关生物网络的构建与分析中的应用

证候是由多因素构成的复杂系统，很难用单一的生理、生化指标反映。自1999 年国内学者首先提出中医证候与生物网络的调节机制具有关联性以来，基于生物信息学等学科构建和分析中医证候相关生物网络并进行计算和实验的研究就逐步开展，主要基于"相互作用－网络－功能"的思路进行中医证候相关生物网络的研究。为了探索复杂证候相关的生物网络，Li 等首先以"八纲辨证"中的"寒证"和"热证"这两个基本证候入手，应用生物信息学方法在神经－内分泌－免疫调节网络的视角下分别构建寒证和热证与神经－内分泌－免疫调节网络相互作用的网络模型，发现寒证与热证是神经－内分泌－免疫调节网络内部失衡的两种状态。经过网络拓扑结构分析发现寒证的生物网络主要以激素功能模块为主，而热证主要以细胞因子功能模块为主。在进一步研究中，研究者基于人类孟德尔遗传在线数据库分别对甲状腺功能减退症、垂体功能减退症以及闭塞性动脉硬化症等 21 种寒证相关疾病和风湿热、流行性出血热和甲状腺功能亢进症等 38 种热证相关疾病的基因分布和在 DAVID 生物信息学数据库中进行通路富集分析，发现寒证相关疾病和热证相关疾病在细胞因子通路上的差异具有显著性。为了进一步验证寒、热证的生物网络模型的可靠性，研究者以寒、热证候相关生物网络的关键节点为突破口，通过动物实验观察寒、热方剂的效应靶点，发现这些效应靶点与寒、热证候相关生物网络的关键节点密切相关。

在此研究基础上，还有研究者对寒证与神经－内分泌－免疫调节网络之间的关联进行了更加深入的探索，应用基因芯片技术和生物信息学分析发现寒证相关基因在能量代谢过程中发挥着关键的作用，并且与神经－内分泌－免疫调节网络中的神经递质、激素以及细胞因子相关基因存在着密切联系，这些研究从一个新的视角解读了寒证的中医理论及发生机制。

上述研究在生物网络的视角下探索同一生物网络下的不同调节模式和同一证候在多种不同具体疾病中的共同特征，也在一定程度上体现着中医学"同病异治"和"异病同治"的特色治法。然而，除寒、热证以外的证候相关生物网络研究尚处于起步阶段，借鉴"相互作用－网络－功能"的研究模式我们还可以开展结合其他辨证方法如脏腑辨证、气血津液辨证以及病因辨证等多种证候生物网络构建与分析研究，并可将研究成果应用于证候规范化和精准医学背景下的个体化治疗、中医药临床疗效评价以及中医证候生物学基础等研究方向。"相互作用－网络－功能"研究策略既可对证候的内涵和证候之间的关系有新的揭示作用，又为从证候相关生物网络的视角在微观水平进行"辨证论治"提供了参考。

## （二）生物信息学在中医证候相关组学分析中的应用

生物信息学在中医证候相关组学大数据分析中的广泛应用与系统生物学的发展密不可分。20 世纪 40 年代，系统论的思维在工程科学中占据主导地位，引领着工程科学的快速发展，当时有学者就提出运用系统论的思维与方法开展生物学的研究，但受到研究条件和科研水平的限制，此时开展研究并不适宜也未得到学界的认可，因此系统生物学在此后相当长的一段时间内只是一种概念而未得到实质性的发展。直到 21 世纪初期，医学和生命科学研究领域步入"功能基因组"时代，美国科学院院士、世界系统生物学创始人 Leroy Hood 教授在位于西雅图的实验室基础上建立了美国系统生物学研究所。他倡导将系统方法应用到生物医学研究领域，并提出以预测性（predictive）、预防性（preventive）、个体化（personalized）和参与性（participatory）为主要内容的"4P"医学模式，促使系统生物学得到迅速发展，成为 21 世纪医学和生物学发展的核心驱动力，以其整体性、系统性的思维和方法来解析复杂的生命过程。

2006 年北京香山会议上，系统生物学便受到中医药学者的广泛关注和激烈讨论，并专门召开了"系统生物学与中医药的发展"的主题会议，标志着系统生物学技术将逐步在中医药的研究中发挥关键的作用。纵观世界各种类别医学的发展历程，中医药学理论体系特征鲜明，从整体、系统的角度出发来看待机体，尤其重视机体的总体平衡状态。相较于以实验医学发展而来的现代医学，中医药学在对机制的基础性研究方面还有很大的提升空间。一方面，系统生物学的诞生与发展有望打破以强调整体论为主的中医药学和强调还原论为主的现代医学之间的壁垒，让它们找到共同的语言，成为中西医结合的桥梁，而生物信息学就是支撑起这座桥梁的桥墩。另一方面，在系统生物学的基础上进行中医学和现代医学的整合研究可能会为医学的发展带来革命性的突破。

系统生物学的基础是信息，而生命可以视为信息的载体，包括人类在内的所有生命系统都贯穿着信息流。人体生命活动的过程可以看作是信息的传递过程，简言之，人体的遗传信息从 DNA 转录到 RNA，再翻译合成相应的蛋白质，通过蛋白质与蛋白质之间的相互作用影响着机体的代谢活动和细胞功能，最后对组织、器官和系统以及各系统之间的相互作用产生影响，从而形成完整的生命活动。

具体而言，系统生物学的研究范畴以基因组学、转录组学和蛋白质组学为主，还包括了近年来兴起的多肽组学、代谢组学、糖组学以及病理组学等多组学内容，可以说它的研究内容涉及了生命体的组成、发育和代谢等多个层次，获得的信息量也是巨大的。有学者从系统生物学的角度认为中医证候的生物学基础可能与功能相关的基因组、蛋白组异常表达所产生的特异性代谢产物的生成有关。生物信息学技术主要用来对中医证候相关多组学研究结果中差异基因的表达情况、差异蛋白的功能、转录组差异表达以及特征性代谢产物或底物的变化情况等进行分析，获得证候的基因表达谱、蛋白质谱、转录组谱以及代谢谱等组学图谱，为后期的动物实验和临床试验提供方向和依据，从整合多组学的层次揭示中医证候的生物学基础。

还有学者在"精准医学"的启发下提出基于传统中医辨证和现代组学研究相结合的"精准证候"的概念并进行了理论探索，认为借助现代组学研究的先进技术进行中医证候的研究可能是中医药现代化进程中的一项突破。现有的研究报道显示，中医证候相关的组学研究几乎涉及基因组学、转录组学、蛋白质组学、代谢组学以及宏基因组学等全部组学层次。通过梳理近年来与中医证候相关的多组学研究，其主要研究内容可归纳为：①同一疾病过程中不同证候之间的组学研究；②不同疾病过程中同种证候之间的组学研究；③病证结合／单纯证候或证候动物模型的组学研究。这类研究的基本策略可以概括为"构建图谱—筛选差异—生信分析—实验验证"四个环节，旨在从多组学的分子生物学层面揭示中医证候生物学基础。

基因组学是基于生物体内所有基因的整体层面进行的核苷酸序列及基因功能分析，从而对基因组的表达和功能以及基因多态性进行研究，反映了物种所有遗传信息的总和。转录组学是基于整体层面从 RNA 水平研究基因转录及其调控规律。蛋白质组学则从整体层面对一个基因组在特定时间和空间表达的全部蛋白质进行定性、定量和功能分析。代谢组学可直接反映各层次调控后的代谢结果，并以此推测疾病或中医证候的潜在生物标志物。

由此可见，组学的研究从不同层面反映了机体的整体状态，组学之间既相互联系又相互区别。中医证候与组学之间的互通性主要体现为人体在宏观层面的整体性与组学在微观层面的整体性之间是统一和同源的。应用组学方法和生物信息学技术研究中医证候生物学基础既符合中医药学"整体观念"的特征，又能帮助我们在客观和微观的层次探寻中医药走向循证医学之路的依据。

### 1. 生物信息学技术在"同病异证"组学研究中的应用

近年来，将生物信息学技术在中医证候相关组学的研究中应用日益频繁，也取得了突破性的进展。在同一疾病过程中不同证候之间的组学研究方面，连方等为了探寻不孕症肾阴虚证及肾阳虚证的差异表达基因及其功能，对卵巢颗粒细胞进行第二代基因组测序研究，构建不孕症肾阴虚和肾阳虚证的基因表达图谱和筛选差异表达基因。结果发现，与正常组（男方因素导致不孕）相比，不孕症肾阴虚证组患者有 219 个显著性上调基因和 94 个显著性下调基因，不孕症肾阳虚证患者有 218 个显著性上调基因和 101 个显著性下调基因，结合 DAVID 生物信息学数据库进行差异基因的基因本体分析和富集通路分析，发现 p53、Bax 以及 Bcl-2 等基因与细胞凋亡、生殖功能、妊娠、胚胎着床等生物学功能密切相关，这些基因有可能成为区分不孕症肾阳虚证和肾阴虚证的候选基因。由于该研究尚缺乏进一步的实验验证，这些基因在不孕症肾虚辨证分型中发挥的作用和意义还有待更进一步的探索。

在组学研究基础上，许多学者根据组学研究和生物信息学分析的结果进行实验验证，对同一疾病下不同证之间的联系与区别进行了更加深入的探讨。Zhang 等对 35 例慢性乙型肝炎肝胆湿热证患者、24 例慢性乙型肝炎肝肾阴虚证患者以及 21 例健康对照人群的血清 miRNAs 进行基因组学研究和 real-time RT-PCR 验证，发现有 22 个 miRNAs 在乙肝肝胆湿热证患者和乙肝肝肾阴虚证患者中存在显著差异性表达，miR-583 和 miR-663 在乙肝肝胆湿热证患者中显著高表达。研究者进一步通过生物信息学数据库 TargetScan 和 DAVID 对 miR-583 和 miR-663 的靶基因进行预测和通路富集分析，获得 miR-583 的 354 个潜在靶基因和 miR-663 的 68 个潜在靶基因显著富集于轴突导向、神经营养因子以及 MAPK 信号通路，推测 miR-583 和 miR-663 可能是区别慢性乙型肝炎肝胆湿热证和肝肾阴虚证的潜在生物标志物，从基因组学层面上对慢性乙型肝炎的中医证候分型提供了参考依据。

Gao 等通过基因组学、生物信息学和 real-time RT-PCR 技术对胰腺癌湿热证患者、胰腺癌脾虚证患者以及胰腺癌血瘀证患者的唾液 miRNAs 进行研究，发现 miR-17、miR-21 以及 miR-181b 在胰腺癌湿热证患者中特异性表达，而 miR-196a 则在胰腺癌脾虚证患者中特异性表达，研究者推测这 4 个 miRNA 可能作为胰腺癌中医证候分型的分子标志物，后续还需在扩大样本量和靶基因功能研究等方面进行深入探索。

刘文琛等采集急性缺血性中风阴类证和阳类证及非中风人群的血清，应用 lncRNA、mRNA 以及 miRNA 芯片技术等进行联合分析，构建急性缺血性中风阴类证和阳类证的差异表达谱，应用生物信息学技术分析基因本体和功能通路分析，获取基因间调控关系，并对部分差异基因进行 real-time PCR 验证。研究者认为急性缺血性中风阴类证和阳类证表型上的差异主要涉及血压调节、肾上腺素能受体调节、γ- 氨基丁酸以及肾素 - 血管紧张素系统等多个信号通路，从转录组学的角度探讨了急性缺血性中风阴类证和阳类证之间的证候生物学基础。

孟永梅等应用 iTRAQ 及生物信息学技术对慢性心力衰竭气虚血瘀证患者和气阴两虚证患者以及健康对照人群的血清进行蛋白组学研究。与健康对照人群相比，研究者发现慢性心力衰竭气虚血瘀证患者有 11 个蛋白质表达显著上调，5 个蛋白质表达显著下调，慢性心力衰竭气阴两虚患者有 10 个蛋白质表达显著上调，5 个蛋白质表达显著下调，在一定程度上反映了慢性心力衰竭气虚血瘀证和气阴两虚证的证候生物学基础，可能会为慢性心力衰竭的中医辨证论治提供血清生物标志物作为参考依据。

马素娜等通过采集三个中医证型（气阴两虚证、湿热内蕴证及肺脾气虚证）的艾滋病患者的血浆和尿液进行代谢轮廓和差异代谢物谱的检测和分析，发现艾滋病患者的这三个证型之间存在代谢物轮廓上的明显差异，并初步整理出各个证型存在的差异代谢物质，为基于代谢组学的艾滋病中医证候辨别提供了实验依据。

**2. 生物信息学技术在"异病同证"组学研究中的应用**

在不同疾病过程中同一中医证候的组学研究方面，Liao 等对急性缺血性脑卒中血瘀证患者、不稳定型心绞痛血瘀证患者和健康对照人群的血浆 miRNA 和 mRNA 的基因组学进行比较，应用生物信息学技术分析显著性差异表达基因及其功能，并结合 qRT-PCR 技术对生物信息分析结果进行验证。研究者共发现 2 个 miRNA（miR-146b-5p 和 miR-199a-5p）以及 23 个靶点 mRNA 是血瘀证的关键基因，这些基因构建成了血瘀证的生物标志物网络，进一步优化和验证这一生物标志物网络将为血瘀证的诊断提供客观标准。

在同样针对血瘀证的另一项研究中，虞桂通过检测冠心病不稳定性心绞痛血瘀证和急性缺血性脑卒中血瘀证患者外周单核细胞 miRNA 和基因表达谱，应用基因本体、通路富集以及靶基因预测和互作网络构建等生物信息学综合分析，发现 miR-146b-5p、miR-199a-3p 和 miR-199a-5p 的表达均显著上调，而 TP53 和 IL2RB 的表达均显著性下调，从 miRNA 及其靶基因层面部分揭示了血瘀证的生物学基础，为寻找血瘀证的生物标志物及其治疗靶点提供了新的思路。黄亚丽等对冠心病血瘀证和肝硬化血瘀证患者的血清进行代谢组学分析，最后鉴别出琥珀酸、柠檬酸以及组氨酸等共计 7 种与血瘀证相关的代谢物，提示血瘀证患者存在能量代谢、脂代谢以及肾功能损害等方面的异常，研究者认为这 7 种代谢物有望成为血瘀证的潜在生物标志物，从一定程度上揭示了冠心病血瘀证和肝硬化血瘀证不同疾病同一中医证候的生物学基础，也为血瘀证的临床诊疗提供了代谢层面的分子水平依据。

**3. 生物信息学技术在病证结合 / 单纯证候或证候动物模型组学研究中的应用**

在病证结合 / 单纯证候或证候动物模型的组学研究方面，王新贤等应用 iTRAQ 蛋白质组学技术对类风湿性关节炎湿热痹阻证患者、类风湿性关节炎非湿热瘀阻证患者以及健康人群的血清进行检测，并结合 Western Blot 技术进行验证，结果发现 LRG1 蛋白的表达在湿热瘀阻证患者与非湿热瘀阻证患者之间，以及湿热瘀阻证患者与健康人群之间均存在显著性差异，推测 LRG1 蛋白可能为类风湿性关节炎湿热瘀阻证的血清学标志物之一，为进一步研究类风湿性关节炎湿热瘀阻证的生物学基础和临床辨证论治提供了实验依据。

荣立洋等采集缺血性中风痰湿证患者和健康人群的血清样本进行代谢组学研究，发现两组间 1- 甲基组氨酸、醋酸以及丙氨酸等代谢物具有显著性差异，认为缺血性中风痰湿证患者代谢组学的变化主要涉及血脑屏障破坏、胆碱代谢异常以及叶酸代谢通路障碍等环节。张宁等采集急性脑出血瘀热证患者和急性脑出血非瘀热证患者血浆进行蛋白组学检测，结合 IPA 生物信息学分析，结果发现 $CD_{44}$ 在急性脑出血瘀热证患者中显著下调，而 A1BG、ACTN1、CA1、VCL、PRDX2 和 CP 在急性脑出血瘀热证患者中显著上调，生物信息学分析发现这些差异蛋白参与了 Akt 和 ERK 信号通路以及 PI3K 复合物等生物网络的调节，与炎症因子和凝血相关指标密切相关，提示炎症反应和凝血功能紊乱可能与瘀热证的生物学基础相关。

廖荣鑫等对采用肥甘饮食、造模箱联合大肠杆菌法复制的脾胃湿热证模型大鼠血清蛋白质组学进行研究，鉴别出 9 个显著差异表达蛋白，涉及免疫、代谢、血液流变学以及炎症反应等多个环节，对脾胃湿热证候的生物学基础研究有借鉴意义。

李晓娟等前期采用 CUMS 应激造模 6 周的方式建立肝郁脾虚证大鼠模型，并对大鼠下丘脑弓状核进行全基因组亚硫酸氢盐测序和生物信息学分析获得 DNA 甲基化图谱及其调控网络，结合 real-time RT-PCR 实验验证，发现 Slc2a4 和 Nmur2 可能是反映肝郁脾虚证中情志不畅和食欲不振这两个核心病机环节的生物标志物，为肝郁脾虚证的方证相关理论及基于辨证论治的个体化诊疗提供了动物实验依据。

**4. 生物信息学技术在中医证候相关的多组学研究中存在的问题**

生物信息学技术在应用于中医证候相关的多组学的研究中发挥着重要的作用，也取得了长足的进步。然而，相较于现代医学在多组学研究方面的深度、广度和取得的显著性成果而言，中医证候相关的多组学研究还在探索中前进，整体研究水平处于初级阶段，还存在以下问题需要在今后的研究中逐步完善并加以解决。生物信息学应用于单项中医证候相关组学的分析较多，而应用于整合多项组学进行综合分析的研究较少。尽管系统生物学研究中涵盖了基因组学、转录组学、蛋白质组学以及代谢组学等多组学内容，但是组学并不是系统生物学的全部，其关键点还在于系统模型的构建。现有中医证候相关的组学研究中可能由于研究经费、实验条件以及样本质量等诸多条件的限制，研究者多选用一个层面的组学进行分析，鲜有整合证候基因图谱、证候蛋白质图谱以及证候转录图谱等多组学数据进行综合生物信息学分析，达到相互印证的目的，尤其缺乏构建出符合中医证候特点的生物网络模型从而获得规律性的认识。中医证候相关的生物信息学数据库尚未形成规模，中医证候组学相关研究大多是研究者选取某一病证加以研究，研究的关注点相对分散，缺乏从宏观角度进行中医证候成体系的研究。各研究者之间的数据也相对独立，各课题组所获得的样本信息、证候信息以及具有中医学特色的舌象、脉象四诊信息未能实现交流和共享，各自形成的信息孤岛的现状未能打破。相对于现代医学研究中所建立的各类大规模生物样本库和生物信息学数据库，中医药证候研究相关的生物样本库和生物信息学数据库还未形成，难以发挥"大数据"时代信息高效对接、传递、处理和分析的优势。当然，这些数据库的建立仅凭中医药学科的单一力量难以完成，应设置专门的研究平台或机构将中医药学、医学、生物信息学、生物学、计算机科学以及统计学等多学科人才汇聚一堂，重点培养兼有上述学科学习背景的复合型人才，形成多学科交叉融合的发展态势，使研究内容能够与中医理论相结合，更贴切地反映中医药学的特征与内涵，为中医药现代化研究服务。研究中还存在诸如缺乏多中心和大样本试验、证候诊断标准不统一、缺少对生物信息学分析结果的实验验证以及对数据的处理分析方法欠佳等一系列的问题。

生物信息学是"人类基因组计划"研究过程中应运而生的一门新兴学科，虽然不是专门为中医药研究而设，但以其"快速、高效、灵敏、经济"的特点迅速受到中医药研究者们的青睐。随着我国中医药学的发展迈入了新时代，中医药现代化的强烈需求和中医药国际化的必然趋势使得生物信息学技术已经成为中医药现代化研究的强有力的武器。在具体研究中，生物信息学可联合系统生物学的多组学技术等应用于中医证候的研究中，可联合网络药理学等应用于中药及其复方的研究中，主要内容包括中医证候相关生物网络的构建与分析、中医证候相关多组学分析、中药及其复方物质基础及作用机制以及中药及其复方的炮制、功效、归经及配伍规律，为揭示"证候"以及中药及其复方这些中医特色元素的科学内涵发挥了重要的作用。

生物信息学给中医证候相关的多组学研究带来了新的技术与希望，期待研究者在多组学生物信息挖掘与分析、多组学数据整合分析和中医证候相关生物信息数据库的开发与利用等环节还可以有所突破，以期从多学科、多角度和多层次的视角揭示中医证候的生物学基础。目前的研究中虽然还存在着数据库资源有限、"重预测、轻验证"以及研究成果转化不足等问题，但考虑到生物信息学在中医药学中的应用尚处于探索和起步阶段，故还有很大的发展空间。随着中医药信息化水平的提高，中医药相关数据库和资源的不断完善，更多生物信息学新算法和新软件的诞生，未来生物信息学将引领中医药研究者更加深入地认识中医证候和中药及其复方等中医特色，最终实现由基础研究向临床应用的转化，帮助中医药学在继承中创新，在创新中发展，从而加速中医药现代化和国际化的进程。

# 第八章　亚健康中医证候研究

20世纪80年代中期，苏联学者Z.布赫曼（Berkman）教授首次提出除了健康状态和疾病状态外，人体还存在一种既非健康亦非患病的中间状态，即『第三状态』，我国学者王育学将其称为『亚健康状态』。WHO对于健康的定义为：健康不仅是没有疾病和虚弱，而且是身体、心理和社会适应能力的完好状态。据统计，我国有60%～70%的人处于亚健康状态，表现为：活力降低、功能和适应能力减退的症状，但不符合现有疾病分类中的疾病诊断标准，是人体处于健康和疾病之间的一种低质状态。

随着我国医疗卫生工作的"战略前移"，以往"重疾病、轻预防"的思想观念正在发生改变。中国工程院院士刘德培呼吁，医疗卫生服务模式必须实现"从注重疾病诊治到对生命全过程和健康的监测、疾病控制、重预防、治未病"这一转变。前卫生部（现国家卫生健康委员会）副部长蒋作君在谈到医疗改革时强调"应使我们的健康人不要变成亚健康人，使亚健康人不要变成病人，使小病不要变成大病"。结合中医"治未病"的思路，采用数据挖掘方法，研究亚健康状态及其中医证候诊断模型，对亚健康人群进行判断、跟踪、干预等，从源头上降低重大疾病的发生率，有效控制社会医疗费用支出，可极大地节约我国医药卫生资源。

目前，亚健康状态人群一般特征信息的采集，主要是通过临床流行病学横断面调查来获取，例如：中国中医科学院刘保延课题组在北京地区调查 1828 例亚健康状态人群、天津中医药大学张伯礼课题组在天津市调查 3568 例亚健康状态人群、南方医科大学罗仁课题组在广东地区调查 3981 例亚健康状态人群，多采用诸如频数统计、方差分析、卡方检验、Logistic 回归分析、因子分析等方法进行数据的处理和统计分析，据此来分析亚健康状态人群的现患率、人口学一般特征分布规律、危险因素、临床表现特征、证候分布规律等。但宏观资料分析仅可阐述亚健康的总体规律，如危险因素、证型分布、症状分布、演变规律等，对于亚健康状态时机体的生物学变化，尚缺乏进一步的探索和深入挖掘。而随着复杂科学在中医证候研究中的应用，其微观分析和宏观综合相结合的研究方法，则更着重于揭示客观、事物的构成原因及其演变过程，为亚健康状态的综合诊断标准研究提供了技术支持。

# 第一节 亚健康与中医"治未病"

## 一、亚健康的概念

在生物医学模式占主导地位的时代，医学重视的是疾病，对健康的认识就是无病。随着思想认识和观念的发展，1978年世界卫生组织（WHO）在阿拉木图宣言中指出健康不仅是人体的生理健康，而且必须包含心理状态和社会环境都处在一个较完满的状态。

1984年WHO在其《宪章》中对健康下了这样的定义：健康不仅是没有疾病和虚弱，而是身体、心理和社会适应处于完全的完满状态。以此为背景，苏联学者率先提出人体的"第三状态"概念，既健康为"第一状态"，疾病为"第二状态"，在健康与疾病之间还有一个中介状态，称为"第三状态"。1996年，我国学者王育学将这一状态命名为"亚健康"，引发了国内学术界对此问题的研究热潮。

目前中医界研究使用的诊断标准主要根据2006年中华中医药学会发布的《亚健康中医临床指南》，该指南在亚健康的综合评定流程中认为，"如果存在目前医学上不能解释的症状表现，且持续3个月或以上者，可判定为亚健康"，"亚健康是指人体处于健康与疾病之间的一种状态，处于亚健康状态者，不能达到健康的标准，表现为一定时间内的活力降低、功能和适应能力减退的症状，但不符合现代医学有关疾病的临床或亚临床诊断标准"。

但迄今为止，亚健康状态形成的原因、亚健康状态的概念、症状表现及诊断标准等，均未形成能得到公认的权威理论。亚健康状态临床表现多种多样，且尚未发现特异性的实验室理化指标异常，使得亚健康状态的测量成为目前学术界研究的难点之一。亚健康人群疲劳、体能下降、社会适应能力减退、精神状态不佳、各种身体不适症状等均可持续或间断出现。这些症状严重影响生活和工作，但是在临床和实验室检查中却没有发现确凿的可以达到西医疾病诊断程度的证据，于是通常不能做出疾病诊断。这一注重主观感受，强调个体与环境适应性的特征与中医学的证候诊断有很多相通之处。亚健康状态与中医学"未病""欲病"或某些"已病"的关系值得探讨，急需研究亚健康状态的防治如何与中医各证候的辨证论治相结合。

## 二、亚健康与"治未病"的关系

### （一）"治未病"思想的形成

"治未病"首见于《素问·四气调神大论》，"是故圣人不治已病治未病，不治已乱治未乱，此之谓之。夫病已成而后药之，乱已成而后治之，譬犹渴而穿井，斗而铸锥，不亦晚乎"。之后又相继提出了"消患于未兆""济赢劣以获安"等，所谓"未兆""赢劣"都是对"未病"的解释，即不"健康"却又不属"疾病"的虚弱或向疾病发展的状态。

### （二）亚健康与"治未病"的关系

在中医未病学中，所谓"未兆"即未有显著疾病征兆之时，而"赢劣"则是指虚损或不太健康，但不一定有病的状态，而这些内容，与现代所说的亚健康状态有很多相似之处。目前认为"治未病"主要包括以下几方面的内容：

①未病养生，防病于先：这是针对健康未病态的治疗原则，是指患病之前要先预防，提前避免疾病的发生才是最根本。

②欲病救萌，防微杜渐：这是针对潜病未病态的治疗原则，是指在疾病尚无明显症状之前及时采取措施，治病于最初始，避免病情的发展。

③已病早治，防其传变：这是针对欲病未病态、传变未病态的治疗原则，是指疾病已经存在，要及早治疗，防其由浅入深。

④瘥后调摄，防其复发：是指疾病初愈邪气留恋，正气尚虚，机体处于不稳定状态，机体功能还未完全恢复之时，此时机体处于潜病未病态或欲病未病态，故要加强调摄，防止疾病的复发。

因此，中医"未病学"比亚健康的范畴要广泛得多，包括对健康、亚健康、疾病及康复阶段的人群的调治，而亚健康状态只是"未病学"研究的重要范畴之一，与"未病"中的"欲病"状态更为接近。

同时亚健康状态是一种生理功能异常或衰退的状态，而非器质性病变，对于这种"状态"的认识与中医学中的"证"有很多相似之处。中医学诊疗过程中重视人体的主观感觉，认为亚健康状态主要是由劳逸过度、起居失常、饮食不节等原因引起机体阴阳失调、脏腑气血不和，常出现疲乏无力、精神不振、食欲不振、心烦多梦、睡眠不安、抑郁或焦躁，还有记忆力减退、性功能减退、工作效率降低等现象。综合分析这些症状虽然不能达到西医某种疾病的诊断标准，但在中医诊断可以辨为某类证候，继而可以通过中医辨证立法处方进行调理和治疗。由此可见，亚健康状态的研究与中医"未病"和"证"的研究密切相关，因此探索亚健康状态的主要生理指标，进一步建立亚健康状态测评系统，增强人们的自我保健意识，及时纠正生理功能的偏颇，有效地防病于未然对于中医研究人员更是一个值得关注的重要课题。

## 三、亚健康的中医病因病机

亚健康状态在中医学中属内伤杂病中的证候，亚健康的主要病机特点是脏腑、气血、阴阳失调。如《灵枢·顺气一日分为四时》指出："百病致使生者，比其于燥湿、寒暑、风雨、阴阳喜怒、饮食、居处。"其主要病机可以概括为饮食不节、起居失常、情志不遂、劳逸失度、年老体衰等导致脏腑气血阴阳失调或正气耗伤。中医病因学观点与现代医学对亚健康状态起因的认识基本吻合。

### （一）情志失遂

中医学认为，喜、怒、忧、思、悲、恐、惊七情过极或持久作用，造成脏腑气血功能失常，称为七情内伤。中医学早在几千年前就认定七情为致病因素之一。《灵枢·百病始生》曰："喜怒不节则伤脏。"此处的不节指的是突然、强烈或长期持久的情志刺激，此种致病原因不同于六淫侵袭人体从口鼻皮肤而入，而是直接影响相应的内脏，使脏腑气机紊乱，气血失调，导致种种疾病发生，依次类推，有"喜伤心、怒伤肝、思伤脾、悲伤肺、恐伤肾"之说。说明情志因素直接作用于机体脏腑引起人体的生理变化，导致机体活动的改变。临床尤以心、肝、脾三脏失调多见。《素问·举痛论》云："百病生于气。"进一步强调了脏腑气机失调是多种病症产生的关键机制。

## （二）起居无常，劳逸无度

起居无常、劳逸无度则耗伤气血。《素问·宣明五气》曰："久视伤血、久卧伤气、久坐伤肉、久立伤骨、久行伤筋。"现代社会竞争加剧，人们多工作劳累无节制，日久则耗伤阴血，体力、脑力的过度透支以及房室过度都会损耗元气、损伤心脾及肾中精气而引发亚健康状态。加之工作环境变化长期缺乏体育锻炼会使气血运行不畅，致气滞血瘀，脾胃运化功能减退，而使气血不足或脾失健运、湿痰内生。

## （三）饮食不节

现代社会生活节奏加快，生活起居失于调理，工作原因经常出现过饥、过饱、食无定时、饮食偏嗜（过食肥甘油腻或嗜食生冷），导致"饮食自倍，肠胃乃伤"（《素问·痹论》）。过食肥甘油腻或酒酪则湿热中生，嗜食生冷则寒冷内生，中阳受困。脾失健运，痰饮中生，日久脾气虚，甚则气虚及阳，中土不足则不能灌溉四旁，可致诸脏亏虚。这些生活中的不拘小节，日久均可导致机体适应的失常，都可以诱发疾病的发生。

## （四）体质因素

人的体质是由先天遗传和后天成长中逐渐习养获得所形成的，在形态、功能和心理方面，有固定的、相对稳定的个体特质。人体不同体质类型和疾病存在一定的关系，并且已得到国内外学者公认。《内经》云："人之生也，有弱有强，有短有长，有阴有阳。"《灵枢·生气通天论》根据人体内阴阳之气的多少，提出了"阴阳五态之人"的分类，描述了太阴、少阴、太阳、少阳以及阴阳和平之人五种不同体质的心理、性格特征和相应的行为表现。研究发现，痰湿体质人群患高血压、高血脂、冠心病、中风的机会远大于非痰湿型体质人群。具有潜在疾病体质的人，体内阴阳气血已经失调，但尚未发展成疾病，处于病与未病之间，即现代医学亚健康状态。亚健康状态的临床表现可因体质不同而各有差异。病理体质也具有发生其相关疾病的倾向性，并且也在一定程度上决定了疾病的发展与转归。

正确地从中医学病因病机角度认识亚健康状态和中医学防治亚健康状态的基理，通过中医学辨证论治，早期给予相应的中医药治疗，对于阻断亚健康状态发展到疾病具有重要意义。

## 四、亚健康中医常见证候

"证"是辨证论治的核心，中医"证"的研究表明，同一种"证"往往存在多个器官系统的功能异常，"证"与全身性的调节网络有关。由于亚健康状态症状表现复杂多样，可涉及脏腑、气血津液、寒热虚实等变化，故其表现的证候亦多样。亚健康状态涉及人体五脏，其病性多虚（阴虚、阳虚、气虚、血虚）、郁（气郁或郁火）、痰（痰湿或痰火）、湿等。

庞军等对1996年1月～2005年12月中国期刊全文数据库（CNKI）收录的亚健康相关文献1313篇进行分析，得出亚健康中医证型以肝郁脾虚、脾虚湿盛、心脾两虚、肝肾两虚4种证型为主，占证型总数的60.44%；湿热内蕴、脾肾两虚、气滞血瘀、脾肺气虚、肾阴亏虚、心肾不交及脾虚证7种证型占证型总数的30.92%。

吴童等通过对列举了中药处方的53篇文章（中国期刊网检索，检索年限为1995～2004年），共90个方剂进行统计分析，发现亚健康中医证型的划分各家亦不尽相同，有分4个证型论治的，也有分5～8个证型的。其中比较趋于一致的提法有：气血虚弱、肝气郁结、肝郁火旺、肝肾阴虚、心脾两虚、脾肾阳虚、痰湿郁阻、肝郁气滞、痰湿内生、脾虚湿困、肝郁脾虚、燥邪犯肺等。

于春泉等对天津地区3568例亚健康状态人群的常见证候进行描述性分析，结果提示常见证候共84类，其中前19类证候累计百分数为60.11%，依次为心肝血虚证、肝肾阴虚证、心脾两虚证、心肾不交证、肝气郁结证、心气虚证、肝阳上亢证、脾气虚证、肾阴虚证、肾阳不足证、肝阴虚证、肝胃不和证、肝郁脾虚证、心血虚证、心阴虚证、心肾气阴两虚证、肝血虚证、心气阴两虚证、心肝气血两虚证。

自2003年开始，由中国中医科学院承担的"亚健康状态中医基本证候流行病学调查"课题启动后，刘保延、何丽云等以体现中医特色的亚健康调查问卷为工具，通过对北京地区亚健康人群的流行病学调查，结合中医临床专家的判断，并应用聚类及因子分析等数理统计方法，探讨了亚健康状态主要临床表现、主要证候要素及其基本证候特征。经过对1828份调查数据分析结果表明，北京地区亚健康人群以疲劳、失眠、情绪失调、疼痛等症状群为主要临床表现，以虚、湿、热、郁、疲、气滞、津亏、痰为主要证候要素，脏腑功能失调多见于心、肝、脾、肾、胆、胃等，以心脾两虚、肝郁脾虚、脾虚湿困、肝肾阴虚、气阴两虚、气虚血疲、湿热蕴结、肝郁化火、脾肾两虚、痰气互结 10 类基本证候多见。其证候要素和基本证候分布以心、肝、脾等脏腑功能虚损为主，有一定的规律性。

刘竹生、黄雪萍、孟雪萍等根据中医四诊内容制定症状观察表，对某高校的828 例亚健康状况教师的证型、症状规律进行调查研究，研究结果认为高校教师亚健康状态以虚证和肝系证候、脾系证候、肾系证候多见，劳逸失度、内伤七情致脏腑、经络生理活动紊乱，气血阴阳平衡关系受到破坏，导致"阴阳失调"，这是亚健康状态发生的病理核心。

赵晖运用检索词"亚健康"，分别检索 1997 年 1 月～ 2007 年 12 月 CNKI 中的医药卫生部分和中文科技期刊全文数据库（VIP），经两数据库互相补充，共筛选出有明确亚健康证候分型的文献共计 44 篇。按照《中医诊断学》和《中医临床诊疗术语·证候部分》对 44 篇文献中的证候名称进行规范，将证候归为 38 类，共出现频次 266 次，其中频次排在前 10 位的依次为肝郁气滞、心脾两虚、肝肾阴虚、痰湿中阻、脾肾阳虚、血瘀证、阴虚火旺、脾虚湿困、湿热蕴脾和气血两虚，共占总频次的 71.8%。

2006 年，中华中医药学会发布的《亚健康中医临床指南》中提出了亚健康中医常见的证候类型有 8 种，包括肝气郁结证、肝郁脾虚证、心脾两虚证、肝肾阴虚证、肺脾气虚证、脾虚湿阻证、肝郁化火证、痰热内扰证。

## 五、亚健康中医证候现代研究进展

### （一）量表研究

#### 1. 医学量表的分类

医学量表在实际的临床运用中，按照不同的标准可以分成不同种类。①按结构及标准化的程度可以分为：自我评定量表（self-rating scale）、定式检查量表（structured interview scale）、半定式检查量表（semi-structured interview scale）。②按功能及内容可以分为：用于流行病学调查的量表、用于临床研究的量表、测定特殊精神活动的量表。③根据评分的简单和复杂可以分为：a. 序列量表，只评定症状存在与否，多用于诊断，又称症状清单（symptom check list）。b. 序数量表，又称症状分级量表，是对症状轻重程度分级评定，主要用于评价疗效。把医学量表根据实际的需要分成不同的种类，有利于我们在学习和研究中更好地运用。

## 2. 亚健康中医研究领域中量表的作用

亚健康状态人群表现出的症状以自觉不适为主，包括躯体症状和心理症状。人的精神、心理、情志等活动状态可以通过量表进行评估，在研究中能够成为客观的证据。因此将量表评估法引入亚健康领域，把自觉症状按照一定规则进行量化测量，从得到的数据来判断严重程度，能够相对客观地反映主观感觉性指标，很大程度上加强了目前对于亚健康状态的评估，从而有效地判断和测量亚健康状态。

（1）常用量表　目前国内外，使用频率较高的量表包括心理社会应激评定量表（PSAS）、康奈尔医学指数（CMI）、焦虑自评量表（SAS）、抑郁自评量表（SDS）等。由于我国相关研究起步较晚，目前国内采用的量表仍以从国外引入的为主。经过一系列步骤译出量表的中文版后，需要以我国人群状况建立相应的常模数据，才能使之对特定地区、特定人群的相关状况具有判别能力。特别是一些心理、社会适应等方面指标受到文化传统、社会状态以及政治经济情况等多方面影响，量表的"正常值范围"是否适合我国人群尚需大样本检验。另外，量表评价法有时由于过于追求量化，要求受试者严格划分等级、程度，操作起来有一定困难。

（2）自制量表　国内学者在研究过程中，参考以上量表，根据课题需要研制了多种自制亚健康状态量表。如胡先明等参考其他诊断量表，制定出了亚健康症状标准诊断量表，对部分人群进行亚健康状态的评估，并分析了其相关社会心理影响因素。范存欣等在对广东高校教师心理亚健康状态进行研究时，参照了WHO生存质量和有关健康的内涵，并结合广东地区高校教师工作、生活、学习等各方面实际情况，自行设计调查问卷，主要包括与亚健康诊断有关的躯体、心理、社会适应等方面的问题、亚健康的各种影响因素、疾病现状以及对亚健康的认知等54个条目，结果显示高校教师心理亚健康发生率为43.90%。庞军等利用症状自评量表、SCL-90对482例亚健康人群进行研究，研究项目包括反映躯体化、强迫症状、人际关系、抑郁症状、焦虑症状、敌对情绪、恐怖症状、偏执症状、精神病性和其他10个方面，结果显示亚健康人群存在诸多心理症状和不同程度的心理卫生问题。

赵晖等根据问卷设计的原理和步骤，结合文献研究、专家咨询等方法，在中医基础理论指导下，通过确定亚健康及中医基本证候概念、构建问卷结构及条目池、产生问题与答案、预调查、信效度检验以及修订等过程，初步研制评定亚健康中医基本证候的问卷，并形成了包括肝郁证、肝气虚证、脾气虚证、肝火证、心火证、胃火证、心气虚证、肺气虚证和湿证 9 个维度、66 条条目（五级量化条目为 50 条），自评与访谈相结合的问卷。赵晖对"亚健康状态中医证候调查问卷"中的亚健康人群实施了再调查和效度检测，结果显示：①信度检测方面，问卷总体及各维度的 Cronbach's α 系数值、折半系数值和稳定系数值分别在 $0.70 \sim 0.95$，$0.67 \sim 0.87$，$0.88 \sim 0.98$；②效度检测方面，效标效度表现不佳；区分效度表现为亚健康人群、健康人群在问卷各维度及总体得分均具有明显的统计学意义（$P < 0.01$）；结构效度采用因子分析，按特征根值 > 1 提取出 12 个公因子，累积贡献率为 63.632%。由此可知该问卷具有较好的信度和效度，可以作为亚健康状态中医证候分类的一个工具和尺度。

**3. 亚健康中医量表研究现状分析**

现阶段的中医学量表研究侧重于研究临床某一个证型，更加实用。吸收了西方量表的统计学方法，如流行病学调查方法、随机、对照、加权积分法、T 检验分析、相关分析、信度、效度分析等，比早期的量表更科学。比早期的量表做得更细致，不再只是达到诊断"是"或"非"此证的目的，而是可以通过得分高低判断疾病的严重程度。但其量表体系还不够完善，存在很多的问题需要解决：①因现阶段问卷（量表）的制作多是以专家经验为基础，或个人自拟，即使有经过信度、效度的检验者，但其结构模型能否符合中医理论，能否适合临床应用尚有疑问。②现阶段的问卷（量表）多集中于某一证或某病的临床疗效评价，尚缺乏对疾病证候的全面判断和综合分析。③中、西医学属于两种完全不同的临床诊疗体系，拥有截然不同的思维模式。

### （二）流行病学调查

流行病学是现代医学研究的新发展，从中医学角度探索亚健康人群证候特点和演变规律，建立证候学本底资料库，明确亚健康状态的影响因素和常见证候的症状组成，建立常见证候诊断标准，为中医证候诊断和临床疗效评价提供科学依据，是中医学基础研究的一个重要方向。流行病学调查在问卷调查的基础上，对调查获得的资料进行筛选与整理，得到亚健康状态中医证候调查数据库。

赵歆等调查常规体检人群 3540 人，得出亚健康状态发生率 79.29%，亚健康状态肝郁脾虚证发生率 7.16%，亚健康状态肝郁脾虚证女性发生比例高于男性，年龄阶段以 20 ～ 29 岁发生比例最高，学历以大学本科发生比例最高，婚姻状态以离异者发生比例最高，职业状况以行政管理人员发生比例最高的结果。

王利敏等多中心调查体检人群 3293 人，得出亚健康状态发生率为 85.24%，女性（54.19%）多于男性（45.81%），18～29 岁年龄段（49.34%）明显多于 30～39 岁和 40～49 岁这两个年龄段。已婚人群比例（57.78%）高于其他婚姻状况人群。在职业与学历分布方面，工人所占比例最高，为 21.80%，专业技术人员和医务人员次之，分别占 11.97% 和 10.4%，其余职业均低于 10%。大学本科学历者占 34.31%，居于首位。在亚健康状态中医证候中，气虚证有 663 例，占 20.1%，为亚健康状态的主要证型，其次分别为郁证（232 例，占 7%）、火证（431 例，占 13.1%）、湿证（61 例，占 1.9%），兼证中肝郁脾虚证为主要证型（201 例，占 6.1%）。

郭铭隆等调查中国台湾地区台北市县区的亚健康状态人群 413 人，女性（81.36%）多于男性（18.64%），从年龄分布情况看，调查人群从 18～49 岁不等，平均年龄为 29.92 岁，18～29 岁（51.82%）明显多于 30～39 岁（25.91%）和 40～49 岁（22.28%）年龄段，亚健康状态的发生有低龄化趋势。在学历情况中，大专（30.51%）和大学本科（43.83%）明显多于其他职业。在职业情况中，从事脑力劳动的学生，商业、服务业人员，专业技术人员，医务人员占亚健康人群的 64.65%。

### （三）微观指标研究

#### 1. 神经、内分泌、免疫功能改变

（1）神经－内分泌功能改变　连晓媛等对国外关于应激对生殖内分泌影响和机制的相关研究成果进行综述，发现躯体和心理应激均能在下丘脑—垂体—性腺轴（HPG 轴）多水平抑制或损害生殖内分泌功能，尤其是女性生殖内分泌功能，从而导致人类亚健康状态甚至临床生殖内分泌系统疾病。

在亚健康状态时，机体神经内分泌的改变可通过影像学和激素测定进行评估。李绍旦等应用 EFG 分析仪（脑电超慢涨落图）检测亚健康失眠人群的脑内神经递质活动变化情况和脑功能状态表现。结果表明亚健康失眠者脑内主要神经递质，包括 γ- 氨基丁酸（GABA）、谷氨酸（Glu）、5- 羟色胺（5-HT）、乙酰胆碱（Ach）、去甲肾上腺素（NE）及多巴胺（DA）均明显降低，其脑功能状态存在不同程度的异常。

（2）免疫功能改变　目前，流式细胞仪和生物芯片技术等评价免疫功能的方法，使 T、B 细胞功能分析和多种细胞因子的测定更方便、更快捷，从而也为亚健康状态时机体免疫功能改变的科学评估提供了技术支持和理论保障。

英国学者 Kate L. Gibson 等利用 IGHV CDR3 技术，分析 45 例 86～94 岁的

老年人和 28 例 19～54 岁的青年人（对照组）外周血 DNA 样本的 B 细胞库，发现一定比例的年龄较长者 B 细胞库多样性急剧减少。抽样中的多聚酶链式反应产物的序列显示多样性的缺少是 B 细胞在或体内克隆的特征。对谱型的统计学分析显示多样性的缺失与个体健康状态间有着显著关联，其中，畸变谱可预测机体虚弱状态。同时，个体存活率与维生素 $B_{12}$ 也有一定的联系。因此，研究认为 B 细胞的多样性随着年龄的增长会急剧减少，且对于老年人的免疫系统健康有着重要的提示作用。B 细胞多样性的衰退是机体整体衰退的生物标志物，可能与亚健康状态相关。

**2. 蛋白质、基因表达异常**

有研究表明，亚健康疲劳者血清对体外培养骨骼细胞的生存活力和细胞超微结构、细胞线粒体膜细胞色素 C 氧化酶活性和线粒体能量负荷具有显著影响，可致人骨骼肌细胞呈现能量代谢障碍的表现，可影响人骨骼肌细胞相关蛋白的表达。

孙晓敏等以亚健康状态为切入点，运用病证结合的方法，应用二维凝胶电泳和生物质谱结合的技术，对亚健康状态肾阴虚证的差异蛋白点进行分离和鉴定，与不同疾病状态下肾阴虚证做比较，从分子生物学角度研究亚健康状态下肾虚证的分子实质，以期发现肾阴虚证的物质基础，研究表明 HSP27 与亚健康状态下肾阴虚证的关系密切。

其中，热休克蛋白（heat shock proteins，HSPs）是一种在细胞高温应激时能产生对细胞有保护作用而且高度保守的蛋白质，HSPs 的高表达与其耐热性的获得和细胞保护作用有关，并且可被一系列的环境应激所诱导。研究显示热休克蛋白的表达表明机体为了应对不良刺激，可产生相应的保护性反应，具有防止细胞凋亡及提高机体耐受力的功效。慢性应激降低大鼠免疫细胞热休克蛋白 70（HSP70）的热诱导反应，提示 HSP70 保护性作用减弱可能参与了慢性应激损害免疫细胞功能的生物学过程。

此外，纤溶酶原激活物抑制物 -1（PAI-1）是纤溶过程的主要抑制因子，当限制动物活动使动物处于应激状态时，PAI-1 表达提高，导致血栓形成。PAI-1 活性升高及由此所导致的纤溶活性降低是冠心病、脑血栓、静脉栓塞等血管闭塞性病变的独立危险因素，也是代谢综合征患者的特征之一。因此，对 PAI-1 水平的检测有望成为冠心病等动脉粥样硬化疾病诊断和预后判定的指标，理论上亦可应用于亚健康状态监测中，以便及早发现其向冠心病等动脉粥样硬化疾病发展的趋势，并加以有效干预。

### 3. 脑功能活动改变

王德堃、杨俊丽利用脑电脑象图检测技术，按照物理学理论、耗能理论、脑生理及脑电脑象图活动的特点，对实验组和对照组分别检测3种状态的脑电脑象图，经统计分析后，显示两组有显著差异，亚健康群体的脑功能活动不同于健康群体，认为脑电脑象图可测评亚健康状态。亦有学者对亚健康人群中失眠者与健康人群进行脑电地形图及头颅 CT 检测，结果显示前者的脑电活动不稳定，具有明显焦虑趋势，脑电地形图侧重于大脑功能性诊断，对亚健康人群中失眠患者有诊断价值。而李氏等应用脑电超慢涨落图分析仪与匹兹堡睡眠质量指数（PSQI）量表，分别检测亚健康失眠者的脑功能状态指数和 PSQI 总分，分析结果显示亚健康失眠者脑功能状态指数、兴奋抑制指数的实测值均高于正常睡眠者，即亚健康失眠人群脑功能状态存在不同程度的异常，但脑功能状态异常与其失眠程度之间无明显密切关系。

### 4. 血液相关指标改变

血液细胞阻抗。陈安宇认为某些疾病或亚健康状态可能会引起血液红细胞性质的改变，而这种改变又会影响到血液的阻抗变化，并通过对血液细胞阻抗的测量，探讨了影响测量的因素和与某些疾病的关系。

血清铁、蛋白、胆固醇。意大利 Ferrara 大学的学者 Stefano Volpato 对 2486 名老年人的研究发现，低血清蛋白和低血清铁可标志亚健康，年龄 – 胆固醇逆相关在男性是有显著性意义的，老年人中低胆固醇可能标志亚健康状态。

血清高敏 C 反应蛋白（high-sensitivity C-reactive protein，Hs-CRP）。高敏 C-反应蛋白是炎症的一种非特异但敏感的生物学指标，在正常情况下以微量形式存在于健康人血清中。目前已有多项前瞻性研究证实在亚健康人群中 Hs-CRP 水平升高是未来发生心血管事件的强烈预测指标。

## （四）诊断模型研究

王利敏基于亚健康状态人群 2786 人，采用 AMOS 软件，经过多次分析并进行修正，最终建立亚健康状态中医证候结构方程模型（structural equation model，SEM），潜变量分别为气虚证、火证、郁证和湿证四大维度。其中，气虚证又包括肺气虚证、脾气虚证、肝气虚证和心气虚证；火证包括心火证、胃火证和肝火证。不同证型（潜变量）分别与相应的症状（可测变量）相关，各症状在不同的证候中均显示具体的标准化载荷系数，表示各自在证候中的权重大小，即证候确切的量化诊断。该结构方程模型，拟合度较好，能较为合理地解释亚健康状态各维度及证候之间的影响及其量化诊断要点。在中医理论中，初病在气，肺主气，脾为气血生化之源，故气虚证对肺气虚证与脾气虚证的影响最大，对心气虚证、肝气虚证的影响依次降低，气虚证对湿证、气虚证对郁证、火证对湿证、火证对郁证、湿证对郁证的影响程度依次降低。郁证主要症状中，情志抑郁和紧张的载荷系数高于胁肋部胀痛和少腹部胀痛的载荷系数，表明在亚健康状态中情志症状对于郁证的诊断权重更大，这不同于疾病之郁证中，胁肋部胀痛和少腹部胀痛的权重较大。由此，通过 SEM 分析，可为证候诊断标准的建立及证候量化诊断等相关研究提供方法学参考。

郭铭隆将 413 例样本分为 9 个中医证型，在此证型分类基础上，进行每一类证型的二分类回归分析研究。研究中以某一研究证型为因变量，以筛选的变量为自变量，以其余 8 种证型为对照作因变量。偏回归系数为正者，表示该症状与证候呈正相关，对证候有诊断意义，偏回归系数为负者，表示该症状与证候呈负相关，对证候无诊断意义。借助统计学 Logistic 回归研究来确定各症状在辨证中的主次地位，可量化各症状在各证候类型中的贡献度，结合专业知识即可以归纳总结出结果。例如亚健康状态肝气虚证临床常见症状为：胸胁胀痛、情志抑郁、疲劳、头晕、气短、眼花、舌质淡白、脉弱；心气虚证临床常见症状为：气短、心悸、疲劳、自汗、面色淡白、舌质淡白、脉弱。

赵歆运用随机森林与支持向量机两种较为先进的数据挖掘方法，探索亚健康状态肝郁脾虚证的判别模型。以不同纳入变量（中医症状、相关生物学指标）和不同人群（全部亚健康状态人群、男性亚健康状态人群、女性亚健康状态人群及其相应的健康状态人群）为依据的 6 种分类问题，在应用随机森林方法进行二分类判别时，变量选择结果与症状调查和客观指标检测有较高的一致性。支持向量机方法提取出各分类下重要症状，且判对率较高，与其他方法有一定一致性，但亦出现某些差异，可能表示支持向量机方法对于虚实夹杂证或是脏腑具体证候不够敏感，需与其他方法结合分析。6 种分类情况下两种方法建立的模型均可达到较高的判对率，可初步实现亚健康状态肝郁脾虚证与健康状态的二分类判别。

# 第二节　基于数据挖掘的亚健康状态及其中医证候判别模型研究

社会、心理应激因素所致的亚健康状态可导致机体的一系列生物学改变，包括：神经－内分泌功能、免疫功能、脑功能、体液指标、基因蛋白质表达等方面。故可通过探索神经、内分泌、免疫方面的微观指标的变化规律、指标间的关联、与亚健康状态的关系、与证候演变的关系，来研究亚健康状态与中医证候的内在关联以及生物学意义。这些指标包括：免疫球蛋白（IgA、IgG）、β- 内啡肽（β-EP）、皮质醇（Cor）、睾酮（T）、促肾上腺皮质激素（ACTH）、T 细胞亚群（$CD_3^+$、$CD_4^+$）和去甲肾上腺素（NE），多巴胺（DA），5- 羟色胺（5-HT）及其代谢产物等。因此，需要尝试运用合适的数据挖掘方法来分析亚健康状态及其证候与相关性指标之间的关系。

亚健康状态在微观层面上涉及多个系统的多种微观指标，这些指标之间又相互影响，因此，需要充分利用多种数据挖掘技术，较好地解决各种混杂因素、交互作用，以及一定程度上的共线性等问题，构建证候与微观指标相互关系的模型，对指标的相互作用关系以及表现出的宏观功能特征进行分析，把宏观资料和微观指标统一起来分析，对亚健康状态的证候机制进行深入研究。

## 一、研究目的与方法

探索亚健康状态及其中医证候的客观化判别方法；建立亚健康状态及其中医证候的判别模型；发展亚健康状态宏观辨证与微观辨证相结合的研究思路。通过多中心、大样本临床流行病学调查，获取亚健康状态人群人口学资料、中医症状学资料、四诊信息以及相关生物学指标检测资料；运用数据挖掘方法，包括随机森林、支持向量机、结构方程模型，建立亚健康状态及其中医证候与健康状态的判别模型、亚健康状态结构方程模型；在上述基础上，探讨亚健康状态及其中医证候的判别和量化诊断的新思路。

## 二、研究结果

### （一）流行病学基本资料及其相关生物学指标检测

课题组在全国6个中心，获取亚健康状态问卷2807份，健康状态问卷485份。根据证型分布，利用Excel中的RAND函数产生随机数，选取健康人群和亚健康人群共407例，进行相关生物学指标检测，其中，亚健康人群365人，健康人群42人。

在亚健康状态人群人口学资料分布方面：女性（54.19%）多于男性（45.81%）；18～29岁年龄段（49.34%）明显多于30～39岁和40～49岁这两个年龄段。已婚人群比例（57.78%）高于其他婚姻状况人群；职业与学历分布方面，工人所占比例最高，为21.80%，专业技术人员和医务人员次之，分别占11.97%和10.4%，其余职业均低于10%；大学本科学历者占34.31%，居于首位。

在亚健康状态中医证候中，气虚证有663例，占20.1%，为亚健康状态的主要证型，其次分别为：郁证（232例，占7%）、火证（431例，占13.1%）、湿证（61例，占1.9%），兼证中肝郁脾虚证为主要证型（201例，占6.1%）。

亚健康状态相关性生物学指标方面：健康状态人群的睾酮（T）与睾酮/皮质醇比值（T/Cor）的均值都明显高于亚健康状态人群，且具有显著统计学意义（$P < 0.01$），男性人群中，睾酮（T）的均值在健康状态人群与亚健康状态人群中有统计学差异（$P < 0.05$），且在健康状态人群中较高；亚健康状态人群中$CD_3^+$的均值高于健康状态人群，且不同性别亚健康状态人群中$CD_3^+$的均值高于同性别健康状态人群，均具有统计学意义（$P < 0.05$），提示与健康状态人群相比，亚健康状态人群的免疫调节功能出现异常。

亚健康状态人群不同中医证候相关性生物学指标方面：亚健康状态人群不同中医证候人群中，$CD_3^+$的均值均高于健康状态人群，且具有统计学意义（$P < 0.01$）；健康状态人群中睾酮（T）的均值均高于亚健康状态气虚证、郁证、火证人群，且具有统计学意义（$P < 0.05$）；健康状态人群中睾酮/皮质醇比值（T/Cor）的均值均高于亚健康状态气虚证、郁证人群，且具有统计学意义（$P < 0.01$）；亚健康状态湿证人群中免疫球蛋白G（IgG）均值低于健康人群，且具有统计学意义

（$P < 0.05$）。

## （二）建立亚健康状态及其中医证候判别模型

基于随机森林（RF）与支持向量机（SVM），根据不同纳入变量（包括：中医症状、女性症状、相关生物学指标）、不同人群（全部亚健康状态人群、男性亚健康状态人群、女性亚健康状态人群及其相应的健康状态人群）分别建立相应的亚健康状态及其中医证候判别模型，可初步实现亚健康状态及其中医证候与健康状态的二分类判别。

对亚健康状态与健康状态二分类判别研究结果显示，在两种方法（RF和SVM）提取的共同变量中，疲劳作为亚健康状态的主要症状被提取，其余症状中，属于气虚证者为多，包括恶风、头晕、胸闷、便意频数、四肢无力；属于郁证者有急躁易怒和喜太息；属于火证者有失眠、便秘和心烦；湿证中仅见头昏沉。而两种方法（RF和SVM）提取的其他非共同变量多为气虚证和郁证的主要症状，湿证和火证则相对较少。女性症状中，月经经质、白带颜色对于女性亚健康状态人群与健康状态人群的判别具有相对重要的意义。相关生物学指标中，ACTH、Cor和$CD_3^+$分别被提取出来，且在全人群亚健康状态、男性亚健康状态人群、女性亚健康状态人群分别与相应的健康状态人群进行二分类判别时，$CD_3^+$都具有一定的判别意义。

对亚健康状态气虚证与健康状态的二分类判别研究结果显示，两种方法（RF和SVM）均提取出的重要中医症状变量中，恶风、易于感冒属于肺气虚证，头晕、大便稀溏属于脾气虚证，气短、胸闷属于心气虚证，便秘属于火证。两种方法（RF和SVM）分别提取的症状变量中包含有肝气虚证、郁证之思维迟钝、少腹部胀痛和急躁易怒。肝之疏泄功能与女性亚健康状态的关系尤为密切，气虚证责之于肝时，多转化为肝郁证及肝火证。

对亚健康状态火证与健康状态的二分类判别研究结果显示，两种方法（RF和SVM）均提取出的重要中医症状变量中，急躁易怒、胁肋部胀痛、少腹部胀痛为肝火证，失眠、心烦、口苦为心火证，便秘、牙龈肿痛为胃火证。女性亚健康状态之肝气虚证多转化为肝郁证、肝火证。

对亚健康状态湿证与健康状态的二分类判别研究结果显示，两种方法（RF和SVM）均提取出的重要中医症状变量，头昏沉、双腿沉重属于湿证，口臭属于火证，而四肢无力属于气虚证。两种方法（RF和SVM）分别提取的均属于火证的症状包括：咽干、心烦、便秘。由此可见，对于亚健康状态人群属于湿证者，不论男性抑或女性，均多伴见湿邪郁而化火之火证；而女性亚健康状态人群中，脾气虚，脾失运化，水湿困阻，导致湿证者较为多见。

对亚健康状态郁证与健康状态的二分类判别研究结果显示，急躁易怒、情志抑郁对于亚健康状态郁证与健康状态的二分类判别更有利。支持向量机提取的其他变量中，尚有诸如口舌生疮、便秘、牙龈肿痛、心烦之火证症状，表明亚健康状态人群之肝气郁结者，日久化火故兼见火证。

女性症状中，白带颜色、白带量、月经经质结合相应的中医症状，可有效判别亚健康状态气虚证、湿证及郁证。而经前乳房胀痛，则多因肝气郁结、久而不解，化火生热，故对判别亚健康状态郁证及肝火证有一定意义。

运用随机森林和支持向量机进行亚健康状态气虚证与健康状态二分类研究，结果显示：两种方法分别提取 $CD_3^+$、T、ACTH 和 IgG，且随机森林方法在三个分类情况下，均提取出 $CD_3^+$。此外，$\beta-EP$ 在男性亚健康状态人群湿证与健康状态的二分类判别中被随机森林和支持向量机同时提取。IgG 在女性亚健康状态气虚证与健康状态二分类判别、亚健康状态湿证与健康状态的二分类判别中均被支持向量机所提取。结果表明亚健康状态不同中医证候人群中血清 T 含量均低于健康状态人群，$CD_3^+$ 含量均高于健康状态人群；亚健康状态湿证人群血清 IgG 含量较健康状态人群有所下降。

### （三）构建亚健康状态结构方程模型

为构建拟合度较好的亚健康状态结构方程模型，发现比较拟合指数（comparative fit indices，CFI）=0.819、近似误差均方根（root mean square error of approximation，RMSEA）=0.061 能较为合理地解释亚健康状态各维度及证候之间的影响及其量化诊断要点。其中，气虚证对于肺气虚证的影响最大，即在其他条件不变的前提下，气虚证变化一个单位时，肺气虚证变化 0.876 个单位，其次才影响脾气虚证。根据标准化载荷系数大小，各证候中主要症状按其重要程度（即对于判断该证候的贡献度）由高到低排序分别为：气虚证，头晕、懒言、气短、四肢无力、疲劳、疲劳程度；肝气虚证，空虚、自卑（按绝对值大小排序）；肺气虚证，恶风、易于感冒、自汗；心气虚证，胸闷、心悸；脾气虚证，食后胃胀、大便稀溏、纳呆；郁证，情志抑郁、紧张、喜太息、焦虑、急躁易怒、胁肋部胀痛、少腹部胀痛；火证，心烦、咽干、咽喉肿痛、口苦、便秘、尿黄；肝火证，急躁易怒、耳鸣；心火证，失眠的程度、口舌生疮、失眠；胃火证，反酸、口臭、牙龈肿痛；湿证，头昏沉、双腿沉重、口黏腻、排便不爽。

## 三、研究结论

亚健康状态人群及其中医证候的判别研究中，宏观辨证（基于中医症状及四诊资料的传统辨证）与微观辨证（基于相关生物学指标的研究）的结合尤为必要。其中，亚健康状态人群相关生物学指标睾酮（T）、睾酮/皮质醇（T/Cor）比值和 $CD_3^+$ 在亚健康状态与健康状态人群中有显著性差异，且在全人群亚健康状态、男性亚健康状态人群、女性亚健康状态人群分别与相应的健康状态人群进行二分类判别时，$CD_3^+$ 都具有一定的判别意义。睾酮（T）均值在亚健康状态人群组中低于健康状态人群组；$CD_3^+$ 均值在亚健康状态人群组中高于健康状态人群组；$CD_3^+$ 对亚健康状态气虚证与健康状态二分类判别有一定意义；β-EP 有助于男性亚健康状态人群湿证与健康状态的二分类判别；IgG 在女性亚健康状态气虚证与健康状态二分类判别、亚健康状态湿证与健康状态的二分类判别中均有一定意义，其均值在亚健康状态湿证人群组中低于健康状态人群组。

女性症状对于女性亚健康状态的判别意义不可忽视，月经经质、白带颜色对于女性亚健康状态人群与健康状态人群的判别具有相对重要的意义。白带颜色、白带量、月经经质结合相应的中医症状，可有效判别亚健康状态气虚证、湿证及郁证；经前乳房胀痛，对判别亚健康状态郁证及肝火证有一定意义。

随机森林、支持向量机及结构方程模型为亚健康状态人群及其主要中医证候的客观化研究提供了方法学依据。基于随机森林和支持向量机建立的判别模型，可实现亚健康状态与健康状态、亚健康状态主要证候与健康状态的二分类判别；亚健康状态结构方程模型可较为合理地解释亚健康状态各维度及证候之间的影响及其量化诊断要点。

# 第三节　亚健康状态及其相关证候（肝郁脾虚证、火证）客观指标相关性研究

## 一、亚健康状态肝郁脾虚证流行病学调查研究

### （一）基本情况调查

主要通过横断面流行病学的研究方法，对常规体检人群进行调查，被调查者填写问卷，调查员进行中医四诊检查，结合查体结果判断亚健康状态和中医证型。将合格问卷录入 Epidata3.02，并采用 SPSS15.0 对亚健康状态现患率、亚健康状态肝郁脾虚证现患病率、亚健康状态肝郁脾虚证人口学资料等进行描述性分析。其中亚健康状态发生率 79.29%，亚健康状态肝郁脾虚证发生率 7.16%，亚健康状态肝郁脾虚证女性发生比例高于男性，年龄阶段以 20～29 岁发生比例最高，学历以大学本科发生比例最高，婚姻状态以离异者发生比例最高，职业状况以行政管理人员发生比例最高。

### （二）常见症状调查研究

对亚健康状态肝郁脾虚证临床症状、舌象、脉象进行频数和程度分析，并将临床调查中出现频数、程度最高的症状与亚健康状态脾虚证、肝郁证进行比较。在问卷中，按频数由高到低排列，前 10 个症状分别是：疲劳、失眠的程度、急躁易怒、紧张、健忘、情志抑郁、喜太息、焦虑、食后胃胀、眼睛干涩；按程度由高到低排列，前 10 个症状分别是：疲劳程度、疲劳、自卑、失眠的程度、急躁易怒、健忘、紧张、情志抑郁、喜太息、心烦。表现出与以往文献、临床研究中疾病状态下肝郁脾虚证症状的不同。具体到肝郁脾虚维度下症状依然支持情志症状

在前、躯体症状在后这一结果。亚健康状态肝郁脾虚证的舌脉分析与传统认识基本一致。继而与亚健康状态脾虚证、肝郁证进行比较，发现疲劳、失眠的程度两个症状在三证中均出现，且在脾虚证和肝郁脾虚证中均排前两位。而疲劳在肝郁证中相对情志症状靠后。由症状和舌脉均表现出脾虚、肝郁脾虚、肝郁三种状态，分别体现出虚证为主、虚实夹杂、实证为主的特征。

### （三）客观指标研究

在上述被调查人群中，根据证型分布，利用 Excel 中的 RAND 函数产生随机数，选取健康人群和亚健康人群共 407 例，其中肝郁脾虚证 65 例，健康人群 42 人，进行相关生物学指标包括免疫球蛋白（IgA、IgG）、β- 内啡肽（β–EP）、皮质醇（Cor）、睾酮（T）、促肾上腺皮质激素（ACTH）、T 细胞亚群（$CD_3^+$、$CD_4^+$）检测。本研究结果显示，亚健康状态人群睾酮（T）的均值远低于健康状态人群，$CD_3^+$ 的均值高于健康状态人群，具有显著性差异。这一差异在肝郁脾虚证人群与健康人群、脾虚证人群与健康人群、肝郁证人群与健康人群比较中均存在，并有显著差异。表明与健康状态人群相比，亚健康状态人群的免疫调节功能出现异常。研究亦发现亚健康状态人群 T/Cor 均值明显低于健康状态人群，有显著性差异，但此指标在肝郁脾虚等证中并未出现。在肝郁脾虚证和肝郁证、脾虚证各指标的比较中，只有 ACTH 在肝郁脾虚证组与肝郁证组比较中表现出增高，经非参检验有显著差异。统计结果表明，亚健康状态中医基本证候与微观指标之间的变化存在一定的相关性。

### （四）诊断模型研究

建立了以不同纳入变量（中医症状、相关生物学指标）和不同人群（全部亚健康状态人群、男性亚健康状态人群、女性亚健康状态人群及其相应的健康状态人群）为依据的 6 种分类问题，选择随机森林与支持向量机两种较为先进的数据挖掘方法，探索亚健康状态肝郁脾虚证的判别模型。使用随机森林这一在很多科学领域里广泛运用的数据挖掘方法进行有效的变量挑选，真正达到降低维数的目的，并做判别分析，及非参的回归分析。结果表明，在应用随机森林方法进行二分类判别时，6 种分类方法提取到频率最高的症状变量依次为：善太息、食后腹胀、疲劳、大便稀溏、失眠的程度。微观指标在 6 种分类均提取到 $CD_3^+$，变量选择结果与症状调查和客观指标检测有较高的一致性。支持向量机方法在解决小样本、非线性及高维模式识别中表现出许多特有的优势，常可推广应用到函数拟合等其他机器学习问题中。支持向量机方法提取出各分类下重要症状，且判对率较高，与其他方法有一定一致性，但亦出现某些差异，可能表示支持向量机方法对于虚实夹杂证或是脏腑具体证候不够敏感，需与其他方法结合分析。经过此两种方法从众多变量（症状变量和生理生化指标变量）中筛选出重要变量，即可尝试应用于亚健康状态肝郁脾虚证的判别分析。结果证明，6种分类情况下两种方法建立的模型均可达到较高的判对率，可初步实现亚健康状态肝郁脾虚证与健康状态的二分类判别。

## 二、基于代谢组学的亚健康肝郁脾虚证的证候特征

### （一）研究目的

应用基于核磁共振的代谢组学研究方法，探讨亚健康肝郁脾虚证的尿液代谢组学特征，从代谢图谱探讨宏观的肝郁脾虚证候，为亚健康肝郁脾虚证的客观化研究奠定基础，并探讨代谢组学方法在研究亚健康中医证型中的应用。

### （二）研究方法

①亚健康肝郁证尿液代谢组学研究：选择亚健康状态肝郁证12例为实验组，以正常人12例作为正常对照组，对其尿液样本进行氢核磁共振（$^1$H–NMR）检测。将其所得NMR数据通过正交信号校正（orthogonal signal correction，OSC）处理之后再采用PLS分析方法，研究亚健康肝郁证的尿液代谢表型谱，从代谢谱图中挖掘其潜在生物标志物，进一步探讨亚健康肝郁证候的特异性生物标志物群。选择2009年12月～2010年4月在北京光华医院体检中心进行体检的人员，符合纳入标准的亚健康脾虚证12例，健康对照组为12例，确定其身体健康者且无亚健康症状表现。

②亚健康脾虚证尿液代谢组学研究：选择亚健康状态脾虚证12例为实验组，以正常人12例作为正常对照组，对其尿液样本进行氢核磁共振（$^1$H–NMR）检测。将其所得NMR数据通过正交信号校正（orthogonal signal correction，OSC）处理之后再采用PLS分析方法，研究亚健康脾虚证的尿液代谢表型谱，从代谢谱图中挖掘其潜在生物标志物，进一步探讨亚健康脾虚证候的特异性生物标志物群。

③亚健康肝郁脾虚证尿液代谢组学研究：选择亚健康状态肝郁脾虚证12例为实验组，以正常人12例作为正常对照组，以亚健康肝郁证和脾虚证各12例为实

验对照组，对其尿液样本进行氢核磁共振（$^1$H-NMR）检测。将其所得 NMR 数据采用 Pareto 标度化（Pareto scaling）进行预处理之后，采用 PCA 方法分析，或通过正交信号校正（orthogonal signal correction，OSC）处理之后再采用 PLS 分析方法，研究亚健康肝郁脾虚证、肝郁证、脾虚证、健康组之间尿液代谢产物谱的差异，寻找亚健康肝郁脾虚证潜在生物标志物。

### （三）研究结果

亚健康肝郁证组和正常组尿样核磁共振氢谱（noesy）的 OSC-PLS（ctr）分析结果图显示，正常组与亚健康肝郁证组能够被区分，两组尿液样本之间的代谢物含量存在明显差异。与正常组相比，亚健康肝郁证组尿液中乳酸、柠檬酸、甘氨酸、氧化三甲胺、马尿酸的含量低于正常组，而 3- 羟基丁酸、肌酐的含量则高于正常组，其谱峰相对积分面积明显增高。

亚健康脾虚证组和正常组尿样核磁共振氢谱（noesy）的 OSC-PLS（ctr）分析结果图显示，正常组与亚健康脾虚证组能够被区分，两组尿液样本之间的代谢物含量存在明显差异。与正常组相比，亚健康脾虚证组尿液中 3- 羟基丁酸、乳酸、甘氨酸、肌酐、马尿酸的含量低于正常组，而氧化三甲胺、柠檬酸的含量则高于正常组，其谱峰相对积分面积明显增高。

四组尿样核磁共振氢谱（noesy）的 OSC-PLS（ctr）分析结果图显示，亚健康肝郁脾虚证、肝郁证、脾虚证组能够被区分，四组尿液样本之间的代谢物含量存在明显差异。亚健康肝郁脾虚证组尿液中柠檬酸、氧化三甲胺、马尿酸的含量低于正常组，而肌酐的含量则高于正常组，其谱峰相对积分面积明显增高；亚健康肝郁脾虚证组尿液中乳酸、肌酐、氧化三甲胺、牛磺酸的含量高于亚健康肝郁证组，其谱峰相对积分面积明显增高。而马尿酸的含量则低于正常组；亚健康肝郁脾虚证组尿液中肌酐的含量高于亚健康脾虚证组，其谱峰相对积分面积明显增高。而柠檬酸、氧化三甲胺、马尿酸的含量则低于正常组。

### （四）研究结论

与正常组相比，亚健康肝郁证组 $^1$H-NMR 图谱中乳酸、柠檬酸、甘氨酸、氧化三甲胺、马尿酸以及 3- 羟基丁酸、肌酐等代谢物的谱峰有了明显的变化。故此类代谢物可初步作为亚健康肝郁证的代谢表型与特异性生物标志物群；亚健康脾虚证 $^1$H-NMR 图谱中 3- 羟基丁酸、乳酸、甘氨酸、肌酐、马尿酸的含量低于正常组，而氧化三甲胺、柠檬酸的含量则高于正常组，有谱峰变化的此类差异性代谢物可能为亚健康脾虚证的早期潜在生物标志物。

四组尿液样本的 $^1$H-NMR 代谢谱存在差异，能从代谢组学分析中找出特异的标志性代谢产物。通过对组间两两比较的得分图、载荷图及原始图谱的分析，得到了亚健康肝郁脾虚证一些潜在的生物标志物，亚健康肝郁脾虚证的潜在生物标志物是肌酐、氧化三甲胺、马尿酸等化合物。从代谢组学角度分析了亚健康肝郁脾虚证的尿液代谢表型谱，从代谢谱图中挖掘其生物标志物，进一步明确亚健康肝郁脾虚证候潜在的特异性生物标志物群，进而为亚健康的诊断分型提供了新的依据。

## 三、亚健康状态火证证候特征及其相关指标的研究

日常生活中经常会听到人们说最近几天"上火"了，电视上广告中也常出现各种去火妙招，比如"怕上火，喝王老吉""熬夜上火，用口炎清""透心凉，心飞扬"等，这些词语充分表达出有很大一部分人正经历着或曾经经历过由"火"引起的不适症状。探索亚健康状态火证证候特征及其相关客观指标，将有助于指导亚健康预防和保健，提高人们的健康质量和生活质量。

临床中经常会遇到一些患者出现口舌生疮、心烦失眠，便秘等症状，这就是我们生活中常说的"上火"，"上火"来源于民间俗语，是老百姓对传统中医的身体和疾病观的认识，是人体阴阳失衡出现的内热表征，属于中医辨证学火证的范畴。现代医学病没有这一概念，故没有相应的病名，也没有客观理化检查指标。随着亚健康的深入研究，"上火"这一属于亚健康范畴的经验和认识得到了归属，可以从中医证候学 - 亚健康状态火证的角度出发来研究和探讨。

采用临床横断面的研究方法，应用陈家旭课题组已研制成功的具有良好信度效度的"亚健康状态中医证候调查问卷（3 版）"，对全国 6 个中心的体检人群展开亚健康状态临床流行病学调查。结果显示在 2807 例亚健康人群中火证人群为 428 例，占亚健康人群的 15.39%，所占比例仅次于气虚证人群，居于第二位。其中肝火、胃火证人群较多，肝火证人群 144 例，占总火证人群的 33.6%，胃火证人群 142 例，占总火证人群的 33.2%，对火证人群人口学资料进行分析，显示亚健康状态火证的发生主要集中于 20 ～ 30 岁的年轻人，男性较女性更易"上火"，学历以大专和本科发生比例最高，职业状况以工人和学生发生比例较高。对火证主要症状出现频数和程度分析，结果显示失眠程度、急躁易怒、心烦、咽干排前四位，而少腹部胀痛和胁肋部胀痛排最后两位，以急躁易怒为代表的情志症状位

于前，而以少腹胁肋部痛为代表的躯体症状位于后，提示亚健康状态时机体感受火热之邪更容易先影响情志，亚健康火证的症状特点是以情志症状为主症，躯体症状为次症。

采用生化免疫比浊法、放射免疫法、ELISA 法，对随机选取的健康人群 42例、亚健康人群 365 例（其中火证人群 84 例）进行神经－内分泌免疫指标的检测，这些指标包括 IgA、IgG、$\beta$-EP、Cor、T、ACTH、T 细胞亚群 $CD_3^+$ 和 $CD_4^+$。所得数据用病例对照研究的方法，由 SPSS13.0 统计软件进行处理。结果显示：$CD_3^+$ 含量在火证与非火证组之间有显著性差异，且均值在火证人群中高于非火证人群。Cor、T 含量在火证与健康组中有显著性差异，且均值在火证人群中低于非火证人群。$CD_3^+$ 含量在火证与非火证组中有显著性差异，均值在火证人群中高于非火证人群。IgA 含量在女性火证与女性非火证组之间有显著性差异，火证组中均值高于非火证组。其余无明显差异。提示与健康人群相比，亚健康状态火证人群的免疫调节功能出现异常，植物神经－内分泌功能出现紊乱。

## 四、中医火证与亚健康的关系

"火证"在《中医大辞典》中为病证名，泛指热性、亢奋的一类病证，包括实火证和虚火证。实火证即指实热证，虚火证即指阴虚内热、阴虚火旺证候。现代教材中认为火证是一个广义的概念，是指由于机体直接感受温热邪气，或由体内脏腑阴阳气血失调、阳气亢盛，而导致的一类阳热偏盛、机能亢进的证候。

### （一）中医对"火"的认识

中医学对火的认识来源于自然界。古人在长期的生活生产实践中，通过对火的观察，认识到了火的作用与特性，进而以取类比象的思维方法，将物质之火抽象为哲学概念的火，认为凡具有炎、热、向上特性的均属于火，如季节之夏、方位之南、颜色之赤、气候之热、内脏之心等。《素问·阴阳应象大论》曰："水火者阴阳之征兆也，阴阳者万物之能始也。"李时珍曰："火者五行之一，有气而无质，造化两间，生杀万物，显仁藏用，神妙无穷，火之用其至矣哉。"古代医家运用阴阳五行学说和取类比象的方法阐发医理，认识人体的生理变化的过程中，逐渐形成了医学概念的火。

中医学认为，火是生命的动力，为阳气所化，故生理之火也常说元气、阳气，对机体有着推动、温煦、防御等作用，是人体最根本的能量和动力，保证着身体各种器官机能的正常运转。明代张景岳《类经附翼》曰：“凡万物之生由乎阳，万物之死亦由乎阳，非阳能死物，阳来则生，阳去则死矣。”从来源看，生理之火可分为命门之火和后天之火，命门之火即先天之火，禀赋于父母，是与生俱来的生命活动之原动力，如：“先天之火者，人之所以立命也，故生人之本全在乎斯。”后天之火则更多体现在其对脾胃生理作用上，如：“夫脾胃之所以能化物者，全借乎先后天之火气也。”生理之火温煦着人体脏腑组织器官，推动着身体各脏腑组织的运转，故五脏皆有火。《医碥》云：“火者，人身温和之气也。五脏六腑，皆有此温和之气，各归其部，则各有其位，各效其能，则各有其明。”《古今医鉴》曰：“五脏皆有火，平则治，病则乱。”这里讲的亦是脏腑之阳气、脏腑的功能。

中医学的理论基础是阴阳理论，认为“阴平阳秘，精神乃治”。人身之阳气在正常情况下，温煦着人体脏腑组织器官，推动着身体各个器官机能的运转，中医学称之“少火”，即生理性的“火”。当火太过时就会消耗人的生机产生各种不适症状，此时的火为病理性的“火”，也叫“壮火”。戴元礼《金匮钩玄》：“捍卫冲和之谓气，扰乱妄动变常之谓火”。

## （二）中医对火证的认识

### 1. 病因病机

火证是指由于机体直接感受温热邪气，或由体内脏腑阴阳气血失调，阳气亢盛，而导致的一类阳热偏亢、机能亢进的证候。火证之病因可以分为外感和内伤两类，凡感受其他五邪，从阳化热，或直接感受火邪而见火证者，属外感；由情志内伤、饮食劳倦等引起的属内伤。

外感：风、寒、暑、湿、燥、火是自然界中六种不同的气候变化，即“六气”。人体具有适应外界气候变化的调节功能，所以正常的六气不能使人致病。当六气太过或不及，或者非其时而有其气，加之人体正气不足，则六气就成为“六淫”，又叫“六邪”。《内经》将“火”列为六淫之一。火为阳邪，可直接侵袭人体发为实火证。另外，风、寒、湿、燥邪气皆能从阳化火或者与火热相兼同化。刘完素在《内经》病机十九条的启示下，对六气病机加以发挥，提出著名的六气皆化火之说。

情志内伤：喜、怒、忧、思、悲、恐、惊七种情志变化，是机体的精神状态。突然、强烈或者长期持久的情志刺激，超过了人体本身的生理活动和自身调节范围，则可变生火热疾病。刘完素提出了著名的五志化火论，认为“五志过极，皆为热甚”。朱丹溪提出了“气有余便是火”。叶天士说：“情志不适，郁则少火变壮。"情志过度可直接损伤内脏，使脏腑气机逆乱，气血失调。其中以肝、心二脏首当其冲，肝为刚脏，体阴而用阳，主调畅情志和气机，因此肝气郁滞，郁而化火，或者暴怒伤肝，五志所伤等都会引起肝脏阳气上冲，肝火炽盛，肝火上炎。心主神明，为君主之官，《灵枢》曰："心者，五脏六腑之大主，精神之所舍也。"故各种情志变化首先影响到心，心之藏血功能受到影响，心火随起。

饮食劳倦：饮食不节，暴饮暴食，饮食过量，超过了脾胃的运化功能，导致食物阻滞，脾胃损伤，进而聚湿生痰化热。恣食肥甘厚味或辛辣温热之品，也容易化生内热。《灵枢·大惑论》曰："热气留于胃，胃热则消谷，谷消则善饥。"饮食积滞影响到气血运行，则出现痈疽疮毒等病症，如《素问·生气通天论》曰："高粱之变，足生大丁。"

劳倦过度可致虚火内生。《素问·生气通天论》曰："阳气者，烦劳则张。"房劳过度，有形之阴精被耗，导致肾阴不足，则虚火内生，相火妄动。劳力过度，人体之气液被耗，易致阴液匮乏，虚热内生。《古今名医汇粹》曰："凡大劳、大汗、痈疽后，悉由亡阴水亏所致。"劳神过度，可以导致阳不入阴，产生病理性虚热。

**2.临床表现及其特征**

阳热炎上：火为阳邪，其性炎上，故常导致头面部疾患，如头痛、牙龈肿痛、目赤、面红、口舌生疮等，《千金要方》曰："凡人火气不调，举身蒸热。"

耗气伤津：火热之邪最易迫津外泄，消灼阴液，使人体津伤、液耗，阴亏而化燥，故感受火热之邪临床常见口渴欲饮、咽干舌燥、尿少便干等津液亏损之象。其中阳热亢盛的实火最能耗伤人体的津、气，而致气阴两伤，故《素问·阴阳应象大论》有"壮火食气"之说。

伤风动血：火邪侵袭人体易燔灼肝经，耗竭阴液，筋脉失养，而致肝风内动，即"热及生风"，可见高热神昏，四肢抽搐，角弓反张等症状，《素问·至真要大论》云："诸热瞀瘛，皆属于火。"火热燔灼脉络，破血妄行，则可出现各种出血症状，如吐血、咯血、鼻衄、尿血、崩漏等。《景岳全书血证》："血本阴津，不宜动也……盖动者多由于火，火盛则逼血妄行……"《诸病源候论》："心主于血，与小肠合，若心家有热，结于小肠，故小便血也。"

腐蚀血肉：火热之邪入深于血分，热壅血瘀于局部，则可发为痈肿疮疡。《素问·至真要大论》云："诸痛痒疮，皆属于心。"这里的"心"为心之属性火。

热扰心神：心主血藏神，故火热之邪侵袭人体往往上扰心神，可出现心烦失眠，狂躁妄动，神昏谵语。《素问·至真要大论》说："诸躁狂越，皆属于火。"

## （三）火证与热证二者的关系

《素问·热论》曰："其在天为热，在地为火，少阴之上，热气治之，少阳之上，火气治之。"火热均属阳，因此，凡具有热、炎、烈特性的都可以归属于火热。但二者有程度上的差别，火的热象更为明显，因此有"热为火之渐，火为热之极"之说。火有生理之火，具有温煦生化脏腑的功能，如《内经》之"少火生气""君火""相火""真火""命门之火""后天之火"等，而热即为病态，无生理之热。从生成看，热多外受，如风热、湿热之类，火常由内生，如心火上炎，肝火上扰等。火与热临床表现相似，都表现出火热之象，然热属无形，多弥漫于全身，火属有形多集中在机体某一部位。火热致病在治疗上也有相似之处，《素问·至真要大论》中有："热淫所胜，平以咸寒，佐以苦甘，以酸收之"，"火淫所胜，平以酸冷，佐以苦甘，以酸收之，以苦发之，以酸复之，热淫同"。火证与热证均是指温热性质的证候，其概念基本相同，不做严格区分，把火证、实火证称为热证、实热证，未尝不可，没有本质的不同。近人秦伯未有云："热属无形，火属有形，两者相通。"

## （四）火证与亚健康的关系

亚健康状态无"病"而有中医可辨的"证"，属于中医"治未病"中的"欲病"，可以从传统中医的阴阳平衡观出发认识亚健康，运用中医辨证论治的思想指导亚健康，使其恢复"阴平阳秘"的状态。

现代医学认为炎症、热症属火证范畴。西医认为发炎和发热的见证，是身体一种防御反应，当身体遭受病菌损害时就表现出来。除肿瘤外，大多数疾病的基本变化都是属于炎症，如疖、结膜炎，感冒、肝炎、脑膜炎等与感染、微循环障碍、胃肠病、营养缺乏、情绪紊乱等有关。亚健康是无"西医可诊断的病"，但有"中医可诊断的证"。亚健康状态火证在学术界并没有受到足够重视和研究，对它的概念、内涵、外延模糊不清，没有一个统一的诊断标准，其原因、症状都缺乏大样本临床调研。人们对它的认识大多来自自身经验和临床个案中所出现的"上火"。因此，对亚健康状态火证的临床研究有非常重要的现实意义，可以通过中医望闻问切、辨证论治去认识亚健康状态火证。

亚健康人群统一标准：①持续3个月以上反复出现的因持久或过度劳累后造成的身体不适状态和工作效率减退；②无重大器质性疾病及精神心理疾病；以上两项必须同时具备才能诊断为亚健康人群。亚健康状态火证人群的诊断标准：根据被调查者填写的问卷内容和现场调查医师通过中医四诊掌握的资料，依据《中医临床诊疗术语－证候部分－中华人民共和国国家标准》中的证候诊断标准。心火证：发热口渴，心烦失眠，甚或狂乱，便秘尿黄，面赤，舌红苔黄，脉滑数等为常见症的证候。肝火证：胁肋灼痛，口苦口干，或呕吐苦水，急躁易怒，失眠多梦，面红目赤，便秘尿黄，舌红苔黄，脉弦数等为常见症的证候。胃火证：胃脘灼痛、喜冷，发热口渴，或口臭、牙龈肿痛、齿咽痛，便结尿黄，舌红苔黄，脉数等为常见症的证候。

中医学认为，疾病的产生首先表现为气机的紊乱与失调，即所谓"初病在气"。一旦气机疏泄失常而郁结，人体生理功能就会紊乱，出现不适。故朱丹溪曰："气血冲和，万病不生。一有怫郁，诸病生焉。故人身诸病，多生于郁。"郁者滞而不通，滞久则化热，热郁则化火，使升降之机失常。陈家旭课题组应用已研制成功的具有良好信度效度的"亚健康状态中医证候调查问卷（3版）"进行调查，对所得数据进行证候频数分布统计，发现在2807例亚健康人群中火证人群为428例，占亚健康人群的15.39%，所占比例仅次于气虚证人群，居于第二位。

随着现代社会竞争日趋激烈，心理压力的增大，以及环境噪声污染等应激因素的影响，人们的身心长期处于紧张状态而得不到放松，尤其是中青年，属于社会的主流，上有老下有小，是工作、家庭中的顶梁柱。有调查显示，九成以上的中年人觉得活得很累，工作、家庭和个人健康成为他们压力的主要来源，而因为压力导致的失眠、体力下降等健康问题也接踵而至，"发脾气"是一个明显的分界线。情志不遂，气郁日久化火，内扰神明，容易出现急躁易怒、心烦失眠等症状。素体阳盛，饮食不节，嗜食烟酒肥甘厚味之品，以致胃肠积热，则会出现口臭、牙龈肿痛等症状。此时机体呈现一派阳盛症状，表现出亚健康状态的特征，若不及时调整，则可进一步发展进入疾病状态。

西医学对于亚健康火证缺乏行之有效的调理方法，仅仅是从消炎和退热方面来治疗。运用中医辨证论治可为亚健康火证提供切实可行的防治方法。总结火证各个证型所用方药有：心火证有加味泻心汤、导赤丸等。肝胆火采用泻肝泄胆的方法，用苦寒直折的龙胆泻肝汤加减，也可用当归龙荟丸、九味牛黄丸等。脾火有"火郁发之"之意，用清脾泻火的泻黄散之类。肺火方用泻白散加减，成药有清肺抑火丸、黄栀花口服液等。胃火可选用清胃散、牛黄清胃丸、清胃黄连丸等。大肠火治以通腑泄热，用大承气汤之类。清泄小肠之火，常以导赤散之类。膀胱火常用八正散加减。至于肺、肾阴虚所致的虚火，当以滋阴降火为主，如知柏地黄浓缩丸、麦味地黄丸等，均可酌情选用。实火者常用牛黄解毒片、三黄片等，适用于各脏腑实火证。生活中许多具有寒凉性质的食物有清火作用：如淡豆豉、马齿苋、西瓜、冬瓜、紫菜、海藻、海带、竹笋、苦瓜、香蕉、桑葚、黄瓜、田螺等。民间百姓也积累了很多清火食谱：如百合绿豆粥、荸荠藕汁汤，猪肝炒木耳、枸杞菊花茶、冰糖莲子汤、苦瓜炒白果、银耳雪梨汤等；也有不少去火饮料如绿茶、王老吉凉茶等。此外，还需生活规律，劳逸结合，稳定情绪，放松心情，保证充足睡眠；多吃蔬菜、水果、粗粮，忌吃辛辣食物；多饮水，多运动促进体内"致热物质"从尿、汗中排出。

# 结　语

全书以《世界中医药》杂志 2017 年第 3 期采访"创新中医证实质研究，丰富中医理论内涵，推进中医药现代化——访中医诊断学学科带头人、北京中医药大学陈家旭教授"的主要内容为结束语，管窥之见，敬请同仁批评指正！

## 一、中医证候与辨证体系的研究现状及其未来发展

中医诊断学是以中医学的脏象、经络、气血津液等理论为指导，研究如何诊察与识别病证的一门学科，是中医基础学科与临床各学科的桥梁学科。其研究领域主要包括诊法与辨病、辨证等方面。自 20 世纪 50 年代以来，我国学者在中医基础研究中对证、病、症的概念进行了探讨，并围绕中医证开展四诊客观化、证候规范化和证候的本质、计量诊断、证候的动物模型方面开展工作，取得一定的进展。

对于证候的规范化研究，近几十年以来，我国从文献、临床及实验诸方面，对脏腑辨证进行了较多的研究，并取得了可喜的成果。主要为：根据中医文献及临床资料，明确病、证、症的关系，制定某些证的诊断标准，使辨证达到规范化，并将现代医学的实验指针结合到证的研究标准之中；由传统的对临床病人的研究，发展为结合证的动物模型，通过动物模型的研究来与病人的辨证研究对照，已建立了百余种证的动物模型建立方法，并结合临床流行病学研究，在脏腑病证的规范化、标准化方面进行了一定探讨。对于证候的病理生理基础研究，目前主要是从八纲辨证、脏腑辨证、六经辨证、气血津液辨证及卫气营血辨证着手研究，重点在于脏腑辨证（主要是肾、脾，其次是心、肝）与气血辨证，在阐明证的病理生理基础方面做了很多工作。从异病同证、同病异证入手，国内探讨了五脏之证、

气血之证、阴阳虚实证等的本质，取得了很大的成绩。

在诊法客观化研究方面，国内学者侧重于脉诊与舌诊的研究。在脉诊研究方面，主要针对将脉象可视化、客观化和科学化的目的，进行了形式多样的脉象仪的研制；从心血管功能、血液动力学角度探讨了脉象的形成机制；建立了一些脉图的分析方法，基本确定了临床常见单一典型脉象的脉图特征与参数；探讨了常见病证与脉象、脉图的关系等。在舌诊的研究方面，从现代医学角度，探讨了正常舌象与异常舌象的形成机制，以及临床常见疾病的舌象变化及演变规律，并将舌象作为某些疾病的重要诊断指针，研制了舌色检查仪等。此外，国外对腹诊研究较多，已形成独特的汉方腹诊；并通过对皮肤电阻等的研究，形成了以良导络为代表的经络诊断方法。

将中医思辨性的经验描述和宏观性概括过渡到高层次的分析与综合相结合，是中医学现代化的必由之路，其实质是解决客观化与定量化问题，而计量诊断是实现证候标准化的重要方法之一。主要从四诊指标的计量方法和病证的计量诊断两个方面着手。

现阶段中医证候及辨证相关研究已取得不少成果，但仍存在着一些问题。由于中医诊法相对缺乏客观化、定量化，阻碍了中医临床研究与国内外交流，也成为制约中医证候规范化、客观化的瓶颈。可以说如果诊法不客观、不规范，一切证候的临床基础研究将成为"空中楼阁"。由于中医学缺乏公认的诊疗评价体系，致使中医学临床疗效可重复性差，而仅满足于临床症状的改善的疗效是难以让人信服的，也使中医学难以步入循证医学之轨。我认为今后的中医证候研究的发展趋势，应从辨病与辨证相结合，从证候病机入手，探讨证候的内涵；同时将宏观辨证与微观辨证相结合，结合现代科技手段，提高中医临床疗效的客观显示度。从科学观和方法论的角度看，只有兼顾整体与局部统一、综合与分析统一、宏观和微观统一，才是自然科学发展的正确方向。此外，还要结合中医证候与体质、基因等"组学"的关系，将体质分析和辨证论治结合起来，探讨基因等"组学"的复杂性与中医同病异证、异病同证的证是否存在着某种内在的必然联系，为中医证候的研究注入新的思路。

## 二、完善当前中医辨证论治体系的建议和意见

辨证是在中医理论指导下，对四诊收集到的病情资料进行辨别、分析、综合，判断其证候类型的思维过程。它是将患者围绕环境、体质强弱与疾病规律综合考

虑的一种诊断方法，具有整体、动态和个体的特色。在长期医疗实践中，历代医家创造了许多辨证方法。最具代表性的便是传统八种辨证方法，包括八纲辨证、脏腑辨证、经络辨证、气血津液辨证、六经辨证、病因辨证、卫气营血辨证和三焦辨证。这些辨证方法从不同的角度，在宏观层次上总结了各种疾病的证候演变的规律，各有侧重和特点，又互相联系和补充。然而，传统八种辨证方法属于宏观辨证范围。"宏观辨证"是当前中医临床最常用的辨证论治形式，其特点是疾病能因人、因时、因地制宜，注意局部与整体的关系。它建立在宏观认识问题的基础上，概括性与抽象性高，容易揭示机体状态的共性，着重运用动态、整体的观点去认识人和病的关系，在宏观、定性、动态方面的研究有独到之处。然而，"宏观辨证"存在一定的局限性，如应用范围的不确定性、临床辨证欠全面，以及指导用药的非特异性等。这样就需要一个与之相配合、相补充的辨证方法来弥补其局限性。

不少学者提出了"微观辨证"。微观辨证是在临床收集辨证素材过程中，引进现代科学，特别是现代医学的先进技术，发挥它们善于在较深入的层次上，微观地认识机体的结构、代谢和功能特点，更完整、准确地阐明证的物质基础，从而为辨证微观化奠定基础。由此可见，微观辨证能够很好地补充宏观辨证的一些局限，如通过X线、CT、超声波等检查，可对脏腑色泽、形态、位置及体内积聚、痈疡、水液停聚等情况进行直接或间接探查，以弥补由外揣内之不足，为脏腑、气血病变提供更加可靠的辨证依据。除此之外，微观辨证的应用有助于中医证候疗效评价体系的科学制定，以利于提高中医药疗效评价的客观性和科学性。将实验室指标纳入中医辨证，实现宏观辨证与微观辨证相结合，可以提高中医诊断水平，深入探讨中医证候的生物学基础。因此，要完善目前的辨证论治体系，应该充分地将宏观辨证与微观辨证相结合。兼顾整体与局部、综合与分析、宏观和微观的统一，通过病证结合、宏观与微观结合以寻求中医"证"的共性与个性指征。

2021年年初，新型冠状病毒肺炎（Corona Virus Disease 2019，COVID-19）疫情暴发，具有发病迅速、传染性强、流行性等特点，以发热、乏力、干咳为主要表现，少数患者伴有鼻塞或流涕或咽痛和腹泻等症状，重症患者多在发病1周后出现呼吸困难、喘憋、水肿、出血等症状，这给中医瘟病的辨证论治提出了新的挑战。在宏观辨证治疗的基础上，结合微观生理生化、病毒核酸检测、肺部影像资料，梳理新型冠状病毒肺炎临床症状、舌脉特征、实验室检查、CT影像等方面的临床研究文献，结合历代瘟疫文献资料分析及新型冠状病毒肺炎现代临床研究文献的数据挖掘结果，探索并总结新型冠状病毒肺炎的病证规律和创新辨证方法，以期创立新的辨证论治体系，实现瘟疫病寒温辨证的统一。

## 三、方证研究的思路与"精准医学"的理念具有相似之处

辨证论治是中医认识疾病和治疗疾病的基本原则，是中医学对疾病的一种特殊的研究和处理方法。辨证即认证识证的过程。证是对机体在疾病发展过程中某一阶段病理反应的概括，包括病位、病因、病性以及邪正关系，反映这一阶段病理变化的本质。因而，证比症状更全面、更深刻、更正确地揭示疾病的本质。所谓辨证，就是根据四诊所收集的资料，通过分析、综合，辨清疾病的病因、性质、部位，以及邪正之间的关系，概括、判断为某种性质的证。论治是根据辨证的结果，确定相应的治疗方法。辨证和论治是诊治疾病过程中相互联系不可分离的两部分。辨证是决定治疗的前提和依据，论治是治疗的手段和方法。通过论治的效果可以检验辨证的正确与否。辨证论治是认识疾病和解决疾病的过程，是理论与实践相结合的体现，是理法方药在临床上的具体运用，是指导中医临床工作的基本原则。

精准医学是继循证医学、个体化医疗、4P医学、转化医学之后，对于21世纪新型医疗模式的最新诠释。其主要特征是集成了基因组、转录组、表观组、蛋白质组、代谢组、微生物组等生物大数据，在系统生物学的理论指导之下，采用数学建模和统计学分析等生物信息学研究手段，对大样本健康队列和特定疾病人群进行整合分析，针对疾病发展进程和不同病理状态进行准确分类，确定并验证疾病诊断和治疗的最佳靶点，以期实现针对特定患者的精准化医疗服务。其核心内容是：根据个体的基因和表型特征，早期快速诊断、适时个性化干预、精准有效治疗。

中医学认为，疾病的发生、发展与转归受多方面因素的影响，如时令气候、地理环境、体质强弱、年龄大小等。因而在治疗上须依据疾病与气候、地理、病人三者之间的关系，制定适宜的治疗方法，才能取得预期的治疗效果，这也就是中医通常所讲的"三因制宜"，包括"因时制宜""因地制宜"和"因人制宜"。"三因制宜"是中医学的整体观念和辨证论治在治疗上的具体体现。"精准医学"的设计理念无不体现出传统的"因人制宜"与"因地制宜"的诊治理念。并且，中医辨证论治，不是着眼于病的异同，而是着眼于病机的区别。"同病异治"与"异病同治"均是中医辨证论治的具体体现。精准医学的研究实施过程中，无不体现出"同病异治"与"异病同治"的诊治理念。

"辨证论治"与"方证对应"又是中医的两种思维模式。"辨证论治"以病机为核心，注重分析疾病的主要矛盾，从整体上把握疾病的全过程；"方证对应"更侧重在细节上把握当前证候特点，通过"方证"间的对应关系，完成方药的优选过程，因而能够弥补"辨证论治"之不足。方证是中医几千年来临床实践的结晶，反映了方剂与疾病之间的必然联系，而不仅是来源于理论上的推导。张仲景在《伤寒论》中设立了方证体系，其特征是病证结合、方证相关，辨证论治、理法方药于一体。以方测证是方证相关的应用，强调了方剂对证候治疗的针对性。方剂作为一复杂系统干预了复杂系统的人体，方证相关规律是一种复杂的对应规律。方证相关的关键是在病机层面上的对应，方剂所治病证有一定的病机，证候所体现的病机应与方剂所针对的病机吻合，方能取得疗效。方证相关科学问题是中医学基础研究的重要内容，探索复方中有效组分配伍与证候病理环节之间的内在联系与规律，将有助于发展方证相关的理论，丰富中医方剂与证候科学内涵，也有益于提高中医临床辨证论治水平与临床疗效。因此，结合基因组学、蛋白质组学、代谢组学等技术与方法，提出开展"基于中医证候宏观表象结合微观病理变化的多靶效应环节，中药复方组分配伍作用机理的方证对应研究模式"研究，以开拓对传统中医方证相关理论科学内涵的认识，同时方证相应是辨证论治的重要环节，是中医辨证方法化繁为简的表现，辨证论治包括方证相应，方证相应是中医辨证论治原则的体现，方证相应辨证能够充分发挥方剂的治疗作用，开拓和发展其临床应用范围，具有科学性、灵活性和实用性，对临床具有较大的实用价值。

"精准医学"的概念应该完整的体现到"方证对应"研究与"辨证论治"思维之中，这种以个体化医疗为基础，基因组测序技术、生物信息学与大数据科学的交叉应用技术为依托的新型医学模式，和中医学辨证论治体系具有惊人的相似性。众所周知，辨证论治是中医认识疾病和治疗疾病的基本原则，也是中医的基本特点之一。它能辩证地看待病和证的关系，既可以看到一种病可以表现几种不同的证，又可以看到不同的病在其发展过程中可以出现同一种证，故在临床治疗过程中可在辨证论治的原则指导下，采取"同病异治"或"异病同治"的方法来处理。所谓"同病异治"，即同一种疾病，由于发病的时间、地点，以及患者机体的反应性不同，或处于不同的发展阶段，所表现的证候不同，因而治法也不一样；而不同的疾病，在其发展过程中，由于出现了相同的病机，也可以采用同一种方法治疗，称为"异病同治"。

千百年来，中医一直沿用的这套辨证论治体系，完全是以单个患者的整体涌现性为中心的个体化医学的体现。从系统科学角度看，中医辨证论治的"证"可以理解为个体作为一个开放复杂巨系统对致病因子做出反应所处的状态，是人体系统的一种整体反应状态，传统中医医师通过望、闻、问、切来观察和搜集系统的输出证候－症状体征的信息加以识别和描述。"证候"也就是医生借以识别给定患者系统状态（证）的"状态变量"，其与个体生活环境、体质状态、疾病种类、病机进展（病机转归）、情绪心理等密不可分。中医辨证论治观与精准医疗观对人体发病认识本质相同，即发病既存在相同病机，又存在个体差异，需要辨证也就是辨相关的基因组、蛋白质组、代谢组学等而施治。我国精准医疗计划中应包含中医辨证的微观化和数字化工程，使宏观的证具象化，通过精准医疗的现代化技术手段进一步量化研究证候与疾病的预防、诊疗和预后关系，有望实现中西医结合方法学的突破。因此，在精准思维之下，开展人类基因组学、代谢组学、肠道微生物菌群相关基因组学研究，对于"方证对应"科学内涵的研究具有重要的意义，并建议将辨证论治研究纳入中国特色的精准医疗计划实施之中。

## 四、中医证候与方剂之间的关系

就古今记载方证相关的文献及书籍进行初步的数据统计发现，方剂与证候之间存在着方多证少的现象，即"一证多方"。宋代流传较广、影响较大的《太平惠民和剂局方》收录了788条方剂，然其所涉及的病种仅有22种。北宋王怀隐等奉敕编纂的《太平圣惠方》按其证候划分为1670门，然细数其经验方却有万余首。清·柯琴《伤寒来苏集》中所列麻黄、桂枝、柴胡、黄连等方（汤）证仅30种，却统辖仲景113首方。由本人和邹小娟教授共同主编的国家卫生健康委员会"十二五""十三五"规划教材《中医诊断学》一书重点讲述了161个证候；邓铁涛主编的《实用中医诊断学》中列有证200余种；冷方南主编的《中医证候辨治轨范》中从规范化的角度将中医常见证候列为300余条；中医临床诊疗术语国家标准（证候部分）将证细化分为800余种。我国第一部中医全科医案专著《名医类案》收录了205门证候，辑录明代以前历代名医临床验案2400余首。《中国医学百科全书》中医学部分列有方剂2000余首；而作为中医权威的方剂工具书《中医大辞典》中共载方7500条。《中医方剂大辞典》收载了中医有史以来散在于各类著作中的方剂96592首。以上例证皆能说明，历代中医辨证论治中实有方多证少的现象。

随着时代的改变，同一种证由于不同程度的受时间、气候、地理、环境等外界因素的影响，加之患者自身体质的差异和疾病自身性质的演变，使得证候和病机的复杂性表现变得棘手。医之难在于识证，在临床诊疗的过程中，面对复杂的病机，医者很难精确地把握疾病的主、次、兼症，若仅从"一证一方""方证对应"的角度处方用药实难收到满意的效果，因为"方证对应"要求处方与病证病机之间具有高度的针对性和相关性，医者应在基本病机或主症相同的情况下，根据细微病机的变化和兼症的不同，灵活处方用药方能达到疗效。当然，医者在面对复杂的证候和病机时，诊疗思路会有所差异，治疗的出发点不同，处方用药也会不同，所以存在"一证多方"。

方证辨证强调方证与病证的对应，是方证与病证之间的辨识，即"有是证，用是方"，因此，在临床辨证当中可以不经过其他辨证的层次分析，直接辨识患者病证及与之相对应的方剂。可以说，方证辨证更能体现辨证论治的内容，它集辨证与施治于一体，属于辨证论治各法中最直接的思维形式。经方大家胡希恕认为"方证辨证是六经、八纲辨证的继续，亦即辨证的尖端。中医治病有无疗效，其主要关键就是在于方证是否辨的正确。"学术界逐渐认识到方证相关的重要性，而以往开展的证候与方剂的研究存在着一定程度的分离现象，其成果对于指导临床或揭示辨证论治原理的作用有限。

辨证的最终目的是寻求行之有效的治疗方法及与之相对应的方剂以期达到满意的治疗效果。因此，方证辨证是存在于一切辨证方法之中的。如八纲辨证，只辨患者所得疾病的表里、寒热、虚实、阴阳还不能说是辨证的结束，只有辨出其属于某一具体的方证之后，才能说明其病因、病机，也才能更好地指导临床处方用药，其他辨证方法如六经辨证、卫气营血辨证、三焦辨证，亦是如此。而方证辨证一旦准确地辨出主证及舌脉，就会有与之相应的方剂可用，如此更能体现出其自身的优越性。方证辨证是仅有的一种"以方名证，以证言方"的辨证方法，方与证之间互为因果。

本课题组长期开展了逍遥散-肝郁脾虚证方证相关的研究。逍遥散出自宋代《太平惠民和剂局方》，脱胎于张仲景四逆散、当归芍药散之法，是解郁的经典名方之一，其功效为疏肝解郁、健脾养血；后人广泛应用于内、妇、儿、男、五官各科病症，现代临床进一步拓宽了该方的应用领域，许多心身疾病主要表现为肝郁脾虚证者，均可用本方治疗并取得疗效。因此，从"组学"角度深入研究该方证相关的生物学基础，对于深化经典方剂方证相关的理论认识和辨证论治个体化诊疗思想具有重要意义。

中医 证 候 研究

## 五、中医证实质研究中存在的问题及对策

中医证实质的研究是中医药自步入现代化研究以来最为关注的命题。证候基础一直是国家自然科学基金支持资助的方向，目的正是希望在搞清楚某些证候物质基础研究上有所突破。在这样的大背景下，中医证本质（血瘀证、肾阳虚证）研究的确取得了很大的成果。然而，证实质研究中也存在很多的问题：首先，反映证实质的指标较多，特异性的较少且只能反映其局部。其次，运用还原分析方法来研究证存在片面性和局限性，使得在证研究过程中，呈现出强调证的客观化、微观化，片面地追求客观指标，而难以回归中医基础理论的倾向，难以反映证之系统、整体、联系、恒动等特征。最后，证候规范化研究中存在一定的问题，主要有：①证的诊断标准及规范并没有使证的内涵与外延得以明确限定，构成证的诸要素仍然模糊不清；②证的诊断标准并没有考虑到病的影响（证候诊断的共性与个性），以及主次症的权重；③简单叠加构成的证诊断结果，混淆了证概念间的种、属关系；且较少涉及符合证及兼夹证。

证实质的研究是一项复杂的系统工程，关系到中医理论的发展与中医现代化的进程。就目前证实质研究中存在的问题，建议从以下几个方面进行考虑：首先，证的诊断标准化与辨证的治疗多样化。证的诊断标准化是建立在四诊的客观化基础之上，故四诊客观化是证实质研究的重要环节。其次，基于系统生物学的中医证候基础研究，临床研究与动物实验并举，病证结合与证候的分化；倡导并加强中医临床前瞻性的科研工作，在不断提高临床疗效前提下，以此阐明证的实质；同时优化和强化中医证动物实验研究，特别是贯穿实施好"病证结合"和"方证对应"两大中医基础研究的特色。最后，强化多"组学"前沿技术，以及系统生物学等方法学在中医证实质研究中的应用价值和意义。